失眠病中医临床诊断治疗学

主　编　王志强　李　柱　刘作印　王振锋　刘　羽

科学出版社

北　京

内 容 简 介

本书是在广集近年来失眠中西医临床研究精华的基础上，结合编撰专家团队临床实践，承古纳今、衷中参西编撰而成的实用性临床学术专著。全书分基础篇和临床篇两篇。基础篇分别从中医、西医、中西医结合三个方面论述了失眠发生的病理生理、诊断方法与思路、实验室检查手段、基本治法和用药规律、提高临床疗效的思路与方法。临床篇则对原发性失眠及继发性失眠分别从中西医两方面论述其病因病机、临床诊断、鉴别诊断、临床治疗、专方选介等，对国内中医诊治失眠的新经验、新疗法、新方药及研究进展等进行专题介绍。

本书适合广大中医、西医及中西医结合临床、科研、教学等人员参考应用。

图书在版编目（CIP）数据

失眠病中医临床诊断治疗学 / 王志强等主编. -- 北京：科学出版社，2025. 6. -- ISBN 978-7-03-082185-0

Ⅰ．R256.23

中国国家版本馆 CIP 数据核字第 2025T1Y582 号

责任编辑：鲍 燕 于 淼 / 责任校对：刘 芳
责任印制：徐晓晨 / 封面设计：陈 敬

科 学 出 版 社 出版
北京东黄城根北街 16 号
邮政编码：100717
http://www.sciencep.com

北京九天鸿程印刷有限责任公司印刷
科学出版社发行 各地新华书店经销
＊

2025 年 6 月第 一 版 开本：787×1092 1/16
2025 年 6 月第一次印刷 印张：21
字数：506 000
定价：**138.00 元**
（如有印装质量问题，我社负责调换）

编 委 会

主 编　王志强　李　柱　刘作印　王振锋　刘　羽

副主编（按姓氏笔画数排序）

　　　　王红梅　王凯锋　王蕊蕊　龙新胜　刘子尧

　　　　孙　扶　孙　畅　孙会秀　李　慧　李义松

　　　　吴　坚　沈　璐　郑仁东　郑晓东　娄　静

编　委（按姓氏笔画数排序）

　　　　孔丽丽　邓　维　朱　璞　许　亦　孙　屹

　　　　孙民鑫　李　馨　李方旭　李亚楠　李军武

　　　　李红梅　李丽花　吴银玲　张　侗　张亚宁

　　　　陈丹丹　林焕然　罗　廷　周　双　庞　鑫

　　　　庞勇杰　庞振中　赵健樵　赵景州　贾林梦

　　　　徐　智　徐艳芬　高言歌　郭梦丹　凌亚文

　　　　唐　霸　黄　洋　彭　舒　程玉柱　程晓蕊

前　　言

众所周知，人的一生有近 1/3 的时间是在睡眠中度过的，多项调查研究也表明，成年人中有 1/3 的人群在一年中有 1 次以上的失眠发作。2002 年，世界精神病学会在全球 23 个国家和地区进行了一次大规模的国际睡眠流行病学调查，结果显示我国普通人群中 45.4% 的人存在失眠问题。因此，防治失眠是一个迫切需要解决的重大公共卫生问题。

中医学对失眠的认识源远流长，先秦两汉时期就有许多关于失眠病证的记载，如马王堆汉墓医书、《黄帝内经》、《伤寒杂病论》、《难经》、《神农本草经》等。上述文献对于失眠一类病证的记载多寡不一，总体来看，《黄帝内经》基本确立了睡眠和失眠的生理病理认识与理论框架，提出了关于失眠病证辨治的基本原则。医圣张仲景的《伤寒杂病论》则在《黄帝内经》的基础上更加深入地阐述了六经和脏腑辨证在这一病证中的具体应用，创制了多首治疗失眠的代表方剂，具有非常重要的临床应用和学习推广价值。

此后，历代医家不断传承发展和结合发挥，形成了比较完善的理论体系，可以说失眠诊疗发展史就是祖国医学发展史的缩影。

为了总结前人关于失眠诊疗的研究成果，推动当代失眠诊疗水平的深入发展，更好地服务于失眠患者，我们编写了这本《失眠病中医临床诊断治疗学》。

本书以服务临床、突出实用为宗旨，以更好地助力广大基层中医、西医、中西医结合临床诊疗，促进临床疗效的提升为原则，在编写过程中，力图在注重科学性、知识性、趣味性的基础上，着重体现以下特色。

突出中医主线：书写了失眠的中医病名、病因病机、诊断发展认识过程，总结了辨证论治、名医诊疗特色、中医调护等内容。

体现时代性：除了搜集历代医家关于失眠治疗方法外，尽可能囊括当前医学学术期刊、医学书籍及学术讲座等有关失眠的诊疗成果，以充分展示当代学术与临床诊疗水平。

突出实用性：选择失眠诊疗方法时，坚持重在临床，突出实用原则。所述方法务求实用高效，简便精当，易于掌握。

坚持通俗性：从当代中医、西医最新临床实践角度，以简洁明快、深入浅出、通俗流畅的文笔，将有关失眠诊疗知识介绍给读者。凡生僻的名词术语，在不改变原意的前提下，

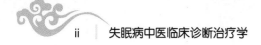

用现代语言加以改写；冷僻的药名，均易之以临床规范的药名。

力求确切性：有关失眠基本概念、中西医诊断及治疗方法要求准确无误，所述内容言之有据，引用资料可靠。

本书编写团队中的数十位同志，多系学验俱丰，尤擅临床的医学专家。他们在繁重的医、教、研工作之余，笔耕不辍，通力合作，才使得本书能在较短的时间内付梓印刷。但由于编者水平有限，疏漏之处在所难免，恳请同仁及广大读者不吝赐教，以便修订再版时予以完善。

编　者

2025 年 2 月

目　　录

基　础　篇

临 床 篇

基础篇

第一章　失眠国内外研究现状及前景

人的一生中，有近 1/3 的时间是在睡眠中度过的。睡眠是人类和高等动物必需的生理过程。随着日新月异的知识经济时代的到来，生活和发展的竞争日益激烈，加上紧张的生活节奏，失眠的患病率逐年升高。长期失眠将会对躯体和精神心理产生不利影响，抑郁症合并失眠患者大约有 50% 可出现各种胃肠疾病、高血压、糖尿病、心脑血管疾病，还可出现头晕、乏力、免疫力低下等症状，严重影响个人生活质量，甚至有可能成为公共卫生问题，给社会造成负担、经济损失。多项流行病学调查资料表明，失眠已成为一个全球关注的疾病，并越来越受到人们的重视。

第一节　中医学对失眠的认知与发展过程

中医学对失眠的认识很早，在数千年的历史中，对失眠的病名确定、病因病机认识、辨证论治、中医外治、中医调护积累了丰富的经验，形成了多种理论学说。现收集古代及现代名家经典有关失眠（中医学又称不寐）的相关文献，并对其病名、病因病机、论治精要进行系统梳理，对其理论与方药进行系统的分析、总结。

一、秦汉时期

中医药学的全面发展，为失眠的认识与防治奠定了坚实的理论与实践基础。先秦两汉时期有关失眠病证的资料较少，主要有马王堆汉墓医书、《黄帝内经》、《伤寒杂病论》、《难经》、《神农本草经》（简称《本经》）等。上述文献对于失眠一类病证的记载多寡不一，总体来看，《黄帝内经》基本确立了睡眠的生理病理认识的理论框架，提出了关于失眠病证辨治的基本原则。而张仲景的《伤寒杂病论》则在《黄帝内经》的基础上更加深入地阐述了六经和脏腑辨证在这一病证中的具体应用，创制了多首治疗失眠的代表方剂，具有非常重要的临床意义。《黄帝内经》非常重视从人与自然的相互关系中认识理解人体的生理活动和病理状态。"四时五脏阴阳"的理论，是《黄帝内经》关于藏象学说的中心内容，是以五脏为主体，外应四时阴阳，内系六腑、五体、五官、五华等所形成的五个功能活动系统。其理论有两个基本点：一是人本身是一个有机联系的整体。二是人类生活在自然界中，无论在生理上还是病理上，都不断受到自然界的影响，人类在能动改造和适应自然的斗争中维持着机体正常的活动。这样就把人体的局部与整体统一起来，把人与自然统一起来，形成天人内外的统一体。在这个统一体中，人体的生理病理与人本身、自然、社会相关联，人体的生理病理也受到多层次、多方位的影响。《黄帝内经》有关睡眠的理论，就是建立在"四时五脏阴阳"基础之上的生理病理观。

《伤寒论》对于失眠一类病证的论治，具有明显的六经体系的特征并且与相应的脏腑病位密切相关。在理论认识上比《黄帝内经》的营卫阴阳学说更具临床指导意义，它所揭示的失眠一类病证与精神情志相关的发病特点，以及所创立的清热除烦、潜镇安神的治疗方法，给后世对于失眠病证的辨证治疗以极大影响。《金匮要略》中对于临床杂病中出现的失眠一类病证，已有较为深刻的认识，特别是关于心肝血虚和心肺阴虚而致不得眠的认识，及其相应的治疗方剂酸枣仁汤和百合地黄汤等，与《伤寒论》中关于此类病证的论述互为羽翼，对后世失眠一类病证的辨治产生了极大影响。

二、隋 唐 时 期

《针灸甲乙经》对于睡眠的认识，基本上承袭了《黄帝内经》的理论。它进一步阐发了卫气行于阳则寤，入于阴则寐的睡眠机制，突出强调了无论是年老还是体质因素引起的生理性失眠，还是邪气所客等因素所致的病理性失眠，其基本机制都在于阳不入阴。《诸病源候论》中分别列有"虚劳不得眠候""大病后不得眠候""伤寒病后不得眠候""霍乱后烦躁卧不安候"四种不寐类证候，较前代文献列证更加详细。其后宋明历代方书，也多宗巢氏之分类法而列不眠治方。上述四证，均为病后继发以不眠为主要临床表现，可以看作是不寐的证候类型。在古代早期的文献中，类似于此者较多，原发不寐的资料几不可见。关于睡眠养生的内容主要包括两个方面，一是睡眠卫生，即提倡注意睡眠的方法，以预防疾病；二是强调以良好的睡眠方式，强身祛病。《外台秘要》中分别列有伤寒不得眠、虚劳虚烦不得眠和病后不得眠三种情况。对于不得眠的病因病机分析，皆宗巢元方《诸病源候论》，均以营卫学说之阳不入阴立说，独于病后不得眠有"若心烦不得眠者，心热也。若但虚烦而不得眠者，胆冷也"。所载不眠中的伴发症以虚烦或烦闷为多，共收相关医方 14 首。

三、宋辽金元时期

《太平圣惠方》认为风虚和风邪所中均可致眠卧不安，并载有治风虚惊悸、睡卧不安的丹砂丸和治风邪所中、眠卧不安的远志散。在治疗上针对风性善动的致病特点，主张用质重滋腻的药物，如卷二论处方法曰："夫疗寒以热药，疗热以寒药，饮食不消以吐下药……雷公云：药有三品，病有三阶；药有甘苦，轻重不同；病有新久，寒温亦异。夫重热腻、酸咸药石并饮食等，于风病为治，余病非对……其大纲，略显其源流，其余睹其病状可知，临事制宜，当识斯要矣。"《太平圣惠方》治疗不寐方中，除了大量应用人参、酸枣仁、甘草、茯苓、茯神、麦冬、黄芪等药之外，还首次应用了丹砂、熟地黄、鳖甲等质重滋腻药，以滋阴敛阳，重镇安神。

四、明　　代

承继宋元时期医学发展的良好基础，明代医药学也得到了全面的发展与进步，这主要表现在：①对于古典医籍的考证与注释。明代由于受到宋明理学的影响，尊经、卫道的复古思想相当严重。明代建朝之初，朱元璋、朱棣父子挟政权初建时的武功余威，大兴文字狱，动辄杀戮文士，形成了一种政治的高压态势，使人们的个性受到严重影响，钳制了人们的思想。明洪武十五年（1382年）又确立了科举取士制度，以八股制义取代宋元经义，更加束缚了人们的思想与创新意识。反映到医学上，就是明代许多以"儒医"自居的医家，也与儒家尊崇《四书》《五经》一样，尊崇《黄帝内经》《伤寒论》《神农本草经》等中医经典著作，认为谈到医学，"理必《内经》，法必仲景，药必《本经》"，对前人的著作不敢提出新的见解。但由于对古典医籍的重视，许多医家对古典医籍进行了大量的考证与注释，有利于对古典医著的学习研究。②温补学派的形成。由于受到刘完素、朱丹溪学术思想的影响，明代部分医家用药偏执于苦寒，常致损人脾胃，克伐真阳。在这种学术背景下，以薛己为代表的部分医家，强调脾胃和肾命阳气对生命的主宰作用，在治疗上受到东垣的影响而善用甘温升阳之味，形成了温补学派。③对脏腑理论的深入探索。明代医家对脏腑理论也进行了深入的研究与探索，如对于命门的研究，在理论上较前代有了根本的不同，他们多从人身之太极的角度来阐释命门之体、之用，主宰和联系着先后天。古代哲学认为，"太极"是无形的一元之气，动而生阳，静而生阴，然后分出先天无形的元阴、元阳，从而化生出后天有形之阴阳。这样一来，命门就不单单是一个普通意义上的脏腑器官，而是具有了高出于普通脏腑之上的生命本原之所在。这不仅对于中医临床的辨证治疗具有指导意义，而且对于探寻生命的本原问题，也有很大的参考价值。虞抟、张景岳等关于三焦形质的理论，也对后世产生了较大影响。总之，明代医学在宋金元时期医学理论发展的基础上，通过实践加以综合融化，在医学理论与临证实践方面都取得了长足的进步，理论主张和临床治疗都有许多特色鲜明的创见，呈现出极为丰富和多元化的特点，对于失眠证的认识与治疗也有良好的影响。

五、清代及民国时期

1. 规范病名　清代以来的文献中，对于不寐的证名使用基本分为两种情况，一种系医家在论述伤寒类证时，仍多沿用"不得卧"或"不得眠"之类的病名；另一种为在内伤杂证中，多以不寐指称本证，或以不寐分类。如沈金鳌在《伤寒论纲目》中论不寐类病证系以"不得卧"列证，沿袭仲景之旧称，而在《杂病源流犀烛》中则以"不寐"称述。又如程杏轩在《医述·卷三》中列"不得眠"证，而在卷十"杂证汇参"部分，则称本证为"不寐"。相比前代文献，这一时期的病名使用较为规范。

2. 病机的深刻认识

（1）阳不入阴病机的认识：清代医家汪文绮充分发挥了《黄帝内经》的阳不入阴理论，强调治疗内虚不寐证，其病机之关键在于卫气不入于阴，并运用阳气入阴则寐的理论解释了人将睡之时，呵欠先之者，是阳引而升，阴引而降，阴阳升降，而后则可渐入睡乡，这也是对阳气入阴理论的新阐释。冯兆张扩展了"心肾神交"的认识，他认为"不得卧自为病"主要在于"心肾神交"，《黄帝内经》阳不入阴的病机理论，尚未能够深入说明心肾神交，神寐入阴之至理。冯兆张提出了人之神，寤则栖心，寐则归肾的观点，虽然他没有明确论及这是对《黄帝内经》阳不入阴病机的新诠，但从其所论我们却可以看出他所说神（属阳）寐则入于肾（属阴），实际上即是阳（神）入于阴（肾），这一主张，是对《黄帝内经》阳不入阴理论的发挥。

（2）心肾不交病机的认识：历代医家对于心肾不交的解释多宗肾阴虚，肾水不能上济于心，而使心火独亢。而清代医家对于心肾不交的理解和认识，较之前代医家有了很大的变化。一方面，他们更为重视和强调心肾不交在不寐等多种疾病发生中的作用，另一方面，有医家对心肾不交的理论作了更为全面的发挥。如陈士铎认为心过于热而肾过于寒也。心原属火，过于热则火炎于上，而不能下交于肾；肾原属水，过于寒则水沉于下，而不能上交于心。他和前代医家肾阴虚的主张不同，认为肾水过盛而寒，水沉于下而不能上济心火，使心火独亢于上，这种对于心肾不交的理解，充实和拓展了心肾不交的理论范畴。

（3）以肝肾为病机中心的认识：清代有医家进一步发挥了"人卧则血归于肝"的认识，提出人卧则血归于肝，气归于肾，肝肾有病，气血不归，是不寐产生的根本原因。

（4）对肝阳与心火相煽为病的论说：清代以前大凡论及肝病所致之不寐，多以肝虚、肝不藏魂为主，自清代叶天士的"肝阳化风"说出现以来，医家对于肝阳之病颇为重视。

（5）对胆病病机的阐释：陈士铎认为胆气虚怯或胆虚邪侵所致之不寐，系因胆属少阳，其经在半表半里之间，为心肾交接之会，胆病而致心肾交接无由，心肾不交而致不寐。张乃修则认为，阴阳水火之升降交济，全赖中枢之运。胃为中枢，但又需肝木左升，胆木右降之配合，以胃与肝胆为阴阳水火交济之枢，也是对胆病病机的进一步发挥。

3. 睡眠为脑所主病因病机理论的出现　明代李时珍虽然提出了"脑为元神之府"，给中医精神神志疾病的论治以启示，但也仍然没有论及脑与睡眠发生的关联。明末清初的王宏翰在《医学原始》中首次明确提出了知觉和睡眠皆由脑所主的生理病理观。这一生理病理观是中医学中第一个把知觉和睡眠归于脑所主的理论，为后世中医学对于精神神志疾病的辨治拓展了视野，也为中医脑病学的形成奠定了基础。

六、现　　代

1. 病名、病因病机　1993年卫生部制定发布的《中药新药临床研究指导原则》中指出：失眠是以经常不能获得正常睡眠为特征的一种病证，可表现为入睡困难，睡而易醒，后不能再睡，晨醒过早，时睡时醒或整夜不能入睡。引起失眠的原因很多，如思虑过度，劳倦，内伤心脾；心肾不交；阴虚火旺，肝阳扰动；心胆气虚；以及胃中不和等均可影响心神而导致失眠。

1997年颁行的中国国家标准《中医临床诊疗术语　疾病部分》，将不寐定为法定病名，并将失眠列为症状名称之一。

《实用中医内科学》中定义不寐为"不寐即失眠，由于外感或内伤等病因，致使心、肝、胆、脾、胃、肾等脏腑功能失调，心神不安而成本病"；并认为"凡以失眠或不易入睡、或睡而易醒为主要临床表现者，均可诊断为不寐"，对于这个定义与诊断标准，突出了心在不寐中的重要性。

现行的中华人民共和国中医药行业标准《中医病证诊断疗效标准·不寐》指出"不寐是指脏腑功能紊乱、气血亏虚、阴阳失调，导致不能正常睡眠"。

周仲瑛等编著的《中医内科学》将不寐的病因归纳为饮食不节、情志失常、劳逸失调、病后体虚。病机总属阳盛阴衰，阴阳失交，一为阴虚不能纳阳，一为阳盛不得入于阴。其病位主要在心，与肝、脾、肾密切相关。因心主神明，神安则寐，神不安则不寐。而阴阳气血之来源，由水谷之精微所化，上奉于心，则心神得养；受藏于肝，见肝体柔和；统摄于脾，则生化不息；调节有度，化而为精，内藏于肾，肾精上承于心，心气下交于肾，则神志安宁。若肝郁化火，或痰热内扰，神不安宅者以实证为主。心脾两虚，气血不足，或由心胆气虚，或由心肾不交，水火不济，心神失养，神不安宁，多属虚证，但久病可表现为虚实兼夹，或为瘀血所致。

现代医家对于失眠特点的认识与把握更为丰富与全面，多认为其病位主要在心，病证特点多为虚实夹杂，虚、火、痰、瘀、郁较为多见，临床上要综合辨治。也有人从现代病因学特点出发，提出失眠的致病因素中，以精神因素为主，而精神因素又多与肝脏相关，因此主张其病位主要在肝，以肝为失眠的辨治中心。还有人主张从脑，或心脑入手，辨识其证。近 10 年来，研究失眠的医者较前明显增多，使失眠的病因病机、分型论治内容越来越丰富，提高了失眠的治疗效果。诸如此类的研究极多，对失眠的认识会更加全面。

2. 诊断依据

（1）现行的中华人民共和国中医药行业标准《中医病证诊断疗效标准·不寐》指出不寐的诊断依据：轻者入睡困难，或寐而易醒，醒后不寐，重者彻夜难眠。常伴有头晕、心悸、健忘、多梦等症。经各系统和实验室检查未发现异常。

（2）1993 年卫生部制定发布的《中药新药临床研究指导原则》中失眠的中医诊断标准如下。

1）有失眠的典型症状：入睡困难，时常觉醒、睡而不稳或醒后不能再睡；晨醒过早；夜不能入睡，白天昏沉欲睡；睡眠不足 5 小时。

2）有反复发作史。

（3）周仲瑛等编著的《中医内科学》中不寐的诊断依据如下。

1）轻者入寐困难或寐而易醒，醒后不寐，连续 3 周以上，重者彻夜难眠。

2）常伴有头痛、头昏、心悸、健忘、神疲乏力、心神不宁、多梦等症。

3）本病证常有饮食不节、情志失常、劳倦、思虑过度、病后、体虚等病史。

3. 失眠的辨证论治

（1）1993 年卫生部制定发布的《中药新药临床研究指导原则》中不寐辨证论治如下。

1）肝郁化火证：失眠，烦躁易怒，口渴喜饮，目赤口苦，小便黄，大便结，舌质红，苔黄，脉弦数。

2）痰热内扰证：睡眠不实，心烦懊侬，胸脘痞闷，痰多，头晕目眩，口苦，舌苔黄腻，脉滑数。

3）瘀扰心神证：失眠，头部有刺痛，可有外伤史，舌质紫暗或有瘀斑，脉涩。

4）阴虚火旺证：心烦不寐或多梦易醒，头晕耳鸣，口干咽燥，五心烦热，心悸汗出，健忘，或有腰膝酸软，遗精，月经不调，舌质红，脉细数。

5）心脾两虚证：失眠多梦，心悸健忘，神疲体倦，食纳减少，或食后腹胀，面色少华，大便溏稀，舌质淡，舌体胖，苔薄白，脉细弱。

6）心胆气虚证：失眠多梦，时易惊醒，胆怯怕声，心悸、胸闷气短，舌质淡，苔薄白，脉细弱或弦细。

失眠有虚实之分，证候表现各有不同，临床时当分其邪正虚实而辨证论治。大抵虚证多由于气血不足，阴虚火旺，病在心、脾、肝、肾四脏，治宜补益气血，壮水制火。实证多因食滞痰浊，责在胃腑，治宜消导和中，清降痰火。

（2）周仲瑛等编著的《中医内科学》中不寐的辨证论治如下。

1）肝火扰心证：不寐多梦，甚则彻夜不眠，急躁易怒，伴头晕头涨，目赤耳鸣，口干而苦，不思饮食，便秘溲赤，舌红苔黄，脉弦而数。

治法：疏肝泻火，镇心安神。

方药：龙胆泻肝汤加减。

2）痰热扰心证：心烦不寐，胸闷脘痞，泛恶嗳气，伴口苦，头重，目眩，舌偏红，苔黄腻，脉滑数。

治法：清热化痰，和中安神。

方药：黄连温胆汤加减。

3）心脾两虚证：不易入睡，多梦易醒，心悸健忘，神疲食少，伴头晕目眩，四肢倦怠，腹胀便溏，面色少华，舌淡苔薄，脉细无力。

治法：补益心脾，养血安神。

方药：归脾汤加减。

4）心肾不交证：心烦不寐，入睡困难，心悸多梦，伴头晕耳鸣，腰膝酸软，潮热盗汗，五心烦热，咽干少津，男子遗精，女子月经不调，舌红少苔，脉细数。

治法：滋阴降火，交通心肾。

方药：六味地黄丸合交泰丸加减。

5）心胆气虚证：虚烦不寐，触事易惊，终日惕惕，胆怯心悸，伴气短自汗，倦怠乏力，舌淡，脉弦细。

治法：益气镇惊，安神定志。

方药：安神定志丸合酸枣仁汤加减。

（3）中国中医科学院组织编写的《中医循证临床实践指南·中医内科》中失眠的辨证论治如下。

1）肝郁化火证

治法：疏肝解郁，清热泻火。

方药：龙胆泻肝汤（《卫生宝鉴》）加减。

2）痰热内扰证

治法：化痰清热，和中安神。

方药：温胆汤（《备急千金要方》）加减。

3）阴虚火旺证

治法：滋阴降火，清热安神。

方药：黄连阿胶汤（《伤寒论》）加减。

4）胃气失和证

治法：消食导滞，和胃降逆。

方药：保和丸（《丹溪心法》）。

5）瘀血内阻证

治法：活血化瘀，通经活络。

方药：血府逐瘀汤（《医林改错》）。

6）心火炽盛证

治法：清心泻火，养血安神。

方药：导赤汤（《小儿药证直诀》）合交泰丸（《韩氏医通》）加味。

7）心脾两虚证

治法：益气健脾，养心安神。

方药：人参归脾汤（《正体类要》）。

8）心胆气虚证

治法：益气养心，镇静安神。

方药：安神定志丸（《医学心悟》）。

9）心肾不交证

治法：交通心肾，补血安神。

方药：交泰丸（《韩氏医通》）合天王补心丹（《摄生秘剖》）。

（4）李国城老中医将失眠中医辨证归纳为3种主要证型：肝火过旺型、肝郁脾虚型、心肾不交型。①肝火过旺型：症见失眠，脾气暴躁，心烦易怒、头痛目赤，胁痛口苦，日晡潮热，或自汗盗汗，舌红苔黄，脉弦。李老常用龙胆泻肝汤加减。②肝郁脾虚型：症见失眠，胸胁胀满窜痛，或头痛目涩，或颊赤口干，或月经不调，情志抑郁，或急躁易怒，纳呆腹胀，夜梦纷纭，舌质红，苔薄，脉弦细。李老常选用丹栀逍遥散加减。③心肾不交型：症见失眠梦多，心烦不寐，心悸健忘，腰膝酸软，以女性更年期多见，舌红绛而干，脉细数。李老常选用黄连阿胶鸡子黄汤加减。

（5）王宝亮教授认为失眠的发生与心肝关系密切。心不藏神为主因，肝郁为首要因素，将失眠分为心肝血虚型、肝郁痰扰型、肝郁阴虚型、肝阳上亢型、寒滞肝脉型、心肝血瘀型、肝火上炎型、肝肾阴虚型8个证型，多以平肝清心、养心疏肝、柔肝养阴安神为基本治法。

（6）名老中医王自立治疗失眠擅从脾胃出发，认为凡导致脾胃失和，中焦气滞等均可引起失眠，治疗上以运脾、疏肝、清热化痰之法和胃，常用运脾汤、柴胡疏肝散、温胆汤加减。

（7）刘华一教授认为失眠与脾胃有关，将失眠分为食滞胃脘型、痰热中阻型、肝胃不和型、心脾两虚型 4 个证型。治疗上常用消食导滞、和胃降浊、疏肝和胃、健脾益气等方法，分别以保和丸合枳术丸、黄连温胆汤、柴胡疏肝散合左金丸、归脾汤加减施治。

（8）岳美中教授将失眠分为心脾亏虚型、阴虚火旺型、痰热扰心型，分别用归脾汤、黄连阿胶汤、温胆汤加山栀治疗。

（9）王馨然主任将失眠分为肝肾阴虚证、心阴不足证、营卫失调证、心肾不交证和血虚烦热证，分别运用黄连阿胶鸡子黄汤、百合地黄汤、半夏秫米汤、交泰丸和酸枣仁汤治疗。

（10）韩辉教授认为久病多瘀，失眠日久不愈，多因于瘀，强调从血瘀论治失眠，并将其分为虚实两类，因实致瘀者，当论以疏肝理气，活血化瘀，常用王清任血府逐瘀汤加减治疗；因虚致瘀者，治以益气活血，宁心安神，常用补阳还五汤合酸枣仁汤加减治疗。

4. 专方专药

（1）朱砂安神丸

功效：滋阴降火，养心安神。

适应证：适用于心火亢盛、阴血不足所致的失眠。

（2）龙胆泻肝汤

功效：清肝胆，利湿热。

适应证：适用于肝火扰心所致的失眠。

（3）神衰康胶囊

功效：扶正固体，益智安神，补肾健脾。

适应证：适用于脾肾阳虚，腰膝酸软，体虚乏力，失眠，多梦，食欲缺乏等症。

（4）安神养心丸

功效：补气养血，安神定志。

适应证：适用于气血两亏，机体衰弱，精神恍惚，惊悸失眠。

（5）安神宁

功效：扶正固本，益气健脾，补肾安神。

适应证：适用于神经衰弱，食欲缺乏，全身无力，失眠等。

（6）安神糖浆

功效：养血安神。

适应证：适用于贫血体虚，头晕，失眠，腰酸，四肢疲乏。

（7）柏子滋心丸

功效：滋阴养心，安神益智。

适应证：适用于心血亏损，神志不宁，精神恍惚，夜多怪梦，怔忡惊悸，健忘遗泄。

（8）脑乐静

功效：养心，安神。

适应证：适用于精神忧郁，烦躁失眠。

（9）强身健脑片

功效：镇静，安神。

适应证：适用于神经衰弱，失眠健忘，头晕目眩，易感疲劳，营养不良，身体虚弱。

（10）琥珀安神丸

功效：育阴养血，补心安神。

适应证：适用于心血不足，怔忡健忘，心悸失眠，虚烦不安。

（11）脾舒宁颗粒

功效：健脾消食，宁心安神。

适应证：适用于脾虚湿滞，食欲缺乏，心烦失眠。

（12）脑力静糖浆

功效：养心安神，和中缓急，补脾益气。

适应证：适用于心气不足引起的神经衰弱，头晕目眩，身体虚弱，失眠健忘，精神忧郁，烦躁及小儿夜不安寐。

（13）参茸安神丸

功效：养心安神。

适应证：适用于身体虚弱，神志不宁，心烦不安，心悸失眠，健忘。

（14）参芪五味子糖浆

功效：益气安神。

适应证：疲劳过度，神经衰弱，健忘，失眠等症。

（15）黄连温胆汤

功效：清热化痰。

适应证：适用于痰热扰心所致的失眠。

（16）归脾汤

功效：补益心脾，养心安神。

适应证：适用于心脾两虚型失眠。

（17）安神定志丸

功效：益气镇惊，安神定志。

适应证：适用于心胆气虚型失眠。

（18）黄连阿胶汤

功效：交通心肾。

适应证：适用于心肾不交之不寐。

（19）甘麦大枣汤

功效：养心安神，和中缓急。

适应证：适用于心气不足、阴虚血少、肝气抑郁所致的脏躁。

（20）酸枣仁汤

功效：养血安神，清心除烦。

适应证：适用于肝血不足，虚热内扰所致的失眠。

5. 失眠的中医外治法

（1）穴位贴敷疗法：经络是人体营卫气血循行出入的通道，而穴位是气血运行通道中的交汇点。穴位贴敷疗法是融合穴位刺激作用和经络上下贯通作用及药物透皮吸收机制的治疗方法。

1）硫黄、丹参、远志、石菖蒲各 20g。将上药共研为极细末，装入干净瓶内备用。用时取药末适量，用白酒调成糊状，每晚睡前贴敷肚脐（神阙穴）。

2）用中药香袋（肉桂 1.5g，冰片 0.5g 等混合，粉碎过 80~100 目筛。每份 10g，用绵纸包裹装入布袋）每晚睡前贴敷于神阙穴处。

3）肉桂 15 份，吴茱萸 3 份，朱砂、琥珀各 1 份，共研为细末，加凡士林调成软膏，取黄豆大小，置创可贴上，每晚睡前贴敷于神阙穴处。

4）朱砂 5g，磁石 15g，冰片 3g。将上药研细末混匀，用酒精调成糊状，外敷涌泉穴，纱布覆盖，胶布固定。每 2 日一次，连用 14 日。

5）黄连 15g，肉桂 10g，龙胆草 5g，栀子 6g。将上药研磨混匀，蜜调为丸，每丸 6g，每次取一丸，填脐中，纱布覆盖，胶布固定，每日 1 次。

6）夜交藤 15g，白芷 12g，败酱草 10g。将上药粉碎，加入辅料，制成丸状。夜晚睡前，用医用胶布贴敷于太阳穴、神门穴、涌泉穴。

7）黄连 15g，阿胶 9g，白芍 9g，黄芩 9g，鸡蛋黄 1 个。将上药（除阿胶外）煎汤，入阿胶 9g 化开，摊贴膻中穴。适用于阴虚火旺型失眠。

8）吴茱萸 9g，米醋适量。将吴茱萸研成细末，用米醋调成糊状，敷于两足涌泉穴，盖以纱布，用胶布固定。适用于肝胃虚寒型失眠。

9）丹参 20g，远志 20g，石菖蒲 20g，硫黄 20g。上方共研细末，装瓶备用。用时取药末适量加白酒调成膏状，贴于脐中，再以棉花填至与脐周平齐，用胶布固定。每晚换药 1 次。适用于心肾不交型失眠。

10）珍珠粉、丹参粉、硫黄粉各等量。上方混合备用，用时取药粉 0.25g，填于脐中，外贴胶布。每日换药 1 次，连用 3~5 日为 1 个疗程。适用于心虚胆怯型失眠。

（2）中药热熨法：是将精选的中药药材碾成粗末装入药包，放入锅内文火煮至或加热至烫手取出，趁热把药包放在治疗部位上熨烫，借其温热和药效作用，通过经络的传导，以扶正祛邪、温通经络、调节气血的一种治疗失眠的外治疗法。

1）制半夏 12g，朱茯苓、陈皮、胆南星、石菖蒲、远志、淡竹叶各 9g，枳实 6g，炙甘草 4.5g。上药水煎取汁，以纱布浸取药液，略拧干后热熨双目。临睡前熨目，每次 15~30 分钟。适用于痰热内扰型失眠。

2）磁石 20g，茯神 20g，五味子 10g，刺五加 20g。先煎煮磁石 30 分钟，然后加入其余药物再煎 30 分钟，去渣取汁。将一块干净纱布浸泡于药汁中，趁热熨（敷）于患者前额及太阳穴。每晚一次，每次 20 分钟。适用于心虚胆怯型失眠。

3）将 100g 艾绒、250g 粗盐充分混合放至恒温箱中 85℃加热 1 小时，加热完毕放干布袋中，待冷却至 50~60℃采用点烫的方式热熨神门、百会、三阴交、涌泉、安眠等穴，坚持熨烫 5 分钟，待冷却至 40℃左右时将其固定于涌泉穴，坚持熨烫 20 分钟，每晚入睡前治疗，坚持治疗 14 日。

（3）推拿法

1）用一指禅推法或揉法，从印堂开始向上至神庭，往返 5~6 次，再从印堂向两侧沿眉弓至太阳穴往返 5~6 次。用一指禅推法沿眼眶周围治疗，往返 3~4 次。从印堂沿鼻两侧向下经迎香沿颧骨，至两耳前，往返 2~3 次，治疗过程中以印堂、神庭、睛明、攒竹、太阳为重点。沿上述部位用双手抹法治疗，往返 5～6 次，抹时配合按睛明、鱼腰穴。用扫散法在头两侧胆经循行部位治疗，配合按揉角孙穴。从头顶开始用五指拿法，到枕骨下部改用三指拿法，配合按、拿风池穴，再拿两侧肩井。顺时针方向摩腹，同时配合按揉中脘、气海、关元，时间约 6 分钟。

治法：治以健脾安神，虚证辅以养血疏肝；实证则佐以清热化痰。

辨证加减：心脾两虚证：按揉心俞、肝俞、肾俞、小肠俞、足三里、内关、神门、血海、三阴交穴，每穴约半分钟，再直擦背部两侧膀胱经，以透热为度；阴虚火旺证：推桥弓穴（耳后翳风到缺盆成一线），先左后右，两侧各推 20 次，再横擦肾俞、命门部，以透热为度，再擦两侧涌泉穴以引火归原；痰热内扰证：用一指禅推法在背部膀胱经治疗，往返 4～5 遍，着重于肺俞、脾俞、心俞、胃俞，并配合按揉上述穴位。摩腹时配合按揉中脘、气海、天枢、神阙、足三里、丰隆穴，最后加平推胸部。

2）用双手拇指桡侧缘交替推印堂至神庭 30 次；用双手拇指螺纹面分推攒竹至太阳穴 30 次；用拇指螺纹面按摩百会、角孙、四神聪各 30～50 次；用拇指螺纹面按太阳穴前后各转 15 次；轻轻拿捏风池 10 次；由前向后用五指拿头顶，至后头部改为三指拿，顺势从上向下拿捏项肌 3～5 次；用双手大鱼际从前额正中线抹向两侧，在太阳穴处按揉 3～5 次，再推向耳后并顺势向下至颈部，做 3 遍。

（4）体针治疗：针刺的主要穴位选神门、三阴交。再根据证候的不同进行加减变化：心脾亏损证加心俞、脾俞、厥阴俞穴；肾亏证加心俞、肾俞、太溪穴；心胆气虚证加心俞、胆俞、大陵、丘墟穴；肝阳上扰证加肝俞、间使、太冲穴；脾胃不和证加胃俞、脾俞、中脘、足三里穴。也可在头部选安眠穴、风池穴等防治失眠及助眠。

1）适用于阴虚火旺型失眠。取穴：三阴交、太溪、太冲、大陵、心俞、神门。局部常规消毒后，进行针刺治疗。太冲、大陵穴用泻法；三阴交、心俞、太溪、神门穴用补法，得气后，留针 20 分钟，留针期间行针 2～3 次，每日 1 次，15 次为 1 个疗程。

2）适用于气血虚弱型失眠。取穴：足三里、血海、合谷、百会、肝俞、脾俞。局部常规消毒，行针刺治疗。得气后，留针 20～30 分钟，留针期间用泻法对各穴行针 2～3 次，每日 1 次，10 次为 1 个疗程。

（5）耳针：心脾两虚型失眠，取穴：神门、心、交感；肾虚型失眠，取穴：内分泌、皮质下、肾上腺、神门、肾、脑；常规消毒后，左手固定耳廓，取图钉形撳针对准穴位刺入，用胶布固定，每次埋针宜留针 2～3 日，两耳穴位轮换埋针，5～7 次为 1 个疗程。

（6）拔罐疗法

1）心脾两虚型失眠，取穴：心俞、厥阴俞、脾俞、足三里、三阴交、神门。患者取适当体位，充分暴露需拔罐处皮肤，常规消毒后，用闪火法将罐具吸拔于上述穴位上，每次留罐 5～10 分钟，每周拔罐 3 次，7 次为 1 个疗程。

2）痰热内扰型失眠，取穴：内关、足三里、三阴交、神门。患者取适当体位，充分暴露需拔罐处皮肤，常规消毒后，用闪火法将罐具吸拔于上述穴位上，每次留罐 10～15 分钟，每周拔罐 2～3 次，7 次为 1 个疗程。

3）肝郁化火型失眠，取穴：风池、肝俞、心俞。患者取适当体位，充分暴露需拔罐处皮肤，常规消毒后，先用三棱针在同一侧风池、肝俞、心俞穴上点刺 3 下，再用闪火法将罐具吸拔于上述穴位上，留罐 5 分钟左右，第二天再拔另一侧穴位，两侧交替进行，10 天为 1 个疗程。

4）心肾不交型失眠，取穴：内关、三阴交、神门、心俞、肾俞。患者取适当体位，充分暴露需拔罐处皮肤，常规消毒后，用抽气法将罐具吸拔于上述穴位上，每次留罐 10 分钟，每周拔罐 2～3 次，7 次为 1 个疗程。

（7）药枕疗法

1）菖蒲枕：石菖蒲、合欢皮各 500g，侧柏叶 400g。将上药一起烘干，研为细末，装入枕芯，制成药枕，夜间睡眠时枕用。功效：清热化痰，解郁安神。适用于痰热内扰型失眠。

2）杞子芝麻枕：枸杞子 750g，芝麻 500g。将上药分别晒干，混匀后装入布袋，再装入枕芯，制成药枕，睡眠时枕用。功效：滋补肝肾，养血安神。适用于各种失眠，肝肾阴虚型、心脾两虚型、心肾不交型失眠尤为适宜。

3）菊花枕：菊花 500g。将菊花反复筛选，置于布袋中，再装入枕芯，制成药枕，睡眠时枕用。功效：清热平肝，安神助眠。适用于肝阳上亢型失眠，对高血压所致的失眠有较好的疗效，并可辅助治疗头晕、耳鸣。

4）白菊花、合欢皮、首乌藤、生龙骨、生牡蛎各 100g，生磁石、灯心草、公丁香各 30g，石菖蒲、远志、茯神各 30g，檀香 20g，冰片粉 10g。将上药共研末，纳入一长方形布袋中，每晚当睡枕用。

（8）足疗法：通过刺激脚部穴位，促进气血的运行，通经活络，可以起到调节内部脏器的功能。促进全身的血液循环，加强机体新陈代谢，可以使人感到轻松愉快，消除疲劳，以达到治疗失眠的目的。

1）黄连、肉桂各 15g。将黄连、肉桂一同放入砂锅中，水煎，去渣取汁，趁热先熏后洗双足，使药液浸过足面。每晚 1 次（睡前），每次 15～30 分钟。功效：清热降火。适用于阴虚火旺型失眠。

2）磁石 30g，菊花、黄芩、夜交藤各 15g。将磁石先水煎 30 分钟，再加入余药继续煎煮 30 分钟，去渣取汁，趁热浸泡双足。功效：清热镇惊，和胃安神。适用于肝郁化火型、痰热内扰型失眠。

3）熟地黄、山茱萸、山药、泽泻、茯苓、牡丹皮各 15g。将上方煎取药液，水温控制在 40℃左右，每日 1 次，临睡前浸泡双足，每次 20～30 分钟，10 日为 1 个疗程。功效：滋阴补肾，宁心安神。适用于各型失眠，对肝肾阴虚型失眠效果尤佳。

4）首乌藤 30g，威灵仙 20g，鸡血藤 30g，柏子仁 10g，合欢皮 15g。上述药物水煎煮，待温度适宜时将双足浸于药液中，使药液浸过足面，每晚睡前浸泡 15～30 分钟，而后行足底按摩，每次按摩约 30 分钟。

5）夜交藤、徐长卿、合欢皮、桑寄生各 30g。上述药物水煎煮，取汁 4～5L，倒入自动按摩足浴盆中，睡前患者将双足浸泡在盆里，水深以过踝关节 10cm 为度，每晚给予中药煎液（水温 39～45℃）浴足，由温到热，再由热到温，循环进行 30 分钟。

6）当归 30g，白芍 30g，桂枝 20g，白术 30g，太子参 30g，熟地黄 30g，山茱萸 30g，

茯苓 30g，酸枣仁 30g，合欢皮 30g，柴胡 20g。将诸药置于锅中，加水 3000～3500ml，浸泡 30 分钟，煎沸 20～25 分钟，将药液倒入木盆中，待药液温度降至 40℃左右，将双足放入木盆中浸洗，并可边洗边按摩足底，每次约 30 分钟，于睡前进行，每剂药可使用两次。适用于营卫失和型失眠。

（9）穴位埋线法：采用中医经络学说理论，将线埋在相应的穴位上，形成复杂而持久的刺激冲动，以达到治疗失眠的效果。

1）取心俞、内关、神门、足三里、三阴交、肝俞、脾俞、肾俞、安眠穴。每次取 3～5 个穴位。将 0 号羊肠线 1.5cm 装入 9 号一次性埋线针中，按基本操作方法埋入选定穴位中。半个月埋线 1 次，1 个月 1 个疗程。

2）取安眠 2（翳明与风池连线中点）、颈穴 1、颈穴 2。患者取俯伏坐位，标定安眠 2 后常规消毒，用 2% 利多卡因作穴位局部浸润麻醉；然后剪取 0-1 号铬制羊肠线 1～1.5cm 做快速穿刺针埋线，当针尖达皮下组织后，缓慢进针，边进针边询问患者感觉，当有强烈针感向头颈部放射时，缓慢退针，边退边推针芯，回至皮下后快速拔针，用干棉球按压针孔片刻，再用创可贴固定；之后行对侧安眠 2 及颈穴 1、颈穴 2 等埋线。一般 10～15 日行第 2 次埋线。适用于颈椎病导致的失眠。

（10）理疗法：使用脑波治疗仪。让患者躺在治疗椅上，取半卧位。嘱患者微闭双眼，戴上治疗眼罩、耳机。上肢的神门、大陵或内关等穴位配用治疗电极，用低频电脉冲进行穴位刺激。嘱患者全身放松，安静地体验与感受治疗程序的变化。根据患者的具体情况在治疗仪器上选择不同的治疗程序。每次使用 30～60 分钟，10 次为 1 个疗程。

（11）小针刀疗法：取阿是穴。患者取俯伏坐位，医者在颈肩部仔细寻找肌痉挛明显处的肌肉附着点及其他阳性反应点，常规消毒后，行小针刀剥离术。操作后用输液贴贴于针孔处，避免感染。适用于颈型失眠。

（12）刮痧疗法：用刮痧板刮膀胱经的第一侧线、第二侧线。单方向刮，速度逐渐加快，反复刮 5～7 遍，刮至皮肤出现红紫色斑。具有活血化瘀、调整阴阳、舒筋通络、排除毒素等作用，从而治疗失眠。

第二节　中西医学对失眠研究的现状与成就

一、基 础 研 究

（一）现代医学认识

1. 睡眠概述　睡眠是恒温脊椎哺乳动物的一种行为状态。至今睡眠对于人类来说还是神秘的，尽管进行了许多年的研究，现代医学所能确定的是睡眠可以消除困倦。对睡眠功能的解释最合理的观点可分为两类：恢复理论和适应理论。恢复理论是一种常识性的解释，睡眠用来休息和恢复，并为下一次觉醒做好准备；适应理论认为睡眠使机体脱离困境，在最脆弱时躲开天敌或环境中其他有害因素，也可能是为了保存能量。

（1）现代睡眠理论的发展源流

1）地球自转学说：睡眠的 24 小时昼夜节律，受控于地球的自转和太阳的公转，由于地球自转，人们就养成日出而作、日落而息的习惯。

2）疲劳学说：这一理论最早由现代研究睡眠之父纳撒尼尔·克莱特曼提出，他认为骨骼、肌肉、神经系统的疲劳是引起睡眠的主要原因。

3）大脑"短路"学说：这一学说认为睡眠是由大脑活动停止引起的，大脑的活动与身体的活动在颈部受阻、分离产生"短路"现象，从而产生睡眠。

4）人体生物钟学说：睡眠与觉醒是人体中枢神经系统内一种主动的、节律性的过程，这一节律既受自然界影响，又独立于自然界的昼夜交替，被形象化为生物钟。30多亿年前蓝绿藻生物钟的出现，开始有了生物的周期性变化规律。研究者认为，人体存在一种内源性促眠和促醒物质，其部位可能位于下丘脑的视交叉上核（SCN），这两种物质促使人体周期性地开启睡眠诱导区和觉醒诱导区的通道，使内源性昼夜节律系统和外界环境耦合。因而此学说也可称为睡眠开关学说。

5）睡眠中枢学说：由瑞士生物学家赫斯提出，他用埋藏电极刺激法，刺激大脑不同部位，当刺激丘脑下后部时能导致动物深度睡眠，认为丘脑、大脑底部第三脑室是"睡眠中枢"。而丘脑弥漫性变性后会引起睡眠-觉醒节律改变，即难治性失眠。

6）抑制扩散学说：俄国生理学家伊万·巴甫洛夫认为睡眠是大脑活动抑制的一种状态，是条件反射的结果。巴甫洛夫通过条件反射的研究，提出睡眠是抑制在大脑皮质的扩散，并波及皮质下中枢的结果。通过皮质-网状结构系统，抑制了网状结构的功能，即抑制扩散学说，目前此学说占主导地位。

7）上行激动受阻学说：睡眠是上行激动系统的功能在低位脑干受到对抗的结果，上行激动系统的功能降低或受到抑制。脑干网状结构顶端的神经元不断对皮质施加紧张性易化性影响，对觉醒状态的维持起决定性作用。其激活可由感觉传导途径的侧支传入引起。Jouvet认为位于脑桥背内侧被盖的蓝斑头部神经元的轴突被认为对维持觉醒有作用，而其中、后部及附近神经元则是快动眼睡眠（REM）的执行机制部位。中缝核的尾部是REM的触发部位所在。脑干中缝核头部、孤束核及其邻近的网状神经元是产生慢波睡眠（SWS）的特定脑区，能诱发睡眠，它们共同组成了上行抑制系统。

8）神经-化学学说：这一学说认为，睡眠与觉醒的节律性周期性转化可能与体液-化学因素相关。现已发现睡眠、觉醒与5-羟色胺（5-HT）、去甲肾上腺素（NE）、多巴胺（DA）、乙酰胆碱（ACh）等化学递质相关。如5-HT的浓度降低时可以加强觉醒，而5-HT的浓度增加可发生慢波睡眠。

9）睡眠基因学说：美国犹他大学普泰塞克和琼斯研究发现，人类第二条染色体的HPER2基因能控制睡眠及其周期。

（2）现代神经生理学研究已经明确睡眠-觉醒节律是中枢特定结构主动活动的结果，与睡眠机制有关的神经结构包括丘脑、下丘脑、视交叉上核、脑干中缝核、孤束核、网状结构、大脑皮质。

2. 失眠概述 失眠是指在具备良好睡眠条件，且无躯体因素影响的情况下，出现入睡困难、反复易醒、早醒，并且每周多于4个夜晚，连续1个月以上，因睡眠的时间和质量不能满足机体生理需要而出现白天功能异常的一组综合征。这一定义中包含五个方面的内容：一是具备良好的睡眠条件，失眠并非外因性的结果；二是无躯体因素的影响，不是继发出现的；三是时间概念明确，非一过性的；四是睡眠时间和质量不能满足机体的生理需求，并出现白天的功能异常；五是失眠是一组综合症状群。

（二）流行病学研究

1. 我国失眠的流行病学情况 2002 年在北京、上海、广州、南京、杭州、济南等城市进行的大型睡眠流行病学调查显示，我国普通人群中有 45.4% 的人存在失眠问题，10% 的人符合《中国精神障碍分类与诊断标准》（第 3 版）（CCMD-3）中失眠的诊断。2006 年我国部分城市的失眠调查资料显示，成年人失眠患病率约为 57%，但采用严格的失眠诊断标准评判时，我国失眠的患病率则略有下降。项等以《诊断与统计手册：精神障碍》（第 4 版）（DSM-Ⅳ）中失眠诊断标准为依据，研究发现北京地区失眠患病率为 9.2%，其中农村的失眠患病率为 9.7%，高于城市的 8.8%。定义失眠为过去 1 年存在失眠症状，对我国香港地区成年人进行为期 5 年的失眠情况队列研究，结果表明单纯失眠发病率为 5.9%，失眠并伴日间残留效应发病率为 3.6%。按《疾病和有关健康问题的国际统计分类》（第 10 次修订本）（ICD-10）诊断标准，上海地区老人的失眠患病率为 14.84%。

2. 国际失眠的流行病学情况 1979 年盖洛普进行随机抽取研究发现，95% 的成人均在一段时间内经历过失眠。一篇关于全球失眠流行病学研究的综述表明，一般人群中失眠患病率为 4%～48%；基于症状诊断的失眠，患病率为 30%～48%；基于 DSM-Ⅳ 标准诊断的失眠，患病率则为 4.4%～11.7%。2002 年对澳大利亚、德国、中国、日本、斯洛伐克、南非、巴西、葡萄牙、西班牙、比利时 10 个国家的失眠情况进行了横断面调查，结果显示，非洲人群失眠比例高于欧洲人群，欧洲人群失眠比例高于亚洲人群。罗斯等调查研究了美国人群的失眠情况，发现按 DSM-Ⅳ 标准失眠患病率为 22.1%，按 ICD-10 标准为 3.9%，按《睡眠障碍国际分类》（第 2 版）（ICSD-2）标准为 14.7%。摩菲等将失眠定义为过去 1 个月大多数夜晚存在睡眠问题，对英国 2662 名成年人随访 1 年的队列研究结果显示失眠累积发病率为 15%；另詹松-弗罗松马克和林顿将失眠定义为过去 3 个月存在失眠症状，且 1 周至少发生 3 次，并伴有日间残留效应，对瑞典 1746 名成年人随访 1 年的队列研究结果则表明失眠累积发病率为 2.8%。陈等通过总结 1980～2009 年法国失眠流行病学调查结果，发现法国成年人中 30%～50% 存在失眠症状，15%～20% 符合 DSM-Ⅳ 失眠诊断标准；而加拿大人群中 29.9% 存在失眠症状，9.5% 符合 DSM-Ⅳ 失眠诊断标准；根据 DSM-Ⅳ，亚洲国家中，印度人群失眠患病率为 10%，韩国人群为 22.8%。

3. 不同性别失眠的流行病学情况 多项失眠流行病学研究表明，女性较男性更易患失眠，女性失眠患病风险甚至为男性的 1.4 倍。对既往发表的失眠流行病学调查进行系统综述，利希斯坦等研究了老年、中年和青年 3 个年龄段，发现女性失眠平均患病率为 18.2%，高于男性的 12.4%。项等则发现我国北京地区女性失眠患病率为 11.5%，高于男性的 7.2%。

4. 不同年龄人群失眠的流行病学情况 将英国、法国、意大利、德国、葡萄牙、西班牙、芬兰、加拿大 8 个国家 25 579 名受试对象分组为 <25 岁组、25～34 岁组、35～44 岁组、45～54 岁组、55～64 岁组、≥65 岁组，其失眠患病率分别为 26.6%、27.2%、29.6%、34.4%、42.0% 和 47.7%，此研究结果表明，失眠的患病率随年龄增加而增加。摩菲等认为年龄每增加 10 岁，失眠的发生风险将增加 1.1 倍。然而也有与之相悖的研究结果，张等对

我国香港地区成年人随访 5 年的队列研究提示，青少年失眠发病率为 6.2%，稍高于中年人群的 5.9%，分析其原因考虑与压力大、熬夜等因素影响有关。

在失眠流行病学研究中，不同研究者采用不同的失眠诊断标准，导致研究结果之间差异较大，不同国家、地区对失眠患病率的调查结果也存在差异，缺乏可比性。此外，目前失眠的流行病学研究方法也较为单一，前瞻性研究应用较少，回顾性横断面研究相对居多。就性别而言，女性的失眠患病率高于男性；就年龄而言，年龄越大，失眠的发生风险越高；就职业情况而言，高压力者、长期熬夜者失眠率较高。

二、实 验 研 究

（一）常用失眠动物模型

1. 刺激法　利用触觉、声音或光线等物理刺激，使动物无法入睡，从而达到剥夺睡眠的效果。具体方法：不定时拍打笼具、电刺激、播放刺激声音、手触摸促使动物保持清醒。此法操作简单，但是工作量巨大，耗时长，不适合长时间造模。

2. 平台睡眠剥夺法　包括单平台睡眠剥夺法、多平台睡眠剥夺法、改良多平台睡眠剥夺法。利用大鼠进入快速眼动（REM）睡眠时，由于全身肌肉张力降低，导致躯体失衡而低头触水惊醒的原理，确保大鼠不能进入 REM 睡眠期，达到睡眠剥夺的目的。

3. 对氯苯丙氨酸法　将对氯苯丙氨酸（PCPA）用弱碱性生理盐水配制成浓度为 45mg/100g 的混悬液，按 1mL/100g 用量对大鼠进行腹腔注射，每日 1 次，连续注射 2 日即可制成大鼠失眠模型。PCPA 法是通过 PCPA 抑制色氨酸氢化酶的合成，从而减少 5-羟色胺（5-HT）的合成，从而抑制大鼠进入非快速眼动（NREM）睡眠，从而达到睡眠剥夺的目的。

4. 其他药物造模方法　还有给大鼠注射 5-羟色胺受体拮抗剂 SB 2269970、盐酸盐、咖啡因、硒化物等部分或全部剥夺睡眠。

（二）中医证候失眠动物模型

目前广泛应用于现代医学研究的失眠动物模型，主要是通过剥夺动物的睡眠或干扰睡眠的相关脑区或物质，促使动物入睡困难或总睡眠时间减少，从而模拟临床失眠患者的症状。中医失眠动物模型根据辨证分型的不同，而造模方法不同。

（1）肝郁型失眠：采用慢性夹尾刺激和腹腔注射 PCPA 复合因子造模法。指标：观察大鼠宏观体征，行为学评价，血液流变学分析，病理学检查，下丘脑、海马组织中 5-HT 和去甲肾上腺素（NE）检测。研究结果：模型组大鼠睡眠节律明显改变，体质量增长缓慢，学习记忆能力下降，血液流变学高、中、低切全血黏度升高，下丘脑、海马组织中 5-HT 及 NE 含量紊乱。

（2）血亏阴虚型失眠：腹腔注射 D-半乳糖+环磷酰胺及氢化可的松+睡眠剥夺，模型大鼠可有脑部自由基水平增高、血常规异常的表现。

（3）劳倦伤气型失眠：采用强迫运动法，包括水平转盘睡眠剥夺法、旋转圆筒睡眠剥夺法、间断跑台睡眠剥夺法。三者都是通过强迫动物不停地运动，使其无法入睡，从而失眠。

（三）中药治疗失眠实验研究

王翘楚等发现花生叶"昼开夜合"现象与自然界的阴阳消长规律及人体睡眠有同步一致的现象，通过研究和观察发现花生叶治疗失眠疗效较好。李廷利等对生、炒酸枣仁催眠作用的实验研究结果发现，生或炒酸枣仁水煎剂均有催眠作用，并认为生酸枣仁比炒酸枣仁起效更快。刘珊珊等用电刺激诱导大鼠失眠，采用脑电图描记的方法，观察四逆散干预失眠大鼠睡眠时相的变化，研究结果表明，四逆散水煎液能显著延长失眠大鼠的总睡眠时间，在睡眠时相上表现为延长慢波睡眠Ⅱ期和快动眼睡眠，并减少觉醒时间，而对慢波睡眠Ⅰ期没有显著影响。

三、临 床 研 究

（一）失眠的诊断研究

现有的诊断标准主要有4个，即《国际睡眠障碍分类》第3版、《诊断与统计手册：精神障碍》（第4版）（DSM-Ⅳ）、《中国精神障碍分类与诊断标准》（第3版）（CCMD-3）、《疾病和有关健康问题的国际统计分类》（第10次修订本）（ICD-10）。

将DSM-Ⅳ、CCMD-3及ICD-10进行比较，对原发性失眠的描述，DSM-Ⅳ强调"影响日间功能"，并按照时间长短对失眠进行分类；ICD-10称为非器质性失眠，定义为持续相当长时间的睡眠的"质"和（或）"量"令人不满意的状况；CCMD-3增加对症状的描述，强调失眠为主要症状，并增加了可能产生的心理状况。在失眠发作频率上三者略有差异。

失眠常共病其他精神心理障碍，如神经症性障碍、精神活性物质所致精神障碍、精神分裂症及其他睡眠障碍。也可伴发于躯体疾病，如高血压。如果失眠出现于某一精神障碍或躯体状况诸多症状中，且临床中不是主要症状，那么主要诊断应为精神障碍或躯体疾病。

另外，有一些睡眠障碍如梦魇、失眠-觉醒节律障碍、睡眠呼吸暂停及夜间肌肉阵挛等，只有当它们导致了睡眠质或量的下降时才能确立诊断。

（二）失眠的治疗研究

1. 西药治疗

（1）第一代镇静催眠药物：包括巴比妥类、水合氯醛、三溴合剂和羟嗪（安泰乐）等。其作用机制在于选择性抑制脑干网状上行激动系统，抑制多突触反应，降低大脑皮质兴奋性。其镇静催眠作用随剂量增大而逐渐增强。代谢方式为再分布、肾脏排泄和肝脏分解，故肝、肾功能不全者慎用。由于这些药物的治疗指数低、容易产生耐受性和依赖性、药物之间相互影响比较大、中等剂量即可抑制呼吸等，近年已基本被苯二氮䓬（BZD）类药物所取代。但这类药也有自身的特点，如羟嗪对有自主神经功能紊乱的患者更合适；水合氯醛因药物间的相互作用少，广泛用于药物临床试验与对不合作者进行某些特殊检查时的快速催眠；苯巴比妥可对苯二氮䓬类与其他催眠药进行替代与递减治疗，也可用于儿童睡行症、睡惊症和梦魇等疾病，或用于拮抗麻黄碱、苯丙胺、茶碱等药的中枢兴奋性不良反应。巴比妥类为经典的镇静催眠药，可缩短睡眠潜伏期，延长 NREM 睡眠第 3、4 期，延长睡眠总时间。本类药物对 REM 睡眠有影响，用药后首次进入 REM 睡眠时间延长，使 REM 睡眠总次数减少和持续时间缩短。可以使焦虑患者和巴比妥类药物依赖者的慢波睡眠时间缩短，但苯巴比妥可使健康人 NREM 睡眠第 4 期延长，对有遗尿症和睡行症的患者，可使慢波睡眠时间延长，REM 睡眠潜伏期、周期和持续时间缩短。如果突然停药，可因产生的依赖性而出现反跳性失眠，REM 睡眠时间延长，引起噩梦连绵。不良反应为次日清晨可出现头晕、困倦、精神不振等宿醉效应。反复使用此类药物可产生耐受性、依赖性，停用后出现反跳性失眠和焦虑、精神不振甚至震颤等戒断症状。少数患者可出现中枢兴奋、皮疹和其他过敏症状。

（2）第二代镇静催眠药物：主要是指苯二氮䓬类药物。前期开发的有甲喹酮、甲丙氨酯、氯氮、地西泮、舒必利；后期主要有三唑仑、咪达唑仑、氟西泮、硝西泮、阿普唑仑、艾司唑仑、劳拉西泮等。本类药物口服吸收良好，根据半衰期长短不同，可分为短、中和长半衰期三种，经肝脏代谢。中枢神经系统存在苯二氮䓬的特殊受体（BZD 受体，包括 ω1、2、3 受体），受体的分布以大脑皮质最多，其次为边缘系统和中脑，脑干和脊髓中分布较少。此类药物与受体的亲和力与它们的药理作用相平行。苯二氮䓬受体分布与中枢抑制递质 γ-氨基丁酸（GABA）受体相似，两者的空间距离近，可以相互影响。GABA 受体对 GABA 有两种亲和力，一般情况下，高亲和力部位被一种内源性抑制性蛋白 GABA 调变蛋白所掩盖，从而妨碍高亲和力部位的暴露与激活，抑制它与 GABA 的结合能力。GABA 受体与氯通道相偶联，该受体激动时，氯通道开放的数目增多，Cl⁻进入胞内增加，使突触后膜产生超极化，引起抑制性后电位，减少中枢内某些重要神经元的放电，产生镇静、催眠、抗焦虑等药理作用。苯二氮䓬类药物虽然不能直接与 GABA 受体结合，但它可增强 GABA 能神经的功能，苯二氮䓬受体与苯二氮䓬类药物结合后结构发生改变，进而促进调变蛋白磷酸化，消除 GABA 调变蛋白对 GABA 受体高亲和力部位的抑制，GABA 受体被激活，促进它与 GABA 结合，增强了 GABA 的作用，使 GABA 能神经元的传递加强。总之，苯二氮䓬类药物的药效是间接地通过 GABA 能神经的功能实现的。由于此类药物的治疗指数高、对内脏毒性低和使用安全，是当前治疗失眠的最常用药物。苯二氮䓬类药物能迅速诱导患者入睡、减少夜间觉醒次数、延长睡眠时间和提高睡眠质量，但也改变了通常的睡眠模式，使浅睡眠时间延长、REM 睡眠持续时间缩短、首次 REM 睡眠出现时间延迟，做梦减少或消失。苯二氮䓬类药物各有特点，如三唑仑吸收快、起效快、无蓄积、无后遗作用，是较理想的催眠药。但三唑仑的缺点是由于半衰期短，用药后易产生清晨失眠和白天焦虑，这可能被误认为是剂量不足而不断加量，从而容易形成依赖性，导致停药后的反跳性失眠和焦虑更加严重。氟西泮的半衰期较长，很少发生清晨失眠与白天焦虑，但由于其主要代谢产物有活性，且活性代谢物半衰期长达 47~100 小时，故易蓄积。现有资料表明，耐药性的产生以半衰期短的苯二氮䓬类药物为较快，而长半衰期的苯二氮䓬类药物则相对较迟。高效而半衰期短的苯二氮䓬类药物，如三唑仑和劳拉西泮，令人记忆力减退的作用远较半衰期较长的氟西泮为大，甚至导致暂时性遗忘，其他行为方面的不良反应也以短半衰期的苯二氮䓬类药物更易发生。据报道，因为三唑仑能引起行为改变的剂量（1~2mg）为常用剂量的 2~4 倍。美国食品药品监督管理局（FDA）规定，在三唑仑的包装中应指明此药安全范围很小。尽管不同的苯二氮䓬类药物的用量有别，但所有不同名称的苯二氮䓬类药物均具有同一性质的依赖潜力，并且越是短作用的药物类别，其药物依赖的潜力越高，药物依赖的时间越短，甚至使用通常治疗量 1 个月以后就难以撤药。苯二氮䓬类药物的其他不良反应与巴比妥类药物基本相似。

（3）第三代镇静催眠药物：目前主要包括唑吡坦、佐匹克隆、扎来普隆。主要作用机制是选择性地与中枢神经系统 GABAA 受体的 ω1 或 ω1、2 受体亚型结合，增加 GABA 的传递，抑制神经元激动，产生药理作用。其作用部位为大脑皮质、小脑、海马等处。ω3 受体通常呈周围性分布，易致出汗、口干、视物模糊、困倦、乏力现象；ω2 受体主要位于与认知、记忆、精神运动有关的区域，具有肌肉松弛和抗惊厥作用；ω1 受体主要位于与镇静作用有关的大脑区域。唑吡坦、扎来普隆选择性地作用于 ω1 受体，在小剂量时能缩短入睡时间，延长睡眠时间，不影响睡眠结构；第 2 期和第 3、4 期时间延长，REM 睡眠时间缩短。而佐匹克隆选择性地作用于 ω1、2 受体，明显增加 NREM 睡眠第 3、4 期睡眠，不影响 REM 睡眠，但也会引起肌肉松弛。这一类药物由于半衰期短，可迅速被吸收，不产生蓄积，相对地后遗作用少，对白天的影响微弱。本类药物口服吸收良好。浓度高峰，药物代谢、排泄快，半衰期为 3~6 小时，经肾脏代谢。本类药物的治疗指数高，安全性高。基本不改变正常的生理睡眠结构，不易产生耐受性、依赖性。不良反应与剂量及患者的个体敏感性有关，主要为思睡、头昏、口苦、恶心和健忘等。虽然第三代镇静催眠药的优点是明显的，但是，任何一种催眠药都有其局限性，都可能出现这样或那样的不良反应，这些不良反应常常与个体差异和剂量有关，且多出现在首剂后。因此在处方时应引起重视。

褪黑素受体激动剂：褪黑素参与调节睡眠-觉醒周期，可以改善时差变化引起的症状、睡眠时相延迟综合征和昼夜节律失调性睡眠障碍。褪黑素受体激动剂包括雷美替胺（ramelteon）、他司美琼（tasimelteon）、阿戈美拉汀（agomelatine）等。雷美替胺是目前临床使用的褪黑素受体 MT1 和 MT2 激动剂，可缩短睡眠潜伏期、提高睡眠效率、增加总睡眠时间，可用于治疗以入睡困难为主诉的失眠及昼夜节律失调性睡眠障碍。由于没有药物依赖性，也不会产生戒断症状，故已获准长期治疗失眠。阿戈美拉汀既是褪黑素受体激动剂，也是 5-羟色胺受体拮抗剂，因此具有抗抑郁和催眠双重作用，能够改善抑郁障碍相关的失眠，缩短睡眠潜伏期，增加睡眠连续性。与苯二氮䓬类药物不同，褪黑素受体激动剂可以作为不能耐受前述催眠药物患者及已经发生药物依赖患者的替代治疗。

（4）抗抑郁药：很多抗抑郁药同时具有抗焦虑、改善睡眠作用。临床常用抗抑郁药如下。

1）选择性 5-羟色胺再摄取抑制剂（SSRI）：虽无明确催眠作用，但可以通过治疗抑郁和焦虑障碍而改善失眠症状。部分 SSRI 能延长睡眠潜伏期，增加睡眠中的觉醒，缩短睡眠时间和降低睡眠效率，减少慢波睡眠，可能增加周期性肢体运动和 NREM 睡眠期的眼活动。

2）5-羟色胺去甲肾上腺素再摄取抑制剂（SNRI）：盐酸文法拉辛的活性代谢物是神经系统 5-羟色胺和去甲肾上腺素再摄取的强抑制剂，能使突触间隙中这两种单胺递质浓度增高而发挥其抗抑郁及抗焦虑作用。SNRI 起效快，高血压患者禁用。

3）去甲肾上腺素能和特异性 5-羟色胺能抗抑郁药（NaSSA）：代表药物为米氮平，具有镇静作用，对伴有焦虑的失眠患者有效。米氮平对改善脑血管疾病患者的睡眠障碍与帕罗西汀疗效相当，尤其对入睡困难改善明显，而且起效快。胃肠道反应、口干、嗜睡等不良反应较轻，但可引起肥胖。

4）三环类抗抑郁药和单胺氧化酶抑制剂：某些三环类抗抑郁药和单胺氧化酶抑制剂既有抗抑郁作用，也有抗焦虑、镇静作用，但因其不良反应较重，不建议用于卒中失眠、焦虑、抑郁患者。

2. 非药物治疗　非药物治疗可避免药物副作用，并有可依赖的作用效果，主要是指心理治疗。

（1）睡眠卫生教育：指导失眠患者养成良好的睡眠习惯，睡眠量适度，睡眠时间要有规律，卧室温度和光线适宜，避免睡前兴奋性活动及饮用干扰睡眠的饮料如咖啡、茶等。

（2）认知治疗：大部分失眠患者对睡眠存在不正确的认知方式，包括对睡眠的期望值过高，对睡眠中梦的出现认识不足和对失眠治疗方法的信心不足，以及由此所带来的失眠恐惧、焦虑心理。许多失眠患者因担心自己是否能够入睡而夸大了失眠问题，认知治疗就是要针对失眠患者的误解，给予正确指导，使他们消除疑虑，减少因很想入睡而产生的期待性焦虑，在难以入睡时尝试不睡，焦虑减轻了，入睡也会变得容易。

（3）刺激控制训练：包括只在有睡意时才上床；床和卧室只用于睡眠，不在床上从事与睡眠无关的活动如看电视、阅读、工作等；若 15～20 分钟不能入睡，则应起床，直到有睡意时再回到床上；无论夜间睡多长时间，清晨应准时起床；白天不睡。

（4）睡眠约束：即限制睡眠，用于指导失眠患者减少卧床的非睡眠时间，以提高睡眠效率。当睡眠效率超过 90% 时，允许增加 15～20 分钟的卧床时间；当睡眠效率低于 80% 时，则应减少 15～20 分钟的卧床时间。让失眠患者逐步形成一个适当的睡眠时间概念，有一个规律性的睡眠时间。

（5）时相疗法：适用于睡眠时相延迟综合征和睡眠时相提前综合征，方法是让失眠患者分别将睡眠时间提前或推迟数小时，直到睡眠-觉醒节律恢复正常。

（6）强光照射治疗：定时进行强光照射，可以通过光照刺激改善睡眠-觉醒节律，对于治疗睡眠-觉醒节律障碍如睡眠时相延迟或提前综合征特别有效。

（7）放松训练：放松方法有肌肉放松训练、沉思、瑜伽、音乐催眠、气功和太极拳等。

（8）生物反馈治疗：是通过现代电子仪器，把患者体内的电生理变化描记下来，并同时转换为声、光或屏幕图像等直观的反馈信号。患者根据不断显现的反馈信号学习调节自己体内的生理功能，使生理功能恢复到或保持在一个适合的水平，从而达到防治疾病的目的。

3. 中医药治疗　中医针对失眠的治疗，主要有中药汤剂及中医外治等手段。中药汤剂具有起效迅速、不良反应少、疗效确切、个体化适应等优势，是最常用的干预方法。各时代医家辨证施治，法以镇心安神、补益心脾、疏肝解郁、滋阴降火、交通心肾、化痰清热等，疗效显著，各有特色，在现代科研中研究较多，并取得了可观的成绩。中医外治疗法是中医对失眠的重要治疗手段，包括体针、耳针、药枕、足疗、刮痧、穴位埋线、穴位贴敷等，在近几年来均进行了一定的科研研究。

（1）中药汤剂

1）黄连温胆汤：魏嘉琦等用黄连温胆汤治疗痰热内扰型失眠患者 31 例，对照组每晚睡前口服艾司唑仑片，观察组给予黄连温胆汤治疗。结果：两组患者治疗后，观察组治愈率与总有效率为 38.7% 和 96.8%，对照组为 25.8% 和 80.6%，两组比较差异有统计学意义（$P < 0.05$）。结论：黄连温胆汤治疗痰热内扰型失眠疗效显著，值得临床推广。赵大成应用黄连温胆汤加减治疗原发性失眠（痰热扰心证），治疗组和对照组各 45 例。对照组给予阿普唑仑片治疗，治疗组在对照组基础上口服黄连温胆汤加减治疗。结果：治疗组的临床总有效率为 95.56%，高于对照组的 68.89%，差异有统计学意义（$P < 0.05$）。

2）归脾汤：源于《严氏济生方》，有安神宁心、养心健脾、补益气血等诸多功效。方中龙眼肉、当归、大枣具有安心神、补气血的功效；黄芪、白术、甘草、茯苓、人参具有补气健脾、安神的功效；配合远志、木香可增强养血宁心之功效。由于生活压力的不断增加导致忧思伤神、气血亏虚，加上饮食习惯的改变导致脾胃受损、内生痰湿。周开峰等采用归脾汤治疗心脾两虚型失眠患者 37 例。方药组成：党参 15g，白术 10g，黄芪 15g，茯神 12g，当归 10g，龙眼肉 15g，酸枣仁 15g，远志 10g，炙甘草 5g，大枣 10g，木香 10g。总有效率为 91.9%。

3）黄连阿胶汤：温泉等选取 68 例失眠患者进行随机对照试验，试验组采用黄连阿胶汤治疗，对照组给予艾司唑仑治疗。2 组患者治疗后临床症状积分及匹兹堡睡眠质量指数量表（PSQI）评分均降低（$P < 0.05$），且试验组评分优于对照组（$P < 0.05$），说明黄连阿胶汤治疗失眠确有较好效果。

4）酸枣仁汤：由酸枣仁、茯苓、知母、甘草、川芎 5 味中药组成，主治肝血不足、虚热内扰证。酸枣仁汤主要活性成分有皂苷类，黄酮类，有机酸，多糖，挥发油，金属元素钾、钙、锌、镁等。药理学研究表明，酸枣仁汤具有明显的镇静催眠作用。李玉娟等研究表明，酸枣仁汤能显著减少小鼠自主运动次数，增加阈下剂量戊巴比妥钠所致小鼠睡眠指数，延伸阈上剂量戊巴比妥钠所致小鼠睡眠时间，且其镇静、催眠作用呈现一定的剂量依赖性。沈鸿等研究表明，酸枣仁汤可使失血性贫血模型及甲亢型阴虚模型小鼠的自发活动次数减少，戊巴比妥钠引诱的睡眠潜伏期缩短，睡眠时间延长，协同阈下剂量戊巴比妥钠诱导睡眠，表明酸枣仁汤对血虚、阴虚模型小鼠镇静催眠作用显著。金阳等在恒温、恒湿、自动光控及电磁屏蔽条件下，给予实验动物不同剂量酸枣仁汤，采用慢性电极埋植技术描记电刺激所致失眠大鼠自由活动情况下的皮质脑电图，发现酸枣仁汤对电刺激所致失眠大鼠的睡眠周期有影响，且与剂量有一定关系。王金宝等研究表明，酸枣仁汤可能有促进松果腺分泌褪黑素作用，其作用机制可能与机体的褪黑素调节有关。王慧等研究表明，酸枣仁汤可抑制 PCPA 失眠大鼠中脑中缝背核星形胶质细胞和小胶质细胞的表达，酸枣仁汤对胶质细胞的作用可能是其治疗失眠的环节之一。曹洁馨等研究酸枣仁总皂苷对大鼠的镇静催眠作用，结果是酸枣仁总皂苷会增加总睡眠时间，影响正常大鼠的睡眠昼夜节律，这种影响作用与 5-HT 有关。

现代药理研究表明，酸枣仁汤具有显著的镇静催眠作用。杨培树等将酸枣仁汤治疗组记为观察组，对照组采用阿普唑仑治疗，结果提示酸枣仁汤可以起到补益气血、滋阴养肾、镇静安神、清肝降火的作用，达到治疗不寐的理想效果。袁珊采用加味酸枣仁汤治疗围绝经期虚证不寐患者 40 例。药物组成：酸枣仁 15g，知母 15g，茯苓 15g，川芎 10g，五味子 5g，麦冬 15g，甘草 6g，并与服用地西泮片、维生素 E、谷维素治疗的 40 例患者对照观察，结果：治疗组总有效率（90%）优于对照组（80%，$P < 0.05$）。

5）龙胆泻肝汤：方中黄芩有燥湿泻火、清热除烦的功效；生地黄可生津滋阴；车前子有清肝火、明目的作用，泽泻、龙胆草有泄热渗湿、利水消肿的功效；柴胡有清热解表、疏肝解郁的效用；甘草缓和调中。诸药合用共奏通肝胆之气、除下焦湿热之功。尚晓琳等观察中药龙胆泻肝汤治疗肝火扰心型失眠（40 例）的临床疗效，龙胆泻肝汤治疗作为实验组，实验组治疗后阿森斯睡眠量表（AIS）评分、中医证候积分显著低于对照组（常规治疗组）（$P < 0.05$）；实验组西医及中医治疗总有效率均显著高于对照组（$P < 0.05$）。

6）血府逐瘀汤：胡彦烨据王清任《医林改错》"夜不能寐，用安神养血药治之不效者，此方若神"所论，对 23 例失眠患者予血府逐瘀汤治疗。结果：总有效率为86.17%。曹晓岚教授以血府逐瘀汤加炒酸枣仁、合欢皮、夜交藤治疗血瘀所致不寐，疗效甚佳。

7）甘麦大枣汤：钟婉婷采用甘麦大枣汤加味治疗心脾两虚型不寐患者 86 例。药物组成：浮小麦 60g，炙甘草 9g，大枣 9 枚，夜交藤 24g，合欢皮 12g，麦芽 30g，泽泻 9g，党参 9g，当归 12g，白芍 9g。结果：总有效率为 94.2%。

（2）中成药

1）刘英等采用养血清脑颗粒治疗失眠，同时辅以必要的心理干预，其治疗有效率为95.6%，高于地西泮片组，且养血清脑颗粒治疗组的患者睡眠时间、深睡眠时间、头昏脑涨和头痛缓解时间显著优于对照组，副作用发生率小于对照组。

2）张东等采用百乐眠胶囊治疗失眠患者 85 例，百乐眠胶囊（观察组）有效率为 89.7%。且能够显著改善患者 AIS 评分，并缓解失眠症状和焦虑、抑郁情绪，疗效优于艾司唑仑（对照组）。

（3）中医外治法

1）马桂敏等对 136 例失眠患者实施平衡火罐法治疗，选择患者足太阳膀胱经、任脉、督脉腧穴和奇穴安眠穴，经过 20 日的治疗后总有效率为 91.2%。

2）杨立峰等对 140 例失眠患者实施电针治疗，共治愈 89 例，好转 44 例，无效 7 例，总有效率为 95%，提示电针疗法能够显著改善失眠患者睡眠质量，并降低因睡眠障碍引起的相关并发症发生率。

3）张治强等采用针刺五脏背俞穴治疗失眠患者 30 例，针刺患者双侧心俞、肺俞、肝俞、肾俞、脾俞，治疗 4 周后与西医治疗组比较，针刺组总有效率为 87.6%，高于西医组的 73.3%，结果提示针灸疗法较西医具有一定的优势。

4）张文宇等采用中医耳穴压豆法治疗 58 例失眠患者，实施中选取神门、心、肾、交感为主穴，其治疗的总有效率为 94.8%，且无不良反应，提示耳穴压豆法临床疗效确切，操作简单，患者容易接受，易于临床推广。

5）刘幸等采用中医推拿点穴治疗心脾两虚型失眠患者 70 例，其治疗总有效率为 89%，提示推拿能够疏通经络，调和气血，益气活血。

第三节　失眠中西医学研究的问题与对策

一、问　题

（一）发病机制有待进一步深入研究

现代对失眠的发病机制的研究多集中在中枢神经系统，是否还有外周的机制，尚不明确，有待进一步深入研究。

（二）治疗手段多样但有待提高疗效

近年来中医药治疗失眠方法多样，百花齐放，但是也存在一定的问题。如辨证分型未标准化、统一化，临床疗效的判定不一致；临床报道多是散在的临床个案，或个人经验的总结，样本量小，可重复性差，缺乏质量较高的临床随机对照研究。

（三）我国睡眠医学基础研究薄弱

我国的睡眠医学发展尚有进展，但关于睡眠疾病流行病学及发病机制的研究仍较少。

（四）专科建设比较落后

目前在我国已经有 2000 多家医院建立了睡眠监测室，但由于没有独立的编制和缺乏学科建设方面的有关规定，加之专业人员队伍缺乏，很多医疗机构尚不具备发展睡眠医学的基本条件；同时，由于理论与技术缺乏互动和交流，再加上在睡眠中心的建设方面经验不足，管理机制不够完善等多种因素，造成睡眠中心或睡眠门诊建设存在着参差不齐的局面。

（五）专业人才队伍弱小

总体而言，由于我国睡眠医学专科建设滞后，从事睡眠研究的专业化人才极少，大多是在其他相关领域中兼职从事睡眠医学临床与研究工作。

（六）自主研究严重不足

由于各种原因，我国的睡眠医学专科建设、学科建设还比较落后，缺乏广泛的临床研究设施与研究条件，专科人才为数不多，因此，我国的睡眠医学发展无论在基础研究还是在临床研究方面，都还难以形成自主研究成果，甚至很难看到关于睡眠研究的高质量原创性文章。

二、对　策

睡眠医学是一门新兴的综合学科，失眠的发生可以伴随多种疾病，涉及诸多学科领域，其发展的水平具有重要意义。但我国目前的睡眠医学研究现状仍有大幅度提升的空间，睡眠医学的研究任重而道远。

（一）加强基础研究和自主研发

基础研究与临床研究是相辅相成的两个方面，基础研究的突破可以引领临床研究的发展；而临床业务的发展，也可以为基础研究提供从基础向临床发展的实践田地。促进我国睡眠领域的基础研究，特别是睡眠障碍相关机制的分子及基因工程研究对解决与睡眠相关的疾病提出了新的认识。因此，为了保证基础研究的资金支持，除了积极申请国家各种项目与研发基金以外，另外一个重要思路，就是促进产业化，走产学研相结合的道路，将研究的成果转化为临床及产业的发展，形成睡眠医学的产业链。

（二）睡眠医学标准化建设

目前世界上大多数国家都具有睡眠医学的诊断及治疗标准，我国也有不同版本的失眠诊疗标准，但是尚欠缺适用性广、可操作性强的标准。积极制订我国睡眠医学专科建设标准、实验室及研究室建设标准、各种睡眠疾病诊疗规范和诊疗指南等势在必行。

（三）重视与各学科的交叉渗透

无论是基础研究还是临床研究，睡眠医学与精神病学、心理学、神经科学、影像学、内分泌学、免疫学、物理学等学科的关系日益密切，今后的研究应重视遗传学与内分泌研究，深入探讨遗传学特征，有助于深层理解失眠的病理生理机制，从而预防和诊治失眠。重视心理学的干预，在治疗过程中，除药物治疗及行为治疗外，还应关注失眠的心理层面原因，处理好患者的情绪，解决其心理冲突，将有助于改善失眠症状。

（四）多种形式促进专科建设

同其他专科建设一样，要以专病门诊、专题门诊、专家门诊等多种形式促进睡眠医学专科建设。睡眠医学专科建设要考虑以下几个方面：①临床研究的重心应由睡眠监测学与诊断学向睡眠治疗学方向倾斜；②从单纯的呼吸睡眠研究向呼吸睡眠障碍、失眠、发作性睡病等全方位地整合与拓展；③从以诊断学发展为主向诊断和治疗一体化方向发展；④从以睡眠障碍疾病的治疗研究为主，向预防、保健、医疗、康复一体化方向发展，最终向以预防为主的方向发展。另外，一些现代边缘学科的治疗技术如心理、催眠、行为疗法等也应参与其中。特别是中医药技术的参与，给我国的睡眠医学发展注入了新的活力，如中药、针灸、按摩及传统中医学中的各种养生技术，也可能对未来睡眠医学的临床疗效的提高做出重要贡献。

（五）加快专科和复合型人才培养步伐

我国睡眠医学的兴起与发展总体上比较晚，现在还处于新兴学科与专科阶段。睡眠医学界对自身的认识也有一个发展的过程，总体上无论国内还是国外，睡眠医学专科人才相对较少，其培养途径目前还未形成统一的模式，也还没有引起睡眠医学界自身的共识。睡眠学科特点及其发展变化，必然会对将来睡眠医学研究的专业人才提出新的要求，从而突出睡眠医学研究人才知识结构专业深度、知识广度和知识交叉特点。睡眠医学研究专业人才市场需求则包含临床型、研究型、管理型、技术型、护理型、企业型和其他人才等方面。

（六）不拘一格降人才

由于我国睡眠医学发展总体滞后，所以专科人才极其缺乏。为了培养上述人才，就要采取各种模式，不拘一格降人才，如转科培养模式、进修培养模式、科内培养模式等。要加强专科人才的梯队建设，以达到最好状态。

（七）开设相关课程

部分医学院校开设了睡眠医学的相关课程，睡眠医学的知识被加在精神病学、神经病学等其他课程里。因此，也希望对目前的医学教育进行针对性的改革，增加睡眠障碍的相关课程。

（八）促进睡眠医学产业发展

临床睡眠医学发展促进了睡眠产业的发展，睡眠工程学也得到迅速发展。当前，国际睡眠产业在以下方面得到了发展：①睡眠医疗工程如促睡眠药物开发、促睡眠设备开发等。②睡眠保健工程如睡眠食品开发、睡眠用品开发、睡眠环境设计等。我国的睡眠医学产业也应遵循着国际睡眠产业的发展趋势，形成睡眠产业链。

（九）发挥中医优势衷中参西

根据中医对不寐生理、病机的认识，中医中药对失眠的调整作用，以及西医对睡眠生理、失眠病理生理的认识程度，中医的营卫学说与西医的睡眠节律是一个问题的两个角度，所反映的是同一个实质。根据文献，中西医结合工作者在营卫的实质方面的探讨已经达到了一定的深度，以此为切入点，进行中西医深度交融探讨睡眠的诊治将很有意义。

综上所述，近几年我国睡眠医学进展迅速，并在继承与创新中求发展，与时俱进。加快建设有中国特色的睡眠医学，并使之走向世界将是我们的共同目标。我们坚信，随着睡眠医学在我国的发展和普及，将为促进世界睡眠医学的发展及我国人民的健康发挥重要作用。

第四节　失眠研究的前景与思考

随着时间的变迁和社会科学的不断发展进步，对失眠的研究不断深入，其机制将被剖析清楚，人们也将寻找到有效的治疗方法和途径。睡眠机制的基因研究将为人们调整生物钟创造条件。由基因问题导致的失眠也将找到科学基础。睡眠药物的研究将朝着催眠效果好、药物依赖程度低、不良反应少的理想效果方向发展。

随着物质文明的不断丰富和精神文明、社会意识形态的发展，失眠的治疗除了药物疗法之外，体现人文关怀的心理治疗将得到重视和应用。

　　祖国医学在失眠的治疗上占有优势，发扬传统医学中的精华，吸收现代睡眠研究手段，通过中西医的相互融合，将为患者带来更大的福音。

主要参考文献

陈维铭，潘璠，孙静云，2015. 王馨然运用经方治疗失眠经验[J]. 中国中医药现代远程教育，13（15）：32-34.

傅鸿亮，张雷，2014. 针灸治疗失眠前后脑电波变化的临床观察[J]. 光明中医，29（3）：570-571.

侯杰军，路亚娥，吕予，等，2019. 中医药治疗失眠临床研究进展[J]. 陕西中医，40（2）：270-272.

胡彦烨，2000. 理气活血法治疗不寐30例[J]. 湖北中医杂志，22（1）：40.

刘幸，2014. 浅析中医推拿点穴治疗心脾两虚型失眠的疗效观察[J]. 中国民康医学，26（15）：92-93.

刘英，2014. 养血清脑颗粒治疗失眠的疗效观察[J]. 中医临床研究，6（23）：59-60.

马桂敏，于高潞，陈波，2009. 平衡火罐法治疗失眠68例临床观察[J]. 辽宁中医药大学学报，11（10）：115-116.

尚晓琳，杨峥维，裴雁飞，2021. 观察中药龙胆泻肝汤治疗失眠的临床疗效[J]. 内蒙古中医药，40（6）：46-47.

孙洪生，2006. 不寐病证的文献研究与学术源流探讨[D]. 北京：北京中医药大学.

王术凤，胡翔燕，2007. 曹晓岚调气活血法治疗不寐经验[J]. 山东中医杂志，26（7）：486-487.

魏嘉琦，许娟，卢安明，2022. 黄连温胆汤治疗痰热内扰型失眠的临床疗效观察[J]. 中国社区医师，38（10）：70-72.

许金波，吕丹丽，郑明翠，等，2018. 韩辉从血瘀论治不寐经验介绍[J]. 新中医，50（8）：234-235.

杨立峰，何晓华，肖银香，2014. 电针治疗失眠症140例[J]. 陕西中医，35（10）：1407-1408.

杨盼盼，王华伟，马勇，等，2015. 王宝亮教授从心肝辨治失眠[J]. 中医临床研究，7（35）：55-56.

杨培树，李明，张娜，2020. 酸枣仁汤加减治疗失眠的临床观察[J]. 内蒙古中医药，39（3）：47-48.

袁珊，2006. 加味酸枣仁汤治疗更年期不寐40例临床观察[J]. 四川中医，24（9）：62-63.

岳美中，1978. 老年病失眠证原因与治疗[J]. 江苏医药（中医分册），10（2）：19, 28.

张东，于逢春，罗斌，等，2015. 百乐眠胶囊治疗失眠症85例[J]. 南京中医药大学学报，31（5）：488-490.

张文宇，张蓉，2014. 用中医耳穴压豆法治疗失眠的效果分析[J]. 当代医药论丛，12（2）：223.

张子扬，刘华一，2018. 刘华一从脾胃论治失眠经验[J]. 湖南中医杂志，34（12）：16-17.

赵大成，2022. 比较黄连温胆汤加减与阿普唑仑治疗原发性失眠（痰热扰心证）的疗效[J]. 中国现代药物应用，16（1）：234-236.

赵玲瑜，易彩飞，2013. 李国城老中医辨证论治顽固性失眠病案举隅[J]. 中医药导报，19（7）：98-99.

赵统秀，王煜，王自立，2014. 王自立从胃论治不寐验案[J]. 辽宁中医杂志，41（9）：1988-1989.

钟婉婷，2009. 甘麦大枣汤加味治疗不寐症86例[J]. 江西中医药，40（8）：24.

周开峰，2015. 归脾汤治疗失眠心脾两虚型37例观察[J]. 实用中医药杂志，31（6）：505.

第二章 失眠诊断思路与方法

第一节 失眠的诊断思路

一、明病识证，病证结合

辨病是对疾病整个过程变化规律的认识和概括，辨证是对疾病某一阶段病因、病位、病性、病势等方面的辨析和综合。目前中医临床上大多是采用辨病与辨证相结合的方法来认识疾病。这种方法在中医临床各科普遍采用。在以中医辨病论治与辨证论治相结合的诊疗中，辨病可求其共性，因不同的疾病其病因、病机不同，治法也不同。辨证可求其个性，因病在不同的阶段反映的病机不同，立法用药随之不同。目前中医内科的治疗，多综合运用病因辨证、脏腑辨证、气血津液辨证、八纲辨证、经络辨证等不同的辨证方法，根据疾病发展的不同阶段，将疾病分为几个证型或分期。目前中医内科学的编撰，即是在中医病名之下，分述疾病的不同证型。如失眠（不寐）这一中医病名下根据病机特点分为肝火扰心、痰热扰心、心脾两虚、心肾不交、心胆气虚 5 个证型，治疗分别以龙胆泻肝汤、黄连温胆汤、归脾汤、六味地黄丸合交泰丸、安神定志丸合酸枣仁汤加减。这种中医病证结合，将中医疾病分为几型，简化了辨证论治的复杂程序，易于掌握，反映了疾病过程中的主要病理演变形式，使治疗用药更有针对性。

病证结合是现代医学的"病"和中医辨证论治的"证"相结合，并且以前者为纲，后者为目的结合模式。古代中医对病的认识比较模糊和笼统，多是依据外在症状或体征命名，很少有像肝硬化、冠状动脉粥样硬化性心脏病（简称冠心病）、肺间质纤维化这样的西医病名能准确地反映疾病的基本病理特点，因此辨西医之病能针对疾病的病理特点实现靶点治疗，可以提高临床疗效。陈可冀院士倡导并践行西医辨病与中医辨证相结合的方法治疗疾病，尤其在冠心病治疗方面，病证结合应用活血化瘀法，显著提高了临床疗效，并认为西医辨病与中医辨证论治相结合模式，能使东西方医学科学与文化的优势互补，体现了科学认识，有利于疗效评价，有利于国际交流、沟通。

二、审度病势，把握规律

疾病的发生发展有其自身的规律性，但若辨证不清，失治误治，贻误病情，则易发生他证、坏证，故应熟悉、把握疾病的顺逆规律。病势即疾病发展和演化的趋势或趋向，主要包括以下 3 个方面。

（1）疾病发展的缓急之势：一般外感病、阳证病势较急；内伤病、阴证病势较缓。外感病中的温热病，特别是疫病发展快，而寒湿病发展较慢。

（2）疾病的演变之势，包括疾病的病程和分期。如《伤寒论》将外感病分为 6 个病期，用六经来表示病期和发展趋势，并用循经传、越经传、两感等概括其传变规律。温病学派用卫气营血和三焦来表示温热、湿温病的演变规律。内伤病按五行生克乘侮关系相互影响传变，如肝病传脾、肾水侮脾土等。

（3）病证动态之势：如脾气下陷、胃气不降、阳气欲脱、疫毒内攻、风寒入里等病机所表现出的向下、向上、向外、向内等动态之势。

各种致病因素均可导致失眠的发生，累及脏腑较多，易发生各种异病坏证。在失眠初期，常见外感症状，如发热、恶寒、头痛、全身不适等多为外感风寒所诱发，风与疫毒为先导，易与他邪相合为病，入里侵犯肝胆脾胃，继而出现纳差、脘闷、口干口苦等症；如果肝气不舒，脾胃受损未能纠正，则会引起气滞血瘀，病变由浅入深，由腑及脏。因此临床中要注意审度病势，把握疾病传变的规律，及时阻断疾病的加重和转变，起到治未病的作用。

三、审证求因，把握病机

疾病的发生都离不开病因，失眠的病因甚为复杂，在疾病的不同阶段，常常呈现出不同的病因特征。故在临床实践中必须注意审证求因，方为临床立法选方用药提供理论依据。祖国医学对病因的认识，除探求任何可能作为致病病因的自然和社会因素外，往往更注重辨证求因，即依据临证表现，进行逻辑推理分析，以推求病因。中医病因学涉及的六淫、痰饮、瘀血等致病因素，都有其特殊的发病和演变规律，只有明察病因，才能依其特性掌握其病机而立法用药。如不寐的病因分为以下几个方面。

情志所伤或由情志不遂，肝气郁结，肝郁化火，邪火扰动心神，心神不安而不寐。或由五志过极，心火内炽，心神扰动而失眠。或由思虑太过，损伤心脾，心血暗耗，神不守舍，脾虚生化乏源，营血亏虚，不能奉养心神，即《类证治裁·不寐》曰："思虑伤脾，脾血亏损，经年不寐。"

饮食不节，脾胃受损，宿食停滞，壅遏于中，胃气失和，阳气浮越于外而卧寐不安，如《张氏医通·不得卧》云："脉数滑有力不眠者，中有宿滞痰火，此为胃不和则卧不安也。"或由过食肥甘厚味，酿生痰热，扰动心神而不眠。或由饮食不节，脾胃受伤，脾失健运，气血生化不足，心血不足，心失所养而失眠。

病后、久病血虚，产后失血，年迈血少等，引起心血不足，心失所养，心神不安而失眠。正如《景岳全书·不寐》所说："无邪而不寐者，必营气之不足也，营主血，血虚则无以养心，心虚则神不守舍。"

禀赋不足，心虚胆怯；素体阴盛，兼因房劳过度，肾阴耗伤，不能上奉于心，水火不济，心火独亢；或肝肾阴虚，肝阳偏亢，火盛神动，心肾失交而神志不宁。如《景岳全书·不寐》所说："真阴精血之不足，阴阳不交，而神有不安其室耳。"亦有因心虚胆怯，暴受惊恐，神魂不安，以致夜不能寐或寐而不酣，如《杂病源流犀烛·不寐多寐源流》所说："有心胆俱怯，触事易惊，梦多不祥，虚烦不寐者。"

失眠的病因虽多，但其病理变化，总属阳盛阴衰，阴阳失交。一为阴虚不能纳阳，一为阳盛不能入阴。其病位主要在心，与肝、脾、肾密切相关。因心主神明，神安则寐，神不安则不寐。而阴阳气血之来源，由水谷精微所化，上奉于心，则心神得养；受藏于肝，则肝体柔和；统摄于脾，则生化不息；调节有度，化而为精，内藏于肾，肾精上承于心，心气下交于肾，则神志安宁。若肝郁化火，或痰热内扰，神不安宅者以实证为主。心脾两虚，气血不足，或由心胆气虚，或由心肾不交，水火不济，心神失养，神不安宁，多属虚证，但久病可表现为虚实夹杂，或为瘀血所致。故在临证时，紧紧把握其基本病机，立法用药才不会出现偏差。

第二节　失眠的诊断方法

一、辨 病 诊 断

辨病诊断即西医诊断，是指以现代医学理论为指导，在现代医学检查手段的协助下，结合病史、临床症状及体征，以明确病名、病因、发病机制等的一种现代医学诊断方法。它是正确治疗的前提和基础，是提高临床治疗水平的重要环节。

（一）《睡眠障碍国际分类》（第 2 版）（ICSD-2）关于失眠的诊断标准

失眠的诊断标准包括主诉入睡困难、睡眠维持困难、早醒、长期非恢复性睡眠或者睡眠质量不佳。儿童睡眠障碍通常由其看护者发现，主要表现为就寝时抗拒睡眠或者不能独自入睡；上述睡眠障碍发生在有充分机会和条件睡眠的情况下；患者至少具有下列 1 条与夜间睡眠障碍相关的日间功能损害：疲劳或者乏力，注意力不集中、记忆力下降，社交或职业能力下降或者学习能力下降，情绪不稳或易激惹，日间困倦，动力、精力或原动力不足，工作或驾驶时有发生错误（事故）的倾向，因睡眠不足导致紧张性头痛或胃肠道症状，对睡眠的担心和焦虑等。

（引自：American Academy of Sleep Medicine. ICSD-2 International Classification of Sleep Disorders，2nd ed. Diagnostic and coding Manual. Westchester，IL：American Academy of Sleep Medicine，2005.）

（二）ICD-10 关于失眠的诊断标准

非器质性失眠：失眠是一种持续相当长时间的睡眠的质和（或）量令人不满意的状况。在诊断失眠时，不能把一般认为正常的睡眠时间作为判断偏离程度的标准，因为有些人（即所谓短睡者）只需要很短时间的睡眠，却并不认为自己是失眠患者。相反，有些人为其睡眠质量之差痛苦不堪，但他们的睡眠时间从主观上和（或）客观上看都在正常范围。

在失眠患者中，难以入睡是最常见的主诉，其次是维持睡眠困难和早醒。然而，患者主诉中通常以上情况并存。典型情况是，失眠发生于生活应激增加的时候，并多见于妇女、老年人及心理功能紊乱和社会经济状况差的人群中。如果一个人反复失眠，他就会对失眠越来越恐惧并过分关注其后果。这就形成了一个恶性循环，使得这个人的问题持续存在。

就寝时，失眠的人会描述自己感到紧张、焦虑、担心或者抑郁，思想像在赛跑。他们常常过多地考虑如何得到充足的睡眠、个人问题、健康状况甚至死亡。他们常常试图以服药或者饮酒来对付自己的紧张情绪。清晨，他们常诉感到心身憔悴；白天的特征是感到抑郁、担心、紧张、易激惹和对自身过于关注。

诊断要点：主诉或是入睡困难，或是难以维持睡眠，或是睡眠质量差；这种睡眠紊乱每周至少发生 3 次并持续 1 个月以上；日夜专注于失眠，过分担心失眠的后果；睡眠量和（或）质的不满意引起了明显的苦恼或影响了社会及职业功能。

只要是睡眠的质和（或）量的不满意是患者唯一的主诉，就应在此编码。如果失眠是基本症状或失眠的长期性及严重性使得患者把它看作是基本症状时，即使存在其他精神症状如抑郁、焦虑或强迫等，并不能否定失眠的诊断。其他共存的障碍，如果症状显著、持续存在，必须采取相应的治疗时，也应予以编码。应当指出，大多数失眠患者通常过分关注自己的睡眠紊乱，而否认存在情绪问题。因此，必须进行仔细的临床评定，然后才能排除失眠这一主诉的心理基础。

失眠是其他精神障碍常见的症状，如情感性、神经症性、器质性及进食障碍，精神活性物质所致精神障碍，精神分裂症及其他睡眠障碍如梦魇。失眠也可伴发于躯体障碍、疼痛不适或服用某些药物时。如果失眠仅仅是某一精神障碍或躯体状况的多种症状中的一种，即它在临床中并不占主要地位，那么诊断就应限定于主要的精神或躯体障碍。此外，另外一些睡眠障碍如梦魇、睡眠-觉醒节律障碍、睡眠呼吸暂停及夜间肌阵挛，只有当它们导致了睡眠的量或质的下降时，才能确立诊断。然而，在上述各种情况下，如果失眠是主诉之一且失眠本身被看作是一种状况，那么在主要诊断之后应附加本编码。

（三）DSM-Ⅴ关于失眠的诊断标准

诊断标准如下。

（1）主诉对睡眠质或量不满意，伴有下列 1 项（或更多）相关症状：①入睡困难（儿童可以表现为在没有照料者的干预下的入睡困难）；②维持睡眠困难，其特征表现为频繁地觉醒或醒后再入睡困难（儿童可以表现为没有照料者的干预下再入睡困难）；③早醒，且不能再入睡。

（2）该睡眠障碍引起有临床意义的痛苦，或导致社交、职业、教育、学业、行为或其他重要功能方面的损害。

（3）每周至少出现 3 晚睡眠困难。

（4）至少 3 个月存在睡眠困难。

（5）尽管有充足的睡眠机会，仍出现睡眠困难。

（6）失眠不能用其他睡眠-觉醒障碍来更好地解释，也不仅仅出现在其他睡眠-觉醒障碍的病程中（如发作性睡病、与呼吸相关的睡眠障碍、昼夜节律睡眠-觉醒障碍、异常睡眠）。

（7）失眠不能归因于某种物质（如滥用的毒品、药物）的生理效应。

（8）共存的精神障碍和躯体疾病不能充分解释失眠的主诉。

标注如果是：

伴非睡眠障碍的精神合并症，包括物质使用障碍。

伴其他躯体合并症。

伴其他睡眠障碍。

编码备注：编码 780.52（G47.00）适用于所用 3 个标注。在睡眠障碍的编码之后也应给有关的精神障碍、躯体疾病或其他睡眠障碍编码，以表明其关联性。

标注如果是：

阵发性：症状持续至少 1 个月但少于 3 个月。

持续性：症状持续 3 个月或更长时间。

复发性：1 个月内发作 2 次（或更多）。

注：急性和短期失眠[即症状持续少于 3 个月，但符合关于频率、强度、痛苦和（或）损害的全部诊断标准]应被编码为其他特定的睡眠障碍。

（四）《中国成人失眠诊断与治疗指南》关于失眠的诊断标准

1. 慢性失眠的诊断标准（必须同时符合 1~6 项标准）

（1）存在以下一种或者多种睡眠异常症状（患者自述，或者照料者观察到）：①入睡困难；②睡眠维持困难；③比期望的起床时间更早醒来；④在适当的时间不愿意上床睡觉。

（2）存在以下一种或者多种与失眠相关的日间症状（患者自述，或者照料者观察到）：①疲劳或全身不适感；②注意力不集中或记忆障碍；③社交、家庭、职业或学业等功能损害；④情绪易烦躁或易激动；⑤日间思睡；⑥行为问题（如多动、冲动或攻击性）；⑦精力和体力下降；⑧易发生错误与事故；⑨过度关注睡眠问题或对睡眠质量不满意。

（3）睡眠异常症状和相关的日间症状不能单纯用没有合适的睡眠时间或不恰当的睡眠环境来解释。

（4）睡眠异常症状和相关的日间症状至少每周出现 3 次。

（5）睡眠异常症状和相关的日间症状持续至少 3 个月。

（6）睡眠和觉醒困难不能被其他类型的睡眠障碍更好地解释。

2. 短期失眠的诊断标准　符合慢性失眠第（1）～（3）、（6）条标准，但病程不足 3 个月和（或）相关症状出现的频率未达到每周 3 次。

3. 病程标准

短期失眠：病程＜3 个月。

慢性失眠：病程≥3 个月。

（以上诊断要点引自 2017 年中华医学会神经病学分会睡眠障碍学组《中国成人失眠诊断与治疗指南》。）

二、辨　证　诊　断

辨证，是指以中医理论为指导，分析、辨认疾病的证候。"证"，是指证候，即疾病发展过程中，某一阶段所出现若干症状的概括。例如，感冒有风寒证、风热证的不同，所谓"风寒证"是以患者出现恶寒发热、无汗、头身疼痛、舌苔薄白、脉浮紧，或鼻塞流清涕、咳嗽等症状的概括。它表示疾病在这一阶段的病因是感受风寒之邪，病位在表，病性属寒，邪正力量的对比处于邪盛正未衰的局面等。由此可见，症是疾病的现象，证则反映疾病的本质，病是对疾病全过程特点与规律的概括。辨证诊断是以脏腑、经络、病因、病机等基本理论为依据，通过对望、闻、问、切所获得的一系列症状，进行综合分析，辨明其病变部位、性质和邪正盛衰，从而做出诊断的过程。

（一）辨证要点

本病辨证首先分虚实。虚证多属阴血不足，心失所养，临床特点为体质瘦弱，面色无华，神疲懒言，心悸健忘。实证邪热扰心，临床特点为心烦易怒，口苦咽干，便秘溲赤。其次辨病位，病位主要在心。由于心神失养或不安，神不守舍而不寐，且与肝、胆、脾、胃、肾相关。如急躁易怒而不寐，多为肝火内扰；脘闷苔腻而不寐，多为胃腑宿食，痰热内盛；心烦心悸，头晕健忘而不寐，多为心虚火旺，心肾不交；面色少华，肢倦神疲而不寐，多属脾虚不运，心神失养；心烦不寐，触事易惊，多属心胆气虚等。

（二）分型

1. 脏腑辨证分型

（1）肝火扰心证：不寐多梦，甚则彻夜不眠，急躁易怒，伴头晕头胀，目赤耳鸣，口干而苦，不思饮食，便秘溲赤，舌红苔黄，脉弦而数。

辨证要点：不寐多梦，急躁易怒，伴头晕头胀，目赤耳鸣，便秘溲赤，舌红苔黄，脉弦而数。

（2）痰热扰心证：心烦不寐，胸闷脘痞，泛恶嗳气，伴口苦，头重，目眩，舌偏红，苔黄腻，脉滑数。

辨证要点：心烦不寐，胸闷脘痞，伴口苦，舌偏红，苔黄腻，脉滑数。

（3）心脾两虚证：不易入睡，多梦易醒，心悸健忘，神疲食少，伴头晕目眩，四肢倦怠，腹胀便溏，面色少华，舌淡苔薄，脉细无力。

辨证要点：多梦易醒，心悸健忘，神疲食少，舌淡苔薄，脉细无力。

（4）心肾不交证：心烦不寐，入睡困难，心悸多梦，伴头晕耳鸣，腰膝酸软，潮热盗汗，五心烦热，咽干少津，男子遗精，女子月经不调，舌红少苔，脉细数。

辨证要点：入睡困难，心悸多梦，腰膝酸软，舌红少苔，脉细数。

2. 其他辨证方法

历代医家通过长期临床实践，逐渐发展形成病因辨证、气血津液辨证、经络辨证、脏腑辨证、六经辨证、卫气营血辨证、三焦辨证等方法。这些辨证方法，虽有各自的特点和侧重，但在临床应用中是可以相互联系，相互补充的。目前临床中医诊治不寐常用的辨证除脏腑辨证外，最多采用的是六经辨证。

（1）太阳病

1）营卫不和：《素问·生气通天论》云"因于寒，欲如运枢，起居如惊，神气乃浮"。机体感受风寒之邪，卫阳越于肌表与寒邪抗争，则卫阳浮越，阳不入阴，阴阳不交则起居失常，不能正常入睡，此时的治疗首先应祛邪外出，祛其病因，然后再加用补阳药物来补充人体的阳气，从而使阴阳交通，起居如常。卫气不和可以导致失眠。卫气入于阴分循行则人体安寐，这是正常的生理功能。如张景岳所言"此其时""阳虚于表"也。此时阳虚于表是正常的，是生理性的，并非病态，是人体与自然相应，阴分任事、阳气潜养的需要。可见，卫气行于阳分时当其用，卫气行于阴分时藏其养。因此，人体安寐时体温下降，心率、呼吸变慢，需要覆被保暖，否则易受邪生病。不寐时卫气不得入阴分，留于阳分，不得藏养，结果是阴分不能任事。临床上我们经常可以见到外感患者，失眠，虚汗出，心累，就是这个道理。

2）邪热郁滞：《伤寒论》第 76 条"发汗吐下后，虚烦不得眠，若剧者，必反复颠倒，心中懊侬，栀子豉汤主之"。其所言"不得眠"，是太阳病表证经汗吐下后，表里实邪已去，余热未尽，留扰于胸膈，心神为余热所扰而致失眠。本证病机为火郁不伸，热邪郁于胸膈，其证候特点是轻者，心中烦热，不得眠；重者，心中烦郁至甚，反复颠倒，莫可名状。

3）阳热之邪：热为阳邪，容易导致神躁不宁，卧起不安，此类失眠患者很多。仲景将其分为三类：一是下后邪气入里化热；二是汗吐下后余热留扰；三是误用温针，助火生热。《医宗金鉴》讲："未经汗吐下之烦多属热，谓之热烦；已经汗吐下之烦多属虚，谓之虚烦……因汗吐下之后，邪热乘虚客于胸中所致，既无可汗之表，又无可下之里，故用栀子豉汤顺其势以涌其热，自可愈也。"

《伤寒论》第 79 条云："伤寒下后，心烦，腹满，卧起不安者，栀子厚朴汤主之。"此言伤寒下后，余热留于胸腹胃，选用栀子厚朴汤。一般来讲，热留于胸则心烦，留于腹则腹满，留于胃则卧起不安。本证无腹痛拒按、大便不通，可见是无形邪热郁结，自不可以硝黄攻下。与栀子豉汤证比较，本病已波及中焦，不可用豆豉宣透，而以栀子厚朴汤清热除烦，行气除满，选用栀子配枳实、厚朴而治，不用安神之品，也可收安神之效。

4）心阳不足：心阳亡失易致神不敛藏，一般来讲，阳虚之人多倦怠、嗜卧。阳气是生命活动的原动力，阳气充足则脏腑功能活动正常。若误治亡阳，或原来阳气虚衰，则可见心阳衰弱，无力藏神，导致神不敛藏而浮越，于是出现烦躁不寐，这也是"重阴必阳"的表现。仲景在大青龙汤方后注云"若复服，汗多亡阳，遂虚，恶风烦躁，不得眠也"，明确提出汗多亡阳可导致不得眠。心阳亡失容易导致痰浊上泛。阳虚不运则水液不化，聚而成痰。水饮痰浊等阴邪影响阳气正常功能，心气浮越则见惊狂，不眠，卧起不安。

（2）阳明病

1）里热炽盛：《伤寒论》第 221 条云"阳明病，脉浮而紧，咽燥，口苦，腹满而喘，发热汗出，不恶寒，反恶热，身重。若发汗则躁，心愦愦，反谵语。若加温针，必怵惕，烦躁不得眠"。此证原属里热证，误用了温针强发其汗，以火济热，致使里热更盛，热扰心神，伤及阴血，心失所养，而致烦躁，惊恐，不得眠。本证与栀子豉汤证虽同属热扰心神致"不得眠"，但是栀子豉汤证仅为余热留扰于胸膈，症见心烦失眠；本证则是邪热内盛，充斥上下，可见全身性里热症状，如壮热、多汗、口苦、口渴喜饮、惊惕烦躁、不得眠。

2）腑实里结：《伤寒论》第 180 条云"阳明之为病，胃家实是也"。阳明病篇虽没有直接提出关于胃家实导致失眠的情况，但参考《黄帝内经》条文，结合临床实际，对于胃胀腹胀，尤其是饮食过多而引起的失眠，承气汤类可以作为选择。《伤寒论》第 242 条指出："……喘冒，不能卧者，有燥屎也，宜大承气汤。"本证不能卧之机制，注家解释不一，见解不同，但都认同以大承气汤攻下，说明大家均认可腑实导致失眠的理论。

（3）少阳病

1）少阳火郁：少阳病在半表半里，胆火敷布被郁，枢机运转不利而出现一系列病变。《伤寒论》第 263 条指出"少阳之为病，口苦，咽干，目眩也"；第 96 条指出"伤寒五六日，中风，往来寒热，胸胁苦满默默不欲饮食，心烦喜呕……小柴胡汤主之"。这是少阳病的提纲和主证。金·成无己曰："伤寒邪气在表者，必渍形以为汗。邪气在里者，必荡涤以为利。其于不外不内，半表半里，既非发汗之所宜，又非吐下之所对，是当和解则可矣，小柴胡为和解表里之剂也。"

2）枢机不利：少阳居于半表半里，为三阳顺利运行的枢机，为阳交于阴的门户，因此治疗阳不交阴的失眠，条畅枢机是重要的方法。刘渡舟教授认为，小柴胡汤之治气郁，纵横捭阖，升降出入，无所不包。他也非常善于运用小柴胡汤合温胆汤加减治疗气郁痰火所致的失眠。

（4）太阴病

1）水湿之气：《素问·水热穴论》云"故水病，下为胕肿大腹，上为喘呼，不得卧者，标本俱病，故肺为喘呼，肾为水肿，肺为逆不得卧，分为相输俱受者，水气之所留也"。水湿之气阻碍机体阴阳的运行，也会影响睡眠。《素问·逆调论》云"胃不和则卧不安"，阳明胃之气逆，营卫运行则会受到影响，跷脉脉气亦当发生异常变化。因"阴阳总宗筋之会，会于气街，而阳明为之长"。宗筋为足之三阴、阳明、少阳及冲、任、督、跷九脉之所会。营卫的产生，与脾胃有关，只要脾胃不和，痰湿、食滞内困，均可导致脾胃功能障碍，营卫运行失常出现昼不精夜不瞑的失眠。

2）营卫不足：桂枝汤不但治疗营卫不和之表证，亦治营卫不足之里证。营虚则脉道不充，脉运不力出现脉缓弱，在女子则有月事少而不定；卫气不足则温煦不足，内有腹痛，外则背部常感恶寒。针对非器质性失眠患者，采用独特的分时治疗方案，即以桂枝汤为主方，通过调整桂芍比例，以达到分别调整营卫的目的。邓铁涛教授以桂枝汤浴足治疗失眠，就是采取"上病下取"，使心火不亢，心神潜静，失眠自愈。

（5）少阴病

1）少阴阴虚：《伤寒论》第 303 条云"少阴病，得之二三日以上，心中烦，不得卧，黄连阿胶汤主之""少阴病，下利六七日，咳而呕渴，心烦不得眠者，猪苓汤主之"。患者素体阴液亏虚，邪入少阴，易从热化，表现为阴虚阳亢的证候。其原因乃肾阴虚而肾水不能上济于心火，心火独亢于上而致心神不安，故烦乱不得眠。

2）少阴阳虚：《伤寒论》第 300 条云"少阴病，脉微细沉，但欲卧，汗出不烦，自欲吐。至五六日，自利，复烦躁不得卧寐者，死"。本条证见"烦躁不得卧寐"，是少阴阳气大衰，阴寒盛极，阳气浮越，阴阳离绝之征兆，为少阴病危候。喻嘉言说"至五六日自利有加，复烦躁不得卧寐，非外邪至此转增。正少阴肾中真阳扰乱，顷刻奔散，即温之亦无及，故主死也。"本证还可见有身大热，冷汗出，面赤如妆，下利清谷，手足逆冷等症。应急投通脉四逆汤破阴回阳，通达内外。

《伤寒论》第 61 条云"下之后，复发汗，昼日烦躁不得眠，夜而安静，不呕，不渴，无表证，脉沉微，身无大热者，干姜附子汤主之"。本病下后再汗，重伤阳气，导致阳气大虚，阴邪独盛，正不胜邪，神明受扰，故见昼日烦躁不得眠，夜间阴气独盛，虚阳不能与阴争，故夜而安静。这里"安静"是神疲而失眠。此类患者白天心烦，躁动不安，不能入睡，而夜间也无法安静入睡。可见有手足厥逆，舌淡苔白，脉沉微，属于阳虚型失眠，用干姜附子汤温阳以治。

（6）厥阴病

1）肝郁气滞："肝热病者……热争则狂言及惊，胁满痛，手足躁，不得安卧"（《素问·刺热论》）；"肝痹者，夜卧则惊……"（《素问·痹论》）；肝雍，两胠满，卧则惊"（《素问·大奇论》）。这些经文说明因为肝郁气逆、血不归藏可以导致神魂不宁而失眠。肝为心之母，所主的情志，是神的重要因素，心神往往易受情志因素的影响。如《灵枢·口问》曰"心者，五脏六腑之主也……故悲哀愁忧则心动"；再者，肝主疏泄而畅气机，主藏血而养诸脏，调血量而行气血。气血是神志活动的物质基础，神本于血而动于气，因此，心神不安是失眠的重要病机。《伤寒论》第 318 条曰："少阴病，四逆，其人或咳，或悸，或小便不利，或腹中痛，或泄利下重者，四逆散主之。"此条点明少阴枢机不利表现在两个方面：一是水火失和，气机不利，阳气被郁；二是太阴厥阴开阖失司。少阴为三阴之枢，若枢机不利，则开阖失司，会出现太阴、厥阴的症状。症见乱梦纷纭，难以入眠，精神抑郁，胸胁胀满，不思饮食，大便不调，舌淡红，苔薄白，脉弦。

2）肝阴血虚：肝心二脏生理、病理均相关，若情志所伤，肝气郁结，容易累及于心，导致心神障碍；肝不藏血，肝血亏虚则心神失于濡养，导致失眠。肝阴不足，虚火扰心，心神不安而致失眠，这在临床上很常见。一般认为《金匮要略》之酸枣仁汤可用于调补肝阴，祛除虚火，从而能达到安神帮助入睡的作用。

主要参考文献

范肖冬，1993. ICD-10 精神与行为障碍分类. 临床描述与诊断要点[M]. 北京：人民卫生出版社.

刘钰，刘民，2013. 失眠的流行病学研究进展[J]. 中华健康管理学杂志，7（1）：60-62.

美国精神医学学会，2016. 精神障碍诊断与统计手册（5 版）[M]. 张道龙等译. 北京：北京大学出版社.

中华医学会神经病学分会睡眠障碍学组，2012. 中国成人失眠诊断与治疗指南[J]. 中华神经科杂志，7（22）：534-540.

American Academy of Sleep Medicine，2005. ICSD-2 International Classification of Sleep Disorders，2nd ed. Diagnostic and coding Manual[J]. Westchester，IL：American Academy of Sleep Medicine.

American Psychiatric Association，1994. Diagnostic and Statistical Manual of Mental Disorders. DSM-IV[J]. Washington，DC：American Psychiatric Association.

Ancoli-Israel S，Roth T，1999. Characteristics of insomnia in the United States：results of the 1991 National Sleep Foundation Survey. I[J]. Sleep，22（Suppl 2）：S347-S353.

Carney C E，Ulmer C，Edinger J D，et al，2009. Assessing depression symptoms in those with insomnia：an examination of the beck depression inventory second edition（BDI-Ⅱ）[J]. Journal of Psychiatric Research，43（5）：576-582.

Chesson A，Hartse K，Anderson W M，et al，2000. Practice parameters for the evaluation of chronic insomnia[J]. Sleep，23（2）：1-5.

Littner M，Hirshkowitz M，Kramer M，et al，2003. Practice parameters for using polysomnography to evaluate insomnia：an update[J]. Sleep，26（6）：754-760.

Mai E，Buysse D J，2008. Insomnia：prevalence，impact，pathogenesis，differential diagnosis，and evaluation[J]. Sleep Medicine Clinics，3（2）：167-174.

Ohayon M M，2002. Epidemiology of insomnia：what we know and what we still need to learn[J]. Sleep Medicine Reviews，6（2）：97-111.

Roehrs T，Roth T，2008. Caffeine：sleep and daytime sleepiness[J]. Sleep Medicine Reviews，12（2）：153-162.

Sateia M J，Doghramji K，Hauri P J，et al，2000. Evaluation of chronic insomnia[J]. Sleep，23（2）：1-66.

Schweitzer P K，2005. Drugs that disturb sleep and wakefulness[M]//Principles and Practice of Sleep Medicine. Amsterdam：Elsevier：499-518.

Summers M O，Crisostomo M I，Stepanski E J，2006. Recent developments in the classification，evaluation，and treatment of insomnia[J]. Chest，130（1）：276-286.

Xiang Y T，Ma X，Cai Z J，et al，2008. The prevalence of insomnia，its sociodemographic and clinical correlates，and treatment in rural and urban regions of Beijing，China：a general population-based survey[J]. Sleep，31（12）：1655-1662.

第三章 失眠治则治法与用药规律

第一节 失眠的治疗原则与治疗方法

一、常规治疗

（一）辨病治疗

1. 药物治疗 尽管具有催眠作用的药物种类繁多，但其中大多数药物的主要用途并不是治疗失眠。目前临床上治疗失眠的药物主要包括苯二氮䓬类受体激动剂（benzodiazepine receptor agonists，BZRA）、褪黑素受体激动剂和具有催眠效果的抗抑郁药。抗组胺药（如苯海拉明）、褪黑素、缬草提取物虽然具有催眠作用，但是现有的临床研究证据有限，不宜作为失眠常规用药。乙醇不能用于治疗失眠。理想情况下，催眠药物应该在短期或间断应用的基础上，使用最小有效剂量。对于老年人或肝功能障碍的患者，应该给予更低剂量和更多注意，因为大多数 BZRA 经肝代谢。

2. 认知和行为治疗 对于入睡困难性失眠、睡眠维持障碍性失眠和非恢复性睡眠障碍，认知和行为治疗（CBT）都是安全且有效的。行为治疗的有效性与药物治疗相当或者优于药物治疗。2006 年更新的美国睡眠医学会（AASM）慢性失眠的行为治疗的实践参数中说明"推荐采用心理和行为疗法治疗慢性原发性失眠、继发性失眠（由于其他内科或精神疾病所致，或与其他内科或精神疾病相关）、老年人失眠和长期应用催眠药的患者，这是有效的（标准）"。

（二）辨证治疗

辨证论治作为中医治疗疾病的基本原则，在失眠的治疗中有着重要作用。马智教授认为心肾不交、胃气不和亦是导致不寐的重要因素，将失眠分型为心脾两虚、心胆气虚、肝气郁结、痰热内扰、心肾不交、胃气不和进行辨证施治，分别治以益气生血，健脾养心，方用补气养血安神汤；益气镇惊，安神定志，方用补心壮胆安神汤；疏肝解郁，除烦安神，方用解郁安神汤加减；清热化痰，和中安神，方用温胆安神汤加减；交通心肾，安神定志，方用补肾清心安神汤加减；行气和胃安神，方用和胃安神汤。游秋云认为失眠总体上按虚实归属分型论治，并提出舒郁、健脑、化痰是治疗失眠的重要法则。总之，失眠一般分为：①虚型：心脾气血两虚型，治宜补益气血，调和营卫以安神，以归脾汤最为常用；心肝血虚型，治宜益气养血，心肝两补，宁心安神，方取四物汤合酸枣仁汤加减等；心胆气虚型，治宜益气镇惊，安神定志，方取安神定志丸加减等；肾阴虚火旺型，治宜补肾滋阴，交通心肾，选用黄连阿胶汤等。②实型：肝郁气滞型，治宜疏肝理气，解郁安神，可方选柴胡疏肝散加减等。痰火内扰型，临床上治疗痰瘀交阻，对于偏痰湿重者，治宜解郁化痰开窍；对于偏痰热内扰者，治宜化痰清热，养心安神，如黄连温胆汤；对于偏瘀血阻滞者，治宜活血祛瘀，祛痰安神法治之。心脾两虚型，治当予补脾益气，养血安神，方选归脾汤加减。

二、新进展与新疗法

（一）经颅磁刺激疗法

1. 经颅磁刺激疗法的基本原理 经颅磁刺激疗法（TMS）就是利用时变磁场在大脑皮质产生感应电流，来改变神经细胞的动作电位，进而影响脑内代谢和神经电活动。以固定的频率和强度连续作用于某一脑区的经颅磁刺激，称为TMS。频率为1～50Hz。通常刺激强度和频率越大，对相应皮质功能的影响作用就越大。除了在刺激期间引发的作用，当刺激停止后经颅磁刺激（rTMS）还保持对皮质兴奋性的调节作用。rTMS独有的作用就是改变大脑局部皮质的兴奋度。研究发现，高频的rTMS（5～25Hz）可以易化神经元的兴奋作用，瞬间提高运动皮质的兴奋性；而低频的rTMS（<1Hz）则对神经元的兴奋性有抑制作用。所以，TMS还可以作为运动皮质兴奋性的一种无创监测方法，提供了一种直接研究精神和神经系统疾病患者大脑皮质的兴奋性水平的手段。

2. 经颅磁刺激疗法在失眠治疗中的应用 有研究发现，与对照组相比，失眠患者大脑的葡萄糖代谢和24h代谢率增加，促肾上腺皮质激素和糖皮质激素分泌增加，睡眠时对其进行脑电图监测发现：β波活跃而θ波和δ波受抑制。研究发现，与对照组相比，失眠患者对阈上的单和双脉冲TMS刺激会产生绝对和相对的运动诱发电位振幅放大的效应，减少皮质内易化。尽管各种治疗方法均可以有效提高睡眠质量、改善睡眠行为和神经影像学的脑功能指标，但这种异常兴奋性仍然维持。所以，认为皮质内兴奋性紊乱是慢性失眠患者的特征：表现为在整体绝对兴奋性增加的情况下，皮质内的易化相对减少；并认为TMS可以作为慢性失眠患者的易感性诊断和评估风险的手段。

最新的研究表明，TMS可以改善慢性原发性失眠患者的睡眠质量，将120名原发性失眠患者分为TMS治疗组、药物治疗组和心理治疗组。分别对治疗前后各治疗组患者的多导睡眠图（PSG）和下丘脑-垂体-甲状腺（HPT）轴进行比较，发现相较于其他两组，TMS治疗组治疗2周后，明显促进了患者的Ⅲ期睡眠和延长了整个REM期睡眠周期，明显改善了下丘脑-垂体-肾上腺（HPA）轴和HPT轴的功能（促肾上腺皮质激素，血清皮质醇，高度敏感促甲状腺激素，游离T_3和T_4）。而且3个月后患者的失眠复发率也比药物治疗组和心理治疗组低，TMS治疗较药物和心理治疗更有利于改善睡眠结构。rTMS能显著降低身体的觉醒水平，提供了一个更好的长期治疗效果。

（二）电子生物反馈治疗

电子生物反馈治疗是一种引导机体进行放松的方法，通过自我调节，可降低自主神经的兴奋性，把平时察觉不到的微弱生物信号加以放大，患者可通过操纵这种信号，达到控制全身肌肉活动，使之紧张或放松的目的。通过有意识的训练，降低了肌肉兴奋水平，抑制了神经中枢的觉醒水平，从而达到改善睡眠的目的。

心理生理测验显示，失眠患者经常处于高觉醒状态，表现为肌肉紧张度增高，应激时表现为过度的生理反应。美国国立卫生研究院专门成立了一个 12 人的技术评价小组，研究用行为和放松疗法治疗慢性疼痛和慢性失眠的疗效。小组查阅了国际性综合生物医学信息书目数据（MEDLINE）和广泛的会议文献，认为行为技术，特别是放松疗法和生物反馈，对睡眠障碍的某些方面有一定疗效。美国睡眠医学会于 1999 年制定的用非药物疗法治疗慢性失眠的推荐指南中，认为生物反馈治疗可有效治疗慢性失眠，其推荐级别是 B-C，即其临床疗效确定性属中等，支持此结论的证据水平属Ⅱ级和Ⅲ级。一般来说，对于伴有紧张情绪的失眠患者，可使用肌电反馈放松训练；而对那些不伴有焦虑的患者，可以进行脑电反馈训练。后者有两种方法：一是进行感觉运动节律（sensorimotor rhythms）训练；二是训练产生 θ 脑电波。

第二节 失眠的用药规律

一、辨病用药

选择催眠药物主要需要考虑的特点是 BZRA 的作用时间。短效药物可用于治疗入睡困难性失眠，但是无助于改善睡眠维持障碍性失眠。扎来普隆作用时间短，可以在夜晚醒后增加 1 次给药，作为"补救治疗"措施。一项观察夜间实验性清醒的研究发现，唑吡坦可以遗留早晨困倦，而扎来普隆没有。唑吡坦为短中效药物，可以用于治疗某些而并非全部睡眠维持障碍的失眠患者。

中效药物可用于治疗入睡困难或睡眠维持障碍性失眠，但是也使有些患者出现日间镇静作用。长效药物会增加日间镇静和其他残存效应的风险。劳拉西泮被批准用于治疗焦虑，如果失眠是由焦虑导致的，那么劳拉西泮的治疗效果可能优于那些已经被批准用于治疗失眠的催眠药。虽然治疗焦虑的标准剂量是 2～4mg，但是低剂量（0.5～1mg）可能会发挥催眠作用。长期应用较长半衰期的药物，一旦停药可能就会出现停药反应。氯硝西泮是一种强效的长半衰期 BZRA，常发生宿醉。但是，个别患者对这种药物反应良好，无宿醉现象。为谨慎起见，应从最小可能剂量开始，让患者对药物长时间的催眠作用有一个适应过程。

二、辨证用药

（一）脏腑辨证

根据脏腑辨证诊断分型，治法及方药、方义如下。

1. 心脾两虚

治法：补益心脾，养心安神。

方药：归脾汤加减。人参 15g，白术 15g，当归 15g，茯神 15g，炒黄芪 15g，龙眼肉

15g，远志 15g，炒酸枣仁 15g，木香 6g，炙甘草 3g。

方义：方中炒黄芪为君，人参、白术、当归为臣，茯神、炒酸枣仁、远志、木香、龙眼肉为佐，炙甘草调和诸药为使，加姜枣调和脾胃，以资生化。

2. 心胆气虚

治法：益气镇惊，安神定志。

方药：安神定志丸加减。远志 6g，石菖蒲 5g，茯神 15g，茯苓 15g，朱砂（冲服）0.2g，龙齿（先煎）25g，党参 9g。

方义：方中朱砂、龙齿重镇安神，远志、石菖蒲入心开窍，除痰定惊，同为主药；茯神养心安神，茯苓、党参健脾益气，协助主药宁心除痰。

3. 心肾阳虚

治法：温补心肾，安神定悸。

方药：桂枝加龙骨牡蛎汤或温氏奔豚汤加减。桂枝 15g，芍药 15g，生姜 15g，甘草 10g，大枣 12 枚，龙骨（先煎）15g，牡蛎（先煎）15g。

方义：方中桂枝、芍药，通阳固阴；甘草、姜、枣，和中、上焦之营卫，使阳能生阴，而以安肾宁心之龙骨、牡蛎为辅阴之主。

4. 心阴亏虚

治法：滋阴养血，补心安神。

方药：天王补心丹加减。酸枣仁 12g，柏子仁 10g，当归 10g，天冬 9g，麦冬 10g，生地黄 15g，人参 10g，丹参 9g，玄参 10g，云苓 12g，五味子 8g，远志肉 9g，桔梗 8g。

方义：本方重用生地黄，一滋肾水以补阴，水盛则能制火，一入血分以养血，血不燥则津自润，是为主药。玄参、天冬、麦冬有甘寒滋润以清虚火之效，丹参、当归用作补血、养血之助。以上皆为滋阴、补血而设。方中人参、云苓益气宁心，酸枣仁、五味子酸以收敛心气而安心神，柏子仁、远志肉养心安神。以上皆为补心气，宁心安神而设。两相配伍，一补阴血不足之本，一治虚烦少寐之标，标本并图，阴血不虚，则所生诸症，乃可自愈。方中桔梗，一般为载药上行。

5. 心肾不交

治法：交通心肾。

方药：六味地黄丸合交泰丸或黄连阿胶汤或当归六黄汤加减。熟地黄 15g，酒萸肉 15g，牡丹皮 15g，山药 15g，茯苓 15g，泽泻 15g，黄连 12g，肉桂 2g。

方义：方中重用熟地黄滋阴补肾，填精益髓，为君药。臣以酒萸肉补养肝肾，并能涩精，取"肝肾同源"之意；山药补益脾阴，亦能固肾。三药配合，是为"三补"。佐以泽泻利湿而泄肾浊，并能减熟地黄之滋腻；茯苓淡渗脾湿，并助山药之健运；牡丹皮清泄虚热，并制酒萸肉之温涩。三药称为"三泻"。六味合用，三补三泻而以补为主；肝、脾、肾三阴并补而以补肾阴为主。六药合用，补中有泻，寓泻于补，相辅相成，补大于泻，共奏滋补肝肾之效。

6. 肝火扰心

治法：疏肝泻火。

方药：龙胆泻肝汤或丹栀逍遥散或越鞠丸加减。龙胆草 6g，黄芩 9g，山栀子 9g，泽泻 12g，通草 9g，车前子 9g，当归 8g，生地黄 20g，柴胡 10g，生甘草 6g。

方义：方中龙胆草善泻肝胆之实火，并能清下焦之湿热为君，黄芩、山栀子、柴胡苦寒泻火，车前子、通草、泽泻清利湿热，使湿热从小便而解，均为臣药；肝为藏血之脏，肝经有热则易伤阴血，故佐以生地黄、当归养血益阴；生甘草调和诸药为使。配合成方，共奏泻肝胆实火，清肝经湿热之功。

7. 肝郁脾虚

治法：疏肝健脾，理气安神。

方药：逍遥散加减。柴胡 15g，当归 15g，白芍 15g，白术 15g，茯苓 15g，生姜 15g，薄荷 6g，炙甘草 6g。

方义：本方既有柴胡疏肝解郁，又有当归、白芍养血柔肝。尤其当归之芳香可以行气，味甘可以缓急，更是肝郁血虚之要药。白术、茯苓健脾祛湿，使运化有权，气血有源。炙甘草益气补中，缓肝之急，虽为佐使之品，却有襄赞之功。生姜烧过，温胃和中之力益专，薄荷少许，助柴胡疏散因肝郁而生之热。如此配伍既补肝体，又助肝用，气血兼顾，肝脾并治，立法全面，用药周到，故为调和肝脾之名方。

8. 肝肾两虚

治法：滋养肝肾。

方药：龟鹿二仙膏合远志丸加减或引火汤加减或六味地黄丸加减。龟板 25g，鹿角 25g，党参 5g，枸杞子 10g，续断 6g，山药 6g，远志 6g，蛇床子 6g，肉苁蓉 6g。

方义：方中以龟板、鹿角共为主药，其中龟板咸寒，功能滋阴潜阳，益肾健骨，固精止血，养血补心；鹿角咸温，功能补肾助阳，强筋壮骨，两者同用，一阴一阳，则肾之阴阳并补，肾精得充。臣以枸杞子、续断滋补肝肾，以加强君药补益之力。佐以党参补中益气，生津养血；蛇床子、肉苁蓉补肾助阳，补益精血；山药补脾养胃，补肾涩精；远志安神益智、交通心肾。诸药配合，共奏温肾益精，补气养血之功。

9. 胃气失和

治法：和胃降逆。

方药：保和丸或平胃散加减。山楂 18g，神曲 6g，莱菔子 6g，半夏 8g，陈皮 3g，茯苓 9g，连翘 3g。

方义：方中山楂善消肉积；神曲善消谷积；莱菔子善消面积，兼有豁痰下气，宽胸畅膈之力。半夏、陈皮、茯苓和胃利湿，连翘散结清热。

10. 痰热扰心

治法：清化痰热。

方药：黄连温胆汤加减。川连 6g，竹茹 12g，枳实 6g，半夏 6g，橘红 6g，甘草 3g，生姜 6g，茯苓 10g。

方义：方中半夏降逆和胃、燥湿化痰，枳实行气消痰，使痰随气下。橘红理气燥湿，茯苓健脾渗湿、安神定志，川连泻心火。诸药配伍，辅以加减法，更显本方灵活精巧。

11. 瘀血内阻

治法：活血化瘀。

方药：血府逐瘀汤加减。当归 9g，生地黄 9g，桃仁 12g，红花 9g，枳壳 6g，赤芍 6g，柴胡 3g，甘草 6g，桔梗 4.5g，川芎 4.5g，牛膝 9g。

方义：本方由桃红四物汤（桃仁、红花、当归、川芎、生地黄、赤芍）合四逆散（柴胡、枳实、甘草、芍药）加桔梗、牛膝而成。方中以桃红四物汤活血化瘀而养血，防纯化瘀之伤正；四逆散疏理肝气，使气行则血行；加桔梗引药上行达于胸中（血府）；牛膝引瘀血下行而通利血脉。诸药相合，构成理气活血之剂。

（二）六经辨证

不寐的临床治疗，不必囿于"心主神明"，而从心论治，大都根据发生的病因病机，从本而论治，才能获得理想效果。《伤寒论》中记载，伤寒在病变过程中，常出现不寐而进行六经辨证论治，运用辨病与辨证相结合，采用六经辨证使用经方治疗不寐，取效良好。

1. 从太阳病论治不寐　治疗不寐的方法很多，主要在于改善造成不寐的机制，《灵枢·邪客》言："卫气独卫其外，行于阳不得入于阴……不得入于阴，阴虚，故目不瞑。"可见不寐病机是由卫阳不能入于营阴，是营卫不和，治疗运用桂枝汤和营卫，使卫阳入于营阴，阴阳协调，则不寐可获得改善。

（1）卫气不和

治法：解肌发表，调和营卫。

方药：桂枝汤。桂枝（去皮）、芍药、生姜、大枣各 9g，炙甘草 6g。

方义：本方证为风寒伤人肌表，腠理不固，卫气外泄，营阴不得内守，肺胃失和所致。治疗以解肌发表，调和营卫为主。本方证属表虚，腠理不固，且卫强营弱，所以既用桂枝为君药，解肌发表，散外感风寒，又用芍药为臣药，益阴敛营。桂、芍相合，一治卫强，一治营弱，合则调和营卫，是相须为用。生姜辛温，既助桂枝解肌，又能暖胃止呕。大枣甘平，既能益气补中，又能滋脾生津。姜、枣相合，还可以升腾脾胃升发之气而调和营卫，所以并为佐药。炙甘草之用有二：一为佐药，益气和中，合桂枝以解肌，合芍药以益阴；一为使药，调和诸药。所以本方虽只有 5 味药，但配伍严谨，散中有补，正如柯琴在《伤寒论附翼》中赞桂枝汤"为仲景群方之魁，乃滋阴和阳，调和营卫，解肌发汗之总方也"。

（2）邪热郁滞

治法：清宣郁热。

方药：栀子豉汤。栀子 9g，香豉 4g。

方义：方中栀子味苦性寒，泄热除烦，降中有宣；香豉体轻气寒，升散调中，宣中有降。两药相合，共奏清宣郁热之功。

（3）阳热之邪

治法：清热除烦，行气除满。

方药：栀子厚朴汤。栀子 9 个，厚朴（炙，去皮）12g，枳实（水浸，炙令黄）9g。

方义：方中栀子苦寒，清热除烦，厚朴苦温，行气消满，枳实苦寒，破气消痞，三药合用，热清则烦自除，气行则满自消。

（4）心阳不足

治法：温补心阳，镇惊安神。

方药：桂枝去芍药加蜀漆牡蛎龙骨救逆汤。桂枝（去皮）9g，甘草（炙）6g，生姜（切）9g，大枣（擘）12枚，牡蛎（先煎）15g，蜀漆（去腥）9g，龙骨（先煎）12g。

方义：《注解伤寒论》曰"与桂枝汤，解未尽表邪；去芍药，以芍药益阴，非亡阳所宜也；火邪错逆，加蜀漆之辛以散之；阳气亡脱，加龙骨、牡蛎之涩以固之。本草云：涩可去脱，龙骨、牡蛎之属是也"。

2. 从阳明病论治不寐　不寐出现于阳明病，大都表现为里实热证，阳明火热炽盛，上扰神明，严重者可出现狂躁不安而彻夜不寐，伴见腹胀腹满、大便秘结者，可用承气汤类方，以釜底抽薪。头脑的病变与腑实有密切关系，通降胃腑能够改善神志症状，已为临床实践所证实。

（1）里热炽盛

治法：清热生津。

方药：白虎汤。石膏50g，知母18g，甘草6g，粳米9g。

方义：本方原为阳明经证的主方，后为治疗气分热盛的代表方。本证是由伤寒化热内传阳明经所致。里热炽盛，故壮热不恶寒；胃热津伤，故烦渴引饮；里热蒸腾、逼津外泄，则汗出；脉洪大有力为热盛于经所致。气分热盛，但未致阳明腑实，故不宜攻下；热盛津伤，又不能苦寒直折。方中石膏辛甘大寒，入肺胃二经，功善清解，透热出表，以除阳明气分之热，故为君药；知母苦寒质润，一助石膏清肺胃热，一滋阴润燥。佐以粳米、甘草益胃生津。

（2）腑实里结

治法：峻下热结。

方药：大承气汤。大黄（后下）12g，厚朴24g，芒硝9g，（后纳）枳实12g。

方义：本证是由伤寒之邪内传阳明之腑，入里化热，或温病邪入胃肠，热盛灼津所致。方中大黄泻热通便，荡涤肠胃，为君药。芒硝助大黄泻热通便，并能软坚润燥，为臣药，两药相须为用，峻下热结之力甚强；积滞内阻，则腑气不通，故以厚朴、枳实行气散结，消痞除满，并助硝、黄推荡积滞以加速热结之排泄，共为佐使。

3. 从少阳病论治不寐　少阳病所致的不寐，除了表现出少阳病证的特点，如口苦、咽干，目眩以及胸胁胀满、心烦喜呕，纳食不振等，还有一个表现特点，就是往往在睡至半夜之后醒来，再难以入睡，常常到凌晨才能入睡片刻。所导致的病因病机大都与情志不遂、肝气郁结有关，可采用小柴胡汤治疗。

（1）少阳火郁

治法：和解表里。

方药：小柴胡汤。柴胡30g，黄芩、人参、半夏、甘草（炙）、生姜（切）各9g，大枣（擘）4枚。

方义：本方多由邪在少阳，经气不利，郁而化热所致。治疗以和解表里为主。少阳经病证表现为三焦经及胆经的病证。本方中柴胡苦平，入肝胆经，透解邪热，疏达经气；黄芩清泄邪热；半夏和胃降逆；人参、炙甘草扶助正气，抵抗病邪；生姜、大枣和胃气，生津。使用以上方剂后，可使邪气得解，少阳得和，上焦得通，津液得下，胃气得和，有汗出热解之功效。

（2）枢机不利

治法：调畅枢机。

方药：小柴胡汤或温胆汤。半夏、竹茹、枳实（麸炒，去瓤）各6g，陈皮9g，甘草（炙）3g，茯苓5g。

方义：本方证多因素体胆气不足，复由情志不遂，胆失疏泄，气郁生痰，痰浊内扰，胆胃不和所致。方中半夏辛温，燥湿化痰，和胃止呕，为君药。臣以竹茹，取其甘而微寒，清热化痰，除烦止呕。半夏与竹茹相伍，一温一凉，化痰和胃，止呕除烦之功倍；陈皮辛苦温，理气行滞，燥湿化痰；枳实辛苦微寒，降气导滞，消痰除痞。陈皮与枳实相合，亦为一温一凉，而理气化痰之力增。佐以茯苓，健脾渗湿，以杜生痰之源；煎加生姜、大枣调和脾胃，且生姜兼制半夏毒性。以甘草为使，调和诸药。

4. 从太阴病论治不寐　中医学将人的神志变化分属五脏所主，对神志疾病大都从五脏论治。而神志与脾胃关系最为密切，李东垣在《脾胃论·安养心神调治脾胃论》言："若心生凝滞，七神离形，而脉中唯有火矣。善治斯疾者，惟在调和脾胃，使心无凝滞……则慧然如无病矣，盖胃中元气得舒伸故也。"通过调理脾胃，可安养心神。《灵枢·营卫生会》谓："老者之气血衰，其肌肉枯，气道涩，五脏之气相搏，其营气衰少而卫气内伐，故昼不精，夜不瞑。"特别是老年人中土虚衰，气血不足者，致心神失养，易引起不寐，必须通过调养脾土来解决。

（1）寒湿困脾

治法：温中祛寒。

方药：理中汤。人参、干姜、甘草（炙）、白术各9g。

方义：方中干姜温运中焦，以散寒邪为君药；人参补气健脾，协助干姜以振奋脾阳为臣药；佐以白术健脾燥湿，以促进脾阳健运；使以甘草（炙）调和诸药，而兼补脾和中，以蜜和丸，取其甘缓之气调补脾胃。诸药合用，使中焦重振，脾胃健运，升清降浊功能得以恢复，则吐泻腹痛可愈。

（2）营卫不足

治法：温中补虚。

方药：小建中汤。桂枝9g，甘草（炙）6g，大枣6枚，白芍18g，生姜9g，胶饴30g。

方义：本证多由中焦虚寒，肝脾失和，化源不足所致，治疗以温中补虚，和里缓急为主。方中重用甘温质润之胶饴为君，温补中焦，缓急止痛。臣以辛温之桂枝温阳气，祛寒邪；酸甘之白芍养营阴，缓肝急，止腹痛。佐以生姜温胃散寒，大枣补脾益气。炙甘草益气和中，调和诸药，是为佐使之用。其中胶饴配桂枝，辛甘化阳，温中焦而补脾虚；白芍配甘草，酸甘化阴，缓肝急而止腹痛。六药合用，温中补虚缓急之中，蕴有柔肝理脾，益阴和阳之意，用之可使中气强健，阴阳气血生化有源，故以"建中"名之。

5. 从少阴病论治不寐　少阴病有热化与寒化证之不同，所以少阴病出现的不寐，在临床上有寒证、热证的不同。少阴病寒化证，是属阳虚内寒，常表现为恶寒肢凉，精神不振，心情烦躁而不得眠，伴见气虚乏力者可以使用四逆加人参汤。少阴病热化证，是属阴虚火旺，治方用黄连阿胶汤，以滋肾水与清心火配合。该方用于妇女更年期综合征，对于潮热，入夜不寐有一定效果。

（1）少阴阴虚

治法：滋补肾阴，清热降火。

方药：黄连阿胶汤。黄连 4.5g，黄芩 6g，白芍、阿胶（烊化）各 9g，鸡子黄（兑服）1 枚。

方义：方中黄连、黄芩泻心火以下降；阿胶滋肾水以上济；鸡子黄养心宁神；白芍和营敛阴；白芍配芩、连酸苦涌泄以泻火，与鸡子黄、阿胶相伍，酸甘化阴以滋阴。诸药相合，滋阴降火，心肾相交。

（2）少阴阳虚

治法：回阳破阴。

方药：干姜附子汤。干姜 60g，附子 5g。

方义：方中附子是主药，干姜为辅药，以温肾阳为主，是少阴病方。

6. 从厥阴病论治不寐　厥阴病，损伤在肝经与心包经，所以病变常表现为肝气郁结，容易受精神刺激，引起虚实寒热错杂，气血阴阳失调，而导致心神不安。如《明医杂著》谓："肝为心之母，肝气通则心气和。"若肝阳不足，肝失疏泄，则母病及子，影响心神不宁而致不寐，故谓"肝气滞则心气乏"。

（1）肝郁气滞

治法：疏肝理气，解郁宁神。

方药：柴胡疏肝散。陈皮（醋炒）、柴胡各 12g，川芎、香附、枳壳（麸炒）、芍药各 9g，甘草（炙）3g。

方义：方中以柴胡功善疏肝解郁，用以为君。香附理气疏肝而止痛，川芎活血行气以止痛，两药相合，助柴胡以解肝经之郁滞，并增行气活血止痛之效，共为臣药。陈皮、枳壳理气行滞，芍药、甘草养血柔肝，缓急止痛，均为佐药。甘草调和诸药，为使药。诸药相合，共奏疏肝理气、解郁宁神之功。

（2）肝阴血虚

治法：调补肝阴，祛除虚火。

方药：酸枣仁汤。酸枣仁（炒）15g，甘草 3g，知母、茯苓、川芎各 6g。

方义：本方证皆由肝血不足，阴虚内热而致。肝藏血，血舍魂；心藏神，血养心。肝血不足，则魂不守舍；心失所养，加之阴虚生内热，虚热内扰，故虚烦失眠、心悸不安。方中重用酸枣仁为君，以其甘酸质润，入心、肝之经，养血补肝，宁心安神。茯苓宁心安神；知母苦寒质润，滋阴润燥，清热除烦，共为臣药。与君药相伍，以助安神除烦之功。佐以川芎之辛散，调肝血而疏肝气，与大量酸枣仁相伍，辛散与酸收并用，补血与行血结合，具有养血调肝之妙。甘草和中缓急，调和诸药为使。

三、中 成 药

中成药是以中药材为原料，在中医药理论指导下，为了预防及治疗疾病的需要，按规定的处方和制剂工艺将其加工制成一定剂型的中药制品，是经国家药品监督管理部门批准的商品化的一类中药制剂。常见的中成药剂型包括丸剂、散剂、膏剂、丹剂、酒剂、片剂、颗粒剂、糖浆剂、注射剂、口服液等。具有方便携带和服用、便于长期服用、用法固定等优点。使用中成药时应注意以下几点：第一点是用药一定要辨证，用药之前仔细查看说明书；第二点是恰当使用中成药；第三点是掌握好用药的剂量，不要用量过多或过少；第四点是严格遵守服药禁忌，如不吃辛辣刺激的食物；第五点是中成药不可随意服用，最好在医生的建议下服用等。

（1）归脾丸：功能益气健脾，养血安神。主治心脾两虚，失眠多梦，气短心悸，头昏头晕，肢倦乏力，食欲不振。每次 8～10 丸，每日 3 次。适用于心脾两虚之不寐，4 周为 1个疗程。

（2）逍遥丸：功能疏肝健脾，养血调经。主治肝气不舒所致的月经不调，失眠多梦，胸胁胀痛，头晕目眩，食欲减退。每次 9g，每日 2 次。适用于肝郁脾虚之不寐，4 周为 1个疗程。

（3）天王补心丹：功能滋阴养血，补心安神。主治阴虚血少，神志不安证，心悸失眠，虚烦神疲，梦遗健忘，手足心热，口舌生疮，舌红少苔，脉细而数。每次 1 丸，每日 2 次。适用于阴虚火旺之不寐，4 周为 1 个疗程。

（4）朱砂安神丸：功能清心养血，镇惊安神。主治胸中烦热，心神不宁，失眠多梦。大蜜丸每次 1 丸，小蜜丸每次 9g，水蜜丸每次 6g，每日 2 次，温开水送服。适用于心胆气虚之不寐，4 周为 1 个疗程。

（5）礞石滚痰丸：功能降火逐痰，主治实热顽痰证，发为癫狂惊悸，或怔忡昏迷，或胸脘痞闷，或眩晕耳鸣，或不寐，或做奇怪之梦，或咳喘痰稠，大便秘结，舌苔老黄而厚，脉滑数而有力。适用于痰热扰心之不寐，2 周为 1 个疗程。

（6）川芎嗪注射液：功能活血化瘀，适用于瘀血内阻之不寐。每次 80～120mg，加入5%葡萄糖注射液 250～500ml 中，静脉滴注，每日 1 次。其他活血化瘀的中成药如复方丹参注射液、灯盏花注射液、葛根素等可参考使用。2 周为 1 个疗程。

（7）生脉注射液：功能益气养阴，适用于气阴两虚之不寐。每次 10～30ml，加入 5%葡萄糖注射液 250～500ml 中，静脉滴注，每日 1 次。2 周为 1 个疗程。

（8）刺五加注射液：功能疏肝活血，适用于肝郁血瘀之不寐。每次 20～60ml，加入 5%葡萄糖注射液 250～500ml 中，静脉滴注，每日 1 次。2 周为 1 个疗程。

四、特殊人群用药

（一）老年患者

老年失眠患者首选非药物治疗手段，如睡眠卫生教育，尤其强调接受认知行为治疗。当针对原发疾病的治疗不能缓解失眠症状或者无法依从非药物治疗时，可以考虑药物治疗。老年失眠患者推荐使用非苯二氮䓬类或褪黑素受体激动剂。必需使用 BZRA 时需谨慎，若发生共济失调、意识模糊、反常运动、幻觉、呼吸抑制时需立即停药并妥善处理，同时需注意服用苯二氮䓬类药物引起的肌张力降低有可能产生跌倒等意外伤害。老年患者的药物治疗剂量应从最小有效剂量开始，短期应用或采用间歇疗法，不主张大剂量给药，用药过程中需密切观察药物不良反应。

（二）妊娠期及哺乳期患者

妊娠期妇女使用镇静催眠药物的安全性缺乏文献资料，由于唑吡坦在动物实验中没有致畸作用，必要时可以短期服用。哺乳期应用镇静催眠药物及抗抑郁药需谨慎，避免药物通过乳汁而影响婴儿，推荐采用非药物干预手段治疗失眠。

（三）围绝经期和绝经期患者

对于围绝经期和绝经期的失眠妇女，应首先鉴别和处理此年龄组中影响睡眠的常见疾病，如抑郁障碍、焦虑障碍和睡眠呼吸暂停综合征等，依据症状和激素水平给予必要的激素替代治疗，此部分患者的失眠症状处理与普通成人相同。

（四）伴有呼吸系统疾病患者

BZRA 由于其呼吸抑制等不良反应，在慢性阻塞性肺疾病（COPD）、睡眠呼吸暂停低通气综合征患者中慎用。非苯二氮䓬类药物受体选择性强，次晨残余作用发生率低，使用唑吡坦和佐匹克隆治疗稳定期的轻、中度 COPD 失眠者尚未发现有呼吸功能不良反应的报道，但扎来普隆对伴呼吸系统疾病失眠患者的疗效尚未确定。老年睡眠呼吸暂停患者可以失眠为主诉，复杂性睡眠呼吸紊乱者多，单用唑吡坦等短效促眠药物可以减少中枢性睡眠呼吸暂停的发生，在无创呼吸机治疗的同时应用可提高顺应性，减少诱发阻塞型睡眠呼吸暂停的可能。对高碳酸血症明显的 COPD 急性加重期、限制性通气功能障碍失代偿期的患者禁用苯二氮䓬类药物，必要时可在机械通气支持（有创或无创）的同时应用并密切监护。褪黑素受体激动剂雷美替胺可用于治疗睡眠呼吸障碍合并失眠的患者，但需要进一步的研究。

（五）共病精神障碍患者

精神障碍患者中常存在失眠症状，应该由精神科执业医师按专科原则治疗和控制原发病，同时治疗失眠症状。抑郁障碍常与失眠共病，不可孤立治疗以免进入恶性循环的困境，推荐的组合治疗方法如下。

（1）认知行为治疗失眠的同时应用具有催眠作用的抗抑郁药（如多塞平、阿米替林、米氮平或帕罗西汀等）。

（2）抗抑郁药（单药或组合）加镇静催眠药物（如非苯二氮䓬类药物或褪黑素受体激动剂）。需要注意抗抑郁药和镇静催眠药物的使用有可能加重睡眠呼吸暂停综合征和周期性腿动。焦虑障碍患者存在失眠时，以抗焦虑药为主，必要时在睡前加用镇静催眠药物。精神分裂症患者存在失眠时，应选择抗精神病药治疗为主，必要情况下可辅以镇静催眠药物。

主要参考文献

安妮，马智，2008. 马智教授治疗不寐经验撷菁[J]. 时珍国医国药，19（5）：1288-1289.

刘运洲，张忠秋，2012. 低频重复经颅磁刺激提高运动员睡眠质量的应用研究[J]. 中国运动医学杂志，31（12）：1103-1106.

骆晓林，郭田生，罗琼，等，2015. 超低频经颅磁刺激仪治疗失眠症的临床疗效观察[J]. 中国睡眠研究会第 7 届全国学术年会暨 2012 金陵国际睡眠医学论坛论文集，南京.

吕富荣，王晓燕，2007. 经方辨治失眠的临床体会[J]. 现代中医药，27（5）：60-61.

游秋云，2010. 老年失眠的中医发病机制及防治探讨[J]. 时珍国医国药，21（11）：2966-2967.

Bootzin R R, Epstein D, Wood J M, 1991. Stimulus control instructions[M]//Hauri PJ, Case Studies in Insomnia. Boston, MA：Springer：19-28.

Jiang C G, Zhang T, Yue F G, et al, 2013. Efficacy of repetitive transcranial magnetic stimulation in the treatment of patients with chronic primary insomnia[J]. Cell Biochemistry and Biophysics：169-173.

KunzeT, Langguth B, Eiehhammer P, et al, 1993. rTMS for the treatment of insomnia two ease reports[J]. Psychiatr Prax, 34（1 Suppl.）：77-78.

Michael H Silber, 2005. Clinical practice. Chronic Insomnia[J]. N Engl J Med, 353：803-810.

Morgenthaler T, Kramer M, Alessi C, et al, 2006. Practice parameters for the psychological and behavioral treatment of insomnia：an update. An American academy of sleep medicine report[J]. Sleep, 29（11）：1415-1419.

Morin C M, Bootzin R R, Buysse D J, et al, 2006. Psychological and behavioral treatment of insomnia：update of the recent evidence（1998-2004）[J]. Sleep, 29（11）：1398-1414.

Pascual-Leone A, Valls-Solé J, Wassermann E M, et al, 1994. Responses to rapid-rate transcranial magnetic stimulation of the human motor cortex[J]. Brain, 117（4）：847-858.

Riemann D, perils M L, 2009. The treatments of chronic insomnia：a review of benzodiazepine receptor agonists and psychological and behavioral therapies[J]. Sleep Med Rev, 13：205-214.

Spielman A J, Saskin P, Thorpy M J, 1987. Treatment of chronic insomnia by restriction of time in bed[J]. Sleep, 10（1）：45-56.

van der Werf Y D, Altena E, van Dijk K D, et al, 2010. Is disturbed intracortical excitability a stable trait of chronic insomnia? A study using transcranial magnetic stimulation before and after multimodal sleep therapy[J]. Biological Psychiatry, 68（10）：950-955.

第四章　提高失眠临床疗效的思路方法

失眠的治疗，不外从两个方面入手：一是消除发病原因，针对病因治疗；二是阻断发病途径，针对病机治疗。这些理论上的宏观治疗策略，在临床上具体实施有相当大的难度。大量实践表明，西医对失眠的治疗，副作用较大，具有一定的依赖性及成瘾性，中医对失眠的治疗较之西医虽有一定优势，但起效较慢，远期疗效亦难令人满意。如何提高失眠的临床疗效，是当今医学面临的重大难题。

第一节　未病先防，既病防变

未发生失眠时，应采取有效的措施防止失眠的发生，即所谓的"未病先防"，而一旦发病或进入慢性阶段，则应积极设法阻止病情的发展与传变，称其为"既病防变"，这不仅是中医防病治病的特色和优势，也是失眠治疗的根本原则。

"治未病"首次提出于《黄帝内经》，《素问·四气调神大论》提出："圣人不治已病治未病，不治已乱治未乱，此之谓也。夫病已成而后药之，乱已成而后治之，譬犹渴而穿井，斗而铸锥，不亦晚乎！"强调了未病先防的重要性，未病时，当顺应四时寒热之变化，一天阴阳之升降，及时顺势生长收藏以调摄人体正气，养生保健，延年益寿。张仲景进一步发展了治未病的思想，并具体应用于临床，《金匮要略》曰："若人能养慎，不令邪风干忤经络，适中经络，未流传脏腑，即医治之，四肢才觉重滞，即导引、吐纳、针灸、膏摩，勿令九窍闭塞。更能无犯王法禽兽灾伤，房事勿令竭乏，服食节其冷热苦酸辛甘，不遗形体有衰，则病无由入其腠理。"《金匮要略》首篇首条指出"夫治未病者，见肝之病，知肝传脾，当先实脾"，强调治疗当注意顾及未病之脏腑，先安未受邪之地，以防疾病传变。唐代医家孙思邈认为"上医医未病之病，中医医欲病之病，下医医已病之病""消未起之患，治病之疾，医之于无事之前"。论治未病主要从养生防病和欲病早治着手，并明确论证了治未病与养生的直接关系，创造了养生延年之法。朱丹溪也重点强调了未病之时摄生预防在阻止疾病发生发展中的重要性，《格致余论》曰："与其救疗于有疾之后，不若摄养于无疾之先。盖疾成而后药者，徒劳而已。是故已病而不治，所以为医家之法；未病而先治，所以明摄生之理。长如是，则思患而预防之者，何患之有哉？此圣人不治已病治未病之意也。"李时珍总结出在无疾之时调和气血、平和阴阳的中医药防治方法。《本草纲目》中提出耐老、增年、轻身、益寿等概念，并指出何首乌、灵芝、黄精等中药对延年益寿有着独特的功效。如黄精"受天地之淳气，故为补黄宫之胜品。宽中益气，使五脏调畅，肌肉充盛，骨髓坚强，其力倍增"；灵芝"好颜色，久服轻身不老延年"。

"治未病"思想既有系统完整的中医理论基础，宏观动态联系的发展指导思想，又有具体的分类论治的方法治疗。主要体现在三种状态，第一，未病之病，身体脏腑阴阳和合，气血通畅，《素问·上古天真论》曰："其知道者，法于阴阳，和于术数，食饮有节，起居有常，不妄作劳，故能形与神俱，而尽终其天年。"慎防邪气外袭，避免邪风侵入肌肤，通过内养和外防病于未然。第二，欲病之病，此时已受外邪，邪气内伏，但未有病之态，正盛邪弱，通过针灸药物、导引按摩等方式引邪外出，防止疾病的生成。明·龚廷贤针对中风的欲病阶段，提出了具体的预防方法，认为"凡人初觉大指、次指麻木不仁，或手足少力，肌肉微掣，三年内有中风之疾，宜先服愈风汤、天麻丸各一料，此治未病之先也"。第三，已病之病，已出现病理状态，没有进一步迁延、发展。即在变化转归上既未有脏腑经络间的相传也未出现变证，对于将要被累及的脏腑来说，尚属"未病"。徐大椿曰："善医者，知病势之盛而必传也，豫为之防，无使结聚，无使泛滥，无使并合，此上工治未病之说也。"在发病之初就要积极采取措施，将疾病控制在局部，不使其传变至其他脏腑和更深的层次，防止疾病进一步发展和恶化。

长时间的失眠会影响到人们正常的生活、工作、学习与社会交往等，随着现代生活方式和生活环境的改变，失眠正日益成为威胁人类健康的一个重要疾病，应引起全社会的重视。因此，进行失眠的防治研究具有重要现实意义。根据治未病思想，可以通过"未病""欲病""已病"三个状态对失眠进行调治，达到体内阴阳和合，营卫适度，阳气夜能入阴，五脏相和而寐安神宁。在失眠还没有形成疾病之前，即"无病"状态，具有一定阶段的稳定性，持续的外界不良环境因素作用下，可以发展致病。因此，未病先防尤为必要，治未病之人，调和阴阳，畅达情志，起居有常，劳逸适度，养生锻炼，通调气血，使阴阳平衡，气血调谐，达到未病已防之效。《素问·上古天真论》指出："虚邪贼风，避之有时，恬惔虚无，真气从之，精神内守，病安从来。"在"欲病"阶段，具有轻度的焦虑、抑郁和烦躁等不良情绪，出现思绪不宁、烦躁易怒、失眠多梦，影响到气、血、痰、湿、食、火，形成变化多端的抑郁情绪。治疗上疏导不良情绪、树立良好心态是关键。《灵枢·师传》指出："治国与治家，未有逆而能治之也，夫惟顺而矣。顺者，非独阴阳脉论气之逆顺也，百姓人民皆欲顺其志也""志意和则精神专直，魂魄不散，悔怒不起，五脏不受邪矣"。控制好不良情绪，用适当方法释放心理压力，保持心态平和，养成良好的起居习惯和锻炼方式，防止"欲病"变"已病"。

应用中医药预防失眠的成功经验提示我们应该充分运用预防疾病的各种优势，大力开展预防工作，防患于未然。另外，对于有失眠家族史或疑似患有失眠的人群，对已病患者当抓住时机及时治疗，将疾病消灭在萌芽状态。慢性病患者则根据其病变的不同情况，给予恰当有效的治疗。

第二节　注重辨病与辨证相结合

一般而言，病是反映疾病全过程的总体属性、特征或规律的概念；证是反映疾病发展过程中某一阶段或瞬间的本质和内部联系的概念。辨病与辨证相结合体现了疾病表现的纵横交错的时空观念。中医的诊断和治疗，历来是既重视病，又强调证，且更加注重两者的结合。

传统的辨病与辨证相结合的模式有其优点，也有其不足。如由于历史的局限性，对疾病的区分带有表象化的倾向，缺乏对疾病本质的分析和疾病过程的研究；证的研究也缺乏客观性和规范化，带有很大的主观性和随意性。有鉴于此，许多医家在"中西医结合"的方针指导下，进行了西医辨病与中医辨证相结合的有益尝试，并取得了良好的效果。西医辨病，即根据西医理论，将疾病分门别类地归属于西医诊断标准之内；中医辨证，则依据中医理论对患者的临床表现进行证候的辨别归类。如此辨病与辨证相结合，不仅从纵的角度把握了疾病的总体属性和规律，而且从横的方面反映了疾病的类型和状况。两者经纬相交，构成了临床诊断、治疗的立体模型。这种模式有利于临床科研水平的提高，有利于失眠患者临床疗效的提高。

在注重辨病与辨证相结合的同时，亦不能忽视宏观辨证与微观辨证的结合。或者说，中医辨证与西医辨病相结合的实质内涵即是宏观辨证与微观辨证的结合。运用中医基础理论，对望、闻、问、切四诊收集的临床资料进行辨证，属宏观辨证，宏观辨证是中医的基本特色。运用现代科学技术的客观检查，从组织、细胞、分子水平上反映病理形态和生化方向的细微变化，属微观辨证，是现代科学发展的产物，它能从不同的角度加深对疾病本质的认识。有些临床症状不明显，甚至无任何症状的失眠患者，尤须参考微观辨证来指导临床治疗。研究表明，临床上中医学的所谓证候与西医学的组织病理、免疫状态之间有一定的内在联系。实践证明这种联系正在不断被揭示，且正逐步被用来指导临床治疗。宏观辨证与微观辨证相结合，不仅有助于掌握诊断和治疗的规律，更有助于提高中医药治疗失眠的临床疗效。

第三节　衷中参西，中西合璧

中医和西医是两套几乎完全不同的医学理论体系，它们是在不同的历史条件下形成和发展起来的。因此，其对失眠的认识（病因、病理、诊断、治疗等）存在着较大的差异。中医的优势和特色是注重宏观上整体的调治，西医的长处则是强调微观上局部的细微治疗。我们所说的中西医结合，一是西医诊断手段与中医治疗措施的结合，更重要的则是西医治疗方案和中医整体治疗计划的取长补短与匹配融合。

辨病治疗是西医学的治疗原则，辨证论治是中医学的诊疗特点，是中医理论体系的精髓。中医辨证和西医辨病的有机结合，且以辨病为纲，辨证为目，以病统证，应是中西医结合临床诊断的一大特色。因此，在中西医结合治疗失眠的研究中，首先应以西医学失眠的标准明确诊断，在确诊为原发性失眠的基础上，再运用中医学理论做出证的诊断，使临床治疗更具有针对性。西医学认为，失眠主要是由于中枢神经系统紊乱，大脑兴奋性提高，抑制失去平衡所造成的；其病因主要与心理因素、生理因素、环境因素及躯体疾患、精神障碍等有关。参照睡眠的诊断标准，凡以睡眠障碍为主诉，其他症状如难以入睡、睡眠不深、易醒、多梦、早醒、醒后不易再睡、醒后不适、疲乏或白天困倦等均继发于失眠，且睡眠障碍每周至少发生3次，并1个月以上者，即可确诊为失眠。中医学认为，失眠的病因主要与情志过激，思虑过度，或饮食不节、痰湿阻滞，或房劳久病、年迈体虚，或心胆虚怯、暴受惊恐等因素有关；失眠的病机可总括为脏腑功能失调，气血阴阳失和，以致心神被扰，神不守舍；失眠的病位主要与心、肝、脾、肾有关，尤其是心肝两脏。因心藏神，神安则寐，神不安则不寐；肝藏魂，魂安则寐，魂不安则不寐。失眠病机虽然复杂，但归纳起来不外虚、实两类。虚者，多属阴血不足；实者，多为痰、瘀、湿、火、郁。根据失眠发生的病因病机，可将其分为心脾两虚、心肾不交、阴虚火旺、心胆气虚、痰热扰心、瘀血内阻、脾虚湿困、心火炽盛、肝郁化火等证型。

对于千变万化的复杂病证，中医学的基本特色是辨证论治，因人、因地、因时制宜，运用中医理论，对疾病的病因病机进行辨证分析，并在此基础上实施相应的治疗。在这一过程中，准确的辨证和恰当的论治是提高疗效的关键所在。中西医结合就是用科学的方法把中医学和西医学有机地结合在一起，互相取长补短，谋求共同发展。

大量临床实践证明，中西医结合对于提高临床疗效是大有裨益的。例如，中药与西药相结合，可减轻毒副作用，提高疗效。再如，采用中西医合治，并注重改革中医药剂型，多方法、多途径给药，使失眠治疗的有效率较纯西医治疗有较大的提高。临床实践证明，采用中西药治病治证联用，综合遣方用药，可优势互补，既减少了西药的毒副作用，缩短了用药时间，使患者睡眠迅速改善，又可达到平衡阴阳，根治失眠的目的。

随着中西医结合工作的不断深入，人们正在致力于寻找更为全面、更加有效的"结合"方法。观念的更新、科学技术的进步、中西医基础理论研究的不断深入，为中西医结合开创出新的局面，展示了十分广阔的前景。相信通过广大医务工作者的努力，中西医结合的道路会越来越宽。

第四节　倡导内外治并举

中医治病强调整体观念，强调辨证论治，强调宏观上对疾病本质的总体把握，强调治疗手段上的综合处置。所谓治疗手段上的综合处置，就是全方位、多渠道地运用中医的各种疗法（或重叠，或附加），多方施治，使各种疗法最大限度地发挥作用，达到提高临床疗效的目的。

中医学在长期的医疗实践中，对失眠的防治积累了丰富的经验，许多行之有效的内治法至今仍有效地指导着临床实践。这些内治法则对于临床用药、辨证论治有着重要的指导意义。在失眠的治疗中，中医除具备丰富的内治经验外，古今医家还总结出了各种各样的外治疗法。"治虽在外、无殊治内也""外治之理即内治之理，外治之药亦即内治之药"。中医的外治法与内治法一样，均是以中医整体观念和辨证论治思想为指导，运用各种不同的方法，以发挥其疏通经络、调和气血、解毒化瘀、扶正祛瘀等作用，使失于平衡的脏腑阴阳得以重新调整和改善，从而促进机体功能的恢复，达到治病的目的。

中医对失眠的防治，方法多样，疗效切实可靠，如能将外治法与内治法巧妙地结合使用，对提高失眠的临床疗效，无疑是大有裨益的。

第五节　借鉴现代研究强化单味药的应用

　　中药的主体是天然的植物药、动物药和矿物药，它们大多保持着原有的自然属性。中药的组成多为蛋白质、氨基酸、生物碱和鞣酸等，这些成分常可作为人体与自然环境进行物质、能量、信息交换中的正常因子而发挥作用。作为天然产物，中药大多成分复杂，复杂的成分导致了多种药理作用。如酸枣仁在失眠治疗中具有镇静、催眠作用：酸枣仁煎剂给大白鼠口服或腹腔注射均表现为镇静及嗜眠，无论白天或黑夜，正常状态或咖啡因引起的兴奋状态，酸枣仁均能表现上述作用。小白鼠口服时的镇静指数为 1.95，与巴比妥类药物表现出协同作用，酸枣仁连续应用 6 日，可使动物睡眠变浅，持续时间缩短，即产生耐受性，但停药 1 周后可消失。口服酸枣仁可使防御性运动性条件反射次数显著减少，内抑制扩散，条件反射消退，抑制猫由吗啡引起的躁狂现象。

　　加强单味药的研究，一方面要加强临床药理的研究，将其影响机体的各个环节逐一搞清，以便更有针对性地用药；另一方面则应加强有效成分提取的研究，以便筛选具有独特功用的效价较高的单体药物。防治失眠的单味药研究已经做了大量的工作，从药物化学、药效学、毒理学等方面进行了相当广泛的研究。通过研究发现单味药不仅具有特殊的药理作用和临床疗效，也是辨证论治和固定组方的基础。我们加强单味药的研究，目的就是弄清单味药的药理特性，以便更好地指导临床用药。因此，今后对单味药的研究不仅要加强生药鉴定、制剂加工、有效成分提取的工作，还要研究药物有效成分如何逃逸体内各种生物物质和生理屏障的消除作用。只有真正弄清了单味药物的药理作用，才能更好地辨证组方，发挥其独特的药理效应，提高临床疗效。

第六节　把握失眠关键病机，精准应用专病专方

　　专病专方是传统方法和现代研究的有机结合。它采用中医辨病与辨证相结合的论治方法，参考现代医学的客观检查指标，并套用一些中药药理研究的最新成果，组成相对固定的方剂进行临床治疗。如此产生的专病专方，针对性较强，便于临床操作。它针对疾病的某一阶段或某个证型为突破口，进行突击性强化治疗，力求速战速决，毕其功于一役，或试图打破疾病固有的模式和规律，努力促使其向有利于痊愈的方面转化。另外，专病专方亦便于大样本的科研观察，便于临床经验的总结和提高。

　　近年来，在对失眠防治的研究中，涌现出大量的专病专方，取得了可靠的临床效果。但是随着专病专方研究的普遍开展，不同疗效的报道缺乏可比性。这就影响和制约了专病专方研究的进一步开展。分析出现这些现象的原因，一是病例统计有差异，如辨证分型的随意性较大，再如不同年龄组发病的情况亦不一样。诸如此类的问题导致疗效统计出现误差。二是客观检测指标的差异，如不同的检测方法、不同的操作规范及操作的熟练程度不同，再如检测试剂的配制比例、生产厂家、批号等不同，检测结果都可以出现误差。另外，治疗亦会出现差异。针对这些情况，应该制订和应用统一的诊断标准和疗效标准，同时，加强专病专方药物质量控制和客观指标的检测。只有这样，才能深化专病专方的研究，切

实提高临床疗效。

另外，关于专病专方的药物调制，应注意以下问题：其一，专病专方一般多综合多方面情况而选药组方，这样，用药难免品味繁杂，多药杂用虽有治疗全面的优点，但也有加重失眠的弊病。专病专方在选药调制时应抓主要矛盾，配伍宜精，用药宜简。其二，药物剂量不仅与治疗效果密切相关，而且也与用药后的副作用有直接联系。虽然中药的副作用小且少，但也不可忽略不计而盲目增加用药剂量。有些中药常用剂量虽无毒副作用，但超过常用剂量则毒副作用剧烈，变利为害。因此专病专方的用药调制应严格把握用药剂量，宜以轻剂取胜。其三，祛邪药物不可过用滥用。

另外，散见于民间的治疗失眠的单方、验方，具有独特的临床疗效，收集、挖掘、整理并进一步的临床验证，定会为专病专方的研究增添新的内容。

第七节　学悟经典实质，活学活用经方

中医学关于不寐的论述已经积累了大量的文献资料和丰富的证治经验，既往中医对不寐的理解多从七情、六淫、饮食劳倦、内伤和久病等来论述，并在此基础上治疗多以疏肝泻火、宁心安神、清热化痰、补益心脾、滋阴降火等为法。然而，经传统中医辨证治疗，不寐的远期复发率较高。因此，选择哪些切入点可以把中医药的优势与特色更加充分地彰显出来是一个值得深思的问题。在长时间临床经验及科研经历的基础上，我们选择以"伤寒六经辨证"理论指导顽固性失眠的治疗，从"少阴寒化""少阴热化""厥阴寒闭""厥阴血瘀""太阴不调"来论治。

近年来，在多位名老中医的指导下，结合临床经验，从伤寒六经辨证、治病求本理论认识不寐，更深刻地认识到不寐的病机在少阴、厥阴和太阴为本，痰湿、血瘀、气郁为标。其中，随着现代生活方式的改变，女性的生活压力也伴随社会地位的提高而增加，女性特有的内分泌及生理特点，使其较男性更容易患上失眠。广东某心理睡眠专科在临床观察中发现伤寒厥阴寒闭血瘀型不寐的女性患者占不寐门诊就诊人数的 60%，针对此发病特点，结合伤寒经方理论，形成了以温经汤加减治疗伤寒厥阴寒闭血瘀型不寐的临床诊疗方案，用之于临床，初步统计治疗 2 周有效率近 65%，治疗 1 个月有效率达 75%，疗效满意。

第八节　重药疗勿轻心疗，坚持心身同治

失眠与睡眠认知行为和睡眠卫生关系密切，其心理治疗目标主要致力于治疗导致失眠的长期性因素，寻求改变非适应性的睡眠习惯，减少自主的或认知上的唤醒，改变关于睡眠的不良信念和态度，进行健康睡眠实践的教育，进而改善失眠症状。伴有情绪或人格异常等心理问题导致失眠症状难以治愈，需结合系统规范的心理治疗。

大部分失眠患者存在不良睡眠习惯，破坏正常的睡眠模式，形成对睡眠的错误概念，从而导致失眠。睡眠卫生教育主要是帮助失眠患者认识不良睡眠习惯在失眠的发生与发展中的重要作用，分析寻找形成不良睡眠习惯的原因，建立良好的睡眠习惯。

应激、紧张和焦虑是诱发失眠的常见因素。放松治疗可以缓解上述因素带来的不良效

应，因此是治疗失眠最常用的非药物疗法，其目的是降低卧床时的警觉性及减少夜间觉醒。减少觉醒和促进夜间睡眠的技巧训练包括渐进性肌肉放松、指导性想象和腹式呼吸训练。

失眠患者常对失眠本身感到恐惧，过分关注失眠的不良后果，常在临近睡眠时感到紧张、担心睡不好，这些负性情绪使睡眠进一步恶化，失眠的加重又反过来影响患者的情绪，两者形成恶性循环。认知治疗的目的就是改变患者对失眠的认知偏差，改变患者对于睡眠问题的非理性信念和态度。如伴有焦虑或抑郁情绪患者或伴有人格障碍的患者结合相应系统规范的心理治疗。具体可根据实际情况采取相应治疗方法，如具有认知行为偏差者采取认知行为方法，如涉及潜意识冲突时需要结合精神分析心理治疗，如患者有婚姻家庭问题需要进行家庭治疗和婚姻治疗，如涉及人际交往和社会适应问题可参加团体治疗，如患者情绪表达困难时或有丰富意象时可选择意象对话心理治疗等。

主要参考文献

范平，陈革妃，2011. 从"治未病"理论探讨阳虚体质抑郁症的防治[J]. 河南中医，31（4）：345-346.

高晓冬，2008. 推拿点穴辨证治疗不寐116例[J]. 实用中医内科杂志，22（5）：102-103.

国兰琴，刘慧荣，2011. 按时取穴针灸治疗失眠45例临床观察[J]. 江苏中医药，43（2）：63-65.

何方勇，2010. 针刺治疗失眠50例临床观察[J]. 浙江中医杂志，45（11）：797.

洪蕾，冼华，2007. 中医"治未病"的理论研究[J]. 中国中医基础医学杂志，13（2）：92-94.

胡敏，崔学伟，孙伟，2007. 多功能艾灸仪灸治失眠症30例[J]. 中国针灸，27（6）：438.

金光亮，2006.《内经》未病概念与"治未病"理论探讨[J]. 北京中医药大学学报，29（12）：804-806.

李振，宁飞，李倩，等，2010. 脏时相调法针刺治疗失眠临床观察[J]. 中国中医药信息杂志，17（5）：69-70.

林秀莉，2011. 针刺治疗失眠临床观察[J]. 山西中医，27（5）：15.

吕明，刘晓艳，2010. 推拿二步八法治疗失眠的临床研究[J]. 南京中医药大学学报，26（3）：236-237.

王红梅，2008. 梅花针叩打治疗失眠48例[J]. 长春中医药大学学报，24（1）：59.

袁广宇，2007. 艾灸治疗失眠症80例疗效观察[J]. 针灸临床杂志，23（10）：37-38.

张治强，2011. 针刺五脏背俞穴治疗失眠症的临床观察[J]. 光明中医，26（8）：1624-1626.

郑萍，2009. 针刺治疗失眠症疗效观察[J]. 上海针灸杂志，28（11）：632-633.

朱庆军，石杰，2009. 子午流注针法治疗失眠的临床研究[J]. 中国临床保健杂志，12（4）：412-413.

临床篇

第五章　原发性失眠

失眠是以经常不能获得正常睡眠为特征的一类疾病，此类疾病实际上包括了原发性失眠和继发性失眠两种。由于其他病痛而致不能获得正常睡眠者为继发性失眠，在病程较短的情况下，只需治疗原发性疾病即可。若非其他病痛引起的，以不能获得正常睡眠为主要临床表现者，属于原发性失眠。但在古代医学文献中，对于这两种情况并未严加区分，中医学称为"失眠""不寐""不得卧"等。

一、病因病机

（一）现代医学认识

1. 影响睡眠和清醒的大脑主要区域　对睡眠机制的研究一直认为是和脑的中枢结构密切相关。脑干网状结构神经元兴奋可激活背侧通路的非特异性丘脑投射系统和腹侧通路的下丘脑后部及基底前脑，从而维持觉醒状态。丘脑-皮质、下丘脑-皮质和基底前脑-核投射系统以一种长效和广泛的方式活化大脑皮质，诱发高频脑电活动。上行网状激动系统神经元的神经递质是谷氨酸，脑桥中脑被覆盖的神经元是乙酰胆碱。觉醒系统中还常有一些肽类物质。

2. 与睡眠-觉醒有关的神经递质机制　机体的觉醒状态有赖于特异性上行投射系统输入外周各种感觉信息及脑干网状结构上行激活系统的存在，但其中发挥作用的是相关的中枢结构释放的神经递质。觉醒及睡眠发生的神经递质的确切机制尚不十分清楚，但一般认为与睡眠-觉醒有关的神经递质有以下几种。

（1）乙酰胆碱（ACh）：乙酰胆碱能神经元在中枢神经系统内分布非常广泛。ACh 分布的部位不同，作用也不同。ACh 可能参与觉醒状态的维持。动物在强烈兴奋时，皮质 ACh 释放增加，睡眠时 ACh 释放减少，用阿托品静脉注射阻断 ACh 后，动物的脑电觉醒被阻断，脑电图上呈现睡眠时的同步化慢波，但是，该动物的行为上仍处于觉醒状态，未出现睡眠。脑内的 ACh 还参与维持 REM 睡眠。增加脑的侧脑室或蓝斑核附近的 ACh，可使其发生 REM 睡眠。如果在脑的侧脑室或外周注入阿托品，可以抑制 REM 睡眠，脑室内 ACh 合成受阻，能够延长 NREM 睡眠。脑桥中部网状结构中的胆碱能及胆碱感受性神经元在 REM 睡眠的调节中有重要作用，ACh 参与了 REM 睡眠的启动过程。

（2）多巴胺（DA）：参与机体的觉醒。动物实验证实，破坏中脑黑质的 DA 系统后，在行为上动物不表现为觉醒状态，但是其脑电图上呈现的是代表觉醒状态的快波。行为觉醒的维持与中脑黑质-纹状体的 DA 系统有关。所以帕金森病患者由于脑内多巴胺能神经元功能降低，有时可表现为脑电觉醒，但行为觉醒不足。

（3）去甲肾上腺素（NE）：主要作用于 REM 睡眠。脑内的去甲肾上腺素能神经元多集中在延髓与脑桥，其中脑桥背外侧部的蓝斑核是其最密集的地方。蓝斑核尾部是 REM 睡眠的执行机制，损毁双侧蓝斑核的尾部，NE 含量明显下降，REM 睡眠完全被抑制；损毁蓝斑核的头部则 REM 睡眠无影响。

此外，NE 还与觉醒的维持有关。通过电刺激中脑蓝斑核头部或背侧 NE 系统上行纤维，能引起觉醒的脑电活动；该部位被破坏后，会出现类似睡眠样的同步化慢波，觉醒程度下降。说明起自蓝斑的 NE 系统起着短暂的维持觉醒作用，即时相性作用。

（4）5-羟色胺（5-hydroxytryptamine，5-HT）：是参与睡眠调节的重要物质，5-HT 各受体亚型发挥不同的睡眠调节作用，其中突触前 5-HT 受体、5-HT 受体可延长 NREMS（包括 SWS），减少觉醒。5-HT 主要与 NREM 睡眠有关。突触后 5-HT 受体可抑制 REMS 和 SWS，促进觉醒；而 5-HT1B 受体和 5-HT7 受体可延长 REMS。脑内 5-HT 能神经元的细胞体主要集中在中缝核。动物实验表明选择性阻断脑内 5-HT 的合成，会使 REM 睡眠与 NREM 睡眠均减少，甚至消失；进一步研究发现，单纯损毁中缝核头部的 5-HT 能神经元主要抑制 NREM 睡眠，而单纯损毁尾部的 5-HT 能神经元则主要抑制 REM 睡眠。

此外，研究还发现与睡眠关系最密切的是 5-HT1 受体和 5-HT2 受体。大鼠实验结果表明，低剂量 5-HT1A 受体激动剂可以明显减少清醒大鼠比例，增加浅睡眠和 NREM 睡眠，不影响 REM 睡眠；高剂量 5-HT1A 受体激动剂则明显增加清醒大鼠比例，显著减少各种睡眠成分的比例。有研究发现，5-HT 还可以通过 5-HT1A 受体使大鼠 Orexin 神经元超级化。而 5-HT2 受体拮抗剂可以显著增加 NREM 睡眠比例，减少 REM 睡眠，而清醒和浅睡眠无显著变化。

（5）一氧化氮（NO）：研究发现 NO 可能与睡眠和觉醒周期的调控有关。存在于下丘脑、脑干、小脑、海马部位的一氧化氮合成酶（NOS），其活性夜间明显高于白天，其中以睡眠调节的主要区域下丘脑的变化最明显；而通过 NOS 调节的 NO 在清醒及 REM 睡眠期合成最快，而在 NREM 睡眠期显著降低。随后大量研究证明不同的 NOS 抑制剂均具有抑制睡眠的作用，支持 NO 促进睡眠的观点。目前 NO 促进睡眠的作用机制尚不清楚，近来发现，许多睡眠因子都能够促进 NO 的产生，因此推测 NO 可能通过介导多种睡眠因子而发挥促进睡眠的作用。

（6）δ 睡眠诱导肽（DISP）：是刺激丘脑髓板内核团分泌的一种九肽，能够促进 NREM 睡眠，对 REM 睡眠也有诱导作用，但其诱导机制尚不明确。多数研究认为，DISP 是一种作用较弱的催眠因子，与其他多肽一样，通过血脑屏障是十分缓慢和困难的。

（7）睡眠促进因子：是从剥夺睡眠的山羊脑脊液中提取的一种胞壁肽，可以激活机体免疫系统，同时也可以通过间接机制促进睡眠，使 NREM 睡眠延长，但不增加 REM 睡眠。

（8）血管活性肠肽（VIP）：属于脑-肠肽的一种，主要通过中枢神经影响动物的睡眠，能够增加动物的 REM 睡眠。VIP 既能直接影响神经元的活动，还能通过影响催乳素（PRL）间接起作用。

（二）祖国医学认识

中医学认为本病属于"不寐""不得眠""不得卧"等范畴。失眠的病因有外感与内伤两方面，其病机复杂，历代医家认识不一。《黄帝内经》中以营卫气血论之，认为其根本病机乃"阳不入阴"。《黄帝内经》之后的理论发展多从五脏、五神论之。病位常责之于心、肝胆、脾胃、肾。后世医家对失眠病机的认识也是各有侧重，多认为阳气不足、心胆气虚、心脾两虚、痰热内扰、心肾不交等为常见病机。

（1）先秦时期：我国古代医家把天人相应作为解释和认识生命现象的重要出发点之一。从《黄帝内经》的观点来看，寤寐的发生与自然界日夜节律息息相关，认为人体阴阳二气随着自然界昼夜节律的运动变化从而决定了人体的寤寐周期。如《黄帝内经》中云："卫气日行于阳经，阳经气盛，阳主动则寤；夜行于阴经，阴经气盛，阴主静则寐。"即卫气从足太阳膀胱经开始日行于阳经，阳跷脉为膀胱经之别，阳跷脉气盛则目开而寤；卫气从足少阴肾经夜行于阴经，阴跷脉为肾经之别，阴跷脉气盛则目合而寐。

（2）汉唐时期：医家对于睡眠机制的认识，多从脏腑角度出发。以五脏藏神的理论为基础，直接以脏腑功能失调影响睡眠立论。著名临床学家张仲景、孙思邈等多遵从《黄帝内经》藏象理论，很少论及营卫。这一点与《黄帝内经》中关于人的寤寐状态是由营卫运行规律所决定的观点不同。东汉张仲景在《伤寒论》中认为脏腑功能对于睡眠的影响更为直接，如有心肾不交的黄连阿胶汤证；误用火疗亡失心阳的桂枝去芍药加蜀漆龙骨牡蛎救逆汤证；热郁胸膈，心神被扰的栀子豉汤证、栀子厚朴汤证等。从张仲景对不寐的认识来看，他还明确揭示了不寐的一个重要的兼见症——烦躁，这说明张仲景对于睡眠与精神情志的关联性已经有了较明确的认识。张仲景在《金匮要略》中关于心肝血虚和心肺阴虚而致"不得眠"的认识，及其相应的治疗方剂酸枣仁汤和百合地黄汤等，与《伤寒论》中关于不寐的论述互为羽翼。孙思邈在《备急千金要方》中曰："五脏者，魂魄宅舍，精神之依托也。魂魄飞扬者，其五脏空虚也，即邪神居之，神灵所使鬼而下之，脉短而微，其脏不足则魂魄不安。"可以看出，孙氏从五脏藏神的角度出发，认为不寐由脏虚邪居，魂魄不安而引起，形成了魂魄睡眠学说的雏形。除此之外，晋唐时期对于胆病不寐的记载也很丰富。

（3）宋元时期：对于睡眠的认识逐渐转向以五脏并重为中心的认识体系。如宋代许叔微在《普济本事方》中提出：人卧魂归于肝，神静而得寐。强调了肝魂在睡眠机制中的重要作用。张从正认为不眠与嗜卧皆由思气所致，因思虑伤脾而致气血失调，阴阳不和，可致卧而不得眠。李东垣更是强调了脾胃在人体健康和疾病中的重要地位。朱丹溪对于杂病的治疗，善于从郁、火、痰入手，这一治疗理念也影响到他对于不寐的辨证和治疗，而三证的病机主要围绕肝、肾、脾。

（4）明清时期：对于睡眠的认识不但集前者之大成，而且有许多新的发挥。如提出心神不安为不寐的总病机。张介宾在《景岳全书》中云："盖寐本乎阴，神其主也，神安则寐，神不安则不寐。"又如对心肾不交作了更为全面的发挥。从历代医家多宗"肾阴虚，肾水不能上济于心而使心火独亢"的认识，转变为"心属火，过于热则炎于上而不能下交于肾；肾属水，过于寒则沉于下而不能上交于心"，充实和拓展了心肾不交的理论范畴。再如对魂魄关系的认识，清代医家冯兆张提出了肺气虚，肺魄不能制肝魂，致神魂飞扬而不寐。认为肝魂所致不寐，是肺魄虚引起的，初步明确了魂魄如何相互作用而影响睡眠。明末清初由于受到西方医学的影响，许多医家在认识疾病的过程中形成了中西互参的生理病理观，如王宏翰在《医学原始》中首次提出了睡眠由脑所主的观点。他指出脑中脉络如若通达，则感知觉正常而寤；脑中脉络如若被塞，其感知觉传达之路被阻，则"外无由入"且"内无由出"而寐。

现代中医对于睡眠的认识，基本上承袭了古代医家的理论主张，总体来看，心神主导睡眠的认识仍然得到大多数人的认同，占主导地位。

二、临 床 诊 断

（一）辨病诊断

1. 诊断标准　参照美国《诊断与统计手册：精神障碍》（第 4 版）（DSM-Ⅳ）列出了原发性失眠的诊断标准。包括适应性失眠、心理生理性失眠、矛盾性失眠、特发性失眠和睡眠卫生不良。

原发性失眠的诊断标准

1. 主诉为入睡困难或睡眠维持困难，或者睡眠后不能恢复精力和体力，症状至少持续 1 个月。
2. 睡眠疾病导致临床出现明显抑郁或者功能损害（包括社交能力、职业能力或其他功能损害）。
3. 排除发作性睡病、呼吸相关睡眠障碍、昼夜节律睡眠障碍或异态睡眠。
4. 排除其他精神疾病，如重度抑郁症、广泛性焦虑症和谵妄。
5. 睡眠障碍与物质（如药物滥用或治疗药物）的直接生理作用或一般疾病无关。

2. 相关检查　对失眠的诊断和睡眠质量的评估，可借助多导睡眠图等检查技术和睡眠问卷来进行。其他较常用于评定和研究睡眠的检查手段还有活动记录仪和多次睡眠潜伏期测定。活动记录仪是一个较小的敏感仪器，通常戴在手腕或足踝处，用于记录身体的运动情况，通过计算机软件进行处理，借以判定睡眠情况。睡眠问卷主要是用于全面评估睡眠质量，某些睡眠特征和行为，以及与睡眠相关的症状和态度。目前较为常用的问卷有匹兹堡睡眠质量指数量表（Pittsburgh sleep quality index，PSQI）、睡眠损害量表、里兹睡眠评估量表、睡眠个人信念和态度量表、睡眠行为量表、睡眠卫生意识和习惯量表。许多研究证明这些问卷有较好的可信度，其结果与多导睡眠图的诊断结果显著相关。

（1）失眠评估：详细的睡眠病史是评价失眠的基础。首先，应该明确患者睡眠主诉的实质（问题围绕入睡、睡眠维持和睡眠质量展开）并确定病程。询问病史时，应该追溯失眠的起因（发病的年龄），并且了解发生失眠的问题时是否存在特殊的生活时间和不良刺激。例如，特发性失眠患者会叙述失眠开始于儿童时期或青春期，在不知不觉中发病；心理生理性失眠患者会叙述在患过一次重病后出现慢性失眠。患者就寝前状态或活动也会影响睡眠，包括卧室环境、就寝前活动或就寝前的心理状态，因此针对这些方面也应加以询问。

卧室环境（是否存在噪声、能否从床上容易看到钟表、温度过高或过低等）是影响睡眠的重要因素；就寝前活动，如在计算机前工作到很晚可以导致睡眠障碍；患者经常会在晚上休息时开始忧虑他们的压力和所面临的问题。评价患者是否存在下列夜间症状：打鼾、睡眠中憋气、下肢不宁症状和体动。

　　患者需要提供作息时间表，包括就寝和起床时间的变化，还有小睡的频率和持续时间，要详细说明加重或改善睡眠的因素。例如，有些心理生理性失眠患者会反映在新环境中睡得更好（逆首夜效应）。讨论日间功能的重点在于失眠可能对其产生的影响，日间疲乏、认知功能受损或情绪不佳比真正的白天嗜睡更常见。存在真正的白天嗜睡应当考虑患者是否存在另外的睡眠疾病，如睡眠呼吸暂停综合征、发作性睡病或者抑郁症。应该详细说明可能影响睡眠的日间活动，如咖啡因和乙醇（酒精）摄入量，以及运动、光照和小睡时间等。一般的诊疗史和精神疾病史对于识别可能影响睡眠的心理或患病情况很重要。详尽的用药史非常重要，包括非处方药和物质滥用。

失眠病史的内容评估

　　1. 明确主诉：入睡时间延迟；睡眠维持障碍；睡眠中频繁觉醒/清晨早醒；非恢复性睡眠。

　　2. 明确主诉的病程——发病年龄、促发事件、应激原。

　　3. 睡前环境（就寝前活动、卧室环境、睡前的身体和精神状态）。

　　4. 晚间症状（觉醒、打鼾或肢体活动等身体或心理症状）。

　　5. 睡眠-起床时间表——由患者提供，包括变动情况和小睡。

　　6. 日间功能——失眠的影响：困倦、疲乏，情绪不佳、认知功能受损、生活质量下降。

　　7. 与睡眠相关的日间活动：光照、运动，小睡，工作计划和工作计划的打乱，饮咖啡和饮酒。

　　8. 内科和精神疾病：药物影响睡眠，慢性疼痛。

　　（2）匹兹堡睡眠质量指数量表（PSQI）：是常用的睡眠评定量表，用于评定最近 1 个月的睡眠质量。由 19 个自评和 5 个他评条目构成，其中第 19 个自评条目和 5 个他评条目不参与计分，在此仅介绍参与计分的 18 个自评条目。18 个条目组成 7 个成分，每个成分按 0～3 等级计分，累积各成分得分为 PSQI 总分，总分为 21 分，得分越高，表示睡眠质量越差。被试者完成评定需要 5～10 分钟。其主要内容如下。

　　指导语：下面一些问题是关于您最近 1 个月的睡眠情况，请选择或填写最符合您近 1 个月实际情况的答案。请回答下列问题。

　　1. 近 1 个月，晚上上床睡觉通常在_____点。

　　2. 近 1 个月，从上床到入睡通常需要_____分钟。

　　3. 近 1 个月，通常早上_____点起床。

　　4. 近 1 个月，每夜通常实际睡眠_____小时（不等于卧床时间）。

　　对下列问题请选择 1 个最适合您的答案。

　　5. 近 1 个月，您有没有因下列情况影响睡眠而烦恼：

　　a. 入睡困难（30 分钟内不能入睡）　　（1）无　　（2）1 次/周　　（3）2 次/周　　（4）≥3 次/周

　　b. 夜间易醒或早醒　　　　　　　　　　（1）无　　（2）1 次/周　　（3）2 次/周　　（4）≥3 次/周

　　c. 夜间去厕所　　　　　　　　　　　　（1）无　　（2）1 次/周　　（3）2 次/周　　（4）≥3 次/周

　　d. 呼吸不畅　　　　　　　　　　　　　（1）无　　（2）1 次/周　　（3）2 次/周　　（4）≥3 次/周

　　e. 咳嗽或鼾声高　　　　　　　　　　　（1）无　　（2）1 次/周　　（3）2 次/周　　（4）≥3 次/周

　　f. 感觉冷　　　　　　　　　　　　　　（1）无　　（2）1 次/周　　（3）2 次/周　　（4）≥3 次/周

　　g. 感觉热　　　　　　　　　　　　　　（1）无　　（2）1 次/周　　（3）2 次/周　　（4）≥3 次/周

　　h. 做噩梦　　　　　　　　　　　　　　（1）无　　（2）1 次/周　　（3）2 次/周　　（4）≥3 次/周

　　i. 疼痛不适　　　　　　　　　　　　　（1）无　　（2）1 次/周　　（3）2 次/周　　（4）≥3 次/周

　　j. 其他影响睡眠的事情　　　　　　　　（1）无　　（2）1 次/周　　（3）2 次/周　　（4）≥3 次/周

如有，请说明：

6. 近 1 个月，总的来说，您认为自己的睡眠质量　　（1）很好　　　　（2）较好

　　　　　　　　　　　　　　　　　　　　　　　　（3）较差　　　　（4）很差

7. 近 1 个月，您用药物催眠的情况　　　　　　　　（1）无　　　　　（2）1 次/周

　　　　　　　　　　　　　　　　　　　　　　　　（3）2 次/周　　　（4）≥3 次/周

8. 近 1 个月，您常感到困倦吗　　　　　　　　　　（1）无　　　　　（2）1 次/周

　　　　　　　　　　　　　　　　　　　　　　　　（3）2 次/周　　　（4）≥3 次/周

9. 近 1 个月，您做事情的精力不足吗　　　　　　　（1）没有　　　　（2）偶尔有

　　　　　　　　　　　　　　　　　　　　　　　　（3）有时有　　　（4）经常有

各成分含意及计分方法如下：

　　A. 睡眠质量：根据条目 6 的应答计分为"很好"计 0 分，"较好"计 1 分，"较差"计 2 分，"很差"计 3 分。

　　B. 入睡时间

　　条目 2 的计分为"≤15 分钟"计 0 分，"16~30 分钟"计 1 分，"31~60 分钟"计 2 分，"≥60 分钟"计 3 分。

　　条目 5a 的计分为"无"计 0 分，"1 次/周"计 1 分，"2 次/周"计 2 分，"≥3 次/周"计 3 分。

　　累加条目 2 和 5a 的计分，若累加分为"0 分"计 0 分，"1~2 分"计 1 分，"3~4 分"计 2 分，"5~6 分"计 3 分。

　　C. 睡眠时间

　　根据条目 4 的应答计分为">7 小时"计 0 分，"6~7 小时"（不含 6 小时）计 1 分，"5~6 小时"（含 6 小时）计 2 分，"<5 小时"计 3 分。

　　D. 睡眠效率

　　床上时间 = 条目 3（起床时间）−条目 1（上床时间）。

　　睡眠效率 = 条目 4（睡眠时间）/ 床上时间×100%。

　　成分 D 的计分为睡眠效率>85%计 0 分，75%~85%（不含 75%）计 1 分，65%~75%（含 75%）计 2 分，<65%计 3 分。

　　E. 睡眠障碍

　　条目 5b 至 5j 的计分为"无"计 0 分，"1 次/周"计 1 分，"2 次/周"计 2 分，"≥3 次/周"计 3 分。累加条目 5b 至 5j 的计分，若累加分为"0 分"则成分 E 计 0 分，"1~9 分"计 1 分，"10~18 分"计 2 分，"19~27 分"计 3 分。

F. 催眠药物

条目 7 的应答计分为"无"计 0 分，"1 次/周"计 1 分，"2 次/周"计 2 分，"≥3 次/周"计 3 分。

G. 日间功能障碍

条目 8 的应答计分为"无"计 0 分，"1 次/周"计 1 分，"2 次/周"计 2 分，"≥3 次/周"计 3 分。

条目 9 的应答计分为"没有"计 0 分，"偶尔有"计 1 分，"有时有"计 2 分，"经常有"计 3 分。

累加条目 8 和 9 的得分，若累加分为"0 分"则成分 G 计 0 分，"1～2 分"计 1 分，"3～4"计 2 分，"5～6 分"计 3 分。

PSQI 总分 = 成分 A + 成分 B + 成分 C + 成分 D + 成分 E + 成分 F + 成分 G。

（3）多导睡眠图（PSG）：由脑电图（EEG）、肌电图（EMG）、眼动电图（EOG）、心电图（ECG）和呼吸描记装置等组成，可以客观准确地记录睡眠的脑电图、心律、呼吸、血氧浓度、肢体活动等情况。根据脑电波等区分 NREM 和 REM，给出睡眠潜伏期、REM 潜伏期、睡眠-觉醒次数、总睡眠时间等多种睡眠相关的客观指标。失眠患者的 PSG 表现为睡眠潜伏期延长、夜间觉醒增多、睡眠总时间减少等。

3. 患者主诉及有关诊断标准　患者主诉包括疲劳或乏力、注意力不集中、记忆力下降、社交或职业能力下降和学习能力下降。其他与失眠相关的症状还包括情绪不稳或易激惹、日间困倦、动力或原动力不足、在工作或驾驶时发生事故的倾向、因睡眠不足导致紧张性头痛或胃肠道症状及对睡眠的担心和焦虑等。

（1）适应性失眠：多数拥有正常睡眠的个体，在一生中的某个特殊时期，至少会经历轻度的适应性障碍。适应性失眠在成人中的年患病率为 15%～20%，多数患者的症状随着时间延长而缓解，如果失眠持续超过 3 个月，则考虑为慢性失眠。一些心理生理性失眠患者的起病形式可能为适应性失眠；然而，多数适应性失眠的患者并未前往睡眠专家门诊接受评估，他们可能仅请初级保健医师开了些催眠的处方，或者自行服用一些非处方的助眠药物。

适应性失眠是对明确的特定事件的一种反应，病程不超过 3 个月。病情有望缓解，但是如果对睡眠和日间的功能产生明显的影响，则需要接受治疗。

适应性失眠的诊断标准

1. 患者的症状符合失眠标准。

2. 睡眠紊乱与当时明确的应激原有关，如心理方面、精神社会方面、人际关系方面、环境方面或者身体本身因素等。

3. 当急性应激原解除且患者适应了这种应激后，睡眠紊乱有望缓解。

4. 睡眠紊乱病程短于 3 个月。

5. 睡眠紊乱不能用另一种睡眠疾病、内科或神经科疾病、心理疾病、药物或者某些物质滥用更好地解释。

（2）心理生理性失眠：是睡眠门诊最常见的原发性失眠类型，常被称为"条件性失眠"或"习得性失眠"。本病的本质特点是条件反射性睡眠障碍、卧床后觉醒程度提高，并且形成了阻睡联想。常见的主诉是当试图入睡的时候就会出现心理唤醒（想法或思维突然涌入脑海），因为患者形成了条件反射，所以卧室就成了导致紧张、焦虑情绪和不能入睡的导火线。有的患者在离开家后会睡得更好，典型患者在卧床后试图入睡时无法进入睡眠，可是在进行单调乏味活动的时候反而进入睡眠。例如，一个患者可以在起居室看电视的时候入睡，但是当进入卧室准备睡眠时反而变得异常清醒。这种疾病通常在一次突发事件之后发生（家庭成员死亡、工作压力），然后变成一种长期的行为，即使在突发事件解决后仍然保留下来。还有一些患者的症状是缓慢出现的，这类患者可能终身伴随"睡眠很轻"，或者间断性睡眠质量不佳。

心理生理性失眠的诊断标准

1. 患者的症状符合失眠标准。

2. 病程至少1个月。

3. 有下列一项或多项反射性睡眠障碍和（或）卧床后觉醒程度提高的证据。

（1）过度关注睡眠，对睡眠问题焦虑。

（2）在希望睡眠时或计划小睡时很难卧床入睡，但是在进行其他单调活动并且不打算睡眠时却能入睡。

（3）离开家后比在家睡得好。

（4）存在卧床后心理觉醒，表现为或者有各种思维涌入脑海，或者感觉自己没有能力用意志力终止那些妨碍睡眠的心理活动。

（5）卧床时肌张力增高，表现为感觉自己没有能力充分地放松自己，从而进入睡眠。

4. 睡眠紊乱不能用另一种睡眠疾病、内科或神经科疾病、心理疾病、药物或者某些物质滥用更好地解释。

（3）矛盾性失眠（睡眠状态感知不良）：患者诉说的睡眠紊乱的严重程度与相对较轻的日间功能损害和多导睡眠图（PSG）记录的睡眠紊乱程度不成比例。患者经常诉说许多晚上很少或基本没有睡眠，但是次日白天却仅有相对轻微的功能障碍，并且不需要小睡。另外，矛盾性失眠患者经常诉说在卧室里可以听到屋子里的每一个异常声响和（或）诉说一整夜都在不停地思考。患者诉说的日间功能损害表现与其他类型失眠患者基本一致。如果睡眠剥夺的严重程度如患者所述，那么其日间功能损害程度远没有预期严重。例如，没有突然出现强烈困意需要睡眠，也没有因为警觉缺乏导致事故，患者甚至诉说在随后的次日晚间仍没有睡眠。

矛盾性失眠的诊断标准

1. 患者的症状符合失眠标准。

2. 失眠病程至少1个月。

3. 符合下列1条或多条标准。

（1）很长时间在多数夜晚很少或没有睡眠，罕有夜晚能够拥有相对正常的睡眠。

（2）一周或数周睡眠日记可以发现，患者平均睡眠时间明显低于已发表的考虑年龄因素影响的正常值。患者在每周指定的几晚经常没有睡眠，可是通常情况下，患者在没有睡眠的夜晚之后却不需要小睡。

（3）患者的 PSG 的客观结果与睡眠主诉或睡眠日记等主观睡眠评估结果始终不符。

4. 至少存在下列 1 项。

（1）在大多数夜晚，患者彻夜不断地或基本不断地注意环境刺激。

（2）患者述说其在大多数情况下，整夜都保持侧卧的体位，进行有意识的思考或联想。

5. 患者诉说的日间功能损害表现与其他类型失眠患者基本一致。如果存在如患者所述的睡眠极度剥夺，那么其日间功能损害程度远没有预期严重。患者诉说没有突然出现强烈困意需要睡眠、定向力障碍或者因为警觉性下降导致事故，甚至诉说在随后的夜晚仍没有睡眠。

6. 睡眠紊乱不能用另一种睡眠疾病、内科或神经科疾病、心理疾病、药物或者某些物质滥用更好地解释。

（4）精神障碍性失眠：是睡眠门诊中最常见的失眠类型，患者经常非常关注失眠问题，却忽视（否认）或淡化抑郁的其他症状。众所周知，失眠是心境障碍的常见主诉，它也常被认为继发（共病）于心境障碍，只有在失眠症状非常明显需要引起特别关注的时候，才做"由于精神疾病导致的（精神障碍性）失眠（IDMD）"的独立诊断。通常与 IDMD 相关的精神疾病包括重度抑郁症、双相情感障碍和焦虑症。焦虑症患者通常表现为明显的入睡困难性失眠；在抑郁症患者中，尤其是老年患者，睡眠紊乱的特点是明显的睡眠维持障碍和清晨早醒，相对年轻的抑郁症患者也可以出现更明显的入睡困难性失眠。

精神障碍性失眠的诊断标准

1. 患者的症状符合失眠标准。

2. 慢性病程，符合下列条件之一。

（1）婴儿期或儿童期起病。

（2）没有明确的诱因或病因。

（3）病程持续，没有一段时间的持续缓解期。

3. 睡眠紊乱不能用另一种睡眠疾病、内科或神经科疾病、心理疾病、药物或者某些物质滥用更好地解释。

（5）睡眠卫生不良：是由睡眠卫生、睡眠行为和不良习惯导致的睡眠障碍。不良的行为习惯破坏了睡眠-觉醒节律，如每天的睡眠时间没有规律。表现为入睡困难，睡眠中容易觉醒和早醒等，白天常常出现睡眠不足的症状，如情绪低落、注意力不集中和思睡等。精神状态检查无精神异常，同时也不存在明显的躯体疾病因素。

睡眠卫生不良的诊断标准

1. 患者的症状符合失眠标准。

2. 失眠病程至少 1 个月。

3. 至少符合下列 1 项表现，提示存在睡眠卫生不良。

（1）睡眠安排不合理，包括日间频繁小睡，就寝和起床时间非常不规律或在床上花费过多的时间。

（2）常服用含有乙醇（酒精）、尼古丁或咖啡因的产品，尤其在睡前的时间段。

（3）进行具有精神刺激、身体运动或情感起伏活动的时间距离就寝时间太短。

（4）经常在床上进行除睡眠之外的活动（看电视、读书、学习、吃零食、思考和做计划等）。

（5）不能营造一个舒适的睡眠环境。

4. 睡眠紊乱不能用另一种睡眠疾病、内科或神经科疾病、心理疾病、药物或者某些物质滥用更好地解释。

（6）药物或物质导致的失眠：意味着失眠与应用或停用某种药物或物质有关。有些患者经常将入睡困难问题与开始应用某种新药联系起来，还有一些患者失眠症状非常隐匿，以至于患者本人并未意识到。酗酒者开始乙醇（酒精）戒断治疗后，睡眠紊乱会持续数月。

药物或物质导致失眠的诊断标准

1. 患者的症状符合失眠标准。

2. 失眠病程至少 1 个月。

3. 符合下列表现之一。

（1）正在依赖或滥用某种可以导致睡眠紊乱的药物或物质，可以处在用药期、中毒期或撤药期。

（2）易感的患者正在应用或暴露于具有扰乱睡眠作用的药物、食物或毒素。

（3）失眠与暴露、应用、滥用或急性停用某些物质有关。

4. 睡眠紊乱不能用另一种睡眠疾病、内科或神经科疾病、心理疾病、药物或者某些物质滥用更好地解释。

（二）辨证诊断

1. 肝火扰心型

临床证候：突发失眠，不易入睡或入睡后多梦惊醒，性情急躁易怒，胸胁胀闷，善太息，口苦咽干，头晕头涨，目赤耳鸣，便秘溲赤，舌质红，苔黄，脉弦数。

辨证要点：不易入睡，急躁易怒，目赤耳鸣，舌质红，苔黄，脉弦数。

2. 痰热扰心型

临床证候：失眠时作，噩梦纷纭，易惊易醒，头目昏沉，脘腹痞闷，口苦心烦，饮食少思，口黏痰多，舌质红，苔黄腻或滑腻，脉滑数。

辨证要点：失眠时作，头目昏沉，口苦心烦，口黏痰多，舌质红，苔黄腻或滑腻，脉滑数。

3. 心脾两虚型

临床证候：不易入睡，睡而不实，多梦易醒，醒后难以复寐，心悸健忘，神疲乏力，四肢倦怠，纳谷不香，面色萎黄，口淡无味，腹胀便溏，舌质淡，苔白，脉细弱。

辨证要点：多梦易醒，心悸健忘，腹胀便溏，舌质淡，苔白，脉细弱。

4. 心肾不交型

临床证候：夜难入寐，甚则彻夜不眠，心中烦乱，头晕耳鸣，潮热盗汗，男子梦遗阳痿，女子月经不调，健忘，口舌生疮，大便干结，舌尖红，少苔，脉细。

辨证要点：夜难入寐，心中烦乱，头晕耳鸣，男子梦遗阳痿，女子月经不调，口舌生疮，大便干结，舌尖红，少苔，脉细。

5. 心胆气虚型

临床证候：不易入睡，寐后易惊，遇事善惊，心悸胆怯，气短倦怠，自汗乏力，舌质淡，苔白，脉弦细。

辨证要点：不易入睡，寐后易惊，遇事善惊，心悸胆怯，舌质淡，苔白，脉弦细。

三、鉴 别 诊 断

（一）现代医学鉴别诊断

（1）继发性失眠：大多数精神障碍患者有失眠症状，特别是焦虑症及抑郁症患者几乎均有失眠。只要临床表现（包括病史、体检、各种检查结果）足以诊断以上疾病之一者，原发性失眠诊断不予考虑。

（2）其他睡眠障碍：如夜惊、梦魇患者可有失眠，若有典型的夜惊和梦魇症状则不考虑失眠症。

（二）中医学鉴别诊断

本病应与一时性失眠、生理性失眠、他病痛苦引起的失眠相区别。失眠是指单纯以失眠为主症，表现为持续的、严重的睡眠障碍。若因一时性情志影响或生活环境改变引起的暂时性失眠不属病态。至于老年人少寐早醒，亦多属生理状态。若因其他疾病痛苦引起失眠者，则应以祛除有关病因为主。

四、临 床 治 疗

（一）提高临床疗效的要素

治疗失眠主要是消除导致失眠的各种因素，如消除心理紧张、改变睡眠环境、保持睡眠-觉醒节律等。

首先弄清导致失眠的原因、失眠的特点及规律。在此基础上，调整和改善睡眠环境，避免噪声，室内保持空气清新，光线暗，温湿度适中。同时注意睡前不要饮茶或咖啡等。

另外，失眠的危害并不只是失眠本身，而是患者对失眠的恐惧、担忧，因而消除患者对失眠的焦虑和恐惧至关重要。在解除了患者的焦虑、疑病和长期的思想负担后，在药物辅助下可取得良好的效果。

（二）辨病治疗

1. 药物治疗　药物治疗的原则是：①使用最低有效剂量；②间断给药，每周2～4次；③短期用药，连续用药不超过4周；④逐渐停药，减药要缓，注意避免停药后失眠反弹。

目前使用的催眠药物主要有5类：①苯二氮䓬类；②抗抑郁药，如阿米替林、多塞平等；③抗组胺类，如羟嗪（安泰乐）等；④巴比妥及非巴比妥类，如巴比妥、苯巴比妥（鲁米那）等；⑤抗精神病药物及其他镇静药，如氯丙嗪等。传统的镇静催眠药（如巴比妥类药等）都是普遍性中枢抑制药，随剂量逐渐增加而产生镇静、催眠、抗惊厥和麻醉作用，中毒量可致呼吸麻痹而死亡。但 20 世纪 60 年代开始应用的苯二氮䓬类药物，虽然在很大剂量时也可引起昏迷，但该药单用即使很大剂量也不致引起麻醉，更少导致死亡。由于苯二氮䓬类药物具有较好的抗焦虑和镇静催眠作用，安全范围大，目前几乎已完全取代了巴比妥类等传统镇静催眠药。有统计表明，20 世纪 60 年代巴比妥类安眠药用量占总安眠药处方的 55%，70 年代则下降至 17.2%，而逐渐被苯二氮䓬类药物所取代，90 年代苯二氮䓬类药物用于失眠占比高达 72.5%。

目前应用最为广泛的苯二氮䓬类药物，根据药物的半衰期长短一般分为超短效型、短效型、中效型与长效型 4 类。

超短效型：半衰期在 5 小时以内，常用药有三唑仑、咪达唑仑、美达西泮、唑吡坦等。此类药物催眠作用强而快，适用于入睡及熟睡感缺乏者，但其作用时间持续较短，可引起早醒、反跳性失眠、白天焦虑，也易形成药物依赖，只宜间断性短期应用。

短效型：半衰期为 5～10 小时，常用药有劳拉西泮、替马西泮等。此类药物适应证同超短效型，但副作用较少，催眠作用也稍弱。

中效型：半衰期为 11～24 小时，常用药有阿普唑仑、艾司唑仑、奥沙西泮等。主要适用于睡中易醒、早醒、严重失眠者，以及失眠伴白天焦虑、紧张者，如数晚连续使用，晨起后可有困倦、头重感、步态不稳等药效残留现象。

长效型：半衰期超过 24 小时，甚至长达数日。常用药有地西泮、硝西泮、氯硝西泮、氯氮䓬、海洛唑仑等。由于半衰期长，不会引起早醒及白天焦虑，突然停药较少引起反跳性失眠，也较少引起药物依赖，但易产生白天困倦及精神运动功能失调，因此主要用于严重的精神障碍伴发的失眠。

近年来，新型非苯二氮䓬类镇静催眠药发展较快，已用于临床的新药有唑吡坦和佐匹克隆由美国惠氏医药公司开发的扎来普隆为更新的一种镇静催眠药。唑吡坦是咪唑吡啶类药物，近年来发现具有和苯二氮䓬类相似的作用，而被用来治疗暂时性和慢性失眠。尽管它与苯二氮䓬类药物都是通过调节 GABA 受体复合体的途径发挥作用，但是唑吡坦却没有像苯二氮䓬类药物那样会影响睡眠结构，不会产生引起认知和精神运动障碍的副作用，并且停药后不会出现反跳现象。目前受到越来越多的重视。尽管如此，专家仍建议服用此药不要超过 4 周。佐匹克隆是一种环吡咯酮类催眠药，本品通过活化 GABA 受体而增加 GABA 的神经抑制作用，此机制与苯二氮䓬类药物相似，但作用位点不同。催眠效果较好，不易产生耐受性，对精神运动功能的影响与长、中效苯二氮䓬类药物相似或较低，对次日的记忆功能几乎无影响甚至有改善的现象。扎来普隆类似于唑吡坦，与其他非苯二氮䓬类镇静催眠药比较，每晚服用扎来普隆 10mg 或 20mg 不影响驾驶能力，能明显改善前半夜的睡眠质量，且第二天无宿醉作用。

除此之外，近年来褪黑素也被用于失眠的治疗。褪黑素是松果体分泌的主要激素，其独特作用是转换光周期调节睡眠节律信号，可以用来治疗由于生理节律紊乱（诸如跨时区飞行旅行、轮班工作）引起的周期性失眠。而对非周期性失眠目前报道的结果不一，尽管睡眠脑电图显示该药能改善睡眠，但对睡眠的总体影响尚不清楚，有待进一步研究。

2. 非药物治疗 （见 22 页第一章，第二节失眠的治疗研究非药物治疗部分）

（三）辨证治疗

1. 辨证论治

（1）肝火扰心型

治法：疏肝泻火，镇心安神。

方药：龙胆泻肝汤加减。药用龙胆草、黄芩、栀子、柴胡、生地黄、木通、当归、茯神、龙骨、牡蛎等。胸闷胁胀，善太息者，加枳实、郁金；女子月经不调者，加醋香附、醋柴胡。

（2）痰热扰心型

治法：清化痰热，和中安神。

方药：黄连温胆汤加减。药用黄连、陈皮、清半夏、竹茹、茯苓、天竺黄、胆南星、甘草等。若心悸、惊惕不安者，加珍珠母、琥珀；若痰食阻滞，胃中不和者，加用保和丸；若痰热甚不能大便者，加磁石滚痰丸。

（3）心脾两虚型

治法：补益心脾，养血安神。

方药：归脾汤加减。药用茯神、黄芪、太子参、白术、龙眼肉、酸枣仁、木香、当归、甘草、大枣等。若心血不足者，加熟地黄、白芍、丹参；脾虚纳呆者，加砂仁、茯苓。

（4）心肾不交型

治法：滋阴降火，交通心肾。

方药：六味地黄丸合交泰丸加减。药用熟地黄、山药、茯苓、牡丹皮、泽泻、山萸肉、黄连、肉桂等。

（5）心胆气虚型

治法：益气镇惊，安神定志。

方药：安神定志丸合酸枣仁汤加减。药用党参、茯神、远志、龙齿、炒酸枣仁、牡蛎、茯苓、甘草等。

2. 外治疗法

（1）针刺治疗

1）调和安神针刺法：主穴取百会。配穴取双侧足三里、三阴交、太溪、太冲，以及单侧神门、大陵。若梦多者大陵取双侧，通宵未眠者神门、大陵亦取双侧。患者取仰卧位，使躯体放松舒适，医者用 1.5 寸毫针，取百会为主穴，针尖向前平刺，深度 0.5～0.8 寸；配穴均直刺，深度以得气为度。各穴于进针得气后，行捻转补法 2 分钟，老年患者可适当延长，青壮年则相对短些，捻转频率是 10～20 次/分，每穴分别留针 30 分钟，中间行相同的手法与刺激量各 1 次，以维持针感，出针后迅速按针孔。每日 1 次，10 次为 1 个疗程。休息 3 日后行下一个疗程，共治疗 2 个疗程。

2）八脉交会穴合安神镇静穴：穴取四神聪、神门、三阴交穴。心肾不交者，取照海、列缺，用补法。肝火扰心者，取外关、足临泣，配太冲，用泻法。心烦重者，外关透内关，用泻法。痰热扰心者，取后溪、申脉，配丰隆，用泻法。心烦重者，后溪深刺透劳宫，用泻法。胃失和降者，取内关、公孙，配中脘，用泻法。心脾两虚者，取内关、公孙，配足三里，用补法。心胆气虚者，取内关、心俞、胆俞，用补法。四神聪浅刺 0.2 寸，捻转至局部微觉胀痛，神门、三阴交施补法。隔日治疗 1 次，6 次为 1 个疗程，共治疗 2 个疗程。

3）背俞穴透刺夹脊穴：穴取双侧心俞、脾俞、肝俞、肾俞。嘱患者取俯卧位，穴区常规消毒后，从背俞穴浅针斜刺，向其相应的夹脊穴方向透刺，中幅度捻转，使局部产生较强的重胀感，留针 30 分钟，每 15 分钟行针 1 次。每日治疗 1 次，10 日为 1 个疗程，间隔 2 日后进行下一个疗程。

4）扁针治疗：穴取神庭、上星、囟会、前顶、百会、后顶、强间、脑户、风府、哑门；头临泣、目窗、正营、承灵、脑空、风池。配穴：本神、天冲、浮白、悬颅、头窍阴、完骨、安眠。常规消毒后，右手拇指对应示指、中指持扁针呈直立，顺着经脉线的走行，在每个穴位上连续点刺 2～3 次，点刺要灵活，运用腕力，轻而快，呈鸟啄食状。点刺深度 1～2mm 即可。每次治疗均按以上穴位重复点刺。

5）电针治疗

处方 a.选穴：乳突、太阳、百会、风池穴。患者端坐靠背椅上，术者选准穴位，将毫针、皮肤用 75%乙醇严格消毒后，采用毫针于乳突穴凹陷处自上朝下进针 1.5 寸，太阳穴进针 1 寸，平补平泻进针得气后留针 30 分钟。针刺百会穴时针尖向前额进针 1 寸，风池穴进针 1.5 寸以平泻，进针得气后留针 30 分钟。同时采用 G6805-2 型治疗仪间断波治疗。每组正极接于乳突、百会。两组穴位交替使用，每日 1 次，10 次为 1 个疗程，每疗程间休息 3～5 日。

处方 b.选穴：印堂、神庭。心脾两虚者配足三里、内关；痰热内扰者配丰隆、内庭；阴虚火旺者配太溪、三阴交；肝郁化火者配风池、太冲。患者取仰卧位，穴位常规消毒，取神庭向百会方向刺入 1 寸；取印堂向鼻尖方向刺入 0.5 寸。以上两穴接 G6805-2 型治疗仪，选用连续波，频率 6～8Hz，电流强度以患者舒适为度。通电 30 分钟。配穴得气后施平补平泻手法，留针 30 分钟。每日 1 次，治疗 6 次为 1 个疗程。未愈者休息 4 日，再进行第 2 个疗程。

处方 c.选穴：四神聪、神门、内关、三阴交、太溪、申脉、照海。心脾亏虚型配心俞、脾俞；心肾不交型配心俞、肾俞；心胆气虚型配心俞、胆俞；肝阳上扰型配太冲；脾胃不和型配足三里。穴区常规消毒，上述相关腧穴按常规操作进针得气后，申脉采用捻转泻法，照海采用捻转补法，余穴平补平泻。补泻手法操作完毕后，选取 3～5 对腧穴接 G6805-2 型电针仪，选用连续密波，电流大小以患者能耐受为度。留针加特定电磁波谱（TDP）照射 30 分钟。

处方 d.选穴：外关、曲池、环跳、风池、风市、阳陵泉、悬钟（均单侧）。穴区常规消毒，上述相关穴位按常规操作进针得气后，选 1～3 穴，接电针，维持 20 分钟，10 日为 1 个疗程。

6）耳针治疗

a. 取心、神门、交感、脑点为主穴。随证配合肝、脾、胃、内分泌、皮质下、大肠。耳郭常规消毒，以 0.5 寸毫针快速垂直刺入，过皮后快速捻针（免提插），因人而异，给予一定强度的刺激量，至穴区发红或患者感觉耳郭发热为度，每隔 20 分钟行针 1 次，留针 1 日，每日 1 次，每次取单侧耳穴治疗，两侧耳穴交替使用，5 次为 1 个疗程。

b. 选取皮质下、心、肾、肝、垂前、耳背心。每次选 3～4 穴，交替使用，每日 1 次，10～15 日为 1 个疗程。

7）刺血治疗：放血部位为百会、大椎。针具采用消毒三棱针或一次性 5.5 号注射针头。百会穴放血前在施术部位先行按压以使血液聚集，常规消毒，点刺放血，出血量约 1ml；大椎穴点刺 3～5 针，点刺后可加拔火罐以增加出血量，出血量 1ml。每次 1 穴，2 穴交替。

8）梅花针治疗：自颈至腰部督脉和足太阳膀胱经背部第 1 侧线，用梅花针自上而下叩刺，每日 1 次，刺激量以中等为度，10 次为 1 个疗程，叩至皮肤潮红。

（2）艾灸治疗

1）艾灸涌泉穴：患者晚上临睡前用温热水泡脚 10 分钟，擦干后上床仰卧盖好被褥，露出双脚，宁神静心。由患者家属将清艾条点燃，对准涌泉穴施行温和灸，以患者感觉温热舒适不烫为度，每穴各灸 15～20 分钟。每日灸治 1 次，7 日为 1 个疗程。

2）艾灸百会穴：取百会、神门、内关、三阴交。体质虚者配足三里；痰火盛者泻丰隆；也可根据辨证配相应的心、脾、肝、肾之俞穴。根据虚实进行补泻，灸百会穴取艾条 1 支，用温和灸法灸之（注意避免烫伤皮肤，以免精气外泄）。

（3）推拿治疗

1）基本治疗

a. 头面及颈项部操作：取印堂、神庭、睛明、攒竹、太阳、角孙、风池、肩井等。手法：一指禅推法、揉法、抹法、按法、拿法、扫散法等。

b. 腰背部操作：取督脉在背腰部的循行线肺俞、心俞、肝俞、脾俞、胃俞、肾俞、命门、腰阳关等。手法：㨰法、推法、按法、揉法等。

c. 腹部操作：取中脘、气海、关元。手法：按法、揉法等。

2）辨证加减

a. 肝火扰心者，加按揉太冲、行间、肝俞、胆俞、风池，并配以搓摩两胁。

b. 痰热内扰者，加按揉内关、丰隆、足三里、公孙、神门等穴；横擦左侧背部脾胃区，均以透热为度。

c. 心肾不交者：加推桥弓穴，先推一侧桥弓穴 20～30 次，再推另一侧桥弓穴 20～30 次；横擦肾俞、命门一线，以透热为度；再直擦两侧涌泉，以引火归原。

d. 心脾两虚者：加按揉心俞、脾俞、胃俞、足三里、三阴交等，每穴约 1 分钟；横擦左侧背部脾胃区，再直擦督脉，均以透热为度。

e. 心胆气虚者：加按揉太冲、行间、肝俞、胆俞、风池，并配以搓摩两胁。

3）特殊手法

a. 一指禅推法：用治疗巾裹住患者头部，左手扶住患者前额，整个过程以手操作。患者取坐位，医者站其侧后方，以一指禅推法推头部的三条经脉：督脉（神庭、百会、哑门）；足太阳膀胱经（眉冲、曲差、通天、天柱）；足少阳胆经（头临泣、承灵、脑空、风池；本神、头维、颔厌、曲鬓、上关、听宫、听会、率谷、浮白、完骨）。依次操作，一侧推完推另一侧。一侧操作 5～7 分钟，在交换时按揉四神聪 1～2 分钟。一指禅推法完成后以右手五指顺着拿头部五条经脉，而后三指拿风池、三指拿颈项、双手拿肩井，连续操作 3 遍。撤去治疗巾，双手拇指按揉太阳穴。开天门 24 次，分额阴阳、分印堂、分睛明各 1 遍。全套操作结束，用时 20～25 分钟。操作时切忌使用暴力，一指禅推法本属以柔克刚的手法，操作时以柔和为贵：虚证操作时以督脉、膀胱经为主；实证操作时以胆经和膀胱经为主。

b. 三部推拿法

头部：患者取仰卧位。医者双手用拿法施于头部两侧，10～20 遍；按揉印堂 1 分钟，再由印堂以双手拇指交替直推至神庭 5～10 遍，拇指由前庭沿头正中线（督脉）点按至百会穴，指振百会穴 2 分钟；双手拇指分推前额、眉弓至太阳 5～10 遍。指振太阳穴 2 分钟；按揉风池穴 1 分钟，拿颈项，由上向下，5～10 遍；侧击头部，掌振两颞、头顶，约 2 分钟。

腹部：患者取仰卧位。掌摩腹部 8 分钟左右，逆时针方向操作，顺时针方向移动；按揉法施于中脘、神阙、气海、关元穴各 1 分钟，指振各穴 1 分钟；双掌自肋下至耻骨联合，从中间向两边平推 3 次；掌振腹部 2 分钟。

背部：患者取俯卧位。由内下向外上，提拿肩井穴（双）2 分钟；直推背部督脉及两侧太阳经，每侧推 10～20 次，力度、速度均匀和缓；双手拇指分置于胸椎两侧的华佗夹脊穴，同时用力，由轻到重，由上到下，逐个点按，以局部酸胀为度。施术 3～6 遍；双掌大鱼际由上向下按揉背部太阳经，以微热为度；按揉心俞、脾俞、胃俞，每穴 1 分钟，由轻到重，配合患者的呼吸节律；双掌根交替轻叩背部两侧太阳经。上法 15 日为 1 个疗程，一般治疗 1～2 个疗程。

（4）单纯发疱治疗

1）将生姜 5g，百草霜 1g，大蒜 10g 捣碎混合，取冲阳（双侧）、太冲（右侧），贴敷上述药物 24 小时，一次发疱。

2）穴取太冲、太溪、神门、冲阳。对心肾不交型患者取双侧太冲，双侧太溪，右侧神门，左侧冲阳；心脾两虚型取双侧神门，双侧冲阳；肝火扰心型取双侧太冲，右侧冲阳；痰热扰心型取双侧冲阳，右侧太冲；心胆气虚型取双侧神门，双侧太冲，右侧冲阳。取斑蝥、生姜、大蒜按 1∶2∶5 的比例捣碎混合贴敷发疱，各型贴敷时间都为 24 小时，一次发疱。

（5）火罐治疗：穴取心俞、内关、神门、三阴交。心肾不交型加命门、肾俞、关元俞、太阳、印堂。心脾两虚型加脾俞、厥阴俞、足三里、中脘。肝阳上亢型加肝俞、胆俞、风池、大椎。火罐吸住皮肤至皮下微紫、出紫斑即可。治疗多在下午或睡前，10 次为 1 个疗程。

（6）耳穴贴压治疗

1）耳穴磁珠贴压：取神门、交感、皮质下、心、肾。用探棒按压所取穴位，找出最敏感点，应用中华耳贴 A 型，医用胶带 7mm×7mm（±1.0%），磁珠直径（1.9±0.2）mm；将磁珠贴敷于其点，即按压 1.5 分钟，刺激强度以患者感觉酸胀、麻木、灼热、能耐受为度。嘱患者每日睡前 30 分钟必须按压 1 次。隔日 1 次，左右耳交替，5 次为 1 个疗程。

2）穴取：神门、枕、额、心，辨证配合肝、脾、肾。患者取坐位或平卧位，耳郭用酒精棉球消毒后，将贴有王不留行的胶布贴压在所取穴位上，用拇指和示指对压耳穴，手法由轻到重按压，使之产生酸、麻、肿胀感，如耳郭出现发红、发热则效果更佳。每次按压3～5分钟，嘱患者每日按压4～5次，睡前加强按压，2～3日更换一次。两耳交替施治，5次为1个疗程。

3）穴取：神门、皮质下、内分泌、脑点、交感。肝郁化火型配肝、胆，痰热内扰型配心、脾、胃，阴虚火旺型配肾、膀胱，女子配精宫，心脾两虚型配心、脾、小肠。用耳穴探针找准穴位，用酒精棉球消毒后，取王不留行贴在0.5cm×0.5cm的胶布上，然后贴在耳穴敏感部位，让患者每日按揉2～3次，其中每次按揉不少于50下，临睡前按揉50下，以不破皮肤，耳部酸痛热麻木为宜，5日换1次，两耳交替，10日为1个疗程。

4）穴取：垂前、神衰敏感区、耳后失眠穴、心、肾、脾、皮质下、神门。常规消毒耳郭，用中药王不留行压穴。每次用单侧耳穴，3日后更换用对侧，5次为1个疗程，休息3～5日开始下一个疗程。

（7）刮痧治疗：头颈部取百会、四神聪、印堂、神庭、攒竹、太阳、角孙、风池、鱼腰；背部取神道、心俞；上肢部为神门；下肢部取三阴交。肝阳上亢，血压高者，加间使、行间、曲池，用泻法；脾胃不和者，加中脘、脾俞、胃俞，用补法。手法以补刮为主，先以补法刮拭，后用平补平泻法。先由轻到重，在同一经脉上刮至皮肤发红为度。5次为1个疗程，刮时应避风保暖，刮后最好让患者饮一杯温开水，且在30分钟以内忌洗冷水澡。有皮肤感染、外伤骨折处忌刮。为避免出现晕刮现象，醉酒、过饥、过饱、过渴、过度疲劳者禁刮。

（8）熏洗治疗

1）黄芪50g，远志20g，龙骨20g，牡蛎20g，川芎20g，合欢皮20g，石菖蒲20g，栀子20g，香豉10g。将上述药物共碾末，每晚睡前用40g药末加水5L倒入足浴盆中浸泡双足。

2）生龙牡30g，磁石20g，青黛10g，菊花、夜交藤、合欢花各15g。取上药水煎两次，去渣，加适量开水，每晚洗足15分钟后入睡。

（9）中频脉冲电治疗

1）中频脉冲法：选取双侧安眠穴、内关、足三里、三阴交，用酒精棉球局部消毒，采用中频脉冲治疗仪，固定电极，调整电流至所需刺激量，电流强度以患者能耐受为度，每次20分钟，每日1次，7日为1个疗程，间隔3日，进行第2个疗程。

2）耳穴脉冲法：选取双耳神门、枕等，配合心、肾、皮质下、神经衰弱点、脑干。用酒精棉球局部消毒，采用DIS-CIA型多功能治疗仪，固定电极，调整电流至所需刺激量，每次30分钟，每日1次，7日为1个疗程，间隔3日，进行第2个疗程治疗。

（10）中药硬膏治疗（失眠膏）

1）朱砂3～5g。将上药研细末，用干净白布一块，涂糨糊少许，用药末均匀黏附其上，然后外敷涌泉穴，用胶布固定。

2）吴茱萸9g，米醋适量。将吴茱萸研成细末，米醋调成糊，敷于两足涌泉穴，盖以纱布，用胶布固定。

3. 成药应用

（1）安神宝颗粒

功效：补肾益精，养心安神。

适应证：肾精不足，元神失养，精血亏虚引起的不寐。

用法：一日 3 次，一次 1～2 袋，饭后冲服。

出处：宋民宪等，《新编国家中成药》，人民卫生出版社。

（2）安神补心颗粒

功效：养心安神。

适应证：心血不足、虚火内扰，阴不入阳所致的失眠。

用法：一日 3 次，一次 1 袋，开水冲服。

出处：欧阳建军等，《临床实用方药手册》，湖南科学技术出版社。

（3）安尔眠糖浆

功效：安神。

适应证：神经衰弱和失眠。

用法：一日 3 次，一次 10～15ml，直接服用。

出处：欧阳建军等，《临床实用方药手册》，湖南科学技术出版社。

（4）安神补脑液

功效：生精补髓，益气养血，强脑安神。

适应证：神经衰弱，失眠，健忘，头痛。

用法：一日 2 次，一次 10ml，直接服用。

出处：徐红等，《临床常用药物》，山东科学技术出版社。

（5）安神健脑液

功效：益气养血，养阴生津，养心安神。

适应证：气血两亏、阴津不足所致的失眠。

用法：一日 3 次，一次 10ml。

出处：李锦开等，《现代中成药手册》，中国中医药出版社。

（6）安神养心丸

功效：补气养血，安神定志。

适应证：思虑过度、久病失养、年迈体弱、气血不足、心失所养所致的不寐。

用法：一日 2 次，一次 1 丸。

出处：李锦开等，《现代中成药手册》，中国中医药出版社。

（7）安神宁

功效：扶正固本，益气健脾，补肾安神。

适应证：心肾失交而神志不宁所致的不寐。

用法：一日 2 次，一次 15～20ml，直接服用。

出处：欧阳建军等，《临床实用方药手册》，湖南科学技术出版社。

（8）安神胶囊

功效：补血滋阴，养心安神。

适应证：阴血耗伤或气血化源不足、阴血亏虚、心失所养所致的不寐。

用法：一日 3 次，一次 4 粒。

出处：欧阳建军等，《临床实用方药手册》，湖南科学技术出版社。

（9）刺五加糖浆

功效：益气健脾，补肾安神。

适应证：脾肾阳虚，心神失养等造成的不寐。

用法：一日 2 次，一次 20ml，直接服用。

出处：欧阳建军等，《临床实用方药手册》，湖南科学技术出版社。

（10）复方五味子酊

功效：养阴，补血，安神。

适应证：过度疲劳，阴血不足导致的心悸、不寐。

用法：一日 2～3 次，一次 5ml。

出处：左言富等，《简明中成药辞典》，上海科学技术出版社。

（11）琥珀安神丸

功效：育阴养血，补心安神。

适应证：心肾阴亏、血不养神引起的不寐。

用法：一日 2 次，一次 1 丸。

出处：欧阳建军等，《临床实用方药手册》，湖南科学技术出版社。

（12）脑力静糖浆

功效：养心安神，和中缓急，补脾益气。

适应证：脾虚血亏，心神失养，神不守舍所致的失眠。

用法：一日 3 次，一次 10～20ml。

出处：左言富等，《简明中成药辞典》，上海科学技术出版社。

4. 药膳偏方

（1）取芦荟叶去刺，捣烂取汁，睡前服半杯。可长期服用，重症亦可能治愈。

出处：《中国民间疗法》，2003，11（7）：62。

（2）取木槿皮切细，焙干研末。口服，每日 3 次，每次 1 匙，饭后服。

出处：《中国民间疗法》，2003，11（7）：62。

（3）取仙人掌 40～50g，去刺，捣烂取汁，加白糖，清水送下。

出处：《中国民间疗法》，2003，11（7）：62。

（4）人参、茯苓、酸枣仁各 30g，加 360ml 水煎至 180ml。睡前服，连续服 2 个月。

出处：《中国民间疗法》，2003，11（7）：62。

（5）半夏秫米汤：半夏 10g，秫米 30g。用法：半夏、秫米洗净加水 80ml，沸后小火熬 20 分钟，睡前半小时服。

出处：李时珍，《本草纲目》，天津科学技术出版社。

（6）酸枣树枝（连皮）30g，丹参 12g。每日 1 剂，水煎，分 2 次于午休及晚上临睡前各服 1 次。2～3 周为 1 个疗程。

功效：宁心安神，活血养血。

适应证：血瘀所致的失眠、头痛等症。

（7）炒酸枣仁 10g，麦冬 6g，远志 3g。每日 1 剂，于晚上睡前顿服。2～3 周为 1 个疗程。

功效：养阴安神，清心除烦。

适应证：虚烦失眠等症。

（8）丹参 15g，五味子 6g，远志 3g。每日 1 剂，水煎，分 2 次于午休及晚上临睡前各服 1 次。2～3 周为 1 个疗程。

功效：宁心安神，养血滋阴。

适应证：心血亏虚所致的失眠。

（9）朱砂 0.6g，琥珀 0.9g。将上述两种药物研末，混匀即可。睡前吞服少许。7 日为 1 个疗程，休息 3 日后再服下一个疗程。

功效：重镇安神，镇心定惊。

适应证：心神不安所致的失眠。

（10）夜交藤、生地黄各 10g，麦冬 6g。每日 1 剂，水煎，分 2 次于午休及晚上临睡前各服 1 次。2～3 周为 1 个疗程。

功效：滋阴安神，清心除烦。

适应证：阴虚火旺所致的失眠。

（11）鲜丹参 16g，鲜酸枣根 30g。每日 1 剂，水煎，分 2 次于午休及晚上临睡前各服 1 次。3～4 周为 1 个疗程。

适应证：失眠、健忘、夜多怪梦。

（12）龙眼肉、酸枣仁（炒）、黄芪（炙）、白术（焙）、茯神各 50g，木香 25g，炙甘草 8g。各药配齐后，切细，每服 15g，加姜 3 片、枣 1 枚，水 2 盅煎成 1 盅。睡前服用，每日 1 次。

适应证：虚烦失眠，思虑过度，劳伤心脾，健忘怔忡，自汗惊悸。

出处：李时珍，《本草纲目》，天津科学技术出版社。

（13）丹参、远志、石菖蒲、硫黄各 20g。上药共研细末，加白酒适量，调成膏状。贴于脐中，再以棉花垫于脐上，用胶布固定。每晚换药 1 次，至症状消失。

适应证：健忘失眠。

（14）酸枣仁 9g，麦冬、远志各 3g。每日 1 剂，水煎，日服 1 次。睡前服用。2 周为 1 个疗程。

（15）桑椹、生地黄各 15g。每日 1 剂，水煎，于午休及晚上临睡前各服 1 次。3～4 周为 1 个疗程。

（16）神曲 10g，莱菔子 10g，山楂 10g，谷芽 15g，厚朴 10g。每日 1 剂，日服 2 次。午饭及晚饭后服用。饭后服用的时间一般为进食后半小时左右。2 周为 1 个疗程。患者表现为胃气不和的症状，如睡卧不安、胃脘不适、嗳气、腹胀肠鸣、大便不爽或便秘，应该慎食肥甘厚味，以免助邪。暴饮暴食者应节制饮食。

（17）复方菖蒲膏：石菖蒲、合欢皮、首乌藤各 50g。水煎后滤渣取汁，浓缩成膏状，储瓶备用。每次服适量（约 1 汤勺），每日服 3 次，分别于三餐后半小时服用。2～3 周为 1

个疗程。

功效：滋阴清热，活血安神。

适应证：失眠（多因肝阴不足所致）。

出处：翁维良等，《郭士魁》，中国中医药出版社。

（18）复方茯苓膏：酸枣仁、知母、远志、甘草、川芎、茯苓各50g。水煎后滤渣取汁，浓缩成膏状，储瓶备用。每次服适量（约1汤勺），每日服3次，分别于三餐后半小时服用。2～3周为1个疗程。进服膏滋药时，须避免服食刺激性及克伐食品，如浓茶、咖啡、萝卜等。感冒发热、饮食内伤时，亦应暂停服用。

出处：杜惠芳，《著名中医临床家惯用方精选-1》，辽宁科学技术出版社。

（19）灵芝丸：将灵芝干品1500g研制成细末，炼蜜为丸，每丸5g。每日早、晚各1次，每次用黄酒温服1丸。3周为1个疗程。

（20）桑椹糖浆：取桑椹干品50g，经水提浸膏配成糖水剂250ml。每晚睡前服。5日为1个疗程。

（21）琥砂散：琥珀末10g，朱砂1.5g。两药充分和匀，分成10包。每晚睡前，用饭团蘸药粉吞服1包。10日为1个疗程。

（22）桂枝甘草汤：桂枝、甘草末各等份研末混匀，每次5～10g。睡前30分钟用白开水送服。2～3周为1个疗程。

适应证：失眠，对有腹部悸动自觉症状的病例更有效。

（23）蝉蜕饮：蝉蜕3g。水煎，睡前饮用适量。连用3日为1个疗程。此法不仅治成人失眠，有养心安神之功效，还能疗小儿夜啼。

（24）二夏汤：半夏、夏枯草各30～60g。水煎，于晚上睡前1小时内服完。2周为1个疗程。

（25）法半夏、夏枯草各10g，生地黄、白芍、女贞子、墨旱莲、丹参、合欢皮各15g，生牡蛎、夜交藤各30g。睡前1小时服头煎，夜间醒后服二煎；夜间不醒者次日早晨服二煎。同时睡前用温水洗脚后，自行按摩双侧涌泉穴各15分钟。2周为1个疗程。

适应证：针对各种失眠均有效果。

（26）安寐散：朱砂3～5g。于睡前用橡皮膏贴于涌泉穴。1～2周为1个疗程。

适应证：顽固性失眠，多梦不宁。

（27）炒酸枣仁30g，乌梅10g，半夏10g，夏枯草15g。每日1剂，日服2次。午饭后及晚上睡前服用。饭后服用的时间一般为进食后半小时左右。1周为1个疗程。

（28）取鲜花生茎尖30g，用沸水150ml冲泡。每晚睡前1小时内服完150ml。一般2～3日即可见效。

（29）枣仁双藤方：炒酸枣仁粉1.5～3g，夜交藤、鸡血藤各15～30g。夜晚睡前服水煎剂，送服炒酸枣仁粉。1周为1个疗程。

（30）加味半夏汤：法半夏12g，高粱米30g，夏枯草10g，百合30g，酸枣仁10g，紫苏叶10g。每日1剂，日服2次。午饭后及晚上睡前服用。饭后服用的时间一般为进食后半小时左右。1周为1个疗程。

（四）新疗法选粹

生物反馈治疗是通过现代电子仪器，把患者体内的电生理变化描记下来，并同时转换为声、光或屏幕图像等直观的反馈信号。患者根据不断显现的反馈信号学习调节自己体内的生理功能，使生理功能恢复到或保持在一个适合的水平，从而达到防治疾病的目的。一般有肌电、皮温、皮电、脑电、脉搏、血压反馈疗法。生物反馈法每个疗程为 10～15 次，每次 30 分钟。最初每周 2～3 次，以后逐渐延长至每周 1 次或半个月 1 次。

（五）名医诊疗特色

1. 李中宇诊疗特色　李中宇，第五批全国老中医药专家学术经验继承工作指导老师。对于失眠的治疗强调辨病分清虚实，治病应标本兼治，主张辨病与辨证相结合。《素问·金匮真言论》云："平旦至日中，天之阳，阳中之阳也；日中至黄昏，天之阳，阳中之阴也；合夜至鸡鸣，天之阴，阴中之阴也；鸡鸣至平旦，天之阴，阴中之阳也。故人亦应之。"强调人应天时，生理功能随天之阴阳而变化，有旺、盛、弱、衰的变化规律，即"天人相应"。这种规律具体影响到人体气血运行及睡眠，如《灵枢·卫气行》云："卫气之行，一日一夜五十周于身，昼日行于阳二十五周，夜行于阴二十五周，周于五脏。"而人体的睡眠，与卫气一日之阴阳循行有关，《灵枢·口问》云："帝曰：人之欠者，何气使然？岐伯曰：卫气昼日行于阳，夜半则行于阴，阴者主夜，夜者卧。阳者主上，阴者主下，故阴气积于下，阳气未尽，阳引而上，阴引而下，阴阳相引，故数欠二阳气尽，阴气盛，则目瞑，阴气尽而阳气盛，则寤矣。"以上都说明在阴阳变化影响下，人体正常寤寐与卫气的出入盛衰密切相关。脾胃与心经络相通，《黄帝内经太素》杨上善注曰："足太阴脉注心中，从心中循手少阴脉行也。"血液充盈，则心有所主，而只有当脾胃运化功能正常，其化生血液的功能方能旺盛。李东垣云"心主荣，夫饮食入胃，阳气上行，津液与气入于心""若胃气正常，饮食入胃，其荣气上行，以舒心肺"。即脾胃虚弱，化源不足，子病及母，心失所养，则见心悸、失眠多梦、眩晕健忘、面色萎黄、食欲不振、腹胀便溏、神疲乏力、舌质淡嫩、脉细弱。脾主升，升则健，胃主降，降则和，若升降失常，清阳不升，津液不化，浊气随经脉上逆冲心，聚而生痰，湿痰阻络，则见失眠头重，痰多胸闷，恶食嗳气，吞酸恶心，心烦口苦，目眩，苔腻而黄，脉滑数。而胆胃不和，痰涎内生，郁而热化，痰热复扰于胃，可使阳明气逆而不寐。以上与李中宇教授认为失眠以"胃不和则卧不安"为病机基础，从脾胃论治失眠是一致的，以调理脾胃为治疗的总原则。

李中宇认为现代人工作压力增加、夜生活丰富，并且随着生活水平的提高，人们摄入过多的肥甘厚味，烟酒过度，加之现代人崇尚"补益"，各种保健品和温补性质药物滥用，导致脾胃运化受损和邪热内生，脾胃运化失司，水液精微输布失常，聚而成痰，痰阻经络，经气不通，气机阻滞，郁久化热，痰热交结，阻于心窍则心神不宁，"寐本乎阴，神其主也，神安则寐，神不安则不寐"，或痰热阻滞气机，气机升降失调，枢机不利，阳不入阴而致失眠。在长期不寐中人体气血代谢失常，一方面形成痰热瘀互结的局面，另一方面"瘀血不去，新血不生"，瘀热灼伤津液，不寐耗伤心血阴精，从而形成虚实兼有的错杂病情。"痰为百病之母，所虚之处，即受邪之处"，故痰之为患可无处不在。根据"治痰必降其火，治火必顺其气"的经验，提出以"调理脾胃""清热、化痰、活血、祛瘀"为基本治疗法则。以"黄连温胆汤"为主方治疗长期失眠。黄连温胆汤由温胆汤加黄连组成。温胆汤最早出自南北朝时期医家姚僧垣所写的《集验方》，温胆汤最早载于孙思邈所著的《备急千金要方》，其曰："治大病后虚烦不得眠。此胆寒故也，宜服温胆汤方。半夏、竹茹、枳实各二两，橘皮三两，生姜四两，甘草一两。"黄连温胆汤首见于《六因条辨》，其曰："伤暑汗出，身不大热，而舌黄腻，烦闷欲呕，此邪踞肺胃，留恋不解。宜用黄连温胆汤……用温胆汤辛以通阳，加黄连苦以降逆。"黄连温胆汤是在《三因极一病证方论》所载温胆汤基础上加黄连而成。主要功效为清化痰热、和胃利胆。方中以半夏为君，燥湿化痰，和胃降逆，使痰随气降。臣以黄连、竹茹，竹茹味甘，性微寒，清化痰热；黄连苦寒，清热燥湿；竹茹、黄连与半夏相伍，使半夏化痰而不助热，竹茹更助化痰燥湿之效；佐以陈皮燥湿化痰，理气健脾，以助半夏化痰之功；枳实味辛、苦，性微寒，化瘀消积，助竹茹、黄连清化痰热；茯苓等健脾利水以杜绝生痰之源；益智仁辛、温，归脾、肾经，温补脾肾、益智；石菖蒲辛、苦，温，芳香开窍，宁心安神，豁痰；川芎，活血化瘀。诸药相配重在恢复胆胃正常生理功能，从而使"胃气和，夜寐安"。

2. 毕朝忠诊疗特色 毕朝忠，主任中医师，重庆市名中医，重庆市首批老中医药专家学术经验继承工作指导老师，第五批全国老中医药专家学术经验继承工作指导老师。

在失眠的病因病机方面，毕朝忠认为人的正常睡眠是大脑皮质功能和自主神经功能的正常表现。在中医学中称为"神"。古代医家虽知与脑有关，称"脑为元神之府"，但多数认为是心、肝、脾、肾等脏腑阴阳气血自然而有规律转化的结果。失眠的基本病理变化属阴阳失交，阳不交阴则不寐。一为营血不足，阴虚不受阳纳，责之于阴亏；一为邪气扰乱，阳盛不得入于阴，责之于阳盛。故属阳盛阴衰。正如《类证治裁·不寐》云"阳气自动而之静则寐，阴气自静而之动则寤，不寐者病在阳不交阴也"。

在治法方面，毕朝忠通过对失眠病因的总结，概括其基本病机为脏腑功能紊乱、邪气阻滞、气血阴阳平衡失调、神志不宁。而中医理论的"治病必求于本"，通过辨证论治，以调护心肝为本，兼治阴虚、血瘀、食积等标，标本兼治治疗失眠。

基于对失眠病因病机的认识，毕朝忠将失眠分为以下四个证型论治。

心脾两虚证：症见梦多易醒，心悸健忘，头晕目眩，肢倦神疲，纳食无味，面色少华，舌质淡，苔薄白，脉细弱。因心血及脾气亏虚，不能养心，心神失宁，故梦多易醒，心悸健忘；气虚血少，不能上荣于脑府，故头晕目眩，面色少华；脾气亏虚，健运失司，则肢倦神疲，纳食无味，舌质淡，苔薄白，脉细弱。治疗上给予补益心脾、益气生血之法。选方归脾汤加减。方中以人参、黄芪、白术、甘草、生姜、大枣甘温补脾益气，当归甘辛养肝而生心血，茯神、酸枣仁、龙眼肉甘平养心安神，远志交通心肾而定志宁心，木香理气醒脾，以防益气补血药滋腻滞气，有碍脾胃运化功能。血虚面色少华者，加熟地黄、丹参养血安神；心神不宁，夜寐易惊者，加青龙齿、珍珠母镇惊安神；心胆虚怯，梦多易惊者，合安神定志丸宁心安神。

瘀血内阻证：症见不易入睡，睡后易惊醒，头晕多梦，阵发性头痛，痛如针刺，痛处固定，舌质淡紫，苔白厚，脉涩。因气滞不能推动血行，导致瘀血内阻，瘀血阻于头部，则出现阵发性头痛，痛如针刺；阻于脑府则扰乱神明，故出现不易入睡，睡后易惊醒。治疗上给予活血祛瘀、安神定志之法。选方毕朝忠自制的首乌散加减。方中何首乌甘温补益精血、养心安神；丹参苦微寒，活血祛瘀、养血安神，与何首乌共为君药；枸杞子甘平，滋补肝肾，白芍苦酸养血敛阴共为臣药；远志定志宁心；酸枣仁、五味子养心安神。肝气不舒者加用合欢皮、郁金、香附疏肝解郁、活血化瘀安神；血虚面色少华者加用当归、川芎、党参补益气血、养血安神。

脾胃虚弱证：症见神疲少气，不易入睡，睡后易惊醒，心悸，纳食差，食后腹胀懒言，动则汗出，大便溏泄，舌质淡，苔白，脉细弱。中气不足，运化无权则神疲乏力，食后脾胃运化腐熟水谷的功能减弱，则出现食后腹胀；脾胃功能失调，气血生化无源，气血亏虚不能养心则出现心不安神，夜间不易入睡，睡后易惊醒。治疗上给予补益脾胃、养心安神之法。选方香砂六君子汤或补中益气汤加减。方中以人参为君，甘温大补元气，健脾养胃；以白术为臣，苦温健脾燥湿，佐以茯苓甘淡渗湿健脾；木香、砂仁理气健脾和胃。在此方基础上加用夜交藤、酸枣仁、五味子、炙远志养心安神定志。共起补益脾胃、养心安神之功。

肝郁化火证：症见烦热不寐，性情急躁易怒，面红目赤，口苦口干，小便黄赤，大便秘结，舌质红，苔黄，脉弦数。肝失条达，气郁化火，上扰心神则烦热不寐；肝火内盛致性情急躁易怒；肝火充斥上下，则面红目赤，口苦口干，尿黄便结，舌质红，苔黄，脉弦数，均为肝热症状。治疗上给予疏肝泄热，宁心安神。选方龙胆泻肝汤加减。方中龙胆草、山栀、黄芩清肝泄热；香附、郁金解郁疏肝；当归、生地黄养血和肝；茯神、牡蛎镇心安神。尿黄赤者可加用木通、车前子清热利湿；大便秘结者加用大黄通腑泄热；肝气不舒、胸闷胁胀、善太息者加柴胡、合欢花理气解郁。

3. 田芬兰诊疗特色　田芬兰，天津中医药大学第二附属医院心病首席专家。享受国务院政府特殊津贴。第三、五批全国老中医药专家学术经验继承工作指导老师。现将田芬兰治疗失眠的经验介绍如下。

《素问·灵兰秘典论》曰："心者，君主之官，神明出焉。"心主血脉，心藏神。故失眠当责之于心，然究其根本原因，乃为心血不足，心神失养所致；而我们进一步探究则发现脾脏亏虚，运化失司，气血生化之源不足，不能上奉于心，导致心失所养。正如张景岳在《类经》中所云："心为五脏六腑之大主，而总统魂魄，兼赅志意，思动于心则脾应。"同时心脾在五行中乃母子关系，故又属于"母病及子"范畴，所以治疗当从脾论治。正如《素问·玉机真脏论》曰："五脏者，皆享气于胃，脾者，五脏之本，脾脉者，土也，孤脏以灌溉四傍也。"又如《脾胃论》中所说："若心生凝滞，七神离形，而脉中唯有火矣。善治斯疾者，惟在调和脾胃，使心无凝滞……则慧然如无病矣，盖胃中元气得舒伸故也。"历代医家治病大多以脾胃为先，如张仲景在《金匮要略》中治疗虚劳尤其注重扶养人体正气，重视调补脾气，其用药多使用健脾益气之剂，效果颇佳。所以这就为从脾论治失眠提供了理论依据，而且在临床中我们使用健脾养血之品治疗失眠时，疗效很好。当然我们在使用药物的过程中可以适当配合心理疏导、行为训练等综合疗法，以助获得最佳疗效。还应告诫患者注意精神的调养，消除思想顾虑，避免情绪过分激动，一定要注意饮食起居有规律。如此才能取得良好的效果，从而达到恢复失眠患者"昼精而夜瞑"的正常生理状态。

田芬兰认为本病的病位在心，《灵枢·本神》云："所以任物者谓之心。"由于心藏神，中医学认为心有主管人的精神思维的功能，所以历代医家往往将失眠看作是心神失调的一种表现，其病机是虚实夹杂，以虚证为多见，同时田芬兰又认为在虚证中以心脾两虚更为常见，她认为心主神明，心神安则寐安，心神不安则寐不安。而心气心血则由水谷精微所化生，上奉于心，则心神得养；其自拟"养心汤"治疗失眠疗效颇佳，方药组成：黄芪、太子参、白术、当归、茯苓、炙甘草、远志、酸枣仁、香附、浮小麦、莲须、何首乌、杜仲、女贞子、旱莲草。方中黄芪、太子参、白术、茯苓健脾益气；当归养血和血，滋养营阴；酸枣仁、远志宁心安神；香附理气醒脾，与补气养血药配伍，使补而不滞，浮小麦、莲须清心除烦，何首乌、杜仲、女贞子、旱莲草补益阴精以敛阳。本方的配伍特点：一是心脾同治，重点治脾，使脾旺则气血生化有源。二是气血并补，但重在补气，意在补气以生血。方中黄芪配当归，寓有"当归补血汤"之意，使气旺则血自生，血足则心有所养。三是补益阴精，意在阴阳互根，补阴以敛阳。全方共奏健脾益气、养血安神之功效。

五、预后转归

人的一生大约有 1/3 的时间在睡眠中度过，如果这 1/3 的时间休息不好，势必会影响另 2/3 时间的生活质量，因而睡眠是人类赖以生存的重要生理过程。睡眠对人体具有保护性功能，使大脑得到充分休息，消除疲劳，调整和维护身心功能与健康，储备必要的能量，如果经久不眠，必然会导致生命衰竭。用犬所作的实验表明，每天只给水喝而不给食物，它能活 25 天，而持续地强迫它昼夜不眠，10 天左右就会衰竭死亡。人类进行的睡眠剥夺（强制性不眠）试验证明，如果剥夺睡眠 60 小时以上，就会出现疲乏，全身无力，头痛胀闷，耳鸣复视，注意力不集中，记忆力下降，情绪不稳定，定向障碍等。持续不眠 100 小时以上，就会出现明显的心理行为障碍，如严重疲乏无力，情绪高度不稳定，易激怒，烦躁焦虑，精神错乱，出现幻觉、妄想、人格解体和现实解体，感到自我和周围都失去了原有面目。有少数睡眠剥夺者则表现为类似精神分裂症，行为不可理解，可有突然的冲动和攻击行为。这说明睡眠是维持生命的最基本条件之一。

精神疾病与睡眠障碍往往密切相关。有人统计，在精神科门诊患者中，有失眠症状的占 80% 左右。常见的精神分裂症、情感性精神病、神经症及其他各种精神疾病，都伴有失眠症状。例如，抑郁症患者都表现为早醒性失眠，睡眠较浅且不稳定，易于惊醒，常有疲劳感；而躁狂症患者与之相反，睡眠时间明显减少，但却精力充沛，毫无倦意；精神分裂症患者往往入睡困难，容易惊醒、早醒，睡眠时间倒错，白天睡觉，晚上异常兴奋。上述这些患者一般经过有效的治疗，随着精神症状的消失，睡眠时间就会逐渐增多。美国科学家发现，经常轮班、换班和值夜班的工作人员，普遍睡眠不足。由于长年累月睡眠不足，可导致判断力减弱，容易发生事故。

失眠除了诱发精神错乱之外，还与感冒、抑郁症、糖尿病、肥胖、脑卒中、心脏病和癌症的发生有关。研究发现，人体长期睡眠不足或处于紧张状态，会使神经-内分泌的应激调控系统被激活并逐渐衰竭而发生调节紊乱。病理解剖发现，长期睡眠不良者的血管硬化明显，口径变窄，严重影响供血而使一些器官的功能发生障碍，机体的各类代谢产物不能及时排出体外，白细胞数量减少，免疫功能明显降低，从而对健康产生严重不良影响。

六、预 防 调 护

（一）预防

失眠的原因很多，多半是不注意劳逸结合，不参加文体活动，脑力劳动过度，精神过于紧张、苦恼，如家庭不和、同事间的纷扰、个人的不幸遭遇等，尤其是精神上的苦恼，如果不能正确对待，经常徘徊脑际，影响睡眠，日子长了就会失眠。另外，生活不规律，环境干扰，身体有病痛，也是造成失眠的原因。从身体素质方面看，不少患者体质较差，比较瘦弱，常对自己身体的一些疼痛较为重视和关心，也可造成失眠。中、老年人最常见的失眠原因是慢性支气管炎，这种病早晚咳嗽咯痰比较严重，会干扰睡眠。高血压也多见于中、老年人，也是造成他们失眠的原因之一。

1. 失眠的常用预防方法

（1）运动法：常用的运动法如太极拳、广播体操、耐力性锻炼等。体育锻炼一方面有助于缓解脑力劳动引起的脑疲劳；另一方面体育锻炼可加强大脑兴奋与抑制的稳定性，为协调其兴奋与抑制的平衡提供了物质基础。

（2）饮热牛奶法：睡前饮一杯热牛奶，因为牛奶中所含有的色氨酸能促使人脑分泌催眠的血清素，同时牛奶中含有的微量吗啡类物质，有镇静安神的作用。所以临睡时饮热牛奶，可使人入睡快、睡后安适。

（3）掩耳弹首法：临睡前仰卧闭目，左掌掩左耳，右掌掩右耳，十个手指同时弹击抬起后脑勺，使发出咚咚的响声。弹击的次数以感到微累为止。停止弹击后，头睡枕上，两手自然安放于身体两侧，便会很快入睡。

（4）睡心法：古人云"先睡心，后睡眠"。指的是睡前不能用脑过度，保持心情安静。上床后脑子里排除杂念。不久，大脑就会受到抑制而安然入睡。

（5）闭目而视法：上床后，合上双眼，仅把眼稍张开一条缝，虽然看不清物体，但是使神经仍进行工作，造成其他部位神经相对地受到抑制，而使人逐渐入睡。

（6）服药法：服用一些安眠药可治失眠，但应遵医嘱，不可滥用。

2. 注意事项

（1）白天要注意劳逸结合：这里的劳逸结合有两层意思。一是体力活动与脑力活动相结合；二是张弛结合，不要整日紧张，亦不要整日悠闲。若如此，身心活动平衡，就不会有失眠现象。

（2）养成睡前停止思考的习惯：睡前听曲调委婉、节奏舒缓的音乐，或者倾听大自然的声音，如雨声、虫鸣等。倾听大自然的声音开始时睡眠会有一些困难，只要坚持下去就会见效。有两个简单的方法：放慢呼吸，想象一下你吸进的气是如何从体内呼出的，这一练习可在白天做，时间长了晚上做就可以帮助睡眠了。当想起不愉快的事情时，你要努力尽快想些轻松、愉快的事情冲淡这些不快。也可以数"一只羊、两只羊……"直到心情完全平静下来。

（3）睡前不喝咖啡、不吸烟：咖啡、可乐和巧克力都含有使人兴奋的咖啡因，睡觉之前不要吃这些东西。此外，一定要改掉睡觉之前吸烟的习惯。

（4）睡前不饮酒：有些人为了放松自己喜欢睡觉之前喝点酒，以为这样可以帮助睡眠，其实这是错误的。因为酒精可抑制中枢神经，从而破坏睡眠，过几小时后，由于酒精的刺激，醒来还会感到头痛。

（5）生活要有规律：如果当晚没有睡好，第二天应一如既往地按时起床，按时上班，不要打盹，晚上按时就寝，不要提前。有机体存在潜藏的生命力，一两个晚上失眠后，接着就会有一个醋甜的睡眠给予补偿。因此，生活要有规律，必须严格遵守，不能随意打破。

（6）学会放松自己：取一把椅子坐下，臀部坐在椅面的前 1/3 处，身体端正，目视前方，双手放在膝盖上，眼睛微合，先深呼吸 3～7 次（一呼一吸为一次），然后自然呼吸。从头部开始放松，接着是颈部、肩部、肘部、腕部、双手；另一条路线是胸部、背部放松，腹部、臀部、双腿、膝部、小腿、踝部、脚部依次放松。连续放松三遍，然后静坐几分钟即可结束。每天早晚各一遍。怎样体会放松呢?先握紧双拳，随后逐渐放开，从而体验那种放松后的愉快感觉。

（7）睡前散步：长期失眠的人也可以在晚间散散步，地点最好选择在住所附近，距离不要太长。散步可以放松肌肉，使身体发热。通常当体温降下来时，人就会感到困乏想睡觉。

（二）调护

1. 饮食调护　　失眠患者的饮食原则是宜清淡，少食肥甘厚味，忌刺激食物，如浓茶、咖啡等，晚餐不宜过饱，按具体证型辅以辨证施食。根据不同原因所致的失眠，现将几点辨证施食经验介绍如下。

（1）心脾两虚：食疗当补益心脾、养血安神，宜食有助于补益心脾的食物，如小麦、莲子、大枣、龙眼肉等。如心脾双补汤：龙眼肉、莲子、大枣各 15g，煎汤，饮汤食龙眼肉、莲子、大枣。方中龙眼肉补养心脾，养血安神，大枣补血益气，莲子养心安神；共奏补养心脾，养血安神之功。另有百合枣仁粥、百合汤等。

（2）热扰心神：食疗当滋阴降火，宜食有助于养阴降火、清肝理气的食物，如百合、鸡蛋、芹菜、绿豆、李子、淡菜等，忌食辛燥动火食物，如辣椒、姜、胡椒、醪糟等。如百合鸡子黄汤：鲜鸡蛋 3 只，百合 60g，蜂蜜适量。百合用清水浸 2～3 小时后，洗净，加清水适量，旺火煮沸后小火煲 2 小时，放入生鸡蛋黄搅匀，再加入蜂蜜即可，每日 2 次，早晚作点心服食。另有百合粳米汤、甘麦大枣汤等食疗方。

（3）胃气不和：食疗当消食化痰、和胃安神，如半夏秫米粥：半夏 6g，煎汤取汁去渣，加秫米 100g 煮粥，待粥五成熟时加入切碎的萝卜 150g，再熬至粥熟。分 2 餐食用。方中半夏燥湿化痰，若为热痰可改用竹茹；萝卜专能下气消食、祛痰和中；秫米能健脾渗湿和胃。共奏消食化痰，和胃安神之功。

2. 其他调护　　对长期失眠的患者除将食疗作为基本调护方法外，还应注意睡眠环境、调畅情志等。失眠的主要原因是情志因素，因此调畅情志是关键，应注意精神调摄，喜怒有节，保持心情愉快。另外，每日应有适当活动，增强体质，可练气功、打太极拳等；平日注意生活规律，按时作息；晚间散步及每晚睡前用热水泡脚；或用手指按压或按摩百会、劳宫、涌泉等穴及缓慢地深呼吸可使身心放松，从而诱导入睡。

七、专 方 选 要

（一）促眠汤

药物组成：酸枣仁、茯神、怀牛膝、红枣各 15g，炙远志 9g，首乌藤 30g，百合 20g，刺五加 12g，炙甘草 6g。心脾两虚者加党参 15g 或太子参、龙眼肉各 15g，薏苡仁 30g；心悸不安者加琥珀粉 3g；心血不足者加熟地黄 20g，阿胶 15g；肝肾亏损者加何首乌、山茱萸各 15g；阴虚火旺者加黄连 6g，知母 10g。

用法：水煎，每日 1 剂，早晚分服。禁饮白酒、茶、咖啡，按时起居。

功效：补益肝肾，活血祛瘀，交通心肾。

出处：《实用中医药杂志》，2002，18（5）：21。

（二）安神定志丸

药物组成：茯苓、茯神、人参、远志各 30g，石菖蒲、龙齿各 15g。

用法：上药为末，炼蜜为丸，如梧桐子大，辰砂为衣。每次 6g，每日 2 次，开水送服。

功效：补气养血，安神定志。

出处：程国彭，《医学心悟》，人民卫生出版社。

（三）安寐丹

药物组成：人参 9g，丹参 6g，麦冬 9g，甘草 3g，茯神 9g，生酸枣仁 15g，炒酸枣仁 15g，石菖蒲 3g，当归 9g，五味子 3g。伴神经症状者另加白术 15g，黄芪 20g，陈皮 12g；伴更年期综合征症状者加龙骨 20g，牡蛎 20g，生地黄 15g，白芍 15g。

用法：水煎，每日 1 剂，早晚分服。

功效：充养气血，协调阴阳。

出处：周慎，《全科医生常用方剂手册》，湖南科学技术出版社。

（四）安神汤 1

药物组成：夏枯草、延胡索、半夏、丹参各 10g，黄连 3g，酸枣仁 12g，百合、秫米（包煎）各 15g。肝郁化火者加黄芩、栀子等；痰热内扰者加竹茹、全瓜蒌、栀子等；肾阴不足、心火内炽者加山茱萸、熟地黄、阿胶、鸡子黄等，也可少佐肉桂；心脾两虚者加党参、白术、黄芪等；心胆气虚者加龙齿（龙骨）、珍珠母等；感受外邪，偏风热者加连翘、栀子等，偏风寒者加苏叶、淡豆豉等，无明显寒热症状者用山栀、豆豉等；更年期妇女，加仙茅、淫羊藿、知母等。

用法：水煎服，每日 1 剂，晚上睡觉前服第一煎，第二天午睡前服第二煎。

功效：安神定志。

出处：《浙江中医杂志》，2006，41（2）：108。

（五）安神汤 2

药物组成：生地黄 10g，酸枣仁 15g，白蒺藜 20g，首乌藤 20g，白芍 15g，龙骨 20g，丹参 15g，茯苓 30g，黄连 10g，肉桂 2g。阴虚者加石斛 20g，麦冬 15g；阳虚者加淫羊藿 10g，仙茅 10g；烦躁焦虑者加焦栀子 10g，龙胆草 5g；心悸怔忡者加磁石 20g；肝郁气滞者加香附 10g；湿热者加茵陈 10g，栀子 10g。

用法：水煎，每日 1 剂，早晚分服，7 日为 1 个疗程。

功效：补益肝肾，疏肝通络，安神。

出处：《四川中医》，2005，23（9）：68。

（六）安神定志汤

药物组成：太子参 15g，酸枣仁 30g，五味子 15g，当归 10g，川芎 6g，生地黄 15g，神曲 10g，茯苓 15g，生龙齿 15～30g，珍珠母 15～30g。心火炽盛者，加栀子、牡丹皮、朱砂；心脾两虚者，合归脾汤加减；心肾不交者，合交泰丸加减；肝郁化火者，合龙胆泻肝汤加减；痰热内扰者，去五味子加石菖蒲、半夏、竹茹；长期失眠，血液黏稠度高者加水蛭、何首乌等。

用法：水煎，每日 1 剂，早晚分服。

功效：安神定志。

出处：《河南中医》，2005，25（9）：48。

（七）安神温胆汤

药物组成：半夏 10g，陈皮 10g，茯苓 15g，竹茹 15g，枳实 10g，炒酸枣仁 20g，香附 15g，郁金 10g，柴胡 10g，茯神 15g，远志 10g，石菖蒲 10g，甘草 10g。若肠腑热结，大便干燥，加酒大黄。

用法：水煎，每日 1 剂，早晚分服。

功效：镇静安神，化痰清热。

出处：《邯郸医学高等专科学校学报》，2005，18（4）：330。

（八）安神镇肝汤

药物组成：酸枣仁（炒）、柏子仁（炒）、丹参、珍珠母各 30g，茯苓 25g，远志 12g，磁石（先煎）40g，甘草 5g，香附 15g。烦躁不安者加焦栀子、淡豆豉；阴虚火旺者加生地黄、玄参；胃气不和者加法半夏、薏苡仁。

用法：每日 1 剂，水煎，每日服 4 次，5 日为 1 个疗程。

功效：宁心安神，镇惊益肾。

出处：《实用中医药杂志》，2006，22（1）：6。

（九）百合安神汤

药物组成：百合 20g，酸枣仁 12g，首乌藤 12g，合欢皮 10g，生龙骨 15g，生牡蛎 15g，五味子 6g，丹参 12g，茯神 10g。兼气虚者，加太子参 15g，炙黄芪 15g；兼血虚者，加熟地黄 12g，当归 12g，何首乌 10g；兼肝郁气滞者，加郁金 10g，柴胡 12g，枳壳 10g；兼血瘀者，加川芎 12g，红花 12g；兼痰热者，加竹茹 12g，栀子 12g，陈皮 12g。

用法：水煎，每日 1 剂，早晚分服，20 日为 1 个疗程。

功效：滋阴养血，宁心安神。

出处：《江西中医药》，2005，36（272）：25。

（十）百合清心调志汤

药物组成：百合 10g，生地黄、熟地黄各 12g，太子参 10g，知母 5g，石斛 10g，川桂枝 5g，白芍 10g，酸枣仁 12g，陈皮 6g，白术 12g。汗出多者，加煅牡蛎、煅龙骨、浮小麦；口干口苦者，加淡竹茹、川黄连；情志抑郁喜叹息者，加广郁金、佛手；目眩者，加桑叶、菊花、钩藤。

用法：水煎，每日 1 剂，早晚分服，4 周为 1 个疗程，连服 3 个疗程。

功效：滋补肾阴，养血宁心安神。

出处：《江苏中医药》，2004，25（7）：31。

（十一）交藤龙牡二仁汤加味

药物组成：首乌藤（夜交藤）30g，生龙骨（先煎）30g，生牡蛎（先煎）30g，酸枣仁 15g，柏子仁 10g，鹿角片 10g，丹参 20g，赤芍 15g，郁金 10g，石菖蒲 12g，当归 12g，熟地黄 10g，白芍 15g，枸杞子 15g，玄参 10g，麦冬 10g，合欢皮 10g，桂枝 6g，甘草 6g。阳虚不寐者，可酌加炮附子 10g，干姜 8g；面色无华者加黄芪 15g，党参 15g；夜梦多、时醒时寐者加肉桂 6g，川黄连 6g；心神不宁、夜梦易惊者加灵磁石 15g。

用法：每日 1 剂，煎煮 2 次，每次加水 300ml，各煎取汁 150ml，两次煎汁混匀，分 2 次温服，午饭和晚饭后各 1 次。

功效：滋肾活血，养心安神。

出处：《光明中医》，2016，31（8）：1116-1117。

（十二）柴芍六君子汤加减

药物组成：柴胡 12g，白芍 12g，党参 12g，白术 12g，茯苓 12g，陈皮 12g，半夏 12g，鸡内金 10g，麦冬 10g，枳壳 10g，炙甘草 6g。肝阳上亢者酌加首乌藤、珍珠母、生龙齿、生牡蛎；心血不足者加当归、黄芪、阿胶、首乌藤、远志等；阴虚者加知母、牡丹皮、五味子、鳖甲、生地黄等；阳虚者加补骨脂、杜仲、牛膝、淫羊藿等；痰浊内停者加竹茹、石菖蒲等；肝气郁滞者加郁金、延胡索、川楝子、香附等；瘀血阻滞者加川芎、赤芍、丹参等。

用法：水煎服，每日 1 剂，30 日为 1 个疗程，病情较重者用药 2～3 个疗程。

功效：平肝和胃，健脾安神。

出处：《吉林中医药》，2008，28（10）：724。

（十三）柴胡疏肝散加味

药物组成：柴胡 15g，陈皮 15g，枳壳 10g，白芍 15g，香附 10g，川芎 5g，炙甘草 5g。若心脾两虚者加当归 5g，黄芪 30g；肝郁化火者加龙胆草 5g，栀子 15g；痰热内扰者加竹茹 15g，黄连 5g；阴虚火旺者加酸枣仁 15g，知母 15g；气滞血瘀者加益母草 15g，丹参 15g。

用法：每日 1 剂，水煎，早晚分服，7 日为 1 个疗程。

功效：调和阴阳，解郁安神。

出处：《中国民间疗法》，2015，23（5）：47。

（十四）逍遥散加味

药物组成：柴胡 10g，白芍 15g，茯苓 15g，炙甘草 10g，僵蚕 10g，薄荷 5g，姜黄 6g，生龙牡各 30g。潮热盗汗者加地骨皮 10g，熟地黄 10g；心烦、急躁易怒者加栀子 10g，竹叶心 9g；眩晕头痛者加蔓荆子 10g，菊花 10g；情绪改变明显，喜怒无常者加百合 15g，浮小麦 15g；月经出血量多者，加地榆炭 15g，乌贼骨 20g；心悸心慌者加阿胶 10g，丹参 15g。

用法：水煎，每日 1 剂，早晚分服。

功效：补肾清心，重镇安神。

出处：《中国中医基础医学杂志》，2002，8（11）：71。

（十五）丹栀逍遥散加味

药物组成：牡丹皮、栀子、当归、白芍、柴胡、酸枣仁各 15g，茯神、白术各 12g，黄连、肉桂、薄荷、炙甘草各 10g，珍珠母、首乌藤各 30g，生姜 6g。血虚者，加四物汤以养血安神；阴虚者，加生地黄、枸杞子、麦冬以滋补心阴；血瘀者，加丹参、赤芍以活血化瘀；脏躁不安者，加浮小麦、大枣以养心安神，和中缓急；胆虚痰郁者，加半夏、竹茹、枳实、陈皮以燥湿化痰，清胆除烦；焦虑者，加龙胆草以清泻肝火；心悸怔忡者，加磁石以重镇安神；纳差者，加焦三仙以助消化；血压偏高者，加钩藤、白蒺藜以平肝潜阳。

用法：水煎，每日 1 剂，早晚分服。

功效：疏肝解郁，化火安神。

出处：《四川中医》，2006，24（8）：59。

（十六）丹栀逍遥散加减

药物组成：牡丹皮 10g，山栀子 10g，当归 10g，白芍 15g，柴胡 10g，茯神 15g，首乌藤 15g，生龙骨 20g，生牡蛎 20g，天花粉 10g，知母 10g，甘草 5g。

用法：每日 1 剂，分 2 次煎服，服法遵许叔微"一日午夜卧服"，一煎午睡前服，二煎晚间睡前服。晚餐后禁饮茶及咖啡，按时睡卧，排除杂念。

功效：清肝解郁，宁心安神。

出处：《湖南中医药导报》，2004，10（1）：18。

（十七）丹栀逍温甘汤

药物组成：茯神、白芍、当归、陈皮各15g，半夏、牡丹皮、栀子、白术、枳实各12g，柴胡、竹茹、甘草各10g，小麦20g，生姜3g，大枣8枚。

用法：水煎，每日1剂，早晚分服，15日为1个疗程，连用2个疗程。

功效：疏肝健脾，清热化痰，养心安神。

出处：《中国民间疗法》，2003，11（10）：49-50。

（十八）参麦汤

药物组成：人参9g，五味子9g，麦冬15g，酸枣仁15g，浮小麦30g，龙齿30g，百合20g，炙甘草10g，大枣10g。

用法：水煎，每日1剂，早晚分服。

功效：补气养阴，养心安神。

出处：《湖南中医杂志》，2001，17（3）：11。

（十九）参芪茯苓汤

药物组成：人参12g，黄芪30g，茯苓12g，当归9g，白芍10g，柴胡15g，酸枣仁30g，石菖蒲15g，熟地黄12g，枳实12g，首乌藤15g。多汗、易惊、倦怠者加远志9g，半夏9g；胸闷、便秘者加半夏15g，郁金10g；头痛、头晕者加白术12g，川芎10g。

用法：水煎，每日1剂，早晚分服。

功效：补益心脾，疏肝滋肾。

出处：《河北中医》，2006，28（4）：279。

（二十）桂枝加龙骨牡蛎汤加味

药物组成：桂枝15g，芍药15g，甘草10g，大枣15g，龙骨15g，牡蛎15g，茯神15g，生姜10g，远志15g，合欢皮30g。汗出过多，气短乏力明显者加浮小麦30g，黄芪18g，白术15g；阴虚火旺者加黄连6g，阿胶15g，柏子仁30g，生地黄20g；心血不足者加龙眼肉15g，木香6g，炒酸枣仁30g。

用法：水煎，每日1剂，早、中、晚各服1次。

功效：调和阴阳，潜镇摄纳。

出处：《河南中医》，2005，25（10）：14。

（二十一）化瘀定志汤

药物组成：桃仁9g，红花9g，柴胡10g，当归15g，白芍12g，枳壳6g，牛膝15g，郁金9g，生地黄9g，合欢皮25g，甘草6g。兼痰热者加黄连6g，半夏9g；肝郁化火者加栀子10g，龙胆草10g；阴虚者加龟甲10g；气虚者加太子参18g；心神不宁者加柏子仁15g，酸枣仁15g，首乌藤30g；伴头痛头晕者加枸杞子10g，蔓荆子18g；健忘者加五味子12g，酸枣仁15g；体虚乏力者加黄芪15g，补骨脂9g。

用法：水煎，每日 1 剂，早晚分服。

功效：疏肝解郁，活血化瘀，养心安神。

出处：《河南中医》，2005，25（12）：44-45。

（二十二）黄连阿胶汤

药物组成：黄连 12g，黄芩 6g，阿胶（烊化）15g，白芍 12g，鸡子黄（另加）10g，陈皮 15g，茯神 12g，丹参 20g，郁金 15g，合欢皮 15g，石菖蒲 12g，远志 12g，炒酸枣仁 15g，首乌藤 30g。烦躁易怒、多梦、目赤口干者去首乌藤，茯神改为茯苓 15g，加龙胆草 15g，栀子 15g，柴胡 10g。若心烦不宁、惊悸怔忡者倍黄芩 10g，加栀子 15g，麦冬 15g，莲子 15g。若胸闷心烦、泛恶嗳气者倍石菖蒲 15g，加姜半夏 12g，竹茹 12g。若神疲食少、面色少华、四肢倦怠者去黄连、黄芩，加人参（先煎）12g，黄芪 30g，当归 15g，龙眼肉 12g。若胆怯心悸、遇事易惊者加龙齿 30g，牡蛎 30g，人参（先煎）12g。

用法：上方中药除阿胶、鸡子黄外加水 600ml，武火烧开后改文火煎药 30 分钟，取汁 250ml，去渣，放入阿胶烊化，稍冷后放入鸡子黄搅拌均匀温服，连服 10 日为 1 个疗程。

功效：滋阴清热，健脾和胃，镇静安神，交通心肾。

出处：《现代医药卫生》，2003，19（9）：1162。

（二十三）回心草配三仁粉

药物组成：滇产回心草（干燥）20g，酸枣仁、柏子仁、莲子各 140g。

用法：先将上药研粉混合均匀，分为 7 份备用，再将滇产回心草（干燥）用冷水浸泡 10 分钟左右，待枝叶伸展后取出，放入药罐中加开水 150ml，文火煎 3～5 分钟，取汁 100ml，取上粉 1 份调匀内服，每日睡前服用，连服 7 日为 1 个疗程。

功效：安神益智，安定催眠。

出处：《中国民族民间医药杂志》，2001，49：86-87。

（二十四）加味凉膈散

药物组成：栀子 10～20g，带心连翘 10～20g，酒黄芩 10～20g，生大黄（后下）5～10g，芒硝（冲服）6g，竹叶 3g，薄荷 9g，焦神曲 10～30g，焦麦芽 10～30g，生甘草 5g，白蜜少许。

用法：水煎，每日 1 剂，早晚分服，7 日为 1 个疗程。用药期间忌食辛辣之物。

功效：清心泻火，安神定志。

出处：《陕西中医》，2003，24（2）：118。

（二十五）加味四物汤

药物组成：当归 12g，生地黄 12g，川芎 12g，赤芍 12g，黄芩 10g，菊花 10g，蔓荆子 10g，甘草 6g，合欢皮 15g，刺蒺藜 15g。若火热旺盛者，加龙胆草 10g，栀子 10g，柴胡 10g；痰湿偏盛者，去生地黄、黄芩，加半夏 12g，白术 10g，天麻 12g，石菖蒲 12g；痰热偏盛者，去生地黄，加半夏 12g，竹茹 12g，天麻 12g，胆南星 10g；阴虚明显者，加龟甲

10g，茵陈 15g；气虚明显者，加人参 20g，茯神 15g，酸枣仁 15g。

用法：水煎，每日 1 剂，早晚分服。

功效：养血滋阴，潜阳安神。

出处：《实用中医内科杂志》，2005，19（3）：254。

（二十六）天王补心汤

药物组成：生地黄、酸枣仁、天冬、丹参、五味子、当归、党参、茯苓、远志、玄参、桔梗、青龙齿。血虚者加何首乌、龙眼肉、杭白芍以补血充脑；眩晕耳鸣者加龟甲、牡蛎、山茱萸；心悸气短者加黄芪、太子参；胸闷纳呆、苔厚腻者加法半夏、厚朴；胸闷胁胀者加郁金、香附；痰热重、大便不通者加礞石滚痰丸降火泻热，逐痰安神；小便短赤者加竹叶、通草以清利下焦。

用法：水煎，每日 1 剂，早晚分服，10 日为 1 个疗程。服药期间禁服辛辣食品，生活起居要有规律，早晚各散步 20 分钟。

功效：滋阴养血，补心安神。

出处：《中国中医基础医学杂志》，2005，11（3）：228。

（二十七）健脾补肾通络汤

药物组成：熟地黄、黄精各 30g，肉苁蓉、巴戟天、石菖蒲、当归、降香各 10g，丹参 30g，黄芪 20g，砂仁 5g。肾阴不足者去黄芪，加龟甲、白术各 15g，肉桂 1g，川黄连 3g；气虚明显者重用黄芪 30～60g；血虚明显者加阿胶 30g；肝阳上亢者加灵磁石 20g，生石决明 30g，钩藤 10g；舌苔腻者加制远志 6g，石见穿 15g。

用法：水煎，每日 1 剂，早晚分服，10 日为 1 个疗程，可连服 1～3 个疗程。

功效：健脾益气，养血活血。

出处：《实用中医药杂志》，2001，17（8）：18-19。

（二十八）交泰丸加味

药物组成：黄连 10g，肉桂 2g。方中黄连与肉桂配伍比例为 5∶1，其用量可依患者体质及病情的不同而酌情处理。肝郁化火者加黄芩、栀子、郁金、竹叶、生甘草；阴虚火旺者加生地黄、知母、白芍、酸枣仁、茯苓、甘草；心脾两虚者加茯苓、白术、黄芩、远志、当归；痰湿内扰者加陈皮、半夏、枳实、瓜蒌。

用法：水煎，每日 1 剂，早晚分服。

功效：清心除烦，引火归原。

出处：《山东中医药杂志》，2003，22（7）：401。

（二十九）交通心肾方

药物组成：生地黄 15g，当归 12g，山茱萸 12g，枸杞子 15g，川黄连 9g，栀子 12g，茯神 12g，远志 12g，炒酸枣仁 30g，肉桂 3g。怔忡惊悸，自汗盗汗者，加龙骨、牡蛎、浮小麦各 30g 以安神敛汗；神疲健忘者，加党参 15g，黄芪 15g，玄参 9g 以益气安神；口干口苦，头晕目眩，烦躁不安者，加女贞子、墨旱莲各 15g，龙齿、白芍各 12g，菊花 15g 以滋阴清肝泻火；舌红少苔或无苔者，加石斛、沙参各 12g 以甘寒滋阴；心悸胸闷，舌苔黄腻者，加瓜蒌 12g，川贝母、枇杷叶各 10g 以清热化痰；心悸胸痛者，加赤芍、桃仁、红花各 10g 以活血通络。

用法：水煎，每日 1 剂，早晚分服。

功效：滋水泻火，交通心肾，安神定志。

出处：《光明中医》，2005，20（4）：4。

（三十）解郁安神汤 1

药物组成：莲子心、栀子、郁金、茯苓、柏子仁各 10g，连翘心、五味子各 15g，合欢皮、首乌藤、炒酸枣仁、龙骨、牡蛎、珍珠母各 30g。纳少者加焦三仙各 10g；有口干、便干，舌红苔少者加生地黄 20g，麦冬 15g。

用法：水煎，每日 1 剂，早晚分服。

功效：疏肝解郁，清心安神。

出处：《陕西中医》，2004，25（7）：599。

（三十一）解郁安神汤 2

药物组成：柴胡、甘草各 6g，白芍、刺蒺藜、枸杞子、山药各 15g，酸枣仁 20g，茯苓 50g，合欢皮、首乌藤、龙骨、牡蛎、石决明各 30g。失眠重者加川芎、丹参；口干、烦躁、舌红苔黄、头痛、目赤者加夏枯草、栀子。

用法：水煎，每日 1 剂，第一煎午睡前服，第二煎晚上睡前半小时服。

功效：养肝安神。

出处：《实用中医药杂志》，2006，22（1）：14。

（三十二）解郁安神汤 3

药物组成：柴胡、白芍、当归、白术、茯苓、玄参、生地黄各 10g，麦冬、五味子、浮小麦各 15g，知母、川芎各 8g，柏子仁、酸枣仁、生龙骨各 20g，甘草 5g。若兼胸闷、胁胀、善太息者，可加郁金、香附疏解肝郁；如心血不足者，可加熟地黄、阿胶养心血；如见脘闷纳呆，苔滑腻者，加半夏、陈皮、厚朴以健脾理气化湿。

用法：水煎，每日 1 剂，早晚分服。

功效：解郁补气安神。

出处：《陕西中医》，2005，26（6）：503。

（三十三）宁心静脑汤

药物组成：炒酸枣仁 15g，川芎 6g，云苓 15g，生龙骨、生牡蛎各 30g，甘草 6g。肝气郁滞者加柴胡、川楝子、郁金、栀子、枳壳、白芍；心脾两虚者加党参、黄芪、远志、白术、五味子、柏子仁；阴虚火旺者加天冬、麦冬、柏子仁、当归、远志、泽泻、龟甲；心虚胆怯者加石菖蒲、党参、龙眼肉。

用法：水煎，每日 1 剂，早晚分服。忌饮咖啡、浓茶、烟酒等。连服 15 日为 1 个疗程，睡眠恢复正常后，逐渐减量。

功效：酸甘养阴，宁心安神，滋阴制火。

出处：《山西中医学院学报》，2005，6（3）：62。

（三十四）舒肝安寐汤

药物组成：柴胡 10g，郁金 20g，枳实 15g，夏枯草、生龙牡、酸枣仁、丹参、金银花、法半夏各 30g，甘松 12g，附子 3g，珍珠母、首乌藤各 40g。头晕头痛者加葛根、菊花、石决明；纳少者加白术、茯苓、焦三仙；心悸怔忡者加远志、五味子、茯神；口干者加麦冬、天花粉、石斛；多梦易惊者加百合、生地黄、磁石；烦躁欲哭者合甘麦大枣汤；胁肋不适者加川楝子、香附。

用法：水煎，每日 1 剂，早晚分服。

功效：疏肝养血，安神定志。

出处：《四川中医》，2005，23（10）：54-55。

（三十五）四逆散加减

药物组成：柴胡 10g，枳实 10g，白芍 15g，炙甘草 6g，茯神 15g，首乌藤 30g，琥珀（研末冲服）3g。心火盛者加黄连、栀子；肝郁者加香附、合欢皮；痰热者加半夏、陈皮、胆南星；心脾两虚者合归脾汤加减；阴虚者加麦冬、阿胶、五味子；心烦易惊者加龙骨、牡蛎。

用法：水煎，每日 1 剂，午、晚睡前内服，10 日为 1 个疗程。

功效：疏肝，健脾，安神。

出处：《广西中医学院学报》，2005，8（2）：47。

（三十六）酸枣二至龙龟地黄汤

药物组成：酸枣仁 30g，茯神 15g，女贞子 15g，墨旱莲 15g，制龟甲 15g，龙骨 15g，牡蛎 15g，生地黄 15g，熟地黄 15g，牡丹皮 10g，怀山药 15g，茯苓 15g，泽泻 10g，山茱萸 10g。阴虚火旺者加知母 10g，黄柏 10g；心火独亢者加天王补心丸；心脾血虚者加制何首乌 10g，大枣 10g。

用法：水煎，每日 1 剂，早晚分服。

功效：疏肝，健脾，安神。

出处：《江西中医药》，2005，36（274）：29-30。

（三十七）酸枣仁汤加减

药物组成：酸枣仁 15～20g，茯苓 10～15g，知母 10g，川芎 10g，甘草 5g。若惊悸不安者加琥珀 5g 研末冲服，磁石（先煎）15g；心气虚者加党参 15g，白术 10g；心血不足者加白芍 20g，熟地黄 20g；肝郁者加柴胡 15g，香附 10g；脾胃虚弱、胃中不和者去知母，加法半夏 10g，薏苡仁 15g；阴虚阳亢、心肝火盛者去川芎，加生牡蛎（先煎）15g，生龙骨（先煎）15g；痰热者加栀子 10g，远志 10g；肝肾亏虚、血不上荣者加女贞子 10g，墨旱莲 10g；阴虚火旺者加黄连 10g，生地黄 20g，芍药 10g。不论何种失眠，日久均可能形成瘀血内阻，顽固难治，可加活血之品通络祛瘀，沟通五脏，如当归、丹参、赤芍、牡丹皮等。

用法：水煎，每日 1 剂，早晚分服。用药期间停用一切镇静药，晚饭后禁饮浓茶、咖啡等兴奋之物，按时就寝。

功效：养血安神，清热除烦。

出处：《中医药学报》，2005，33（6）：50。

（三十八）加味酸枣仁汤

药物组成：酸枣仁 20g，茯苓 15g，知母 10g，半夏、川芎各 10g，丹参 20g，郁金 10g，胆南星 9g，夏枯草 10g，首乌藤 20g，白芍 15g，石菖蒲 10g，陈皮 15g，枸杞子 20g，五味子 10g。自汗盗汗者加牡蛎、浮小麦各 20g 以安神敛汗；神疲健忘者加党参 15g，龙眼肉 10g 以健脾益气安神；口干苦、头晕目眩者，加栀子 8g，菊花 15g 以清肝泻火；腰膝酸软者加熟地黄 20g，杜仲炭 15g 补肾壮腰膝。

用法：水煎，每日 1 剂，早晚分服。并嘱患者忌食辛辣香燥膏粱厚味之品。

功效：安神定志。

出处：《辽宁中医杂志》，2006，33（5）：574。

（三十九）宁心汤

药物组成：知母、栀子各 9g，合欢皮、酸枣仁各 30g，茯苓 15g，莲子心、炙甘草各 6g，生龙骨、丹参各 25g。伴有情志烦躁者加百合 20g；通宵不眠者加珍珠母（先煎）20g；脘闷、纳呆者加橘皮、半夏各 9g。

用法：水煎，每日 1 剂，分早上及晚上临睡前半小时服。

功效：宁神定志。

出处：《实用中医药杂志》，2006，22（7）：400。

八、研究进展

（一）病因病机

历代对于失眠的病因病机认识颇为丰富，《黄帝内经》以昼夜阴阳节律的影响为出发点，以营卫气运行为理论基础，确立了以营卫阴阳为主要理论的睡眠生理、病理学说。从此以后，《黄帝内经》创立的阳不入阴的病机理论，一直被后世医家作为失眠的总病机，但在临证的辨证治疗过程中，后世医家又对《黄帝内经》脏腑藏神的理论大加发挥，逐步发展了以神志主导睡眠的认识，更为直接地建立了失眠的脏腑病因病机理论。病因学的特点也相应发生了变化，在以营卫阴阳为主导的阳不入阴的病机理论指导下，凡是可以影响营卫运行的一切致病因素皆为失眠的病因，但其中病因学的重点多在于外邪和病后脏虚等继发性致病因素，而以神志主导睡眠的理论，更加重视失眠与精神、情志相关的发病学特点，对于病因学的认识，也更为看重精神情志的致病作用。随着病因谱的变化，这一病因学的特点尤为突出，现代社会中，因生活节奏加快、工作生活压力增加、人际关系冲突等造成人的心理精神紧张、情绪变化等不良刺激，已成为失眠的重要致病因素。

1. 对传统病因病机理论的传承与发展

（1）对阳不入阴病机的发挥：阳不入阴的病机理论，自《黄帝内经》以来，一向为历代医家所重视，但在后世的临床辨治过程中，多数医家又常宗脏腑魂魄理论，以阳不入阴来解释难以入睡之证，对于睡后易醒之类的临床表现，常责之于心胆虚怯，或肾虚不藏。而清代医家汪文绮充分发挥了《黄帝内经》的阳不入阴理论，强调治疗内虚失眠证，其病机之关键则在于卫气不入于阴，并运用阳气入阴则寐的理论解释了人将睡之时，呵欠先之者，是阳引而升，阴引而降，阴阳升降，而后则可渐入睡乡，是对阳气入阴理论的新解释。并以阳不入阴理论打破了统摄了前人关于心肾不交与心虚胆怯的病机，因肝肾阴虚所致之失眠，医家大多从心肾不交来阐释其病机，而汪氏仍从营卫不交，阳不入阴解释。他认为肝肾阴虚，使阳浮于上，营卫不交而失眠。同时他还指出初睡易醒之证，医家多认为是心虚胆怯，他则认为由于营弱卫强，阴阳初交之时，契合浅而脱离快，升降相离而致，有别于众家之言。除肝肾阴虚可致阳不交阴以外，他还提出了人体阳虚，虚阳浮越所致的阴阳不交，进一步丰富了阳不交阴的内涵。

清代医家冯兆张还充分发挥了"心肾神交"的认识，他认为"不得卧自为病"主要在于"心肾神交"，《黄帝内经》阳不入阴的病机理论，尚未能够深入说明心肾神交，神寐入阴之至理，提出了人之神，寤则栖心，寐则归肾的观点。虽然他没有明确论及这是对《黄帝内经》阳不入阴病机的解读，但他所谓的人之神（属阳）寐则入于肾（属阴），实际上即为阳气（神）入阴（肾），可以看作是对《黄帝内经》阳不入阴病机理论的新发挥。

清代医家王普耀一方面承袭了《黄帝内经》失眠病证的阳不入阴之说，以及为心神所主的认识，另一方面，他又进一步阐述了其更为深刻的病机，提出目为精明之窍，为心之使。指出早在《黄帝内经》中就已论及五脏六腑之精气，皆上注于目。因此，厥气客于五脏六腑，卫气独行于阳，不得入于阴，阴虚阳亢，或神不归舍，皆可使目不交睫而失眠。

历代医家论失眠多以阴虚阳盛立论，认为阳主动，阴主静，阳盛则不眠，阴盛则嗜卧。而明代医家戴思恭提出，年老及病后阳虚，卫阳则不能入阴而浮越于外，扰乱神明，故而失眠。清代医家汪文绮也认为人体阳虚，虚阳浮越，而使阳不能下交于阴，可导致失眠。尽管阳虚失眠的证型在临床上并不常见，后世医家承袭其说者也较少，但他们的主张丰富了失眠病证的病机理论，并完善和发展了《黄帝内经》阳不入阴的病机理论。

（2）对脏腑神志病机的发挥

1）以心神不安为失眠总病机的认识：明代有医家认为，寐由神所主，神安则寐，神不安则失眠，因此认为失眠的发生，总由心神不安所致。如张介宾在《景岳全书》中曰"失眠证虽病有不一，然惟知邪正二字，则尽之矣。盖寐本于阴，神其主也，神安则寐，神不安则失眠"；又说"盖心藏神，为阳气之宅也，卫主气，司阳气之化也。凡卫气入阴则静，静则寐，正以阳有所归，是故神安而寐也"。在他看来，失眠全由心神所主，卫气入阴而寐的机制也在于阳有所归，心神得安。

2）五脏皆致不眠的认识：针对前代多有偏主的认识，至明代已有医家明确提出五脏皆致不眠。如明代医家解桢详细论述了失眠的病机，关乎五脏、小肠腑及表证之变证，条分缕析，立意鲜明。他认为，病由上者，在于肺胃，心在肺之下，肺火煽其肺叶，则心神不安其位；心火生胃土，胃有痰火以实其中，则心生不去而火停。他从心与肺的解剖位置出发，来解释肺病及心的病理机制，可谓标新立异。尽管其病机理论兼及五脏，认为五脏皆致不眠，但其病理机制则主要在心。

3）对心肾不交的阐发：自仲景创立黄连阿胶汤治虚劳虚烦不得眠之证以来，历代医家对于心肾不交的解释多宗肾阴虚，"肾水不能上济于心，而使心火独亢"。而清代医家对于心肾不交的理解和认识，较之前代医家有了很大的变化。一方面，更为重视和强调心肾不交在失眠等多种疾病发生中的作用；另一方面，对心肾不交的理论作了更为全面的发挥。如陈士铎认为心原属火，过于热则火炎于上，而不能下交于肾，"肾原属水，过于寒则水沉于下，而不能上交于心"。他和前代医家肾阴虚的主张不同，认为肾水过盛而寒，水沉于下而不能上济心火，使心火独亢于上，这种对于心肾不交的理解，充实和拓展了心肾不交的理论范畴。

4）以肝肾为病机中心的认识：清代有医家进一步发挥了"人卧则血归于肝"的认识，提出人卧则血归于肝，气归于肾，肝肾有病，气血不归，是失眠产生的根本原因。对于前贤论述极广的胃不和则卧不安、胆热、心肾不交等所致失眠的病理机制，也认为是因这些脏腑的功能失常，影响到肝、肾，使血不归肝，气不归肾，导致了失眠的发生。

5）肝阳与心火相煽为病的认识：清以前大凡论及肝病所致之失眠，多以肝虚、肝不藏魂为主，自清代叶天士的"肝阳化风"说出现以来，医家对于肝阳之病颇为重视。自清代开始，有医家着重发挥了肝阳过亢的病机，如王普耀论述了惊恐所致失眠的病机，指出平素操劳过度、情性急躁，加以惊恐、激动，肝阳与心火相为煽惑，五志阳升，心无主张，水火不济，阳不交阴，彻夜失眠。又称肝藏魂，谋虑出焉；心藏神，为神明之府。神失守舍，舍空痰聚，致肝阳化风，心火鸱张，而致失眠。民国时期费绳甫也论述了肝阳上亢可致失眠，在治疗上主张养阴清肝。关于"肝阳化风，心火鸱张"所致失眠，在临床上来看，中风患者常兼失眠，现代医学之高血压、脑动脉硬化等亦常致失眠的发生，为此，肝阳与心火相煽为病病机与治法的提出，具有重要的临床意义。

6）对胆病病机的认识：古人论胆病失眠，或谓其与精神情志有关，或谓其与心之经脉相通，心虚受邪，伏气在胆，而清代有医家对胆病病机作了进一步的阐释。如陈士铎认为胆气虚怯或胆虚邪侵所致之失眠，系因胆属少阳，其经在半表半里之间，为心肾交接之会，胆病则致心肾交接无由，心肾不交而致失眠。张乃修则认为，阴阳水火之升降交济，全赖中枢之运。胃为中枢，但又需肝木左升，胆木右降之配合，以胃与肝胆为阴阳水火交济之枢，发挥了胆病病机学说。

7）对魂魄关系的认识：关于魂魄与失眠发病的关系，《灵枢·淫邪发梦》已有论及，宋代许叔微更为明确地主张从其所属之脏肝与肺论治。自许叔微以来，后世医家也多有论述，但对于魂魄在失眠发病中的具体意义，均未见有具体记载。清代医家冯兆张提出了肺气虚，肺魄不能制肝魂，致神魂飞扬而发失眠。他认为肺魄所致失眠，是通过肝魂而发生作用的，进一步明确了肝魂与肺魄在失眠发病中的意义。

（3）对痰、瘀等病因病机的认识：明代以来由于受到朱丹溪学术思想的影响，医家对于痰病为患日益重视，如明代医家戴原礼非常重视痰邪为病，对于胆病失眠提出了痰在胆经，因胆涎沃心，致心气不足，神不归舍而失眠；吴球则认为失眠病因病机的重点在于气、血、痰；徐春甫提出失眠的病因病机以思虑痰火为主等。

对于瘀证的认识，清代医家吴澄首先探讨了因虚致瘀的问题，他提出虚损之证多由积痰、留血为病，对于此类失眠病证最早应用了补气活血的治疗方法。特别是对于肾虚失眠者，他认为是由于气虚不能生血、不能流畅所致，开气虚血瘀理论之先河。并认为寤时气血得通，寐则气行无力，气血不通，因此而致不能眠。在治疗上应用了补气之人参、黄芪与活血之牛膝、桃仁、川芎等配伍的补气活血治法。其后王清任进一步阐明了血瘀致病的广泛性，并创用血府逐瘀汤治疗顽固性失眠，对后世医家的影响极大，为临床上顽固性失眠的治疗开辟了新的辨治思路与方法。

（4）对体质因素的认识与发挥：自《灵枢·大惑论》首论不卧与多卧的体质因素以来，后世医家至清以前鲜有新见，尤其对于易感体质，更少有医家提及。清代有医家揭示了多思、体丰和素禀阳衰等体质因素与失眠发病的密切关系。如《医方辨难大成》提出了多思之人，多思善虑，易发失眠。

郑寿全曾提出心肾不交多由肾阳虚衰而致，而其中因内伤而致者，多系素禀阳衰，认为阳虚体质的人可致心肾不交而发失眠，实际上，他所论之阳虚仅为心肾不交病机中的一个方面，并不具有严格的易感体质意义。

林珮琴指出妇人肥盛，多郁，常致不得眠。张乃修也提出体丰之人易发失眠，他把体丰作为失眠的易感体质，他认为体丰之人，易生湿痰，从而阻塞水火交济之路，而致失眠。依临床所见，体质肥胖之人，阳气多虚，易生痰湿，但一般认为，肥胖多痰之人并非失眠的易发体质，或林、张所载仅为特例而已。

2. 睡眠为脑所主病因病机理论的出现　中医学有"心主神志"之说，向来认为心主宰人体的精神意识思维活动，这也是失眠病机中心在于心的理论基础。关于脑与精神情志、记忆思维的认识，明代以前的医学文献中所论不多，而道家与养生家则在其养生实践中进一步发展了关于脑神的认识。明代李时珍虽然提出了"脑为元神之府"，给中医精神神志疾病的论治以启示，但也仍然没有论及脑与睡眠发生的关联。明末清初的王宏翰由于受到西医生理病理学的影响，在《医学原始》中首次明确提出了知觉和睡眠皆由脑所主的生理病理观。他认为五官之感知觉，都要上达于脑，而五官之用也由脑所出，脑中脉络通达，感知觉则正常；脑中脉络一塞，阻其感知觉传达之路，外无由入，内无由出则寐。这一生理病理观，明显受西医学影响，他是中医学史上第一个提出知觉和睡眠由脑所主理论者，为后世中医学对于精神神志疾病的辨治，拓宽了视野，也为中医脑病学的形成，奠定了初步基础。

清代医家王清任在其解剖成就的基础之上，明确提出"灵机记性不在心而在脑"的观点，认为脑与五脏、五官均有密切关系。他的脑主记忆思维的主张与西医学理论的认识具有一致性，因而受到人们的重视。自此，许多医家对于心脑的认识更为深刻，更有不少医家重视从脑的角度去研究探索治疗包括失眠在内的精神神志疾病，并收到了较好的效果。

3. 现代认识的综合融化　现代对于失眠病因病机的认识，基本上承袭了古代医家的理论主张，营卫阴阳、心、肝、肾、脾胃、痰、火，无所不包。总体来看，心神主导睡眠的认识仍然得到大多数人的认同，虽然脑病理论日益为现代医家所接受，但由于脏腑辨证理论在中医学中具有重要的地位，而有关脑与睡眠的理论远不如五脏藏神的理论丰富，因此在中医学的理论思维上，仍然着眼于心或心脑同论，关于脑病的独创性理论并不多见。

在临床上，人们也并不着力追求理论上的统一，而是更加注重灵活辨证析因，因此常在综合辨证的基础上而有所偏主。如有人从现代病因学的特点出发，认为和古代相比，精神因素在失眠的发病中占据着越来越重要的位置，而精神因素又多与肝脏的生理病理关系密切，因此在病因病机和治疗上都非常注重从肝入手。也有人依据"久病必兼痰""久病必有瘀"之说，在临床上对于顽固性失眠多从痰、瘀析因论治。近几十年来，更有许多人参照循证医学的方法，对于许多不同治法的治疗效果进行了临床疗效观察，研究分析了不同主张的实际治疗效果。但需要指出的是，关于病因病机理论研究方面，创新性的认识仍然较少，有人曾对 1978～2002 年间所发表的关于失眠研究的学术论文进行统计分析发现，这些年中有关失眠病因病机学研究的论文较少，仅有 59 篇，并认为其主要原因在于多数人认为失眠的病因病机不外乎是六淫、七情、外伤、生理功能失调、致病因子的侵袭等。对除了传统的精气神病机、脏腑病机、经络病机、六气病机以外的新的致病因素所产生的病机研究较少。

（二）辨证思路

1. 辨证论治源流概述　《黄帝内经》和《伤寒杂病论》等早期文献对于失眠一类病证的记载，多作为兼见症或继发症而见于其他病证的论述之中，关于辨证的内容也较少。至隋代始见有失眠分型的记载，但这些分型方法，也多为病后继发不眠，如"虚劳不得眠""伤寒病后不得眠"等。金代张子和在《儒门事亲》中首以失眠独立列证，成为失眠独立病证体系的肇端，但直到这一时期，关于失眠辨证内容的论述仍然较为鲜见。明代以后，关于失眠的辨证分型认识渐趋完善，有关辨证规律、辨证方法的探讨也逐渐丰富，失眠辨证的内容方得以充实和发展。

2. 辨证分型体系的发展

（1）《诸病源候论》标志着分型体系的初步确立：隋代巢元方在《诸病源候论》中分别列有"虚劳不得眠候""大病后不得眠候""伤寒病后不得眠候""霍乱后烦躁卧不安候"四种失眠类证候，较前代文献列证更加详细。上述四证，均为病后继发，并以不得眠为主要临床表现，可以看作是失眠早期的证候类型。这一分型方法对后世产生了很大影响，其后直至宋明时期的历代方书，也多宗巢氏之分类法而列不眠治方。

（2）《儒门事亲》成为失眠独立病证体系的肇始：失眠一证，在金代以前的医学文献中，分别列有"伤寒病后不得眠""虚劳病后不得眠""大病后不得眠""霍乱病后不得眠""胆虚不眠"等证候，但这些证候都未得以独立列证，而是分别附于伤寒、虚劳、霍乱等各证之下，作为这些病证的继发症。《儒门事亲》中的"十形三疗"部分，记载了金代著名医家张子和临证治疗的 200 余个病案，涉证 139 种，类分为风、暑、火、热、湿、燥、寒、内伤、外伤、内积、外积诸形，每形之下，分列病证。在内伤形下列有"不寐"一证，这是迄今所见医学文献中，最早将失眠单独列证的医学著作，成为失眠独立病证体系形成的开端，为后世对于失眠病证认识的发展与深化，进而形成系统的辨证论治体系，奠定了良好基础。

（3）明代以后辨证分型的系统化：金代张子和在《儒门事亲》中虽然单独列有不寐一证，但由于其记载内容仅有 1 例验案，并未论及失眠的系统分型。到明代，始有医家对失眠病证的辨证分型进行了系统论述。

如明代医家戴思恭在《证治要诀》中把杂病失眠分为阳衰不寐与痰在胆经两大类；吴球的《活人心统》将失眠的基本证型分为 3 类，一为火旺痰多、气虚血少，二为气虚痰多，三为血虚脉濡；孙志宏《简明医彀》从病机分析的角度，将失眠分为 4 个证型：①思虑过极、心阳独亢；②心气耗伤、血不育养；③神明失养、真阴不升；④肺受火炎、膈上痰壅。张介宾在《景岳全书》中首先将失眠分为虚实二证，认为有邪者多为实证，其如伤寒、伤风、疟疾等为外邪，如痰、火、寒、水、饮食等为内邪滞逆。以思虑劳倦、惊恐忧疑等引起阴虚血虚，导致阴阳不交或血不养神者，为虚证。这样的分类方法，使失眠的病因病机分析进一步系统化，但他的虚实分证标准尚显粗糙。除此之外，张介宾还记载了饮茶及精神因素所致的两类失眠证候。

李中梓将失眠分为气虚、阴虚、痰滞、水停和胃不和 5 个证候类型；秦昌遇在《症因脉治》卷三不得卧证下，对失眠的辨证分型作了系统归纳，他先将失眠分为外感与内伤两大证，外感证下又分为表热、里热、半表半里热、气分热、血分热、余热未尽、汗下太过 7 个证型；将内伤分为肝火、胆火、肺壅、胃不和、心血虚和心气虚 6 个证型。秦氏的辨证分型，堪为明代失眠的辨证分型之范例。尤其是对于外感证型论述之丰富，在其后的医学文献中亦不多见。

清代医家吴澄将失眠按其临床表现不同，分为惊悸不寐、恐怖不寐、昼夜不寐、夹邪不寐、烦热不寐、热渴不寐、怔忡不寐、痰涎不寐、忿怒不寐、饮浓茶不寐、心事烦扰不寐、产后不寐 12 个证候类型，并分别论述了其病机特点与主要治法，详细全面，具有较强的临床实用价值；沈金鳌对于失眠的认识颇为深刻，分证极详，为清以前对内伤失眠分证较为详细的医家，他依据病机与发病的不同，将其分为 19 种证型；而林珮琴则全面总结了清以前有关失眠的辨证治疗，共分为 24 个不同证型，兼述其病机、治法，较沈金鳌所分的 19 个证型更为详细。如思虑劳神、惊忧怒火、气郁生涎，胃不和则卧不安、卧则喘、心血不足或神不守舍，肝虚受邪、梦中惊悸、魂不守舍，营卫俱虚、神魂失守，胆火郁热、口苦神烦，肾阴久亏、孤阳浮越，心火焦烦、津干口渴，惊恐伤神、心虚不安，思虑伤脾、脾血亏损、经年不寐，胆虚不眠，心胆俱怯、触事易惊，病后虚烦不寐，虚劳烦热不寐，高年血衰不寐，喘不得寐，卧易惊醒，通宵不寐，烦不得寐、服药不效，病久余热不止，遗精不寐，胆虚，妇人肥盛、多郁、不得眠，怔忡健忘、癫狂失志不寐等。

虽然吴、沈二氏的分证较繁，证型的代表性不够典型，但对于失眠的辨证治疗仍有较大的参考价值。

现代临床对于失眠的分型，较为通行的分法一般分为 6 或 7 个证型，即虚证三型分别为心脾两虚、心胆气虚、阴虚火旺，实证 3 或 4 个证型分别为心火亢盛、肝郁化火、痰热内扰或胃腑不和。当然，这只是最具代表性的分法，在临床上医家见仁见智，分型论治的内容极为丰富，如有人提出失眠与心肝二脏关系最为密切，但其他三脏皆可影响心肝而致失眠，为此以五脏之虚实分列 15 个证型；也有析证更为繁细者，将本病分为 20 个证型；还有人主张仅将肝病失眠分为肝胆湿热、肝气郁结、肝郁化火、瘀血内停、痰热内扰、阴虚火旺、肝血亏虚 7 个证型。这也说明，证型的划分并无绝对统一的标准，只是对于其具有代表性类型的选取，在临床上只要辨证析因而治即可，不必拘泥于证型本身。

3. 辨证规律的认识

（1）病证特点的认识：关于失眠的病证特点，从东汉张仲景《伤寒杂病论》的记载来看，仲景认为本病实证虚证兼而有之，而又以热及阴血之虚为辨治的重点，其病位主要在于心。

晋唐时期，在对于失眠病证虚实的辨识上，医家更重虚证之辨，从这一时期多种医学著作列证上可以看出，诸如"伤寒病后不得眠""虚劳病后不得眠""大病后不得眠""霍乱病后不得眠""胆虚不得眠"等，在这些列证中，虽亦有邪气之扰的实证，但多为病后脏虚，余邪未尽的虚实夹杂之证，而以虚证为本。对于失眠病位的认识上，以心胆为主。如隋代巢元方《诸病源候论》曾论述了大病之后不得眠的病机，并依据不同的证候表现，区分心热和胆冷两个证型，自此之后，"心热"和"胆冷"说得到了晋唐医家的普遍认同。

宋元时期，对于失眠病位的认识，除心胆之外，也有不少医家阐发了"肝藏魂""肺藏魄"的理论，以肝与肺为辨治的重要脏腑。也有医家从自身的临床认识出发，提出了更为丰富的见解，如李东垣认为脾胃之虚为疾病发生的根本原因；朱丹溪提出了"心虚不得卧""胃虚不得眠"的主张；张子和认为失眠多系思气致病，辨治的重点在于脾等。对于病证特点的认识，这一时期由于五运六气学说研究的兴盛，风病日益受到重视，因此对于失眠的认识也受到了影响，如《太平惠民和剂局方》所收失眠诸方，主要见载于骨蒸、诸风和积热 3 门，说明失眠常与上述 3 类病证相兼出现。骨蒸之病，多为阴虚内热所致，除心虚或心肾两虚之外，其他如积热（实热、虚热）、痰热内闭、胆风、风毒邪气、风壅痰实等也是失眠治疗的着眼点，提示当时医家对于失眠的认识以虚、风、痰、热为主，以及主要与心相关的辨证特点。在当时风病多指外邪致病，而对于脏风则多为脏虚复受外邪，因此，关于失眠风邪为病的认识，也充分揭示了本证虚实夹杂的病证特点。

明代以来，随着命门理论的发展，医家对于阴阳、虚损等病证的认识更为深刻，对于虚性失眠的辨证与治疗颇多见地。在病证特点的认识上痰、瘀等也广为所重，如明代医家吴球认为其证的重点在于气、血、痰，徐春甫则认为以思虑痰火为主，孙志宏则主张虚证多为阴虚血亏，实证多为阳盛痰火，清代医家吴澄提出虚损积痰留瘀说，王清任弘其气血瘀滞之辨治等。明清医家对于本证病位的认识仍然以心为主要着眼点，也有医家主张五脏皆致失眠，辨证时不可局限于心之一脏。明清时期，随着脑病理论的发展，有医家主张失眠的病位主要在脑，进一步丰富了失眠病位的认识。

现代医家对于失眠证特点的认识与把握，更为丰富与全面，多认为其病位主要在心，病证特点多为虚实夹杂，虚、火、痰、瘀、郁较为多见，临床上要综合辨治。也有人从现代病因学特点出发，提出失眠的致病因素中，以精神因素为主，而精神因素又多与肝脏相关，因此主张其病位主要在肝，以肝为失眠的辨治中心。还有人主张从脑，或心脑入手，辨识其证。诸如此类的研究极多，多阐一家之言，对失眠的认识会更加全面。

（2）辨证方法的认识：明代以前未见有关于失眠辨证方法的论述，明代以后始有医家进行了探讨。如明代医家徐春甫在《古今医统大全》中分别辨析了血虚、痰火及阴虚火旺三候之脉，称："不眠，脉微涩，为血虚。寸口浮大有火，兼滑为痰。两尺弦大，为肾虚，相火炎上。"提示了失眠的三个较为常见证型的不同脉象，对临床辨证大有裨益。

清代《医方辨难大成》提出了动静辨证，认为人们对于失眠的辨识，列举过繁，难以把握，为此提出以动静来概括其致病之因，证治之机。提出寐为阴象，所以能寐者，主乎神，神安则寐，不安则失眠。神之所以不安，必有动之者，血何以致亏？亦必有动之者。认为只要把握动静之宜，就可辨清其病因病机，确定相应的治法，只要静其身心、耳口、意念等，则无失眠之虞。然从其所论可以看出，他所谓的动静，其实与阴阳气血名虽异而实同，在治疗上也以调理阴阳为主。

清代也有人对日不能寐与夜不能寐予以辨析，如陈士铎的《辨证录》《石室秘录》《辨证玉函》三书都有论及，但其所载并不一致，《辨证录》认为白天失眠为肾不交于心，夜不能寐为心不交于肾，而《辨证玉函》则与之截然相反，参照《石室秘录》"心惊不安"与"夜卧不睡"的论述，当知《辨证玉函》之文有误。但在临床上，一般主张失眠的患者不宜昼卧，因此日夜失眠之辨的临床意义似乎不大，对后世的影响也较小。

还有医家对脏腑病位的辨证方法进行了论述，清代沈时誉的《医衡》卷四载有梅鼎所补"寝食说"，其中系统论述了失眠脏腑辨证的内容。认为"若劳神殚虑，耗其阴血，惺惺不寐，病在心也。若神气衰微，疑神疑鬼，怔忡恇怯，独处无睡，病在肝胆也。若水气上逆，喘嗽有音，不能仰卧，病在肺也。若因有惊恐，神出舍空，痰乘虚入，则谵妄不寐，病在心胞络也。若气血不足，病后虚烦，则略睡易醒，病在脾也。若伤寒阳明腑病，内有燥屎，则热盛而卧不安，病在胃也。若年高之人，气虚血减，肌肉渐涩，昼不精而夜不瞑，病在营卫也。故心、脾、肝、胆、营卫之不卧，多属不足。肺、胃、胞络之不卧，多属有余也"。从失眠的病因病机和临床表现入手，详细论述了心、肝、脾、肺、肾、胃、胆、心包络与营卫之辨。

沈金鳌提出了以失眠所兼见症来辨别五脏病位，在肝，则不快之状多见于左；在肺，则不快之状多见于右；在心，则不快之状多见于上部之中；在胃，则不快之状多见于胸腹之中；在肾，则不快之状多见于下部之中。当然这一辨别方法较为粗糙，临床上仍需依据患者的综合临床表现加以辨证。

吴澄则以卧位来判别脏腑病位，他认为左侧卧不能眠者，为肝病，右侧卧不能眠者，为肺病。这种以中医左肝右肺之说，来区分左右不得眠病位的方法，在临床有进一步研究的意义。

此外，清代始有医家明确提出了失眠有"因病不得卧"与"平人不得卧"或称"不得卧自为病"的区别，实际上是对原发与继发两类病情的区分。如张璐在《张氏医通》中提出平人不得卧，多起于劳心思虑，喜怒惊恐的主张，认为常人失眠多由精神情志因素引起；因病不得卧者，病因颇多，当详其所因，亦不专主于胆病。冯兆张在《杂症大小合参》中也区分了原发性失眠与继发性失眠，他分别称之为不得卧自为病与因病不得卧，该书中先列载了《黄帝内经》所论之胃不和与水气病引起的不得卧，并指出此皆经言因病而致不得卧，未论及不得卧之自为病也。对于不得卧自为病，他认为病机重心主要在于心肾神交，与因病不得卧不同。

现代医家对于失眠的辨证亦多有论述，如有人认为五脏均藏精，都可生神，且各具临床特点，据此可以辨别病位。提出心神不安于舍的特点是迟寐，即入睡困难，或彻夜失眠；肺魄不安于舍的失眠特点是睡眠轻浅，极易惊醒；脾意不安于舍的特点是梦扰纷纭、口呓语，梦魇（即梦境惊险，欲呼不出，欲寐不能），梦游；肾志不安于舍的特点是早醒，多见于老年人。这些认识有助于失眠的辨证论治。

（三）治法探讨

1. 丰富的治疗理念

（1）从心胆同治到调理肝脾肾：宋初对于失眠的治疗，仍然沿袭了晋唐时期心胆同治的观念，这在《太平圣惠方》《太平惠民和剂局方》《圣济总录》等书中都有不同程度的反映。而随着医家对肝脾肾等脏功能的逐渐重视，这一治疗理念也发生了明显的变化，如许叔微主张魂魄并重，以肝肺为治疗的重点；李东垣则认为调理脾胃是治疗的根本所在，主张以调理脾胃为主；朱丹溪对于包括失眠在内的杂病治疗，则善于从肝脾肾三脏入手。

（2）用药特点的变化：北宋时期失眠的治疗用药，仍受到晋唐遗风的影响，重在从风论治，主张用质重滋腻之药，但《太平惠民和剂局方》颁行之后，这一用药特点开始发生变化。由于宋代海运日渐发达，这一时期的香药源源不断输入我国，成为宋代海外贸易的重要品种之一，医家的应用也日益广泛。《太平惠民和剂局方》收载医方中，香药的应用极为普遍，医家守之成习。这一用药特点，在治疗失眠诸方中也有明显的反映，如乳香、木香、肉桂、麝香、沉香、藿香等药，均为宋以前从未使用过的香药。

金元时期，由于医学流派的出现，许多医家在治疗用药上也自成一家，卓尔不群，如刘完素善用寒凉，并针对失眠"阳气怫郁"的病机特点，在治疗上以清热与散郁为两个重要治疗原则，倡用辛苦寒之药；张从正善用攻下；李东垣善用补气升阳散火之品；朱丹溪善用清滋养阴，滋阴降火之剂等。

2. 情相胜与汗吐下三法的应用

张子和对失眠的治疗独树一帜，颇具特色。他非常重视情志因素的致病作用，在治疗上提出以五行相胜之理治之的治疗原则。认为"故悲可以治怒，以怆恻苦楚之言感之；喜可以治悲，以谑浪亵狎之言娱之；恐可以治喜，以恐惧死亡之言怖之；怒可以治思，以污辱欺周之言触之；思可以治恐，以虑彼志此之言夺之。凡此五者，必诡诈谲怪，无所不至，然后可以动人耳目，易人听视"。张子和认为，失眠为思气所致，可以怒气胜之。在"失眠"条下载有以"怒胜思"之法，治愈一病妇经年难瘥的失眠。用医者的言语行为改变患者的认知和情感的方法，在对于精神心理疾病的治疗中常具有药物疗法所不能替代的疗效，至今仍是心理治疗的重要手段，子和应用心理疗法治疗失眠，进一步丰富了失眠的治疗方法。

张氏临证之时，多以汗吐下三法为治，对于失眠病证亦然。如《儒门事亲》卷十一治法杂治之"火热二门"和"风门"中，分别论述了由于女子血滞、男子肾精不足所致的睡卧不安等证，当先用吐、下，然后方可用补。这一治疗方法，确属前无古人，后少来者，是其治疗的鲜明特色。

3. 食治方与择时服药法

宋元时期医家非常重视食治，《太平圣惠方》卷九十六列有"食治论"，首载失眠的食治方。方中所用酸枣仁、人参、茯神、糯米、小麦、粳米等，均有较好的安神作用。元代忽思慧所撰《饮膳正要》是我国现存最早的一部食疗专著，书中除了介绍一般的饮食卫生法则、饮食宜忌、某些食物的毒性及解毒方法之外，还详细记载了228种食物的性味、良毒、主治病证、过食危害及烹调方法，以及61种食疗配方，其中记载了用于治疗失眠的酸枣粥和生地黄粥。这些食治方对于失眠病证的病后调治和长期调养，颇多裨益。

择时服药法是建立在人体生命节律的基础上，根据不同疾病的特征、治疗目的、方药性能而选择相应的服药时间，从而激发人体相应的生理功能，顺应时间节律与生命节律，以提高药物效应和治疗效果的一种服药方法。择时服药，要求服药时间的选择，宜与人体的阴阳消长、气机升降等节律相应，如补阳、升散方药，一般应于阳旺气升时服；补阴、沉降方药，应于阴旺气降时服。同时它还与病位、病时等因素相关。早在《素问·六元正纪大论》中就有"用凉远凉，用热远热，用寒远寒，用温远温"的记载，《神农本草经》则更加明确地提出"病在胸膈以上者，先食后服药；病在心腹以下者，先服药而后食。病在四肢血脉者，宜空腹而在旦；病在骨髓者，宜饱满而在夜"。

许叔微在《普济本事方》中论及失眠治方真珠丸和辰砂远志丸时，率先提出了"日午夜卧服"的失眠方的择时服药法。一般而言，安神类方药常由滋养阴血与质重镇摄药物配伍组成，于夜卧时服用，既有利于充分利用药物效果迅速安眠，又符合阴药服于阴时的规律。治疗失眠的这一服药法，渐为后世广泛应用。

4. 治疗方药丰富　宋代方书大量出版，治疗失眠的方剂也大量记载，尤其是《太平圣惠方》《圣济总录》《太平惠民和剂局方》中均载有数十首治疗失眠的方剂。宋金元时期，无论治疗失眠的是方剂还是用药，都极为丰富，远超前代。据初步统计，宋元时期用于治疗失眠的医方达145首，用药157种。

《太平圣惠方·卷二诸疾通用药》中，"不得眠"证用药亦有所增加，共载有酸枣仁、榆叶、细辛、乳香4种，较前代增加了乳香一药。宋代失眠治方中虽然也已开始有应用乳香的记载，但考历代诸家本草，除《本草纲目》载其"治不眠，入心活血"之外，其余各家本草鲜有乳香可用于治疗失眠的内容，现代药理研究发现其主要作用是抗炎和抗肿瘤，并未发现其可用于治疗失眠的药效。

（四）中药研究

1. 单药研究

（1）茯苓：味甘、淡，性平。归心、脾、肾经。功效利水消肿，渗湿健脾，宁心。在治疗失眠的应用中，取其益心脾而宁心安神的作用，常用治心脾两虚，气血不足之心悸、失眠、健忘。多与黄芪、当归、远志同用，如归脾汤；若心气虚，不能藏神，惊恐而不安卧者，常与人参、龙齿、远志同用，如安神定志丸。

（2）茯神：味甘、淡，性平。入心、脾经。茯神为茯苓菌核中间天然抱有松根（即"茯神木"）的白色部分。因本品抱木心而生，故入心者居多，功专导心经之痰湿，以开心益智、安魂养神，用于治疗心虚惊悸、失眠、健忘、惊痫、小便不利。茯神与茯苓配伍使用，则安神之力增强。

（3）生地黄：味甘、苦，性寒。归心、肝、肺经。功效清热凉血，养阴生津。本品甘寒质润，苦寒清热，入营分、血分，为清热凉血、养阴生津之要药。热病伤津者常与沙参、麦冬同用；内伤消渴者，多与山药、黄芪配伍；大便燥结者常与玄参、麦冬同用，如增液汤。

（4）熟地黄：味甘，性微温。归肝、肾经。功效补血滋阴，益精填髓。本品为补血要药。常用于血虚诸证，表现为血虚萎黄，眩晕，心悸失眠，月经不调，崩漏等。处方如四物汤，即以本品与当归、川芎、白芍同用，为补血调经基本方剂，用治上述证候，都可随症加减应用。另者本品为滋阴主药，常用于肾阴不足所致的潮热骨蒸、盗汗、遗精等病证，多与山茱萸、山药等同用，如六味地黄丸。与制何首乌、枸杞子、菟丝子等配伍，治疗肝肾精血亏虚所致的腰膝酸软、眩晕耳鸣、须发早白等。

两者比较：两者均能滋补肝肾，然生地黄味苦性寒凉，善滋阴泄热，治阴虚火旺，骨蒸潮热，用之功胜熟地黄；且善清热凉血，为治热入营血证及血热出血证之佳品。而熟地黄性质微温，纯甘不苦，功专补血滋阴，为治血虚、阴虚证之主药，其益精填髓之功远胜于生地黄。

（5）酸枣仁：味甘、酸，性平。入心、脾、肝、胆经。功效养心安神，益阴敛汗。本品功能养阴血、益心肝、安定心神，为滋养性安神药，是治疗虚烦不眠的要药。主要用于血虚不能养心或虚火上炎出现的心悸失眠等症。往往与茯苓、柏子仁、丹参、熟地黄等同用，如酸枣仁汤。用于心肾不足、阴虚阳亢所致的虚烦失眠、心悸、健忘、口燥咽干、舌红少苔者，可配生地黄、玄参、柏子仁等养心滋肾药同用，如天王补心丹。《黄帝内经》谓："肝藏血，心主血，肝藏魂，心藏神。"故取酸枣仁养心阴益肝血而宁心安神以治失眠。另者，酸枣仁有收敛止汗的功能，失眠兼见体虚自汗、盗汗等症，可与牡蛎、浮小麦等同用。

现代研究显示，酸枣仁煎剂有镇静、催眠作用，能对抗咖啡因引起的兴奋状态，与巴比妥类药物合用表现出协同作用。煎剂还有镇痛、抗惊厥、降温作用。酸枣仁水溶成分可引起血压持续下降和心脏传导阻滞。

（6）龙骨：味甘、涩，性平。入心、肝、肾经。功效重镇安神，平降肝阳，收敛固涩。临床常用于治疗神志不安，失眠，惊痫，癫狂等，常与酸枣仁、茯苓、远志等同用。龙骨还可治疗阴虚阳亢之虚阳上越、头晕目眩，适用于肝阴不足、虚阳上越所引起的头目昏花等症，可配牡蛎、白芍等同用，有平肝益阴、潜敛浮阳的功效，如镇肝熄风汤；龙骨又有收涩之功，失眠伴有遗精、崩漏、虚汗、泄泻、带下、小便频数（证属心肾两虚）等症者，皆可应用。临床上龙骨常与牡蛎配伍，用以收涩固脱、潜敛浮阳，主治阴虚阳亢，以致心神不宁、烦躁不安、心悸、怔忡、失眠、健忘、头晕、目眩、耳鸣等症。张锡纯云："龙骨入肝以安魂，牡蛎入肺以定魄。魂魄者心神之左辅右弼也。"现代药理研究也显示，龙骨与牡蛎配伍，可增强镇静作用，用于治疗胸腹动悸、心悸、失眠、怔忡等神经精神症状。

临床应用也有用龙齿者。龙齿味涩性凉，功能镇惊安神。适用于惊痫、心悸等症。用量用法与龙骨相同。龙骨与龙齿相比，各有特点，龙齿善能镇惊安神，而固下涩精之功不足；龙骨镇静安神之外，收敛固涩之效卓著。

（7）白芍：味苦、酸、甘，性微寒。归肝、脾经。功效养血调经，柔肝止痛，敛阴止汗，平抑肝阳。白芍主治虽没有特指失眠，但失眠病证多与肝脾相关，何况阴虚及营卫不和又是众多失眠病证的关键所在，所以白芍应用极其广泛。如为女性失眠兼有月经病证，则白芍作用更为显著。

（8）赤芍：味苦，性微寒。归肝经。功效清热凉血，散瘀止痛。本品味苦性寒，入肝经，走血分，能清肝火，除血分郁热而凉血、止血、散瘀消斑，常与牡丹皮等药配伍；用于血热吐衄，多与生地黄等药同用。

白芍与赤芍比较：性味均苦寒，同具清热、止痛之功。但赤芍苦泄力大，善清热凉血，散瘀止痛；且能清泻肝火。而白芍味兼酸甘，善养血调经，平肝止痛；又能敛阴止汗。《本草求真》载："赤芍药与白芍药主治略同。但白则有敛阴益营之力，赤则只有散邪行血之意；白则能于土中泻木，赤则能于血中活滞。"《本草备要》载："赤芍主治略同（白芍），尤能泻肝火，散恶血，治腹痛坚积，血痹疝瘕，经闭肠风，痈肿目赤，能行血中之滞。"

（9）人参：为五加科多年生草本人参的干燥根。野生者名"山参"；栽培者称"园参"。园参经晒干或烘干，称"生晒参"；园参经蒸制后的干燥品，称"红参"；山参经晒干，称"生晒山参"。各个品种药力不同，其中山参最强。园参因产地商家不同，亦有差别，有医家认为某些园参效力极弱，尚不如党参，故而现今临床党参应用更为普遍。人参味甘、微苦，性微温。归心、肺、脾经。功效大补元气，补脾益肺，生津止渴，安神益智。用于气血亏虚所致的心悸、失眠、健忘等，本品能大补元气而有安神益智之效。可单用，亦可配伍当归、龙眼肉、酸枣仁等养血安神药同用，如归脾丸。

（10）党参：为桔梗科多年生草本党参、素花党参或川党参的干燥根。味甘，性平。归脾、肺经。功效益气，生津，养血。本品甘平，不燥不腻，善补中益气，为常用的补中益气药。治中气不足所致的食少便溏、四肢倦怠，多与白术、茯苓、甘草等补气健脾药同用。本品既能益气，又能生津。治热伤气津之气短口渴，常配伍麦冬、五味子同用。《得配本草》曰："上党参，得黄芪实卫，配石莲止痢，君当归活血，佐枣仁补心。补肺蜜拌蒸熟；补脾恐其气滞，加桑皮数分，或加广皮亦可。"因产地不同，党参有台党参（台参）和潞党参等品种，药效差不多，目前药房已无此品种分别。

（11）西洋参：为五加科多年生草本西洋参的干燥根。原产于美国、加拿大及法国，我国东北、华北、西北等地区亦有栽培。味苦、微甘，性寒。归心、肺、胃经。功效补气养阴，清火生津。善益肺气，养肺阴，清肺火。可单用研末装胶囊服用，或与知母、川贝母、阿胶等药同用。热病气阴两伤之烦倦、口渴等，有良好的补气养阴、清火生津之效。单用本品煎服即效，或常与麦冬、知母、石斛等养阴清热生津药同用，如王氏清暑益气汤；治内热消渴，气阴两虚者，可配伍天花粉、山药、黄芪等益气生津药同用。

（12）太子参：为石竹科草本植物孩儿参的块根，又称太子参，别名童参、四叶参、四叶菜、米参。据《本草从新》《本草纲目拾遗》《饮片新参》等书，太子参原指五加科植物人参之小者。现在商品则普遍用石竹科植物异叶假繁缕的块根，虽有滋补功用，但其力较薄。味甘、微苦，性平。能补气益脾，养阴生津。用于脾气虚弱，胃阴不足，食少体倦，口渴舌干；肺虚燥咳，咽干痰黏；气阴不足，心悸失眠。配麦冬，补肺并润肺养阴，用治肺阴亏虚所致的肺虚咳嗽最宜；配黄芪，补益之效大增，常用治劳倦乏力为效；配白术，共奏补脾肺之功。同治虚劳，劳倦乏力者。

（13）半夏：切片生用，即生半夏；经白矾制后者，称清半夏；经生姜、白矾制后者，称姜半夏；经白矾、石灰、甘草、生姜制后者，称法半夏；用姜半夏研粉，加面粉、赤小豆、杏仁等发酵制成曲者，称半夏曲。味辛，性温。有毒。归脾、胃、肺经。功效燥湿化痰，降逆止呕，消痞散结。失眠病证，不少为痰湿所致，或兼有痰湿，又有中焦不利之病机。《黄帝内经》云"胃不和则卧不安"，不少医家认为此语不单指胃胀胃痛难以入睡，更指中焦不利是失眠病证的重要病机。故而，半夏虽为燥湿化痰、降逆和胃、辛开散结之品，但于失眠治疗中屡获良效，盖病机药理相得也。譬如和胃止呕，往往同收安眠之效。本品辛温而燥，为燥湿化痰，温化寒痰之要药，尤善治脏腑湿痰。湿痰上扰，头痛眩晕者，与天麻、白术等同用，如半夏白术天麻汤。

（14）黄连：生用或清炒、姜炙、酒炙、吴茱萸水炒用。味苦，性寒。归心、肝、胃、大肠经。功效清热燥湿，泻火解毒。本品泻火解毒，尤善清心经实火。与黄芩、黄柏、栀子等配伍可治热病高热烦躁，如黄连解毒汤；与白芍、阿胶等药同用，可治热盛伤阴，心烦失眠，如黄连阿胶汤。本品味苦，性寒，清热燥湿之力胜于黄芩，善于清中焦湿火郁结。失眠证属湿热互结，气机失常，症状兼见脘腹痞满，恶心呕吐者，可与半夏、干姜配伍。

（15）百合：生用或蜜炙用。味甘，性微寒。归肺、心经。功效养阴润肺止咳，清心安神。常用于肺阴虚所致的燥热咳嗽及劳嗽久咳，痰中带血。此外，本品能清心安神，常配知母、生地黄同用，如百合知母汤、百合地黄汤，用于热病余热未清之虚烦惊悸，失眠多梦。

2. 复方研究

（1）补虚安神剂

1）安神汤：重用酸枣仁以养肝血，阴血不虚则涵阳有望，为君药；夜交藤养心安神，合欢皮疏肝解郁、清心除烦，共为臣药；远志宁心安神，茯苓健脾安神为佐使，全方具有宁心养血安神的功效。药理研究证实，酸枣仁、夜交藤具有镇静、催眠的作用，远志有镇静、抗惊厥、强身益智和增强脑代谢的功能，茯苓可增强免疫力及镇静。

2）归脾汤：方中以党参、黄芪、白术、甘草甘温之品补气健脾以生血，可心脾同治，重点在脾，使脾旺则气血生化有源，能够气血并补，重在补气，气旺血自生，血足则心有所养，另外补气养血药中佐以木香理气醒脾，使补而不滞，故选用归脾汤加减以益气补血、健脾养心。研究结果显示，归脾汤加减治疗亚健康状态失眠效果良好，能明显缩短入睡潜伏期和减少觉醒次数，并延长睡眠时间，提高患者生活质量。归脾汤加减方中黄芪补中益气，龙眼肉益心脾，补气血，安神，为君；党参生津补血，补脾肺，白术健脾益气，当归补血养心，活血调经，为臣；茯苓、远志、酸枣仁宁心镇静安神，木香理气醒脾，为佐；炙甘草调和诸药为使。全方共奏益气补血、健脾养心之功，为治疗思虑过度、心脾气血两虚、劳伤心脾之良方。现代药理研究表明，党参内含多种微量元素、氨基酸、党参多糖等营养成分；黄芪有利于神经细胞损伤的恢复，能够抗疲劳、镇静、镇痛；白术可以促进细胞免疫功能，明显增加患者的总睡眠时间；木香能够增加消化液分泌，促进肠道运动；酸枣仁能抑制中枢神经系统而起镇静催眠作用。归脾汤加减治疗亚健康状态失眠，通过调整脏腑功能、平衡阴阳达到治疗目的，临床疗效显著且预后良好，患者复发率低，对患者睡眠质量和生活质量有明显改善作用。

（2）解郁安神剂：双心汤。方中柴胡能疏肝解郁，其升散之性引胃气上复，行其气血化源之职。"胃不和则卧不安"，陈皮、半夏、茯神、石菖蒲健脾和胃、化痰除湿，气血生化，心血得养。首乌藤、酸枣仁、珍珠母、合欢皮、远志养心宁神，而珍珠母、酸枣仁镇脑、养脑，共奏安脑神、平神乱之效。日久不寐，肝气郁结，气滞血瘀或久病伤正，气虚血行无力，血脉凝聚，目不能瞑，以丹参、川芎活血化瘀通络，气血得复，心神得养。结果显示，多数患者服药2个月后失眠缓解，体现了中医辨证论治的特色优势。现代药理研究显示双心汤中的柴胡具有镇静安神、提高免疫力的作用。酸枣仁、合欢皮、首乌藤对戊巴比妥钠中枢抑制有协同作用。石菖蒲、远志有镇静催眠作用。珍珠母可增加人体大脑皮质的兴奋和抑制过程，促进神经过程平衡，增强大脑皮质调节功能，改善睡眠。茯神有助于进入安静欲睡状态。丹参、川芎等活血化瘀药可有效改善血液循环，营养脑部，修复损伤、逆转变性的大脑细胞功能，抑制大脑异常电波的扩散，使机体生物物质代谢得到平衡和下丘脑功能得到调节。

（3）清热安神剂

1）酸枣仁汤：原为酸枣汤，出自张仲景《金匮要略·血痹虚劳病脉证并治》，其谓："虚劳虚烦不得眠，酸枣汤主之。"后来喻嘉言《医门法律》将其更名为酸枣仁汤，"酸枣仁二升、甘草一两、知母二两、茯苓二两、川芎二两。上五味，以水八升煮酸枣仁得六升，纳诸药煮取三升，分温三服"。酸枣仁汤具有养血安神、清热除烦之效，主治肝血不足，虚热扰神所引起的失眠心悸、虚烦不安等症。方中酸枣仁性味酸平，茯苓性味甘淡，知母性味苦咸，川芎性味辛散，甘草性味甘润，以酸收之品为主，兼以甘平辛散配伍而成，体现了《黄帝内经》中"肝欲散，急食辛以散之，肝苦急，急食甘以缓之"的治疗原则。方中重用酸枣仁为君，以其甘酸质润，入心、肝经，养血补肝，宁心安神，收敛耗散之魂。茯苓健脾渗湿，宁心安神；知母苦寒质润，滋阴润燥，清热除烦，共为臣药。与君药相伍，以助安神除烦之功。佐以川芎之辛散，调肝血而疏肝气，与大量酸枣仁相伍，辛散与酸收并用，补血与行血结合，具有养血调肝之妙。甘草和中缓急，调和诸药为使。诸药相伍，标本兼治、养中兼清、补中有行，共奏养血安神、清热除烦之效。

2）天连安眠汤：方中天麻平肝潜阳，黄连、栀子清泻心火，党参、麦冬、五味子益气养阴，柴胡、丹参解郁活血，酸枣仁、柏子仁、合欢皮、夜交藤、远志、红毛五加皮养心、宁心、安神，石菖蒲燥湿祛痰开窍，甘草调和诸药。诸药合用，共奏平抑肝阳、清泻炎火、益气养阴、疏肝解郁、神安志定之效。药理研究证明，天麻有较强的镇静、安神作用，黄连有镇静催眠作用。栀子有延长睡眠时间的作用。党参有镇静、催眠、益智、增强和改善学习记忆能力的作用。麦冬、丹参、五味子镇静，其中五味子有明显的镇静作用。酸枣仁镇静催眠，使深睡的平均时间延长，深睡的发作频率增加，降低3,4-二羟基苯乙酸的含量，降低单胺类神经递质的含量，从而对中枢神经起到抑制作用。远志有镇静，抗惊厥，祛痰止咳，抗痴呆和脑保护等作用。石菖蒲有镇静，抗抑郁，改善学习记忆的功效。柴胡煎剂对中枢神经系统具有明显抑制作用，可使动物的自发活动减少，条件反射抑制，延长巴比妥类药物的睡眠时间，拮抗中枢兴奋剂（苯丙胺、咖啡因等）的作用。因此，天连安眠汤治疗失眠效果较好。

（五）外治疗法

1. 针刺疗法

（1）体针

1）体针法1：取双侧手部心穴（掌面，中指第一横纹中点）、肝点（手背中渚穴后0.25

寸）、睡眠穴（手背，合谷穴与三间穴连线的中点），毫针垂直刺入，以不刺入骨膜为准。配合体针：百合、神门、三阴交。运用平补平泻法。

2）体针法 2：取申脉、照海、百会、四神聪、三阴交、神门。心脾两虚加心俞、脾俞；心胆气虚者加心俞、胆俞；心肾不交者加心俞、肾俞；肝火扰心者加行间、太冲；痰火扰心者加丰隆、内庭。局部皮肤常规消毒，患者取仰卧位，申脉采用呼气泻法进针，深度为 0.3～0.5 寸，以快速捻转泻法为主；照海采用吸气补法进针，深度 0.5～0.8 寸，以缓慢捻转补法为主。百会平刺 0.5～0.8 寸，四神聪穴以百会为中心，从前后左右各 1 寸沿皮下斜刺 0.5 寸，神门避开血管直刺 0.3～0.5 寸，三阴交穴直刺 1～1.5 寸，均得气后行平补平泻手法，留针 30 分钟，其间行针 2 次。其余配穴均根据病证虚实采用捻转提插补泻法，得气后即出针，不留针。适用于营卫不调型失眠。

3）七神针：穴取四神聪、神庭、神门、百会、头临泣。肝郁气滞者加太冲、风池；痰热内扰者加丰隆、中脘；气血两虚者加心俞、脾俞、三阴交；肝肾阴虚者加肝俞、肾俞；心胆气虚者加心俞、胆俞。以上穴位常规针刺，每次治疗 30 分钟，行针 1 次。每日 1 次。

4）项七针：穴取风池（双）、风府、完骨（双）、天柱（双）。心脾两虚证配心俞（双）、脾俞（双）、三阴交（双）；心虚胆怯证配心俞（双）、胆俞（双）、丘墟（双）；阴虚火旺证配太冲（双）、太溪（双）、涌泉（双）；肝郁化火证配太冲（双）、行间（双）；痰热内扰证配丰隆（双）、中脘、内庭（双）。以上穴位常规针刺，每次治疗 30 分钟，行针 1 次。隔日 1 次。适用于颈型失眠。

（2）腹针疗法：穴取引气归元（中脘、下脘、气海和关元）、腹四关（双侧滑肉门、双侧外陵）、商曲（双）、气穴（双）和大横（双）。以上诸穴均直刺，引气归元（中脘、下脘、气海和关元）深刺至地部（即刺至腹部肌层），余穴均刺至人部（即刺至腹部浅筋膜和脂肪层），按照腹针疗法要求，针刺穴位按照由里至外、由上至下针刺。每次治疗 30 分钟，每日 1 次。适用于药物依赖性失眠。

2. 小针刀疗法　取阿是穴。患者取俯伏坐位，医者在颈肩部仔细寻找肌痉挛明显处的肌肉附着点及其他阳性反应点，常规消毒后，行小针刀剥离术。操作后用输液贴贴于针孔处，避免感染。适用于颈型失眠。

3. 刮痧疗法　用刮痧板刮膀胱经的第一侧线、第二侧线。单方向刮，速度逐渐加快，反复刮 5～7 遍，刮至皮肤出现红色紫斑。

4. 埋线疗法　穴取安眠 2（翳明与风池连线中点）、颈穴 1、颈穴 2。患者取俯伏坐位，标定安眠 2 后常规消毒，用 2% 利多卡因作穴位局部浸润麻醉；然后剪取 0-1 号铬制羊肠线 1～1.5cm 作快速穿刺针埋线，当针尖达皮下组织后，缓慢进针，边进针边询问患者感觉，当感觉有强烈针感向头颈部放射后，缓慢退针，边退边推针芯，回至皮下后快速拔针，用干棉球按压针孔片刻，再用创可贴固定；完成后行对侧安眠 2 及颈穴 1、颈穴 2 等穴埋线。一般 10～15 日行第 2 次埋线。适用于颈型失眠。

5. 药熨疗法

（1）药熨法 1：制半夏 12g，朱茯苓、陈皮、胆南星、石菖蒲、远志、淡竹叶各 9g，枳实 6g，炙甘草 4.5g。上药水煎取汁，以纱布浸取药液，略拧干后热熨双目。临睡前熨目，每次 15～30 分钟。适用于痰热内扰型失眠。

（2）药熨法 2：磁石 20g，茯神 15g，五味子 10g，刺五加 20g。先煎煮磁石 30 分钟，然后加入其余药物再煎 30 分钟，去渣取汁。将一干净纱布浸泡于药汁中，趁热熨于患者前额及太阳穴。每晚 1 次，每次 20 分钟。适用于心虚胆怯型失眠。

6. 敷脐疗法

（1）丹参 20g，远志 20g，石菖蒲 20g，硫黄 20g。上方共研细末，装瓶备用。用时取药末适量加白酒调成膏状，贴于脐中，再以棉花填至与脐周平齐，用胶布固定。每晚换药 1 次。适用于心肾不交型失眠。

（2）珍珠粉、丹参粉、硫黄粉各等量。上方混合备用，用时每次取药粉 0.25g，填于脐中，外贴胶布。每日换药 1 次，连用 3～5 日为 1 个疗程。适用于心虚胆怯型失眠。

（3）朱砂安神丸、归脾丸或补心丹适量。每次取上方 10g（或 1 丸）研末，加适量醋调成糊状，睡前敷于脐部，外用胶布封固，每晚 1 次。适用于阴虚火旺或心脾两虚型失眠。

（4）石菖蒲 6g，郁金 6g，枳实 6g，沉香 6g，朱砂 2g，琥珀 2g，炒酸枣仁 6g。上方共研末，混匀备用。每次取药末填敷脐中，滴生姜汁适量，外盖纱布，用胶布固定。24 小时换药 1 次，1 周为 1 个疗程。适用于肝郁气滞型失眠。

（5）黄连、肉桂各适量。上药共研细末，蜜调为丸，填脐内，暖膏贴盖之。适用于心肾不交型失眠。

（6）田三七、丹参各 10g，硫黄、远志、石菖蒲各 20g，红花 5g。上药共研细粉，以白酒适量调成膏状，涂满脐孔，用胶布固定，每晚换药 1 次。

（7）远志 30g，石菖蒲 30g，朱砂 10g，炒酸枣仁 40g，生牡蛎 30g。兼痰热内扰者加胆南星 30g、半夏 30g、黄连 15g；阴虚火旺者，加龟板 30g；心脾两虚者加黄芪 30g、当归 20g；心胆虚怯者加琥珀 10g、磁石 30g；肝郁有热者加丹参 30g、硫黄 20g。上药研细末，装瓶备用。用时取上药 10～15g，拌老陈醋适量，调成糊状，敷于脐中，外用胶布固定，每晚换药 1 次，7 次为 1 个疗程（敷药前需将脐周及脐中清洗干净），1 个疗程结束后，休息 3 日，续行第 2 个疗程。

7. 中药足浴疗法

（1）夜交藤、徐长卿、合欢皮、桑寄生各 30g。上述药物用水煎，取药汁 4～5L，倒入自动按摩足浴盆中，睡前患者将双足浸泡在盆里，水深以没过踝关节 10cm 为度，每晚给予中药煎液（水温 39～45℃）浴足，由温到热，再由热到温，循环进行 30 分钟。

（2）当归 30g，白芍 30g，桂枝 20g，白术 30g，太子参 30g，熟地黄 30g，山茱萸 30g，茯苓 30g，酸枣仁 30g，合欢皮 30g，柴胡 20g。将诸药置于锅中，加水 3000～3500ml，浸泡 30 分钟，煎沸 20～25 分钟，将药液倒入木盆中，待药液温度降至 50℃左右，将双足放入木盆中浸洗，并可边洗边按摩足底，每次约 30 分钟，于睡前进行，每剂药可使用 2 次。适用于营卫失和型失眠。

8. 穴位贴敷疗法

（1）黄连 15g，阿胶 9g，白芍 9g，黄芩 9g，鸡蛋黄 1 个。将上药煎汤，入阿胶 9g 化开，摊贴胸部。适用于阴虚火旺型失眠。

（2）吴茱萸 9g，米醋适量。将吴茱萸研成细末，用米醋调成糊状，敷于两足涌泉穴，盖以纱布，用胶布固定。适用于肝胃虚寒型失眠。

9. 药枕疗法　白菊花、合欢花、夜交藤各 100g，生磁石 200g，灯心草、公丁香各 30g，石菖蒲、远志肉、茯神各 60g，檀香 20g，冰片粉 10g。多梦易醒者加生龙骨 100g，生牡蛎 60g。上药共研粗粉末，拌匀。装入一长方形布袋内，每晚当睡枕用。

（六）评价及瞻望

中医治疗原发性失眠是从整体论治以改善机体的自主神经功能，提高睡眠质量的一种手段，也是目前临床较为常见的治疗方法。中医对于原发性失眠的治疗方法，主要包括针灸治疗和中药治疗。针灸治疗主要是在调节营卫、平衡阴阳跷脉、安和脏腑等理论指导下辨证施治；中药治疗以补虚泻实、调整脏腑阴阳为基本原则。

中药治疗失眠临床最为常见，效果最好，整体上是以补虚泻实，调整脏腑阴阳为原则，主要证型包括肝火扰心、痰热扰心、心胆气虚、心脾两虚、心肾不交等，治疗常在此基础上辅以养血安神、镇静安神、清心安神等药物。常用方剂如龙胆泻肝汤、黄连温胆汤、归脾汤、酸枣仁汤、天王补心丹、桂枝加龙骨牡蛎汤等。

针刺治疗的选穴，多以头颈部穴位（百会、四神聪、印堂、安眠等）和四肢部穴位（神门、内关、三阴交、足三里等）为主穴，加以配穴：阴虚火旺者加太溪、复溜、肾俞、心俞、大陵等；心脾两虚者加用巨阙、脾俞、心俞等；肝火扰心者加用风池、行间、太冲等；心胆气虚者加用心俞、胆俞、气海等；脾胃不和者加用丰隆、中脘等。其中腧穴使用按应用频次排序依次为神门、三阴交、安眠、百会、内关、足三里、四神聪、心俞、太冲、肝俞。

中医药治疗失眠无成瘾性和依赖性，有相当大的优势。但是失眠的病因、证型纷繁复杂并受患者自身情绪及外周环境影响极大，使得本病在辨证治疗中成为临床的疑难病种，精准的辨证施治是中医药治疗失眠的基石。同时，患者的睡眠状况是护理工作需要关注的重要内容之一，护士应结合现代医学护理方法与中医护理方法，为失眠患者制订个性化、综合的护理方案，为失眠患者提供睡眠健康教育，以改正患者错误的睡眠行为、认知，提高睡眠健康意识；选择合适的行为干预、中医护理干预措施，纠正不良睡眠行为，促进睡眠健康，以提高患者的睡眠质量。对失眠患者进行中西医结合的护理，在提高失眠患者的干预效果、康复及预后中起到重要的作用。

主要参考文献

崔春风，1998. 田令群从火论治不寐的经验[J]. 新中医，30（9）：9-10.

高燕，马强，2012. 王中琳教授治疗失眠症验案举隅[J]. 中医药信息，29（1）：67-68.

马燕斌，于雪，吴小明，2013. 三七花治疗亚健康失眠（肝气郁结型）的临床观察[J]. 中医药信息，30（6）：112-113.

苗凌娜，2005. 不寐的病因与证治[J]. 河南中医学院学报，20（1）：1.

牟大鹏，2011. 失眠探微[J]. 中国中医药现代远程教育，9（1）：47-48.

苏凤哲，卢世秀，2010. 路志正教授从五脏论治不寐经验[J]. 世界中西医结合杂志，5（1）：1-3.

徐文姬，2005. 天王补心汤治疗顽固性失眠 156 例[J]. 中国中医基础医学杂志，11（3）：228.

徐兆堂，龙丽萍，2002. 促眠汤治疗失眠 36 例[J]. 实用中医药杂志，18（5）：21.

杨波，张爱华，王萍，等，2013. 基于果蝇模型的酸枣仁皂苷 A、B 治疗失眠症的实验研究[J]. 中医药信息，30（5）：55-57.

杨珂，2010. 不寐病理因素探讨[J]. 河南中医，30（6）：618-619.

伊胜华，张爱霞，2003. 治失眠验方[J]. 中国民间疗法，11（7）：62.

赵静，2014. 治失眠验方[J]. 中国民间疗法，22（4）：42.

中华医学会神经病学分会睡眠障碍学组，2012. 中国成人失眠诊断与治疗指南[J]. 中华神经科杂志，7（45）：534-540.

周仲瑛，2007. 中医内科学[M]. 2 版. 北京：中国中医药出版社.

Berridge C W，Schmeichel B E，España R A，2012. Noradrenergic modulation of wakefulness/arousal[J]. Sleep Medicine Reviews，16（2）：187-197.

Bonnet M H，Arand D L，2010. Hyperarousal and insomnia：state of the science[J]. Sleep Medicine Reviews，14（1）：9-15.

Buysse D J，Germain A，Hall M，et al，2011. A neurobiological model of insomnia[J]. Drug Discovery Today：Disease Models，8（4）：129-137.

Riemann D，Spiegelhalder K，Feige B，et al，2010. The hyperarousal model of insomnia：a review of the concept and its evidence[J]. Sleep Medicine Reviews，14（1）：19-31.

Soldatos CR，Allaert FA，Ohta T，et al，2005. How do individuals sleep around the world？ Results from a single-day survey in ten countries[J]. Sleep Med，6：5-13.

第六章　继发性失眠

第一节　抑郁发作相关失眠

抑郁发作相关失眠指在具备充分的睡眠机会和环境的前提下，发生与抑郁发作有关的以失眠为主的睡眠质量不满意状况，包括难以入睡、睡眠不深、多梦、醒后不易再睡、早醒，或自觉睡眠明显不足等。这一定义包括抑郁发作所致失眠和其他与抑郁发作有关的失眠。

失眠是抑郁障碍患者最常见的症状之一，70.0%～84.7%的抑郁障碍患者伴有失眠症状，其中较为常见的是混合性失眠（27.1%）和夜间失眠（13.5%），而抑郁障碍的典型失眠类型——早醒仅占3.4%左右。抑郁发作相关失眠可导致较重的疾病负担，与抑郁症状的恶化、疾病的复发、低生活质量、心血管疾病、社会功能缺陷及自杀率等呈正相关。失眠不仅是抑郁障碍最具诊断意义的症状之一，还是难治性抑郁的危险因素及抑郁障碍康复的预测因子。临床上，针对抑郁发作相关失眠的治疗是抑郁障碍治疗的重要环节，通常作为抑郁障碍疗效评估的重要指标之一。

一、病　因　病　机

（一）现代医学认识

抑郁症发生的机制已成为科学研究的热点问题之一。近年来国家多个"973"课题和自然科学基金课题都围绕抑郁症发生的机制等基础问题展开。一些最新发展的科技成果也相继运用于抑郁症的研究中，如磁共振成像、正电子发射体层成像（PET）、多通道神经电生理记录技术及光遗传学技术，使得对抑郁症的研究和认识取得了长足的进展，尽管其发病机制仍有待进一步阐明。一般认为，抑郁症是由遗传、心理、环境、社会等多个因素共同作用形成的，其中生物学因素起主要作用。关于抑郁症发生常见的观点如下。

1. 遗传因素　流行病学调查显示，与抑郁症患者血缘关系越近，患病概率越高。一级亲属患病的概率高于其他亲属，这符合遗传疾病的一般规律。

2. 心理-社会因素　突然发生或长期持续存在的各种重大生活事件，会引起强烈和持久的不愉快的情感体验，可导致抑郁症的产生。另外，工作、学习和生活中的长期压力等应激因素也常常成为抑郁症发生的诱因。

3. 单胺递质失衡 抑郁症的发生与大脑突触间隙神经递质 5-羟色胺（5-HT）和去甲肾上腺素（NE）的浓度下降有关。很多抗抑郁药，如选择性 5-羟色胺再摄取抑制剂（SSRI）或者 5-羟色胺去甲肾上腺素再摄取抑制剂（SNRI），其发挥作用的机制在于抑制大脑突触间隙这两种神经递质的再吸收，从而升高神经递质的浓度。另一种神经递质多巴胺也在抑郁样行为的产生中发挥作用，临床试验证实多巴胺激动剂如普拉克索也具有抗抑郁作用。

4. 其他因素 如脑糖摄取功能的异常、ATP 释放减少、脑内 γ-氨基丁酸（GABA）和促炎症细胞因子浓度的改变等，都与抑郁症的发生相关。最近《自然-医学》等国际权威期刊发表的论著显示，大脑中星形胶质细胞释放 ATP 的减少可以导致抑郁样行为的发生。研究还发现，抑郁模型动物的多个脑区脑糖摄取功能出现不同程度的改变。因此，抑郁症发生机制的复杂性，不仅体现在多个脑区和核团参与抑郁症的发生（如海马、杏仁核、下丘脑、伏隔核和皮质及相关的神经环路），而且涉及多种神经细胞、神经递质、炎症因子和激素的参与。

睡眠和精神障碍之间有着密切的关系。睡眠障碍常引起抑郁、焦虑等精神症状；而抑郁症患者又多伴有睡眠障碍的表现。研究发现，失眠和抑郁症患者常伴有中枢 5-HT 含量的下降，而中枢 5-HT 含量的改变也可引起明显的睡眠和情绪的变化。中枢 5-HT 含量升高可引起觉醒减少，慢波睡眠增多及行为活动增加的效应，而 5-HT 含量减少则会导致失眠和情绪的改变，且失眠往往会导致焦虑、抑郁等精神改变，同时抑郁症患者低水平 5-HT 也会引起睡眠障碍，两者相互影响，互为因果，形成恶性循环，严重影响人类的生存质量和生活水平。

（二）祖国医学认识

抑郁症属于中医学"郁证"范畴，中医学无抑郁症之名，将其归属于"郁证"范畴，散见在古代医籍中的胸胁痛、肝郁、梅核气、脏躁、百合病、奔豚气等病证中。郁证是由于情志不舒，气机郁滞而致病，以精神抑郁，情绪不宁，胸部满闷，胁肋胀痛，或易怒欲哭，或咽中如有异物梗阻等为主要临床表现的一类病证。郁字有积、滞、蕴结等含义。以此命名为"郁证"者，其临床表现极为复杂，广而言之，泛指由外感六淫，内伤七情引起的脏腑功能不和，从而导致多种病理产物的滞塞和郁结之证。对于抑郁症的描述在《黄帝内经》中已有，且在历代的古医学文献中都有记载，内容也很丰富。中医学对抑郁症的认识较早，虽然未有专论，但对本病的描述散见于郁证、百合病、脏躁、癫证等疾病中。历代医家从不同角度论述其对病因病机的认识。早在《灵枢·口问》中就有"悲哀愁忧则心动，心动则五脏六腑皆摇"；《素问·阴阳应象大论》说："人有五脏化生五气，以生喜怒悲忧恐。"《金匮要略·妇人杂病脉证并治》提出了"脏躁"及"妇人咽中如有炙脔"等证，实质上是郁证的主要临床表现，所载述的治法方药沿用至今。《丹溪心法·六郁》开始将本病作为一个独立病证论述，首创"六郁"之说，即气郁、血郁、痰郁、火郁、湿郁、食郁六种，其中以气郁为先，然后才有诸郁的形成，并提出："气血冲和，万病不生，一有怫郁，诸病生焉，故人身诸病多生于郁。"《景岳全书·郁证》指出郁证"因病而郁"和"因郁而病"的不同，使本病的概念更加明确。《临证指南医案·郁》认为"郁证全在病者能移情易性"，较深刻地阐明了郁证患者在精神护治方面的重要意义。《景岳全书·郁证》中提出因病致郁和因郁致病："凡五气之郁，则诸病皆有，此因病而郁也。至若情志之郁，则总由乎心，此因郁而病也。"

百合病始见于张仲景《金匮要略·百合狐惑阴阳毒病脉证治》，其曰："百合病者，百脉一宗，悉治其病也。意欲食复不能食，常默默，欲卧不能卧，欲行不能行，饮食或有美时，或有不用闻食臭时，如寒无寒，如热无热，口苦，小便赤，诸药不能治，得药则剧吐利，如有神灵者，身形如和，其脉微数。每尿时头痛者，六十日乃愈；若尿时头不痛，淅然者，四十日愈；若尿快然，但头眩者，二十日愈。其证或未病而预见，或病四五日而出，或病二十日，或一月微见者，各随证治之。"这段文字概括了百合病的主要症状是精神、饮食、睡眠、行为、语言、感觉的失调，与西医学抑郁症的主要症状有相似之处。从百合病的临床表现看，与抑郁症的诊断标准有较明显的相似之处，如"喜悲伤欲哭、常默默"符合抑郁症的特异症状（必备症状）——情绪低落；"欲卧不能卧"与其基本症状之一的多数抑郁症患者以睡眠障碍为特征相接近；"意欲食复不能食""饮食或有美时，或有不用闻食臭时，如寒无寒，如热无热"，与抑郁症患者的躯体症状也有相似之处。从百合病病因来看，"伤寒大病之后，余热未解，百脉未和；或平素多思不断，情志不遂，或偶触惊疑，卒临景遇，因而形神俱病"。余热未尽或情志不遂，郁而化火耗伤心肺的阴液，形成心肺阴虚内热。心主血脉，肺主气而司治节，朝百脉，故心肺功能正常，则气血调和而百脉皆得其养，若心肺阴虚成病，则气血失调，百脉受累，故证候百出。气血充盛，则思考敏捷，精神充沛，若阴血不足则神明失养，故出现种种精神恍惚不定的精神和躯体症状。所以现代不少医家都将抑郁症归属于中医学的"百合病"范畴。

二、临　床　诊　断

（一）辨病诊断

1. 诊断标准［参照《中国失眠防治指南（2012 版）》］　临床明确抑郁症诊断并符合 CCMD-3 诊断标准者，在具备充分的睡眠机会和环境的前提下，发生以失眠为主的睡眠质量不满意状况，包括难以入睡、睡眠不深、多梦、醒后不易再睡、早醒，或自觉睡眠明显不足等，并导致精神活动效率下降，妨碍躯体和社会功能。

（1）症状标准：诊断至少应符合以下第 1）～3）条。

1）有失眠主诉，包括难以入睡、睡眠不深、多梦、早醒，醒后不易再睡，或自觉睡眠明显不足（主观性失眠）、醒后不适感、疲乏，或白天困倦等。

2）存在抑郁症症状、体征。

3）极度关注失眠及其后果的优势观念。

4）多导睡眠图检查：证实睡眠相关抑郁症的存在。

（2）严重标准：对睡眠数量、质量的不满引起内心痛苦或功能受损。

（3）病程标准：在抑郁症的病程中发生符合上述症状标准和严重标准的失眠。

（4）排除标准：排除其他躯体疾病或精神障碍导致的继发性失眠。排除其他类型睡眠障碍（如睡眠调节性障碍、心理生理性失眠等）。

　　说明：如果失眠症状已经符合症状标准、严重标准和排除标准，但病程较短（如病程短于 1 个月），失眠频率较低（如每周 1～2 次）应诊断为抑郁发作相关失眠亚临床状态。

　　（5）严重标准：社会功能受损，给本人造成痛苦或不良后果；伴有：①以睡眠障碍为几乎唯一的症状，其他症状均继发于失眠，如难以入睡、睡眠不深、易醒、多梦、早醒、醒后难以入睡及醒后不适、头晕、乏力、困倦等；②上述障碍每周至少发生 3 次，并且持续 1 个月以上；③伴发有精神效率下降，影响正常工作，或妨碍社会活动；不是任何一种躯体疾病或精神障碍的伴发症。

　　（6）临床表现：抑郁症的主要临床特征和"抑郁"样行为相关，即患者显著而持久的心境低落、兴趣丧失、自杀意念等。但是抑郁症的表现症状并不单一，不同的患者会存在症状差异。

　　抑郁症失眠的典型症状是入睡困难，半夜早醒，在黑暗中突然醒来、醒后不能入睡，多梦；脑海里反复出现一些不愉快的往事或对前途、自己的身体等忧心忡忡；晨起后无清晰感、不能恢复充沛精力；白天头昏、疲乏、无力或瞌睡；情绪和兴趣低下是抑郁症失眠最显著、最普遍的症状；认知功能受损，工作与学习能力下降，记忆力下降，注意力不能集中等。

　　抑郁程度影响抑郁症的症状表现。程度较轻的患者感到闷闷不乐，无愉快感，凡事缺乏兴趣，感到"心里有压抑感""高兴不起来"；程度重的患者会感到悲观绝望，有度日如年、生不如死的感觉。患者常常抱怨"活着没有意思""心里难受"等。不同年龄患者的抑郁症症状表现存在差别。如更年期和老年抑郁症患者可伴有烦躁不安、心神不宁、浑身燥热、潮红多汗等；而儿童和青少年患者可以表现为易激惹（如不耐烦、为一点儿小事发怒）。抑郁症的表现还存在性别差异。许多纵向和横向研究一致发现，单相抑郁症存在性别差异。在发病率上，女性和男性终生患病率平均比值为（1.7～2.1）：1。女性抑郁症患者与男性相比，首次发病时间明显更早，符合抑郁症诊断标准的症状更多；而男性较女性更多出现某些特定的抑郁特征，如更倾向于过度反应和愤怒攻击。抑郁症的临床症状不都是单相型抑郁。不同的共病情况下，抑郁症的表现可有不同。女性抑郁症患者共患的疾病包括焦虑症、躯体化障碍和进食障碍，特别是贪食症，倾向于疏泄情绪。而男性抑郁症患者则更倾向于酒精和药物依赖，容易酗酒。不同类型的抑郁症临床表现不尽相同，我们常说的抑郁症，其实是指临床上的重症抑郁症，抑郁症症状表现的多样也体现在其分类上。如根据对社会功能损害的程度，抑郁症可分为轻症和重症；根据有无"幻觉、妄想，或紧张综合征等精神病性症状"，又分为无精神病性症状的抑郁症和有精神病性症状的抑郁症；根据之前（间隔至少 2 个月前）是否有过另一次抑郁发作，抑郁症又分为首发抑郁症和复发抑郁症。而抑郁症至少有 10% 的患者可出现躁狂发作，此时应诊断为双相障碍。

　　抑郁症引起失眠时分为 4 个阶段。

　　（1）抑郁发作前驱期或初期的失眠：失眠常是抑郁发作的前驱期或初期表现，在临床上尚未出现抑郁的其他症状时，失眠就可以出现，有时甚至可掩盖抑郁心境的症状。抑郁发作前驱期或初期的失眠主要表现为入睡困难、睡眠表浅、醒后不能再度入睡、早醒。其中以入睡困难最为多见。

（2）抑郁发作充分发展期的失眠：在抑郁发作充分发展期，受大量的心理和躯体症状群（抑郁心境、焦虑、激越及幻觉妄想）支配，失眠可能会进一步发展，以早醒最具有特征（临床定义为在一夜的睡眠末段比通常早醒1小时或1小时以上而不能重新入睡，故也称末段睡眠）。

（3）抑郁发作维持治疗期和间歇期的失眠：此时的患者常会出现如何回归家庭和回归社会的问题，失眠常常是残留症状之一，少数患者甚至可以因为想不开而出现自杀行为。

（4）抑郁发作（复发）前驱期的失眠：抑郁症的复发率较高，一生中作为其核心综合征的抑郁发作，复发的危险度接近90%。失眠是否可作为抑郁发作的危险因素或其复发的前驱症状，目前尚有争议，但临床观察发现抑郁复发数周之前可出现明显的失眠。

2. 相关检查

（1）疑为抑郁症的患者，除进行全面的躯体检查及神经系统检查外，还要注意辅助检查及实验室检查。有2种实验室检查具有一定的意义，包括地塞米松抑制试验和促甲状腺素释放激素抑制试验。

（2）通过和被检者谈话了解现在的症状，也可以做一些问卷调查或者相关的量表测试，如抑郁量表测试等，去判定被检者是否患有抑郁症及其轻、中、重程度。如果患有抑郁症，需要对症用药治疗。

（二）辨证诊断

1. 中医诊断标准（参照中华中医药学会《中医内科常见病诊疗指南》）　入睡困难，或睡而易醒，醒后不能再睡，重则彻夜难眠，连续4周以上常伴有多梦、心烦、头昏头痛、心悸健忘、神疲乏力等症状。

2. 诊断

（1）患者入睡困难或睡而易醒，醒后不寐，连续3周以上，重者彻夜难眠。

（2）伴有头痛头昏、心悸健忘、神疲乏力、心神不宁、多梦等。

（3）各系统及实验室检查，未发现有妨碍睡眠的其他器质性病变。

3. 分型诊断

（1）肝郁化火型

临床证候：急躁易怒，入睡困难，甚或彻夜不眠，伴有头晕头涨，目赤耳鸣，口干口苦，不思饮食，便秘溲赤，舌红苔黄，脉弦数。

辨证要点：急躁易怒，目赤耳鸣，口干口苦，便秘溲赤。

（2）心火炽盛型

临床证候：心烦不眠，躁扰不宁，口干舌燥，小便短赤，口舌生疮，舌尖红，苔薄黄，脉数或细数有力。

辨证要点：心烦不眠，小便短赤，口舌生疮，舌尖红。

（3）痰热内扰型

临床证候：失眠心烦，多梦易醒，胸闷痰多，头晕目眩，口苦恶心，不思饮食，舌质偏红，苔黄腻，脉滑数。

辨证要点：胸闷痰多，头晕目眩，口苦恶心，不思饮食。

（4）胃气不和型

临床证候：睡卧不安，胃脘不适，纳呆嗳气，或恶心欲呕，腹胀肠鸣，大便不爽或便秘，舌苔黄腻，脉沉滑。

辨证要点：胃脘不适，纳呆嗳气，恶心欲呕，腹胀肠鸣，大便不爽或便秘。

（5）心脾两虚型

临床证候：失眠，或多梦易醒，醒后难以再睡，面色少华或萎黄，心悸健忘，头晕目眩，倦怠神疲，食少腹胀或便溏，舌淡苔白，脉细弱。

辨证要点：面色少华或萎黄，心悸健忘，倦怠神疲。

（6）心肾不交型

临床证候：心烦不眠，入睡困难，睡梦纷纭，头晕耳鸣，腰膝酸软，潮热盗汗，五心烦热，口舌生疮，咽干口渴，舌红少苔，脉细数。

辨证要点：心烦不眠，腰膝酸软，潮热盗汗，五心烦热。

（7）心胆气虚型

临床证候：虚烦不眠，多梦易醒，胆怯易惊，终日惕惕不安，心悸善太息，或面色不华，胸胁不适，舌淡，脉弦细。

辨证要点：胆怯易惊，终日惕惕不安，胸胁不适。

4. 辨证要点

（1）辨脑神、心神与五脏神：心与脑皆主神明，脑为精明之府、神机之地，脑神主人的气质、性格和情感反应，是人体情志活动的基础和高级中枢，脑神为神明之体，心神为神明之用，故脑神又统帅心神，从而脑神、心神、五脏神形成人体的三级情志系统。

（2）辨脏腑病位：抑郁症病位主要在脑，涉及肝、心、脾、肾诸脏，不同证型各有侧重。治疗应辨明脏腑，调理脏腑阴阳气血以安神、养神。

（3）辨虚实：抑郁症初起实证和虚证皆可见到，但即使以实证起病者，亦有脏气虚的基本病因。综观抑郁症的虚实病机，属于本虚标实，虚实夹杂之证，故临床辨证论治时应考虑患者脏气弱的体质，明辨虚实。

（4）辨六郁：抑郁症的实邪病机有气郁、血郁、湿郁、痰郁、食郁、火郁之分。所以须分辨六郁之不同，分而治之。但六郁常常兼夹出现，致使症状纷纭，错综复杂。故需把握主症，准确施药。

三、鉴　别　诊　断

抑郁发作相关失眠应与原发性失眠相鉴别，本病是与抑郁发作有关的失眠，原发性失眠是没有其他病痛引起的失眠，故不难鉴别。

四、临　床　治　疗

（一）提高临床疗效的要素

（1）规律服药，定期复查，是保证抑郁症治疗效果和预防复发的最关键因素。

（2）了解抗抑郁药的常见不良反应，抗抑郁药经常会出现胃肠道反应及坐立不安等，如果症状较轻可以坚持服药，在 10 天左右不良反应可以缓解。

（3）如果出现难以耐受的不良反应，建议到医院就诊。要规律作息，不吸烟、不喝酒，不喝刺激性饮料。

（4）鼓励患者积极参加社会和家庭活动，锻炼自理能力，帮助患者处理各种突发事件以减少失眠症状的复发。

（二）辨病治疗

1. 单药治疗

（1）三环类抗抑郁药（TCA）

阿米替林：口服，25mg，一日 3 次。

多塞平：口服，25mg，一日 3 次。

（2）选择性 5-羟色胺再摄取抑制剂（SSRI）

艾司西酞普兰：口服，10mg，早 1 次。

氟西汀：口服，20mg，早 1 次。

帕罗西汀：口服，20mg，早 1 次。

马来酸氟伏沙明：口服，50mg，晚 1 次。

舍曲林：口服，50mg，晚 1 次。

（3）5-羟色胺去甲肾上腺素再摄取抑制剂（SNRI）

文拉法辛：口服，25mg，一日 3 次。

度洛西汀：口服，30mg，一日 2 次。

（4）褪黑素受体激动剂

阿戈美拉汀：口服，25mg，晚 1 次。

（5）去甲肾上腺素能和特异性 5-羟色胺能抗抑郁药（NaSSA）

米氮平：口服，15mg，晚 1 次。

（6）5-HT 受体拮抗和再摄取抑制剂（SARI）

曲唑酮：口服，50mg，晚 1 次。

2. 联合治疗

（1）抗抑郁药的联合：两种抗抑郁药联合治疗可改善睡眠相关问题，常用的药物有曲唑酮、多塞平、阿米替林或米氮平。

（2）与苯二氮䓬（BDZ）类药物联合：BDZ 药物在临床上应用有很多优点，其药理学机制明确，价格低廉，镇静催眠效果肯定。同时，此类药物可缩短入睡潜伏期，减少夜间觉醒频率，延长总睡眠时间（TST）。

（3）与非苯二氮䓬（BzRA）类催眠药联合

1）唑吡坦：可缩短入睡潜伏期，增加睡眠的连续性。唑吡坦不会产生耐药性，很少引起失眠反弹，也无停药反应和药物依赖。唑吡坦舌下含片可缩短药物起效潜伏期，尤其适用于夜间醒来后无法恢复睡眠的患者。

2）艾司佐匹克隆：是 BzRA 新药，为佐匹克隆的 *S*-异构体，用于治疗失眠症。其可改善患者主观睡眠，对日间功能影响较小，安全性和耐受性好，常见不良反应有困倦感、头痛、头晕和闯入性梦境。

（4）与抗精神病药物联合：抑郁发作相关失眠患者使用抗精神病药物主要考虑其镇静作用。喹硫平因其镇静作用显著常作为抑郁性失眠的辅助用药。氟西汀联合低剂量喹硫平治疗抑郁障碍患者，可改善患者睡眠。新型抗精神病药物有增加体重和引起2型糖尿病的风险，因此它们仅作为抑郁发作相关失眠患者的辅助用药，一般不常规应用。

抑郁发作相关失眠是抑郁障碍的核心病理症状之一。具有镇静作用的抗抑郁药是抑郁发作相关失眠治疗的一线药物。单独使用具有镇静作用的抗抑郁药，不仅可增加患者的依从性，还可减少药物的不良反应。艾司西酞普兰和米氮平，以及新型抗抑郁药阿戈美拉汀等多种药物可供临床选用。有持久性失眠或者在治疗过程中再次出现失眠的抑郁障碍患者，可考虑换用其他抗抑郁药，或者加用某种镇静催眠药物，如BDZ药物或BzRA催眠药，低剂量TCA及喹硫平也可考虑合用，但要注意药物不良反应。

虽然，联合治疗方案在抑郁发作相关失眠中尚未见针对性的专项研究报道，但恰当的联合用药不仅可改善患者的失眠症状，还可对抗抑郁药起增效作用。

（三）辨证治疗

1. 辨证论治

（1）肝郁化火型

治法：清肝泻火，宁心安神。

方药：龙胆泻肝汤加减。药用龙胆草、黄芩、栀子、泽泻、木通、车前子、当归、生地黄、柴胡、茯神、龙骨、牡蛎、甘草。如胸闷胁胀，善太息者，加郁金、香附、合欢皮以疏肝解郁；如心烦较甚者，可加服朱砂安神丸。

（2）心火炽盛型

治法：泻火清心安神。

方药：朱砂安神丸加减。药用朱砂、黄连、黄芩、山栀、连翘、当归、生地黄、甘草。如胸中懊恼，胸闷泛恶者，可加淡豆豉、竹茹，以宣散郁火除烦；若便秘溲赤者，可加大黄、淡竹叶、琥珀，以引火下行安心神。

（3）痰热内扰型

治法：化痰清热，除烦安神。

方药：黄连温胆汤加减。药用黄连、半夏、陈皮、茯神、甘草、枳实、竹茹、大枣、远志、丹参、栀子、琥珀粉。若心悸惊惕不安者，可加珍珠母、朱砂之类重镇安神；如失眠经久不愈，痰热较甚者，可加礞石、黄芩、大黄以降火泻热，逐痰安神，或用礞石滚痰丸。

（4）胃气不和型

治法：和胃安神，消食导滞。

方药：保和丸合越鞠丸加减。药用神曲、莱菔子、焦山楂、香附、苍术、陈皮、半夏、栀子、连翘、茯神、远志、合欢花、炙甘草。若积滞化热，舌苔黄燥者，可加黄连以清心火；食滞较甚者，可加麦芽、谷芽以消食化滞；脘腹胀满较甚者，可加厚朴、枳壳、槟榔以理气消积。

（5）心脾两虚型

治法：补益心脾，养血安神。

方药：归脾汤加减。药用炙黄芪、人参、白术、当归、茯神、远志、酸枣仁、龙眼肉、炙甘草。偏于血虚者，宜加熟地黄、白芍、阿胶以养血安神；若脾虚便溏而见虚寒之象，可加干姜、山药以温运脾阳。

（6）心肾不交型

治法：滋阴降火，交通心肾。

方药：黄连阿胶汤合天王补心丹加减。药用生地黄、黄连、阿胶、白芍、鸡子黄、玄参、五味子、酸枣仁、朱砂、琥珀。如心火旺者，可加连翘、竹叶、莲子心以清心火；若阴血不足，肝阳偏亢者，可加珍珠母、生龙齿以重镇安神。

（7）心胆气虚型

治法：益气镇惊，安神定志。

方药：安神定志丸加减。药用人参、茯苓、茯神、远志、石菖蒲、酸枣仁、五味子、夜交藤、生龙齿、生牡蛎。如心肝血虚，惊悸汗出者，可重用人参，并加白芍、当归以补血敛阴安神；若胆虚不疏土，胸闷善太息，纳呆腹胀者，可加柴胡、陈皮、吴茱萸、山药、白术以疏肝健脾。

2. 外治疗法

（1）敷贴疗法

1）肝气郁结型

选穴：膻中、肝俞。

药物：柴胡 50g，川芎 60g，郁金 60g，白芍 40g，枳壳 60g，冰片（研磨）10g。

制法：先将前五味药粉碎为末，过筛，加入冰片粉，调和成糊状。取药糊敷于膻中、肝俞穴上，每穴用 10～15g，上盖纱布，用胶布固定，每 2 日换一次，10 天为 1 个疗程。

2）气郁化火型

选穴：双侧涌泉、神阙。

药物：吴茱萸（猪胆汁搅拌）10g，龙胆 50g，朱砂 15g，明矾 30g，小蓟根汁适量。

制法：先将前四味药粉碎为末，过筛，加入小蓟根汁，调和成糊状。取药糊敷于神阙、双侧涌泉穴上，每穴用 10～15g，上盖纱布，用胶布固定，每 2 日换一次，10 天为 1 个疗程。

3）血行瘀滞型

选穴：神阙。

药物：珍珠粉、丹参粉、硫黄各等份。

制法：将上药混匀，装瓶备用。治疗时每次取药粉 0.25g，敷于神阙穴，纱布覆盖，外用胶布固定。5～7 天换药 1 次，5 次为 1 个疗程。

4）痰气郁结型

选穴：神阙。

药物：白芥子 30g，胆南星 15g，白矾 15g，川芎 10g，郁金 10g，生姜汁适量。

制法：将前五味药共研磨成细末，储藏密封备用。用时取药末适量，加入生姜汁调和如膏状，把药膏贴在患者的神阙穴上，用纱布覆盖，胶布固定，每日换药 1 次，15 天为 1 个疗程。

5）忧郁伤神型

选穴：神阙。

药物：牛心 1 个，党参、熟地黄、茯苓、黄芪、白术、当归、远志、酸枣仁、柏子仁、益智仁、麦冬、木鳖仁、半夏各 30g，白芍、五味子、陈皮、甘草各 15g，黄连 12g，肉桂 6g，陈胆星 24g。

制法：用麻油先熬牛心，去渣，入余药，续熬，黄丹收成药膏。摊在直径约 5cm 的伤湿止痛膏上，贴敷在神阙穴处。每日换药 1 次，10 天为 1 个疗程。

6）心脾两虚型

选穴：神阙。

药物：白术 20g，酸枣仁 15g，木香 10g，磁石 12g。

制法：上药烘干研成极细粉，储瓶备用。每取适量，填敷神阙穴，外盖脱脂棉球，用伤湿止痛膏固定。3～5 天更换一次。

7）心阴亏虚型

选穴：中脘、三阴交。

药物：知母 10g，酸枣仁 20g，沙参 10g，麦冬 10g。

制法：上药共为细末，过筛，装塑料袋备用。每次用上药 1/3 量，分别摊在 2 块直径约 5cm 的伤湿止痛膏上，贴敷在上述穴位处，并用胶布固定。每日 1 次，连贴 10 天为 1 个疗程。

8）肝阴亏虚型

选穴：神阙。

药物：生地黄 10g，枸杞子 10g，沙参 10g，麦冬 10g。

制法：上药共为细末，过筛，装塑料袋备用。每次用上药 1/3 量，摊在直径约 5cm 的伤湿止痛膏上，贴敷在神阙穴处，并用胶布固定，每日 1 次，连贴 10 天为 1 个疗程。

虽然贴敷疗法简、便、廉、验，但使用时也须注意一些细节问题，如过敏体质者慎用，有毒药物用量、用药频次不宜过多，颜面五官部位、大血管部和肌腱处应禁敷或慎敷等。

（2）推拿疗法

1）打通督脉，捶击脊柱，按压脊柱。操作要领：双手叠掌，以身体的力量向下冲击，力度要适当，能引起脊柱颤动即可，每个位置三五次，从大椎逐点下移，直到腰椎部位。复用空拳捶击脊柱，感觉力度大小，以能穿透脊柱为度，有阻塞点的部位，患者会感到内脏有酥麻的震动感，此为重点部位，要反复多次捶击。捶击路线分三条：中间的棘突路线、两侧的椎弓板路线、椎弓板路线旁开两三公分，换成拳心着力，增加接触面和减轻力度。

2）打通玉枕，解除枕项线的阻塞紧张。操作要领：在抑郁症患者，多发于枕骨下缘的深层寰枕肌，以及第一到第三颈椎后外侧的多裂肌、斜角肌、横突间肌等部位的经络，触诊能感觉到软组织僵硬异常。治疗的时候，操作者用手压入枕骨下缘和上段颈椎深层，轻轻移动寻找异常部位，诸如增厚肿胀、结节条索等，阻塞经络的大多数是结节，确认异常部位之后，向深层稳定发力，然后等待数秒，询问患者感觉，患者感到有胀痛感深入大脑者，即为阻塞部位。操作者反复按压经络阻塞点多次，单手拇指操作，或者一手拇指确定部位，另一手拇指叠加在上助力，压稳之后等待数秒，出现胀感后不要松力，拇指再向深层轻轻摆动，以使病气加速排出，力度要调控，既有胀痛感传向大脑，又不至于刺激太强烈而造成不良的情绪反应。

3）松解头部筋膜和枕后肌群。操作要领：额枕筋膜损伤的主要部分在后枕部，就是覆盖后半部分顶骨和枕骨的部分。操作的时候患者取俯卧位，用双手示指、中指、无名指按压觉察，觉察颅骨凹陷处是否胀痛，有胀痛证明已经紧张增厚造成了阻力，要用力按揉逐点松解。如果疼痛过于剧烈，证明额枕筋膜受损夹带瘀血，需要先用刮痧整体清扫，再用刺血清理顽固瘀血点，特别严重的还有必要剃光头发放血，清理之后头部紧张感会很快消失。操作的时候，力度要按压到颅骨面上，力度浮浅则降低作用。凹陷处要持续时间长以实现足够的松解，平面处要移动距离长以实现充分的拉伸。有瘀血的患者会感觉疼痛明显，不能接受重力度，则先行排出瘀血。

4）叩击枕骨，震动脑络。操作要领：人体其他部位的络脉阻塞，通过高频率的行气活血类按摩手法，如揉法、拿法、摩法等，可以在几分钟之内很快就打开，并无什么难度。但是大脑的络脉阻塞，因为有颅骨的隔离而无法直接接触，并且人类脑组织脆弱，不比肌肉等软组织，即使可以直接接触也不能做普通类型的按摩手法，所以发现了脑络损伤的病机之后，寻找解决方法经历了数年的艰难探索。

5）松解头部两侧紧张的颞肌，以及颈枕部其他颅骨运动肌。操作要领：恢复这些颅骨运动肌肌肉的功能，和治疗普通的腰肌劳损一样，头部肌群、颈部肌群、肩部肌群，根据每一组相关肌肉的具体损伤情况——挛缩、痉挛、增生、紧张、充血、瘀血等，采取适宜的方法——按压、拉伸、刮痧、刺血、放血等，恢复肌肉的肌力。根据解剖学的观察，颞肌应该是最主要的，其次是胸锁乳突肌和斜方肌。

6）从两侧和后枕反复按压头部，以期借助外力迅速净化脑脊液，消除症状。操作要领：重力按压头部，使颅腔产生暂时的微小变形，把瘀积的脑脊液更多地挤压出去，然后放松压力使脑脊液回流，如此反复进行以迅速净化脑脊液。同时压力在脑组织内部传递，传递到脑组织深层的边缘系统，这种静止的持续压力是清除经络里面病气的最有效方法，达到疏通脑络的目的。

7）捶击至阳和膻中。操作要领：检查患者背后第七胸椎及其上面位置，有无椎体偏位、瘀血和经络阻塞，捶击测试有无酸麻震动感传至前胸，如果有则捶击 10 分钟左右以疏散病气。

8）捂住双耳按揉，使患者魂魄归于安静。操作要领：揉耳道是屏蔽其他信息输入大脑，并且转移内脑自我思维，使内脑活动与按揉耳道谐振，被带领进入安静轻松柔和的状态，使躁动的内脑安静下来。患者仰卧闭目，操作者捂住患者耳道，使患者听不到外界的声音，双方不要交谈，耳目口三条通道同时闭塞住，不受外界信息传入干扰。双手掌心捂住耳道，然后轻轻转动双掌按揉，带动耳道把力量传入深处，力度不能大，速度不能快，正反 36 次反复循环，感觉耳道温度由凉到热，大约10分钟，轻轻向深层按压数次即可结束。

9）拍打捶击后背和四肢，疏通全身经络。操作要领：患者取俯卧位，操作者捶击患者脊柱和四肢，如果痛感或震动强烈，就先用轻力度的拍打法，待感觉减轻再换成捶击法。拍打捶击的时候，肋部不能捶击，只能拍打，腰部不能用力，做完背面换成仰卧位做前面，腹部不能拍打捶击，胸部可以拍打，四肢可以捶击。捶击的时候，脊柱部分要力透脊椎骨，以震动脏腑的络脉，其他四肢部分用空拳掌心发力，不要把力量打到骨头上，尽可能地带动肌肉震动。

10）揉腹振腹，打开精气转化通道。操作要领：患者取仰卧位，以揉法轻柔缓慢地推动腹部，然后逐渐向深层用力，患者感觉到痛点为经络阻塞部位，为重点操作区域，控制力度不要造成患者痛苦。操作部位主要在肚脐以下的小腹部，丹田或者气海只是一个代指部位，小腹所有的区域都是需要操作的部位。

（3）体针疗法

1）以脏腑经络理论为指导，选取太冲、合谷、神门、百会、印堂治疗抑郁症。用疏肝解郁纳干法针刺治疗抑郁症，主穴选百会、内关（双）、期门（双）、三阴交（双）、太冲（双）；并随症配穴如心脾两虚型选神门、三阴交、足三里；阴虚火旺型选太溪、大陵；痰气郁结型选丰隆、太冲、中脘；心烦剧者加间使；心慌焦虑者加通里。

2）温针灸夹脊穴治疗抑郁症，取穴肺、心、肝、脾、肾所对应夹脊穴，均取双侧。

3）用醒神解郁针法治疗抑郁症，主穴：人中（行针时眼中流泪为取效的关键）、间使，配穴：肝郁气滞型加太冲；肝郁痰热型加阳陵泉、丰隆、三阴交；心脾两虚型加神门、足三里、三阴交、阴陵泉。

4）取百会、内关为主穴，太阳、印堂、率角、风池、风府、人中及合谷、曲池、三阴交、足三里、太冲为配穴治疗抑郁症。

5）应用针刺十三鬼穴治疗难治性抑郁症，以十三鬼穴为主穴并辨证论治，如肝气郁结型加人中、上星、风府、百会为主穴配以太冲、肝俞、三阴交、膻中、大敦、风池；心脾两虚型取隐白、大陵、劳宫、上星为主穴配以心俞、脾俞、足三里、三阴交；肝郁脾虚型加取隐白、太冲、上星为主穴配以肝俞、脾俞、三阴交、足三里；肝肾阴虚型取大陵、上星为主穴配以内关、太冲、太溪、三阴交。

6）以两组穴位交替使用治疗抑郁症，第一组为对症选穴，随症加减：神门、百会、神庭、安眠、三阴交。伴有情绪不稳或低沉郁闷者，加内关、太冲；伴有腹胀胃纳不佳者，加足三里、气海、中脘。第二组循经取穴，标本兼治：心俞、脾俞、肝俞、肾俞。每3天治疗1次，每次留针30分钟，30天为1个疗程。

（4）耳针疗法

主穴位配方：神经官能症点（定位在耳轮与耳轮脚之间的凹陷中点。主治：各种神经官能症），奇点（定位在耳轮脚消失处，胃区前缘。是治疗抑郁症的经验穴位。主治：神经痛、高血压、抑郁症、上肢痉挛），支点（又名零点、迷走神经点，国外称之为零点。定位在膀胱穴与缘中穴连线中点，即耳轮脚中点下缘处，是迷走神经刺激点），神经系统皮质下，神门，枕，身心穴（又名焦虑穴，定位在耳垂七区中央。主治：抑郁焦虑、紧张），快乐穴（又名开心穴，位于耳垂背面内侧，身心穴相对应的耳背处）；配穴：神经衰弱区、神经衰弱点、肝、脾、心，丘脑。

（5）拔罐疗法

1）走罐法：患者取俯卧位，先用闪火法在背部膀胱经、督脉闪罐，至局部皮肤潮红、微热，再涂抹润滑剂，由上至下吸拔走罐，如此反复，至背部皮肤微紫、起痧。每日 1 次，10 次为 1 个疗程。

2）刺络拔罐法：患者取俯卧位，暴露背部，常规消毒后，用三棱针点刺放血数滴，再将罐吸拔于大椎、膈俞上，以出血由暗红色转为鲜红色为度（特效穴位：心俞、肾俞、督俞、膈俞、脾俞、肝俞、神门、太冲、印堂、大椎、三阴交、百会、内关、合谷等。特效经络：足太阳膀胱经、手厥阴心包经、手少阴心经、足厥阴肝经、督脉等）。

（6）艾灸疗法

1）温和灸：取印堂、百会、内关、三阴交，每穴每次温灸 5～10 分钟，隔日 1 次，10 次为 1 个疗程，疗程间休息 1 周。

2）隔姜灸：取心俞、督俞、膈俞、脾俞、肝俞、肾俞，将鲜姜切成 0.3～0.4cm 的薄片，上置中等大小艾炷，每穴灸 3 壮，10 次为 1 个疗程，疗程间休息 1 周。

（7）足疗按摩法。反射区诊断：足部皮肤色泽不华处。切按大脑、心脏、小脑、脑干反射区时可有疼痛。反射区位置：心脏位于左足底第 4、5 跖骨体之间，距离第 4、5 跖骨头一拇指宽近心端所形成的区域。肝脏位于右足底第 4、5 跖骨体之间，距离第 4、5 跖骨小头一拇指宽近心端所形成的区域。大脑位于双足大脚趾趾腹肉球的全部，右侧大脑反射区在左脚趾，左侧大脑反射区在右脚趾。

反射区按摩：①心脏：拇指推掌法，向上按揉 4～5 次。②肝脏：拇指推掌法，向上按揉 4～5 次。③大脑：扣单拇指法，向下刮按 4～5 次。

3. 成药应用

（1）舒肝解郁胶囊

组成：刺五加、贯叶金丝桃。

用法：口服，一次 2 粒，一日 2 次，早晚各 1 次。

出处：李焕德等，《临床基本药物手册》，湖南科学技术出版社。

（2）解郁安神颗粒

组成：柴胡、大枣、石菖蒲、半夏、白术、浮小麦、远志、甘草、栀子、百合、胆南星、郁金、龙齿、酸枣仁、茯苓、当归。

用法：口服，一次 4 粒，一日 2 次，早晚各 1 次。

出处：任娟清，《实用药物手册》，山东科学技术出版社。

（3）柴胡舒肝丸

组成：柴胡、六神曲、大黄、莪术、乌药、紫苏梗、防风、白芍、黄芩、厚朴、当归、茯苓、木香、香附、豆蔻、陈皮、姜半夏、薄荷、桔梗、青皮、枳壳、三棱、甘草、槟榔、山楂。

用法：口服，一次 1 丸，一日 2 次，早晚各 1 次。

出处：徐红等，《临床常用药物》，山东科学技术出版社。

（4）丹栀逍遥丸

组成：牡丹皮、酒柴胡、茯苓、焦栀子、炙甘草、当归、炒白术、酒白芍、薄荷、生姜。

用法：口服，一次6～9g，一日2次，早晚各1次。

出处：徐红等，《临床常用药物》，山东科学技术出版社。

（5）九味肝泰胶囊

组成：三七、黄芩、五味子、郁金、姜黄、酒大黄、全蝎蚣、蒺藜、山药。

用法：口服，一次4粒，一日3次。

出处：刘萍，《实用西医师中成药手册-内科分册》，中国中医药出版社。

（6）安乐片

组成：柴胡、当归、川芎、茯苓、钩藤、首乌藤、白术（炒）、甘草。辅料为淀粉、蔗糖、滑石粉等。

用法：口服，一次4～6片，一日3次。

出处：李锦开等，《现代中成药手册》，中国中医药出版社。

（7）清脑复神液

组成：人参、黄芪、当归、鹿茸（去皮）、菊花、薄荷、柴胡、决明子、荆芥穗、丹参、远志、五味子、酸枣仁、莲子心、麦冬、百合等。

用法：口服，一次20ml，一日2次，早晚各1次。

出处：徐红等，《临床常用药物》，山东科学技术出版社。

（8）蒲郁胶囊

组成：苦参、石菖蒲、柴胡、郁金、白芍、龙骨、牡蛎、酸枣仁、五味子、枳壳、厚朴。

用法：口服，一次2～3粒，一日3次。

出处：郭鹏举等，《中国非处方药完全手册》，陕西科学技术出版社。

（9）脑心舒口服液

组成：蜂蜜、蜂王浆及其他成分。

用法：口服，一次10ml，一日2次，早晚各1次。

出处：卢健等，《临床药物处方手册》，陕西科学技术出版社。

4. 药膳验方

（1）莲子白果炒鸡蛋：莲子、白果各20g，鸡蛋3个，盐3g，味精2g。将莲子、白果去心，烘干，研成细粉；鸡蛋打入碗中，将莲子、白果粉同放鸡蛋碗中，加入盐、味精搅匀。炒锅加油烧热时下入鸡蛋，煎熟即可。每日1次，佐餐食用。

（2）百合炒青笋：百合30g，青笋200g，红椒25g，姜5g，料酒10ml，葱10g，盐3g，味精2g，植物油35ml。将百合用水浸泡3小时，洗净；青笋去皮，切菱形片；姜切片；葱切段；红椒洗净，切菱形块。炒锅置大火上烧热，加入植物油，烧至六成热时，下入姜片、葱段爆香，随即加入青笋片、百合、红椒炒熟，加入料酒、盐、味精即成。每日1次，佐餐食用。

（3）麦冬煮鹌鹑蛋：麦冬 20g，鹌鹑蛋 15 个，白糖 30g。将麦冬去心，洗净；鹌鹑蛋一同放入锅内，加水 800ml，置大火上烧沸，再改用小火煮 15 分钟，加入白糖即成。每日 1 次，单食或佐餐食用。

（四）新疗法选粹

改良电休克治疗（modified electro-convulsive therapy，MECT）是一种电刺激治疗，又称无抽搐电休克治疗，用专业的治疗机器输出适量的短暂的特殊电流来刺激头皮，诱发脑细胞产生脑电发作，从而使脑内神经递质代谢产生相应的改变，以此达到治疗精神障碍疾病的目的；在美国简称为电休克疗法（ECT），这是目前精神科最先进的治疗技术，也是严重抑郁症的金标准治疗。ECT 能够快速、显著地改善一些严重的精神症状。

（五）名医诊疗特色

1. 越鞠丸（《丹溪心法》）

组成：香附（醋制）、川芎、栀子（炒）、六神曲（炒）。

功效：理气解郁，宽中除满。

适应证：用于胸脘痞闷，失眠多梦，腹中胀满，饮食停滞，嗳气吞酸。

2. 菖蒲郁金温胆汤（吉良晨方）

组成：石菖蒲 10g，广郁金 10g，清半夏 10g，化橘红 10g，云茯苓 10g，荷叶梗 6g，炒枳实 6g。

功效：解郁调肝，清化痰热。

适应证：抑郁症。

随症加减：气郁不舒，两胁胀痛者加醋柴胡 10g，制香附 10g；兼有化热者，加炒栀子 10g；大便秘结者加全瓜蒌 30g；心神失养而夜寐不宁或难以入寐者，加炒酸枣仁 30g；心烦口干者，加麦冬 15g；若属忧郁伤神脏躁不安者，则以甘麦大枣汤合之；如见肝阳上扰，头晕且胀，目赤者，加甘菊花 15g，生白芍 12g，去云茯苓、荷叶梗；兼血虚面色无华者，加全当归 15g；气虚而见气短乏力神疲者加台党参 12g。

3. 白金散（钟明远方）

组成：白矾 9g，郁金 21g，九节菖蒲 6g，朱砂 4g，人造牛黄 1.5g。

用法：将上药研末，分为 21 包。体壮者 1 日 3 服，体弱者 1 日 1 服，小儿酌减，温开水送服。纳呆者用粳米粉调白糖少量蒸糕服。7 天为 1 个疗程，连服 6～8 个疗程。一般无副作用。

功效：清热，豁痰开窍，安神。

适应证：精神抑郁，表情淡漠，或喃喃自语，出言无序，或时悲时喜，哭笑无时，不知秽洁，饮食少思，舌苔薄白黄腻，脉弦细或弦滑。

方解：白矾性味酸寒，清热豁痰，燥湿为君；郁金辛苦寒，行气解郁清心为臣；九节菖蒲开窍，朱砂安神为佐；人造牛黄清热化痰开窍为使。共奏清热、豁痰开窍、安神之功。

随症加减：便秘脉实者加大黄（醋炒）6g；久病元气虚者加西洋参 10g；痰多者加蛇

胆川贝末 2～3 支。

4. 生地百合知母汤（姚培发方）

组成：生地黄 10g，百合 10g，知母 10g，茯苓 10g，炒酸枣仁 15g，南北沙参各 10g，淮小麦 30g，粉牡丹皮 10g，五味子 4.5g，首乌藤 30g，活磁石（先煎）30g，合欢皮 15g。

功效：滋阴清热，养心安神，镇惊定魄。

适应证：神经症、抑郁症、妇女更年期综合征。症见失眠健忘、心烦意乱、情志抑郁、善悲，惊悸胆怯。类似百合病、脏躁等。

方解：本方从百合知母汤、百合地黄汤、酸枣仁汤、甘麦大枣汤化裁而来。方中生地黄、百合、知母、粉牡丹皮、南北沙参补肺肾之阴，兼清心经之热，使得阴阳平秘，更以甘麦大枣汤养心安神。再以活磁石、五味子、合欢皮镇惊定志，养心敛汗。

5. 柴桂温胆定志汤（郝万山方）

组成：柴胡 20g，黄芩 8g，半夏 12g，人参 18g，生姜 15g，大枣 10g，甘草 10g，桂枝 8g，芍药 8g，橘皮 9g，竹茹 6g，枳实 2 枚，茯苓 20g，石菖蒲 10g，远志 10g。

柴胡桂枝汤助心胆之阳，温胆汤、定志小丸一起使用，健心脾祛顽痰（怪病皆因痰作祟），三方组合达到合方治疑难病的目的。早晨是少阳气机发动的时间，而胆中阳气不足，则无力升发，清晨会感到非常难受。晚上，内脏进入休眠期，不需要胆气的发动，所以症状夜晚就轻。少阳阳气不足，性格上就表现为胆小。三焦气机紊乱，痰饮内生，上蒙神窍，导致思维迟钝和记忆衰退。如果失眠加炒酸枣仁、龙骨、牡蛎。

五、预 后 转 归

抑郁发作相关失眠一病除部分病程短，病情单纯者治疗收效较快外，大多属病程较长，病情复杂，治疗难以速效，而且病因不除或治疗失当，易使病情更加复杂，如心脾两虚证者，若饮食不当；或过用滋腻之品，易致脾虚加重，化源不足，气血更虚，又食滞内停，往往导致虚实错杂。本病的预后一般较好。

六、预 防 调 护

（一）预防

养成良好的生活习惯，如按时睡觉，不经常熬夜，睡前不饮浓茶、咖啡和吸烟等，保持心情愉快及加强体质锻炼等对失眠的防治有重要作用。

（二）调护

本病因属心神病变，故尤应注意精神调摄，做到喜恶有节，解除忧思焦虑，保持精神舒畅；养成良好的生活习惯，并改善睡眠环境；劳逸结合等，对于提高治疗失眠的效果，改善体质及提高工作、学习效率，均有促进作用。

七、专方选要

（一）归脾汤

组成：白术、茯神、黄芪、龙眼肉、酸枣仁、人参、木香、甘草、当归、远志、生姜、大枣。

随症加减：不寐较重者，可酌加养心安神药，如夜交藤、合欢花、柏子仁。若脾失健运，痰湿内阻者，加陈皮、半夏、茯苓、肉桂（肉桂对脉涩者尤为相宜）等温运脾阳而化痰湿，然后再用前法调补。

功效：补养心脾，以生气血。

出处：严用和，《济生方》，中国医药科技出版社。

（二）酸枣仁汤

组成：酸枣仁、知母、川芎、茯苓、甘草。

随症加减：血虚甚而头目眩晕重者，加当归、白芍、枸杞子以增强养血补肝之功；若寐而易惊者，加龙齿、珍珠母镇惊安神；兼见盗汗者，加五味子、牡蛎安神敛汗。

功效：养血安神，清热除烦。

出处：张仲景，《金匮要略》，人民卫生出版社。

八、研究进展

抑郁症为一种精神性障碍，导致抑郁症的原因具有多样性，在临床上主要表现为抑郁、自闭、冷漠等，抑郁症也属于情感障碍与心境障碍的重要范畴，患者会出现持续的心情低落，在夜晚无法像正常人一样快速入睡，睡眠障碍比较明显，出现食欲减退症状。在近年来的研究中，抑郁症发病率逐年上升，虽然通过化学药物治疗的方法，可以产生明显的临床疗效，但是长时间服用化学合成抗抑郁药，容易产生严重的毒性反应与不良反应，甚至会出现抗抑郁谱窄、复发率高等特征。因此，在抑郁症治疗中应用中医方法，在临床中受到了高度的重视，越来越多的人更加倾向于中医疗法，因为其整体性与根本性的治疗原则，给人以安全感，现将近年来中医治疗的进展情况作如下综述。

（一）病因病机

关于抑郁症的病因病机，在研究中，有学者针对现代抑郁症临床治疗的案例，对抑郁症患者进行分析，研究者认为，脏阴不足与心肝失养是导致抑郁症发生的主要原因。而其他学者通过对抑郁症的病因病机的研究，发现桂附地黄丸对肾阳虚型抑郁症大鼠行为学改变的影响。实验大鼠按单纯随机抽样法分为空白组、阳性对照组、桂附地黄丸高剂量组、桂附地黄丸中剂量组、桂附地黄丸低剂量组。阳性对照组给予盐酸氟西汀持续治疗14日，治疗组桂附地黄丸高、中、低剂量分别服用14日，结果显示高、中剂量桂附地黄丸能有效增强肾阳虚型抑郁症大鼠的自主活动，提高水平、垂直得分和增加清洁运动次数，减少停留时间，减少强迫游泳下被动活动的不动时间，改善模型大鼠情绪低落、行为减少、思维迟滞等症状，其作用与抗抑郁药盐酸氟西汀治疗效果一致，由此反证桂附地黄丸通过补肾阳改善抑郁症行为症状，从而推测抑郁症的主要病机为肾阳虚。关于抑郁症病因与病机的认识，在研究中拥有大量丰富的理论资料，有学者结合老年人的生理特点，并得出肾虚肝郁是影响老年性抑郁症的主要因素，在中医辨证论治中，应当坚持补肾疏肝的基本原则。另外，有研究者认为，中焦脾胃因其对五脏神志活动具有重要的调节作用而与抑郁症的发病密切相关，指出在抑郁症的治疗中重视调理脾胃气机，有利于升清降浊、祛痰行郁、通腑祛邪，健运脾胃，可以达到安神定志、醒脑宁神、补虚养神的目的。

（二）辨证思路

郁证在临床上表现为心情抑郁、情绪不宁、胸部满闷等症状。因此，首先应对其症状熟悉掌握，辨别清楚，而且要结合患者的生活及工作环境，详细询问病史，如工作压力、生活压力及其他生活中不如意的事情，询问性格特征，如属于内向性格还是外向性格，内向性格者更易罹患该病，这些对于追查其病因十分重要，同时也为我们发现诊断郁证提供了有力的证据。

辨病位：郁证病位在脑，涉及五脏，而以肝、心、脾、肾为主。在已确诊为郁证之后，对于六郁的鉴别十分重要，分清六郁的轻重，才能针对病因及重点所病之脏腑加以干预治疗。在明确何郁为病之后，对于病在何脏腑的基本就清晰了，如肝病多导致气郁、血郁、火郁；脾病则多成湿郁、痰郁、食郁。那么，治疗时就多从肝脾论治，常常能收到较好的疗效。同时要辨明是郁证变生其他病证，还是脏腑阴阳盛衰导致郁证，这在治疗上是不同的。心、肾的虚证常常可导致郁证的发生，如心血虚日久导致血不载气，可致气虚，气虚无力运化，则易为气郁。因此，治疗时要明确治疗的先后，因他病而致郁者，调节他脏阴阳而疏散郁结，因郁证而变生他病者，则主要疏散解郁而他脏病除。

辨病性：郁证初起多为实证，但亦可见虚证，但久病多虚实夹杂，且诸郁之间，往往相互影响，彼此关联。临床上诸郁相因，相互夹杂，虚实相错，故其临床症状范围广泛，证候变化复杂。辨病一定要善于抓住主症，从其诸多的复杂症状中捕捉其特征性改变。郁证本身可变生虚实之证，气血津液运行阻滞，病久留而成形，成为肠覃、石瘕、瘿瘤、瘰疬等，此乃郁证变生实证的例证。同时诸郁久而不解，必伤及中焦脾胃之气，久则肾阴被耗。五脏之间生克转化息息相关，一脏病变，迭相累及，继而影响脏腑功能正常运转，气血津液生化匮乏，导致精神抑郁失常，诸虚百损之患。这对于了解病情变化，以虚实为纲，虚实兼顾，辨证治疗具有重要的意义。

郁证的病因虽较为复杂，分为六郁，但气郁是诸郁之源。肝失疏泄最为关键。治法虽多，又当以调气为先。盖气行则血行，气运则津化，故诸郁之治，皆当结合调气。

（三）治法探讨

郁证，证名，郁滞不得发越之证的总称，简称郁，见《赤水玄珠·郁证门》。《黄帝内经》曰：木郁达之，火郁发之，土郁夺之，金郁泄之，水郁折之。张子和曰：木郁达之，谓吐之令其条达也。火郁发之，谓汗之令其疏散也。土郁夺之，谓下之令无壅碍也。金郁泄之，谓渗泄解表利小便也。水郁折之，谓抑之制其冲逆也。此治五郁之大要耳。我丹溪先生触类而长之，而又着为六郁之证，所谓气血冲和，百病不生，一有怫郁，诸病生焉，此发前人之所未发者也。夫所谓六郁者，气、湿、热、痰、血、食六者是也。或七情之抑遏，或寒热之交侵，故为九气怫郁之候。《张氏医通》卷三曰："郁证多缘于志虑不伸，而气先受病。"七情郁证多因情志不畅所致，有怒郁、思郁、忧郁、悲郁、惊郁、恐郁，称内郁。六气郁证有风郁、寒郁、湿郁、热郁等，称外郁。辨证有虚实之分。实证有肝气郁结、气郁化火、痰气郁结等数种。肝气郁结者，症见精神抑郁，或胸闷胁痛，腹胀嗳气，不思饮食，脉弦细。治宜疏肝理气，用四逆散。气郁化火者，症见头痛头晕，胸闷胁胀，口苦口干，苔黄舌红，脉弦数。治宜清肝泻火，用加味逍遥散。痰气郁结者，症见咽中似有物梗阻，咯之不出，咽之不下。治宜利气化痰，选用半夏厚朴汤、归脾汤等方。虚证分为久郁伤神和阴虚火旺两类。久郁伤神者，症见精神恍惚，悲忧善哭，疲乏无力。治宜养心安神，用甘麦大枣汤。阴虚火旺者，症见眩晕心悸，心烦易怒，失眠。治宜滋阴清火，养血柔肝，用滋水清肝饮等方。

（四）中药研究

1. 单药研究

（1）郁金：味辛、苦，性寒，归心、肝、胆经。有破瘀行气的作用，又能解肝气郁结，清心凉血。《本草备要》云："行气，解郁；泄血，破瘀。凉心热，散肝郁。"案例：神经症性抑郁。李某，女，35岁，症见情绪郁闷，烦躁不安2年余，加重2周，失眠1个月。食欲不振，夜寐不安，多梦，头晕，胸胁胀闷，易惊胆怯，恶闻声响，大便干，小便黄，舌苔黄，脉弦滑。心理状态评估：汉密尔顿抑郁量表（HAMD）21分，汉密尔顿焦虑量表（HAMA）19分。西医诊断：神经症性抑郁，中医诊断：郁证（胆郁痰扰）。患者治疗依从性差，间断服用抗抑郁药氟西汀每日20mg，因胃肠道反应，不能足剂量足疗程治疗，病情迁延不愈，此次配合中药治疗。处方：郁金30g，香附12g，远志15g，黄芩15g，栀子12g，牡丹皮15g，陈皮10g，半夏10g。3剂，每日1剂。1月12日复诊：情绪与睡眠改善，多梦、头晕、胸胁胀闷减轻，仍觉易惊胆怯，恶闻声响，二便正常，苔薄黄，脉弦。上方加茯神15g，去牡丹皮，5剂。1月17日三诊：多梦、头晕、胸胁胀闷明显减轻，易惊胆怯、恶闻声响改善，多梦、头晕、胸胁胀闷减轻，仍觉易惊胆怯，恶闻声响，二便正常，苔薄黄，脉弦。仍服上方，5剂。1月22日三诊：多梦、头晕、胸胁胀闷明显减轻，易惊胆怯、恶闻声响改善，方中郁金30g减至20g，连服10余剂，情绪明显改善，睡眠正常，偶有胸胁胀满，闻声心悸，苔薄白，脉弦。上方去黄芩，2日服1剂，又服10剂，每遇外界刺激后觉胸闷，为进一步改善症状，予郁金6g，香附3g，远志6g，茯神6g，栀子3g，每日以沸水浸泡代茶饮，饮用1个月，症状消失，随访半年，病情无反复。总体而言，郁证系以气滞、气逆为主的多脏腑的气机失调，直接伤及内脏，在体质禀赋因素的基础上，引起气机郁结，影响脏腑各种功能，主要是肝、脾、心三脏受累及气血失调而成。病证复杂，虚实夹杂，实证以肝郁血瘀、气滞血瘀、湿热壅滞最为多见。临床中在辨证的基础上，重用郁金以行气解郁，凉血破瘀，因其为入血分之气药，正如《本草汇言》所言："郁金，清气化痰，散瘀血之药也。其性轻扬，能散郁滞，顺逆气，上达高巅，善行下焦，心、肺、肝、胃气血火痰郁遏不行者最验。"

（2）柴胡：是在诸多治疗七情郁证方剂中的高频中药，具有条达肝气、疏肝解郁、调经止痛之功效，诸药（理气药、补气药、补血药、补阴药、清热药、利水渗湿药、活血止痛药、化痰药）与其配伍可行疏肝解郁、理气补气、活血化瘀、滋阴清热、健脾化痰、利水渗湿之功。柴胡常用以治疗七情郁证中的怒郁、忧郁和思郁，效果显著。运用柴胡治疗七情郁证，不外乎逍遥散立意，主治证型为肝郁气滞、血虚血瘀、脾失健运、内有郁热。肝郁气滞者，加理气药；血虚血瘀者，加补血药和活血药；脾失健运者，加补气药、利水渗湿药和化痰药；内有郁热者，加清热药与补阴药。肝郁气滞时，柴胡常与理气药中的陈皮、青皮、木香、香附配伍；血虚血瘀时，柴胡常与补血药中的白芍、当归，活血止痛药中的川芎配伍；脾失健运时，柴胡常与补气药中的人参、白术，利水渗湿药中的茯苓，化痰药中的半夏配伍；内有郁热时，柴胡常与清热药中的栀子、黄芩、牡丹皮、生地黄，补阴药中的麦冬配伍。

2. 复方研究

（1）柴胡疏肝散：《景岳全书·古方八阵·散阵》卷五十六云"柴胡疏肝散治胁肋疼痛，寒热往来"。组方：陈皮（醋炒）、柴胡各二钱，川芎、枳壳（麸炒）、芍药各一钱半，甘草（炙）五分，香附一钱半，水一盏半，煎八分。食前服。全方功效为疏肝行气，活血止痛。笔者应用柴胡疏肝散加减治疗郁证，效果较好。案例：患者，女，50岁。主诉：焦虑多思1个月。自述1个月前因家庭重大变故致焦虑多思，情绪抑郁，伴失眠，咽部异物感，咯吐不出，胸胁胀满疼痛，食后痞满不舒，晨起口苦，纳差，大便偏干，小便正常，舌暗淡，苔薄黄有齿痕，脉右沉细、左弦滑。中医诊断：郁证，证属肝气郁结证。予以柴胡疏肝散加减。处方：柴胡 10g，香附 10g，炒枳壳 10g，川芎 10g，白芍 10g，炙甘草 10g，郁金 10g，合欢皮 15g，法半夏 10g，厚朴 10g，茯苓 10g，苏梗 10g，炒酸枣仁 30g。二诊：自诉服药后咽部异物感消失。总的来说，柴胡疏肝散具有缓急止痛、疏理肝气、平和脾胃及抗炎、抗溃疡等作用。对于由于肝气郁结，情志不畅等导致的多种内科病证均有显著的治疗效果。

（2）养血清脑颗粒：含有当归，具有补血活血的效果；决明子，具有滋益肝肾及明目泻火的效果；白芍，具有缓中止痛、养血柔肝及敛阴收汗的效果。选择 2016 年 4 月至 2018 年 5 月收治的 92 例精神分裂症急性发作合并抑郁症患者作为实验对象：抽签法分组后明确各组治疗方案；对照组（46 例）采用西药基础疗法治疗，研究组（46 例）在对照组基础上给予养血清脑颗粒治疗；观察对比 2 组精神分裂症急性发作合并抑郁症患者的 HAMD 评分、BPRS 评分、实验室指标[去甲肾上腺素（NE）、血清多巴胺（DA）、脑源性神经营养因子（BDNF）及 5-羟色胺（5-HT）]变化情况和临床疗效。结果：治疗前，2 组 HAMD 评分及 BPRS 评分差异不明显（$P>0.05$）；治疗 2 周及 8 周后，研究组 HAMD 评分及 BPRS 评分明显低于对照组，差异具有统计学意义（$P<0.05$）；治疗前，2 组实验室指标差异不明显（$P>0.05$）；治疗后，研究组 NE、DA、BDNF 及 5-HT 水平明显高于对照组，差异具有统计学意义（$P<0.05$）；研究组治疗总有效率（97.8%）明显高于对照组（80.4%），差异具有统计学意义（$P<0.05$）。结论：精神分裂症急性发作合并抑郁症患者在接受治疗期间，应用养血清脑颗粒，对于患者神经营养因子水平的提高及神经递质水平的调节，临床效果

显著，可以促进精神分裂症急性发作合并抑郁症患者的康复。

（3）黛力新联合越鞠丸：越鞠丸中香附行气开郁以解气郁，川芎活血祛瘀以解血郁，栀子清热泻火以解火郁，苍术燥湿健脾以解湿郁及痰郁，神曲健胃消食以解食郁。五药合用，共达疏解六郁之效。通过大鼠缺血再灌注模型研究香附根茎黄酮低聚物对小鼠神经功能障碍、兴奋性中毒、氧化应激及神经行为的作用，发现香附根茎黄酮低聚物通过减少谷氨酸盐、谷酰胺合成酶及增强 Na^+-K^+-ATP 酶活性，从而显著改善小鼠神经功能障碍。而越鞠丸中的川芎和栀子对小鼠行为绝望抑郁模型具有明显的抗抑郁作用。栀子苷对血管性痴呆大鼠行为学和脑组织病理改变的影响表明，栀子苷可以改善血管性痴呆大鼠的学习记忆能力，由于抑郁症患者存在学习能力下降现象，说明栀子苷具有抗抑郁作用。栀子中的成分京尼平显示出比氟西汀更好的抗抑郁效果，其机制可能是通过调节体内 5-HT。黛力新是临床上常用于治疗精神性疾病的化学性药物，由氟哌噻吨和美利曲辛两种化合物组成，在疗效上表现出两种化合物的协同作用，能抑制患者的焦虑和抑郁情绪，改善抑郁症所引起的生理效应。方法：将 40 例更年期抑郁症患者随机分为治疗组及对照组各 20 例，治疗组以越鞠丸合黛力新治疗，对照组以黛力新单药治疗，疗程 2 个月。观察临床症状及 HAMD 评分变化。结果：2 组治疗后均有明显疗效，治疗组总有效率（95%）优于对照组总有效率（85%）（$P<0.05$）。越鞠丸联合黛力新治疗更年期抑郁症比单用西药疗效更好，且毒副作用小，是治疗更年期抑郁症理想的治疗方法。

（五）外治疗法

1. 耳穴压豆疗法　是一种简单实用的中医外治法，研究表明，耳穴的神门、皮质下具有调节大脑皮质兴奋或抑制的作用，刺激此穴时兴奋与抑制达到平衡。方法：将 107 例郁证患者随机分为 2 组，对照组给予抗抑郁药，治疗组在此基础上给予耳穴压豆治疗，同时结合患者个体状况给予心理疏导，结果显示 2 组治疗后临床症状较治疗前均有改善，且治疗组改善程度优于对照组，差异有统计学意义（$P<0.05$），表明耳穴压豆配合心理疏导能有效缓解患者抑郁症状，增强治疗的依从性。另将 60 例抑郁症患者分为 2 组，对照组接受常规抗抑郁药治疗，治疗组在此基础上选取神门、皮质下、心、脾等耳穴进行压豆治疗。结果显示耳穴压豆疗法改善郁证患者睡眠障碍效果显著。

2. 穴位注射疗法　采用刺五加注射液穴位注射和口服文法拉辛治疗抑郁症患者 96 例，根据中医辨证施治原则，取厥阴、阳明、少阳经为主，取穴太冲、内关、丰隆、足三里、神门、三阴交、膻中、心俞、肾俞、膈俞，结果显示总有效率为 95.85%，表明刺五加注射液加文法拉辛治疗抑郁症疗效快，毒副作用小，是一种安全有效的治疗方案。动物实验研究表明，刺五加具有抗疲劳、抗应激的作用，还对中枢神经系统、免疫系统及内分泌系统有双向调节作用。

3. 穴位埋线疗法　是在针灸理论的指导下，将羊肠线埋入相关穴位及组织，通过羊肠线刺激穴位的一种治疗方法。羊肠线逐渐软化延长了对经穴的有效刺激时间，尤其适合当今生活节奏快的人群。方法：采用随机对照试验的方法，将 60 例郁证患者随机分为治疗组和对照组，对照组采用常规电针治疗，治疗组采用背俞穴埋线治疗，结果显示治疗组临床疗效显著优于对照组，差异有统计学意义（$P<0.05$）。运用穴位埋线、耳穴疗法配合中药

舒郁饮子治疗 66 例脑卒中后抑郁患者，穴位埋线主穴选取膻中、神门、照海、申脉，结果显示治疗有效率为 85%。采用五脏俞（心俞、肝俞、脾俞、肺俞、肾俞）穴位埋线法治疗焦虑症患者 31 例，结果显示该方法治疗焦虑症简单便捷，疗效确切。

4. 磁穴疗法　是在中医磁石治病的基础上发展起来的，具有镇静、止痛、消肿、消炎的作用。磁场可以引起毛细血管扩张，使血流加速，改善微环境，并可促进炎症的吸收、消散，从而达到消炎镇痛的目的；同时磁场可使红细胞体积增大而改善组织内供血、供氧，从而促进新陈代谢；另外磁穴疗法还具有调节自主神经、降低血压、促进睡眠和延长睡眠时间等作用。方法：将 89 例郁证患者随机分为 2 组，对照组口服百忧解，治疗组在此基础上结合磁片贴敷心俞、内关治疗，结果显示治疗组疗效优于对照组。另将 270 例肝气郁滞型郁证患者分为磁穴治疗组 90 例，百忧解组 90 例，电针治疗组 90 例，磁穴治疗组选取主穴为心俞、肝俞，结果显示磁穴治疗组有效率为 82.76%，表明该法治疗肝气郁滞型郁证疗效确切。

5. 刺络放血疗法　将 40 例脑卒中后抑郁患者随机分为 2 组，对照组给予口服帕罗西汀，治疗组在此基础上加用刺络放血法，穴位选用少冲、中冲、太冲、隐白、涌泉，结果显示总有效率治疗组为 85%，对照组为 80%，差异无统计学意义（$P > 0.05$），表明在治疗脑卒中后抑郁中，刺络放血法与口服药物治疗有相同疗效，但是刺络放血法毒副作用小，简单易行。

（六）评价及瞻望

中医药治疗抑郁症具有疗效稳定、作用持久、不良反应小、复发率低、身心整体调治、适合长期服用等优点。目前，抑郁症动物模型不能完全模拟中医的证型，只显示抑郁症某一或某些方面的症状，利用中药对其干预会影响其疗效的判断，主张同时联合应用多种模型。而且因动物的级别、数量等因素不同，实验结果差异很大，需规范模型应用，提高实验结果的可靠性。同时，精神疾病遗传动物模型和动物模型转换研究等成为研究动物模型的热点；抗抑郁中药尤其是复方的药效物质基础不明确，利用现代化学分离技术提取分离活性成分，依据合理动物模型深入研究以期明确药物的药效物质基础、评价药物药效与副作用。抑郁症机制复杂，目前抗抑郁中药大多侧重单胺类神经递质的研究，其他机制探索尚显不足。在未来的研究中，将中医的整体观念、辨证论治与现代科学手段相结合，采用科学规范的研究方法揭示疾病本质成为其发展的方向：如应用基因芯片技术检测药物干预前后的基因谱表达活性等，为在基因水平解释抑郁症的病理生理过程及药物的干预靶点提供了新思路。应用代谢组学技术研究代谢通路、代谢网络的整合及与蛋白质组学、基因组学技术建立广泛联系来揭示抑郁症的病理过程；临床报道则是少数病例的观察总结，缺乏系统、专业、深入的研究，因此研究者应规范科研设计，严格按照随机、对照、双盲的临床医学研究原则开展大样本、多途径的临床观察。随着抗抑郁中药活性成分的不断明确，抑郁模型的不断提高，各种辅助实验方法的不断创新，以及抑郁症发病机制研究的不断深入，开发疗效确切、安全快速、经济实用的抗抑郁中药将有广阔的发展前景。

第二节 广泛性焦虑障碍相关失眠

广泛性焦虑障碍相关失眠主要是在具备充分的睡眠机会和环境的前提下，发生与广泛性焦虑障碍（generalized anxiety disorder，GAD）有关的以失眠为主的睡眠不满意状况，包括难以入睡、睡眠不深、多梦、醒后不易再睡、早醒，或自觉睡眠质量不足等。这一定义包括广泛性焦虑障碍所致失眠和其他与 GAD 相关的失眠。日间表现为心烦意乱、烦躁、易激惹、紧张和恐惧不安等，以及头痛、头晕、无力、恶心、厌食、尿频、面红、出汗、心悸、胸闷、气短和颤抖等躯体症状。广泛性焦虑障碍相关失眠典型表现为入睡困难或易醒，常从梦中惊醒出现恐惧感，使患者无法入睡或不能持续睡眠。

广泛性焦虑障碍相关失眠是在临床上最常见的失眠类型，而且临床发病率很高，流行病学研究显示，40%～92%的失眠症状由精神疾病引发，全世界约有 1/3 的人有失眠症状，并伴有日间功能障碍，其中 50%的患者为慢性病程。

一、病 因 病 机

（一）现代医学认识

广泛性焦虑障碍相关失眠的病因目前还不甚清楚，与遗传、心理（包括人格特征等）、生化和环境等因素有关。各种生物、心理、社会（环境）因素长期作用于个体都可能造成中枢神经系统的病理、生理改变，进而导致失眠。这些因素可单一出现，也可以多因素同时出现、相互作用。

1. 遗传因素 在焦虑症的发生中起重要作用，其血缘亲属中同病率为 15%，远高于正常居民；双卵双生子的同病率为 2.5%，而单卵双生子为 50%。有人认为焦虑症是环境因素通过易感素质共同作用的结果，易感素质是由遗传决定的。

2. 心理因素 自卑、自信心不足，胆小怕事，谨小慎微的人，对轻微挫折或身体不适容易产生紧张、焦虑或情绪波动。

3. 精神因素 轻微的挫折和不满等精神因素可成为失眠的诱发因素。

4. 生物学因素 焦虑反应的生理学基础是交感和副交感神经系统活动的普遍亢进，常有肾上腺素和去甲肾上腺素的过度释放。躯体变化的表现形式决定于患者的交感、副交感神经功能平衡的特征。

关于失眠的发病机制也有不同说法，有的学者强调杏仁核和下丘脑等"情绪中枢"和焦虑症的联系，边缘系统和新皮质中苯二氮䓬受体的发现，提出焦虑症的"中枢说"；也有人根据 β 受体阻滞剂能有效地改善躯体症状、缓解焦虑，支持焦虑症的"周围说"。心理分析学派认为焦虑症是过度的内心冲突对自我威胁的结果。基于"学习理论"的学者认为焦虑是一种习惯性行为，由于致焦虑刺激和中性刺激间的条件性联系使条件刺激泛化，形成广泛的焦虑。Lader 提出，遗传素质是本病的重要心理和生理基础，一旦产生较强的焦虑反应，通过环境的强化或自我强化，形成焦虑症，焦虑症继而导致相关失眠的发生。

（二）祖国医学认识

肝郁化火是焦虑相关失眠发作的重要病机。

中医学认为，肝主疏泄，性喜条达，关系着全身气机的活动。此外，肝藏魂，而魂与精神情绪的调节有关。正如《辨证论治研究七讲》指出："魂的作用就是人体在心的指挥下所表现出来的正常兴奋或抑制作用。"可见，作为人体的"功能阀"，肝具有调和机体各项功能的作用，使之勿太过和不及。如果肝的疏泄失常，则血液得不到正常分配，人体的各脏腑组织器官、筋脉、肌肉就得不到滋养，易疲劳困乏、肌肉紧张，郁而化火，甚至风阳上扰则出现易激惹、出汗、头重脚轻、颤抖、头晕、头痛。母病及子则心神不安，出现坐卧不宁、心动过速；木火刑金或肝气犯肺则出现呼吸急促或困难；横克脾胃则出现上腹不适、腹痛、腹泻；损肾伤精则脑髓失养，出现注意力难以集中、头脑空空。心肾不交是焦虑相关失眠的必然病理转归，心属火，为阳；肾属水，为阴。在生理状态下，位居于上的心火必须下降，以温养肾水；位居于下的肾水必须上承，以济制心火。故两者关系又称为"心肾相交""水火既济"。值得注意的是，通常认为的心肾不交证是指心与肾的阴液亏虚，阳气偏亢，是以心烦、失眠、梦遗、腰酸等为主要表现的虚热证候。但深究中医文献可发现，这并非"心肾不交"之本义。例如，唐代孙思邈在《备急千金要方》中首先提出了心肾相交的理论，其曰"心者火也，肾者水也，水火相济"，提示心肾交通的本始含义为：心为火，肾为水，水火实际上是心肾的代名词，水火相济即心肾相交。心有气血阴阳，肾有精气阴阳，心肾相交应是心肾之间阴阳、气血、精血、精气的全面相交。心肾相交包括心肾水火相济、气血相济、阳气相济、阴精相济、阴阳调节等多方面的内容，是整个心与肾的相互交通，并不局限于心火和肾水的相交。我们临床观察发现，焦虑相关失眠的心肾不交还存在着心肾阳气之间的不交。除上述因素之外，心胆气虚、痰火内扰亦是焦虑相关失眠的常见病理原因。

焦虑症患者有焦虑、担心、易怒的人格特点，常常出现易恼火、易激动、易怒和易急躁。这些特点正是肝郁化火的表现。因此，肝郁化火是焦虑症发作的重要病机。

二、临床诊断

（一）辨病诊断

1. 诊断标准

（1）临床评估：临床上对广泛性焦虑障碍相关失眠者的诊断有赖于对其进行仔细、全面的临床评估，以便掌握广泛性焦虑障碍相关失眠的症状表现、持续时间、病程特点，以及对社会功能的影响；探询可能的社会、心理或躯体危险因素，从而为诊断和制订治疗方案及判断预后提供依据。

病史收集：①发病年龄：询问患者广泛性焦虑障碍及其相关失眠的发病年龄、起病方式。②病前生物-心理-社会因素：尤其是一些负性生活事件，如学习工作变动、婚恋亲友变故等及其影响，注意弄清这些因素与广泛性焦虑障碍及其失眠症状在发生时间和表现上的联系。③临床表现：是否存在广泛性焦虑障碍及其相关失眠的症状特征，如焦虑情绪有无客观对象，症状发展情况及其严重程度，能否自控。失眠症状与焦虑障碍的病程进展或波动是否一致；是否由于焦虑导致入睡困难、多梦等失眠症状；症状的严重程度和持续时间；是否伴随其他精神症状如抑郁、强迫、恐惧等和躯体疾病（如高血压、糖尿病等），以及症状对功能的影响；有的女性患者出现内分泌紊乱如月经失调等。④诊治经过：患者的就诊方式和治疗情况（如采用的治疗方法，注意用药剂量、起效的时间、疗程、治疗效果、最近有无药物剂量增减或突然断药等）。⑤既往史：需注意询问患者的躯体状况及药物治疗情况，很多躯体疾病或药物可以引起焦虑及睡眠障碍。对中年以后发病，且无明显危险因素者需警惕躯体疾病可能，尤其对药物治疗效果不好者，诊断时应首先考虑躯体疾病可能，同时要了解就诊者有无药物依赖等问题。⑥个人史：注意患者早年心理发育阶段有无亲子分离，是否存在不良的家庭环境（如破裂家庭、家庭暴力或虐待，或者过分溺爱等），有无酗酒或滥用药物的情况。此外，在了解患者的个性特征中注意是否具有过分依赖别人、谨小慎微、胆小、敏感或过分认真和死板等人格特点。⑦家庭史：了解患者家族有无精神异常者，特别是有无焦虑障碍及睡眠障碍的家族史，有无家族成员自杀史或酒精、药物依赖史。⑧体格检查：应包括神经系统检查，有助于发现一些作为患病诱因的躯体疾病，以及物质依赖等问题。⑨实验室检查：对怀疑为广泛性焦虑障碍相关失眠的患者，为排除焦虑由躯体疾病或物质依赖所致，同时为评估药物治疗的禁忌证及不良反应，应结合失眠者的病史及体征进行适当的实验室检查。如血常规、电解质、血糖、血脂、肝肾功能、性激素（雌孕激素、睾酮等）、甲状腺功能、血液药物检验（药物浓度、怀疑的毒品浓度）、尿液（尿常规、尿液毒物）检查、心电图、脑电图等，必要时应进行 PSG 和脑影像学（CT、MRI）检查。⑩精神检查：包括一般检查、认知活动、情感活动、意志行为活动。

（2）常用量表：针对广泛性焦虑障碍相关失眠问题的症状量表常用的有匹兹堡睡眠质量指数量表（PSQI）、睡眠障碍评定量表（sleep dysfunction rating scale，SDRS）。因失眠问题和焦虑、抑郁常同时存在，故也常需要评定焦虑、抑郁症状及其严重程度。因此对于广泛性焦虑障碍相关失眠，常需同时使用汉密尔顿焦虑量表（HAMA）、汉密尔顿抑郁量表（HAMD）、医院焦虑抑郁量表（HAD）等，能较好地反映症状严重程度，且条目数量适中，有明确的评定标准，简便易行。

（3）诊断标准：符合 CCMD-3 广泛性焦虑诊断标准者在具备充分的睡眠机会和环境的前提下，发生以失眠为主的睡眠质量不满意状况，包括难以入睡、睡眠不深、多梦、醒后不易再睡、早醒，或自觉睡眠明显不足等。失眠及其伴发症状可导致精神活动效率下降，妨碍社会功能。

1）症状标准：诊断至少应符合以下第 a～c 条。

a. 有失眠主诉，包括难以入睡、睡眠不深、多梦、早醒，醒后不易再睡，或自觉睡眠明显不足（主观性失眠）、醒后不适感、疲乏，或白天困倦等。

b. 存在广泛性焦虑障碍症状。

c. 极度关注失眠及其后果的优势观念。

d. 多导睡眠图检测：可见睡眠潜伏期延长、睡眠效率降低、觉醒次数增加和觉醒时间延长；多次小睡潜伏期试验显示睡眠潜伏期正常或缩短。

2）严重标准：对睡眠数量、质量的不满引起明显的苦恼或社会功能受损。

3）病程标准：在广泛性焦虑障碍的病程中发生符合上述症状标准和严重标准的失眠。

4）排除标准：排除躯体疾病或其他精神障碍导致的继发性失眠。排除其他类型睡眠障碍（如睡眠调节性障碍、原发性失眠等）。

说明：如果失眠症状已经符合症状标准、严重标准和排除标准，但病程较短（如病程短于1个月），失眠频率较低（如每周1～2次）应诊断为广泛性焦虑障碍相关失眠亚临床状态（或失眠问题），其中失眠较轻者与正常失眠反应的评估界限在于即使较轻的亚临床状态失眠者，具有的是失眠症状，即失眠程度较严重，与个人的现实情况不符，难以自控，已经导致痛苦或功能损害。

2. 相关检查

（1）临床主要采用多导睡眠脑电图判断及鉴别失眠。失眠患者平均睡眠潜伏期时间延长（>30分钟），实际睡眠时间减少（<6.5小时/夜），觉醒时间增多（>30分钟/夜）。

（2）借助脑CT及MRI可排除由脑器质性病变引起的失眠。

3. 严重程度标准

轻度：轻度失眠。

中度：中度失眠。

重度：重度失眠。

4. 病程标准

（1）急性失眠：又称暂时性失眠，失眠症状间断出现或持续几天，最长不超过4周。如果失眠在一段时间内缓解、复发，称为间断性失眠（intermittent insomnia）。一般来讲，暂时性失眠和间断性失眠在人群中的发生率很高，如果控制不好，可能发展成为短期性失眠，乃至慢性失眠。控制不好的情况通常为失眠诱因不能去除，如药物副作用所致而不能停药、环境嘈杂而不能解决、生活事业变故而不能忘怀等。这些情况加之失眠带来的心理变化，往往诱发焦虑、抑郁等，这些心理因素与失眠互为因果，恶性循环。严格讲，暂时性失眠不诊断为失眠症，但应当引起重视的是，这种情况应及时解决，否则可能进一步发展为失眠。

（2）亚急性失眠：又称短期性失眠，即失眠症状持续1～6个月。这种情况下，如果去除诱发因素，失眠症状相对容易恢复。但在临床治疗中，已经需要给予一定的医疗干预，如药物治疗、光疗等。

（3）慢性失眠：即失眠症状持续6个月以上。这种情况通常由短期失眠或暂时性失眠迁延而致，临床治疗则没有上述两种容易。慢性失眠患者通常还伴有比较明显的神经症和精神障碍等，如抑郁性神经症、焦虑性神经症、躁狂与幻觉等。此时已经不容易区分心理因素与失眠之间的因果关系，应当说无论在早期孰为因果，进入这一阶段则已必须从多方面同时入手。单纯去除原始的失眠诱因，已不足以恢复失眠症状和心理精神症状。比如因为饮酒导致的慢性失眠，此时仅仅通过戒酒已经不足以恢复，务必从去除原始诱因、治疗失眠与心理治疗等方面同时入手。并且，治疗通常需要数月乃至数年之久。

（二）辨证诊断

1. 中医诊断标准（参照中华中医药学会《中医内科常见病诊疗指南》）　入睡困难，

或睡而易醒，醒后不能再睡，重则彻夜难眠，连续 4 周以上常伴有多梦、心烦、头昏头痛、心悸健忘、神疲乏力等症状。

2. 分型诊断

（1）实证

1）心火偏亢型

临床证候：心烦怔忡，躁扰不宁，不寐，口干舌燥，口舌生疮，小便短赤，舌尖红，苔薄黄，脉细数。

辨证要点：心烦不寐，小便短赤，舌尖红，苔薄黄，脉细数。

2）肝火扰心型

临床证候：急躁易怒，入睡困难，甚或彻夜不眠，伴有头晕头涨，目赤耳鸣，口苦，不思饮食，便秘溲赤，舌红，苔黄，脉弦数。

辨证要点：急躁易怒，入睡困难，目赤耳鸣，口苦，舌红，苔黄，脉弦数。

3）痰热内扰型

临床证候：不寐，胸闷脘痞，泛恶嗳气，伴有头晕目眩，口苦，舌红，苔黄腻，脉滑数。

辨证要点：不寐，胸闷脘痞，泛恶嗳气，苔黄腻，脉滑数。

（2）虚证

1）阴虚火旺型

临床证候：心烦不寐，心悸不安，腰酸足软，伴头晕，耳鸣，健忘，遗精，口干津少，口舌生疮，潮热盗汗，五心烦热，舌红，少苔，脉细而数。

辨证要点：心烦不寐，五心烦热，舌红，少苔，脉细而数。

2）心脾两虚型

临床证候：多梦易醒，心悸健忘，神疲食少，头晕目眩，伴有四肢倦怠，面色少华，舌淡，苔白，脉细无力。

辨证要点：多梦易醒，心悸健忘，神疲食少，四肢倦怠。

3）心胆气虚型

临床证候：心烦不寐，多梦易醒，胆怯心悸，遇事易惊，伴有气短自汗，倦怠乏力，舌淡，脉弦细。

辨证要点：心烦不寐，胆怯心悸。

三、鉴 别 诊 断

本病应与调节性失眠、心理生理性失眠等引起的失眠相鉴别：本病多为情志失常致焦虑所致入睡困难或易醒，常从梦中惊醒出现恐惧感，使患者无法入睡或不能持续睡眠，且多伴有心烦意乱、烦躁、易激惹、紧张和恐惧不安等，以及头痛、头晕、无力、恶心、厌食、尿频、面红、出汗、心悸、胸闷、气短和颤抖等躯体症状，故不难鉴别。

（1）调节性睡眠障碍患者由于不能调节并适应某一明显的生活变化或应激性生活事件，出现短期主观的烦恼和情绪失调，也可出现睡眠障碍。但这些患者的睡眠障碍，通常持续时间较短，且与明显的生活变化或应激性生活事件相关。当这些因素改善后，睡眠障碍也随之得到改善。

（2）心理生理性失眠的标志为患者全神贯注于睡眠问题，而对于其他精神或情感性的关注降低到最低程度。由于对失眠的异常关注，影响了患者的睡眠质量。广泛性焦虑症患者的焦虑是普遍性的，而心理生理性失眠患者焦虑的核心始终是围绕着失眠问题。

（3）其他类型的睡眠障碍患者存在其他病史，如患有睡眠呼吸暂停综合征，由于呼吸与 REM 睡眠在神经生理学上的联系，因此有些患者白天呼吸正常，夜间发生呼吸异常不足为奇。如果白天有过度睡眠，则睡眠时极强的鼾音提示有阻塞性睡眠呼吸暂停发作。其他主诉可有醒后不清晰感、白天有较长的睡眠发作、夜间出汗、肥胖、短暂的记忆丧失和早晨惊醒等。实验室检查显示睡眠呼吸暂停时血氧饱和度明显降低。有些患者可伴有甲状腺功能减退症。

四、临 床 治 疗

（一）提高临床疗效的要素

缓解和消除广泛性焦虑障碍症状和失眠及其伴随症状，提高临床治愈率是最终目标。焦虑障碍是产生失眠的重要原因，有效治疗焦虑障碍，失眠症状就会随之缓解。早发现、早诊断、早治疗，治疗方面应注重中西医结合、病证结合，辨病辨证论治基础上施以安神镇静，彻底缓解焦虑症状，减少或消除社会环境因素、心理应激、躯体疾病等造成的广泛性焦虑障碍相关失眠的影响，降低复发风险，增加临床治愈的概率。

（二）辨病论治

确诊为广泛性焦虑障碍相关失眠患者，西医治疗方面分为西医药物治疗和心理治疗。

1. 西医药物治疗

（1）苯二氮䓬类药物：GAD 相关失眠必须强调治疗焦虑障碍，一般失眠会随之好转。苯二氮䓬类药物起效快、疗效可靠，常用于急性期短程使用拮抗焦虑和改善失眠，但因其容易产生依赖性，使用时要防止药物依赖和滥用。阿普唑仑、地西泮、劳拉西泮、奥沙西泮、咪达唑仑、艾司唑仑等均可选用。

（2）β受体阻滞剂：可显著缓解 GAD 相关失眠患者的躯体症状，如肢体震颤、出汗、心动过速等。可首选普萘洛尔。

（3）非苯二氮䓬类药——Z 类镇静催眠药

1）唑吡坦：是咪唑吡啶类衍生物，有很强的睡眠诱导作用，为短效镇静催眠药。主要作用于睡眠周期的 NREM 第Ⅱ期睡眠，对快速眼动相的作用轻微。

2）佐匹克隆：适用于缓解 GAD 相关失眠患者的入睡困难、夜间易醒或早醒等症状。一般成人睡前服用 1 片（7.5mg），老年人和（或）体弱者、肝功能不良或慢性呼吸功能不良的患者可适当减量，每次不应超过此剂量。通常服用 7～10 天，最大处方量不应超过 1 个月。

3）艾司佐匹克隆：可增加 GAD 相关失眠患者的睡眠时间，减少夜间觉醒和早醒次数，起效较快，并能维持整夜睡眠，服药后获效者可长期服用。艾司佐匹克隆合并草酸艾司西酞普兰治疗广泛性焦虑障碍相关失眠有很好的耐受性，能有效改善失眠症状、日间功能和焦虑情绪，对于发动和维持睡眠都有效。

4）扎来普隆：GAD 相关失眠患者的主要表现为入睡困难，而扎来普隆半衰期短，起效快，能缩短入睡时间，适用于 GAD 相关失眠患者入睡困难的短期治疗。成人口服一次 5～10mg（1～2 片），睡前服用或入睡困难时服用。持续用药时间限制在 7～10 天。

（4）其他非苯二氮䓬类药物——类加巴喷丁药：普瑞巴林是一种新型 γ-氨基丁酸（GABA）受体激动剂，能阻断电压依赖性钙通道，减少神经递质的释放。与阿普唑仑和劳拉西泮比较，普瑞巴林可以更有效地改善 GAD 伴发失眠，并具有更好的耐受性，能有效缓解失眠、焦虑症状。

（5）非苯二氮䓬类药物——褪黑素受体激动剂：雷美替胺，通过对中枢松果体的褪黑素能系统受体产生激动作用，有效缩短 GAD 相关失眠患者入睡时间，增加总的睡眠时间，提高睡眠效率。每晚睡前服用雷美替胺 8mg 治疗 12 周，对 GAD 伴发失眠的成人患者及慢性失眠患者均有效，并有较好的耐受性。

（6）抗抑郁药：多种抗抑郁药有抗焦虑作用和改善睡眠作用。GAD 相关失眠者常伴发抑郁症状，因此在治疗时应充分评估病情，必要时同时考虑抗抑郁药治疗。在临床上常用的抗抑郁药如下。

1）选择性 5-羟色胺再摄取抑制剂（SSRI）：我国常用的有 6 种药物，分别是氟西汀、帕罗西汀、舍曲林、氟伏沙明、西酞普兰和艾司西酞普兰。帕罗西汀是强力、高度选择性的 5-羟色胺（5-HT）再摄取抑制剂，是一种已被证明抗抑郁疗效确切，且广泛应用于控制焦虑的药物，可以改善焦虑、失眠症状。

2）去甲肾上腺素能和特异性 5-羟色胺能抗抑郁药（NaSSA）：代表药物为米氮平，具有镇静作用，对伴焦虑的失眠患者有效。米氮平对改善 GAD 患者的睡眠障碍与帕罗西汀疗效相当，尤其对入睡困难改善明显，而且起效较快。

3）5-羟色胺去甲肾上腺素再摄取抑制剂（SNRI）：盐酸文拉法辛的活性代谢物是神经系统 5-HT 和去甲肾上腺素再摄取的强抑制剂，能使突触间隙中这两种单胺递质浓度增高而发挥其抗抑郁及抗焦虑作用，可用于治疗 GAD 相关失眠。

4）$5-HT_2$ 受体拮抗和再摄取抑制剂（SARI）：代表药物为曲唑酮，是有效的抗抑郁、抗焦虑、镇静催眠药。长期使用无潜在的依赖性，可有效改善 GAD 相关失眠患者的焦虑和失眠等症状。

2. 心理治疗 是 CAD 相关失眠的心理治疗方法最常使用的支持性治疗。

（三）辨证治疗

1. 辨证论治

（1）实证

1）心火偏亢型

治法：清心泻火，宁心安神。

方药：朱砂安神丸加减。若便秘溲赤者，加大黄、淡竹叶、琥珀，引火下行，以安心神。如胸中懊恼，胸闷泛恶者，可加淡豆豉、竹茹，以宣散郁火除烦；若便秘尿赤者，可加大黄、淡竹叶、琥珀，以引火下行安心神。

2）肝火扰心型

治法：疏肝泻火，镇心安神。

方药：龙胆泻肝汤加减。

3）痰热内扰型

治法：清化痰热，和中安神。

方药：黄连温胆汤加减。实热顽痰内扰，经久不寐，或彻夜不寐，大便秘结者，可用礞石滚痰丸降火泻热，逐痰安神。郁热较重，伴口苦、大便秘结者，加龙胆草、大黄；兼有肝火犯胃，伴胁肋疼痛、口苦、嘈杂吞酸、嗳气、呕吐者，加黄连、吴茱萸；兼有肝火上炎，伴头痛、目赤、耳鸣者加菊花、钩藤、白蒺藜；咽有阻塞感，加半夏、厚朴、桔梗、薄荷。若心悸惊惕不安者，可加珍珠母、朱砂之类重镇安神；如失眠经久不愈，痰热较甚者，可加礞石、黄芩、大黄以降火泻热，逐痰安神，或用礞石滚痰丸。

（2）虚证

1）阴虚火旺型

治法：滋阴降火，清心安神。

方药：六味地黄丸合黄连阿胶汤加减。若心火甚者，可加连翘、竹叶、莲子心以清心火；若阴血不足，肝阳偏亢者，可加珍珠母、生龙齿以重镇安神。

2）心脾两虚型

治法：补益心脾，养心安神。

方药：归脾汤加减。若心血不足者，加熟地黄、芍药、阿胶以养心血；失眠较重者，加五味子、柏子仁有助养心宁神，或加夜交藤、合欢皮、龙骨、牡蛎以镇静安神。若脘闷、纳呆、苔腻者，加半夏、陈皮、茯苓、厚朴以健脾理气化痰。若产后虚烦不寐，形体消瘦，面色㿠白，易疲劳，舌淡，脉细弱，或老人夜寐早醒而无虚烦之证，多属气血不足，治宜养血安神，亦可用归脾汤合酸枣仁汤。偏于血虚者，宜加熟地黄、白芍、阿胶以养血安神；若脾虚便溏而见虚寒之象，可加干姜、山药以温运脾阳。

3）心胆气虚型

治法：益气镇惊，安神定志。

方药：安神定志丸合酸枣仁汤加减。若心悸甚，惊惕不安者，加生龙骨、生牡蛎、朱砂。

2. 外治疗法

（1）外敷疗法

1）硫黄、丹参、远志、石菖蒲各 20g。将上药共研为极细末，装入干净瓶内备用。用时取药末适量，用白酒调成糊状，每晚睡前贴敷肚脐（神阙穴），每日 1 次。

2）中药香袋（含肉桂 1.5g，冰片 0.5g 等。混合，粉碎，过 80～100 目筛。每份 10g，用绵纸包裹装入布袋）。用中药香袋，贴敷于神阙穴处，每晚睡前使用，次日晨取下。

3）肉桂 15 份，吴茱萸 3 份，朱砂、琥珀各 1 份，共研为细末，加凡士林调成软膏，用黄豆大小，置创可贴上，贴脐部，每日换药 1 次。

4）朱砂 5g，磁石 15g，冰片 3g。将上药研细末混匀，用酒精调成糊状，外敷涌泉穴，用纱布覆盖，胶布固定。每 2 日 1 次，连用 14 日。

5）黄连 15g，肉桂 10g，龙胆草 5g，栀子 6g。将上药研磨混匀，蜜调为丸，每丸 6g，每次取 1 丸，填脐中，用纱布覆盖，胶布固定。每日 1 次。

（2）中药热熨疗法

1）制半夏 15g，朱茯苓、陈皮、胆南星、石菖蒲、远志、淡竹叶各 10g，柏子仁 6g，炙甘草 5g。上药以水煎取汁，以纱布浸取药液，略拧干后热熨双目。每晚 1 次，每次 15～30 分钟。

2）磁石 30g，茯神 20g，五味子 10g，刺五加 20g。先煎煮磁石 30 分钟，然后加入其余药物再煎 30 分钟，去渣取汁。将一干净纱布浸泡于药汁中，趁热熨（敷）于患者前额及太阳穴。每晚 1 次，每次 20 分钟。

（3）推拿疗法：用一指禅推法或揉法，从印堂开始向上至神庭，往返 5～6 次，再从印堂向两侧沿眉弓至太阳穴往返 5～6 次。再用一指禅推法沿眼眶周围治疗，往返 3～4 次。再从印堂沿鼻两侧向下经迎香沿颧骨，至两耳前，往返 2～3 次，治疗过程中以印堂、神庭、睛明、攒竹、太阳为重点。沿上述部位用双手抹法治疗，往返 5～6 次，抹时配合按睛明、鱼腰穴。用扫散法在头两侧胆经循行部位治疗，配合按揉角孙穴。从头顶开始用五指拿法，到枕骨下部改用三指拿法，配合按、拿风池穴，再拿两侧肩井。顺时针方向摩腹，同时配合按揉中脘、气海、关元，时间约 6 分钟。

治法：健脾安神，虚证辅以养血疏肝；实证则佐以清热化痰。

辨证加减：心脾两虚者，按揉心俞、肝俞、肾俞、小肠俞、足三里、内关、神门、血海、三阴交穴，每穴约半分钟，再直擦背部两侧膀胱经，以透热为度；阴虚火旺者，推桥弓穴（耳后翳风到缺盆成一线），先左后右，两侧各推 20 次，再横擦肾俞、命门部，以透热为度，再擦两侧涌泉穴以引火归原；痰热内扰者，用一指禅推法在背部膀胱经治疗，往返 4～5 遍，着重于肺俞、脾俞、心俞、胃俞，并配合按揉上述穴位。摩腹时配合按揉中脘、气海、天枢、神阙、足三里、丰隆穴，最后加平推胸部。

（4）体针治疗：针刺的主要穴位选神门、三阴交。再根据证候的不同进行加减变化：心脾亏损者加心俞、脾俞、厥阴俞；肾亏者加心俞、肾俞、太溪；心胆气虚者加心俞、胆俞、大陵、丘墟；肝阳上扰者，加肝俞、间使、太冲；脾胃不和者，加胃俞、脾俞、中脘、足三里。也可在头部选安眠、风池等防治失眠及助眠。

1）适用于阴虚火旺型失眠。取穴：三阴交、太溪、太冲、大陵、心俞、神门。局部常规消毒后，进行针刺治疗。太冲、大陵用泻法；三阴交、心俞、太溪、神门用补法，得气后，留针 20 分钟，留针期间行针 2～3 次，每日 1 次，15 次为 1 个疗程。

2）适用于气血虚弱型失眠。取穴：足三里、血海、合谷、百会、肝俞、脾俞。局部常规消毒，行针刺治疗。得气后，留针 20～30 分钟，留针期间用泻法对各穴行针 2～3 次，每日 1 次，10 次为 1 个疗程。

（5）耳针疗法

1）适用于心烦、失眠，中医辨证属心脾两虚型尤为适宜。取穴：神门、心、交感在耳廓的相应位置。按照常用耳穴图，找到所选取的耳穴神门、心、交感的位置。常规消毒后，左手固定耳廓，取图钉形揿针对准穴位刺入，用胶布固定，每次埋针宜留针 2～3 日，两耳穴位轮换埋针，5～7 次为 1 个疗程。

2）适用于失眠，对中医辨证属肾虚型尤为适宜。取穴：内分泌、皮质下、肾上腺、神门、肾、脑。按照常用耳穴图，找到所选取的耳穴内分泌、皮质下、肾上腺、神门、肾、脑的位置。常规消毒后，左手固定耳廓，取图钉形揿针对准穴位刺入，用胶布固定，每次埋针宜留针 2～3 日，两耳穴位轮换埋针，5～7 次为 1 个疗程。

（6）拔罐疗法

1）适用于心脾两虚型失眠。取穴：心俞、厥阴俞、脾俞、足三里、三阴交、神门。患者取适当体位，充分暴露需拔罐处皮肤，常规消毒后，用闪火法将罐具吸拔于上述穴位，每次留罐 5～10 分钟，每周拔罐 3 次，7 次为 1 个疗程。

2）适用于痰热内扰型失眠。取穴：内关、足三里、三阴交、神门。患者取适当体位，充分暴露需拔罐处皮肤，常规消毒后，用闪火法将罐具吸拔于上述穴位，每次留罐 10～15 分钟，每周拔罐 2～3 次，7 次为 1 个疗程。

3）适用于肝郁化火型失眠。取穴：风池、肝俞、心俞。患者取适当体位，充分暴露需拔罐处皮肤，常规消毒后，先用三棱针在同一侧风池、肝俞、心俞上点刺 3 下，再用闪火法将罐具吸拔于上述穴位，留罐 5 分钟左右，第二天再拔另一侧穴位，两侧交替进行，10 日为 1 个疗程。

4）适用于心肾不交型失眠。取穴：内关、三阴交、神门、心俞、肾俞。患者取适当体位，充分暴露需拔罐处皮肤，常规消毒后，用抽气法将罐具吸拔于上述穴位，每次留罐 10 分钟，每周拔罐 2～3 次，7 次为 1 个疗程。

（7）药枕疗法

1）菖蒲枕：石菖蒲、合欢皮各 500g，侧柏叶 400g。将上药一起烘干，研为细末，装入枕芯，制成药枕，夜间睡眠时枕用。功效：清热化痰，解郁安神。适用于痰热内扰型失眠。

2）菊花枕：菊花 500g。将菊花反复筛选，置于布袋中，再装入枕芯，制成药枕，睡眠时枕用。功效：清热平肝，安神助眠。适用于肝阳上亢型失眠，对高血压所致的失眠有较好的疗效，并可辅助治疗头晕、耳鸣。

3）白菊花、合欢皮、首乌藤、生龙骨、生牡蛎各 100g，生磁石、灯心草、公丁香各 30g，石菖蒲、远志、茯神各 30g，檀香 20g，冰片粉 10g。将上药共研末，纳入一长方形布袋中，每晚当睡枕用。

（8）足疗法

1）黄连、肉桂各 15g。将黄连、肉桂一同放入砂锅中，水煎，去渣取汁，趁热先熏后洗双足，使药液浸过足面。每晚 1 次（睡前），每次 15～30 分钟。功效：清热降火。适用于阴虚火旺型失眠。

2）磁石 30g，菊花、黄芩、夜交藤各 15g。将磁石先水煎 30 分钟，再加入余药继续煎煮 30 分钟，去渣取汁，趁热浸泡双足。功效：清热镇惊，和胃安神。适用于肝郁化火型、痰热内扰型失眠。

3）熟地黄、山茱萸、山药、泽泻、茯苓、牡丹皮各 15g。将上方煎取药液，水温控制在 40℃左右，每日 1 次，临睡前浸泡双足，每次 20～30 分钟，10 日为 1 个疗程。功效：

滋阴补肾，宁心安神。适用于失眠，对肝肾阴虚型效果尤佳。

4）首乌藤 30g，威灵仙 20g，鸡血藤 30g，柏子仁 10g，合欢皮 15g。水煎煮，待温度适宜时将双足浸于药液中，使药液浸过足面，每晚睡前浸泡 15～30 分钟，而后行足底按摩，每次按摩约 30 分钟，每日 1 次，10 次为 1 个疗程。

3. 成药应用

（1）复方枣仁胶囊

功效：养心安神。

适应证：心神不安，失眠，多梦，惊悸。

用法：每次 1 粒，睡前服。

出处：欧阳建军等，《临床实用方药手册》，湖南科学技术出版社。

（2）利尔眠胶囊

功效：清心降火，交通心肾。

适应证：用于心肾不交所致的失眠多梦，心悸不宁。

用法：每次 2 粒，临睡前半小时用温开水送服。

出处：郭鹏举等，《中国非处方药完全手册》，陕西科学技术出版社。

（3）灵芝胶囊

功效：宁心安神，健脾和胃。

适应证：失眠健忘，身体虚弱，神经衰弱等症。

用法：每次 2 粒，每日 3 次。

出处：李锦开等，《现代中成药手册》，中国中医药出版社。

（4）强身健脑片

功效：镇静，安神。

适应证：神经衰弱，失眠健忘，头昏目眩，易感疲劳，营养不良，身体虚弱。

用法：每次 3～4 片，每日 2 次。

功效：左言富等，《简明中成药辞典》，上海科学技术出版社。

4. 单方验方

（1）浮小麦 60g，炙甘草 30g，大枣 15 个。

功效：养心安神，和中缓急。

适应证：心阴不足，心失所养所致的精神恍惚、睡眠不安、心中烦乱。

用法：用水 4 碗煎成 1 碗，早晚各服 1 次，效果极佳。

出处：《中国民间疗法》，2014，22（4）：42。

（2）缬草 10g，龙胆草 6g，竹叶 6g，甘草片 6g。

功效：解郁安神，清心除烦。

适应证：肝郁化火型失眠。

用法：水煎，每日 1 剂，早晚饭后温服。

出处：《中国民间疗法》，2021，29（22）：76。

（3）淮小麦、石决明、夜交藤、珍珠母各 30g，赤芍、合欢皮各 15g，黄芩、柏子仁、丹参、麦冬各 8g，沙参 12g。

功效：清泻肝火，宁心安神。

适应证：肝阳火旺、心神不宁所致的失眠。

用法：水煎服，每日 1 剂。

出处：《中国民间疗法》，2017，25（4）：31。

（4）生珍珠母 30g，钩藤 15g，丹参 15g，夏枯草 15g，朱茯神 10g，合欢皮 10g。

功效：清泻肝火，宁心安神。

适应证：肝阳火旺、心神不宁所致的失眠。

用法：水煎服，每日 1 剂，日服 2 次。

出处：《中国民间疗法》，2009，17（11）：71。

5. 心理疗法　是治疗所有失眠的基石，主要通过科学睡眠教育、认知疗法以纠正患者的错误认知，通过行为疗法纠正不良行为。常用的有以下几种方法。

（1）支持性心理治疗：首先和患者建立良好的关系，获得患者的信任；其次对患者的病情及发病原因给予科学的分析和解释，给患者以安慰、鼓励和适当保证，增强患者克服焦虑、恐惧的信心，鼓励患者积极参加一些社会活动，培养其对有益事物的浓厚兴趣和开放的性格，锻炼自己的意志，协助患者适应现实环境。

（2）认知治疗：焦虑症患者容易出现两类逻辑错误：一是过高估计负性事件出现的可能性，二是灾难化地想象事件的结果。患者对事物的一些歪曲的认知，是造成疾病迁延不愈的重要原因。对患者进行全面的评估后，治疗者就要帮助患者消除焦虑心理，进一步减轻失眠的程度。

（3）刺激控制疗法：主要适用于严重入睡困难的慢性失眠患者。这些患者因入睡困难往往上床较早，试图强迫自己早早入睡，但实际上却事与愿违，越想早点睡就越睡不着，焦虑烦躁，以致恶性循环，甚至彻夜不眠。刺激控制疗法的目的，就是要用重新建立上床与睡眠的关系来纠正入睡困难。这种疗法要求患者不要早上床，只有在困意来临时才上床。如果上床后 20～30 分钟不能入睡，则要起床到其他房间去活动活动，如看书、看电视、做家务等，但要避免进行使人兴奋的活动，如下棋、打扑克等。当再次感到困倦时再上床，如 20～30 分钟仍不能入睡，则再起床活动。如此反复，直至入睡。

（4）睡眠限制疗法：主要是通过睡眠限制来提高睡眠效率，主要适用于那些夜间常常醒来或睡眠断断续续的严重慢性失眠患者。这类患者首先要对自己平时的睡眠进行评估，获得每晚睡眠的平均小时数，然后把自己在床上的时间限制在这个数值。例如，估计平均每晚睡 5 小时，就规定自己每晚 1:00 上床，6:00 起床。数天后，当每晚在床上的大部分时间为睡眠时间时，开始增加卧床时间，改为 0:30 上床，仍为 6:00 起床。当床上时间又大部分为睡眠时间时，再次提前半小时上床，以增加床上时间，这样逐渐达到正常睡眠时间。此法要求患者每天早上在规定时间起床，即使夜间睡眠不好，也要按时起床，中午不要午睡。

（5）行为治疗：焦虑症患者往往有焦虑引起的肌肉紧张、自主神经功能紊乱引起的心血管系统与消化系统症状。运用呼吸训练、放松训练、冥想训练等行为治疗方法非常有效。对于因焦虑或惊恐发作而回避社交的患者，可以应用系统脱敏（暴露）治疗。

（6）松弛疗法：渐进性自我放松训练步骤如下。初学者可学习渐进式放松肌肉的技术。

首先，体会一下放松的感觉：深吸气的同时紧握右手拳头，并持续 5～7 秒，注意体验有何感觉，尤其是体验紧张感；接着，呼气的同时以最快的速度将手放松，注意紧张与放松之间有什么差别，好好地享受一下肌肉松弛的感觉，持续 15～20 秒，此时可有手臂温暖感。在了解放松感觉后，再练习不经紧张而直接放松肌肉，自然地放松全身肌肉。掌握放松肌肉技术后，可以每天找个没有干扰的地方练习放松肌肉，可按左肩、左臂、左手、左手指、右肩、右臂、右手、右手指、胸、背、腰、臀、左大腿、左小腿、左脚、右大腿、右小腿、右脚、头、面、颈的顺序进行，这一过程做得越细致越好。把全部的感觉集中在肌肉放松过程上，并注意享受这种平静而舒适的滋味，此时可能会产生放松的肢体有一种连动也不想动一下的感觉。完成全部放松所需的时间不受限制，依个人具体情况而定，但不宜过快，重点是体会放松的感觉。还可以结合想象放松，在放松时想象一些令人神怡的场景，使机体更放松，情绪更舒适。当尝试松弛疗法时，自然会体会到该疗法的妙处。

（7）其他：如自我催眠、冥想、听音乐、进行体育锻炼等对改善睡眠均有一定作用。比如可以选择下午 4:00～8:00 进行游泳、骑单车、打太极拳、慢跑等轻中度运动；8:00 以后听《二泉映月》《高山流水》《海滨之夜》《摇篮曲》《平沙落雁》《春江花月夜》等能使人情绪平静、放松的音乐。

中医心理疗法中的言语开导法、移情易性法、情志相胜法与上述部分疗法相类似，临床可互参。

（四）新疗法选粹

经颅磁治疗是一种利用磁信号刺激大脑神经系统的治疗方式，具有无创、无痛的特点。该技术是通过特定的频率刺激使大脑皮质功能达到抑制或兴奋的目的，能改善焦虑症、失眠的症状。

（五）名医诊疗特色

1. 活血祛瘀治疗不寐（巫百康）　不寐，可分虚实两端论治。虚，多见阴虚火旺、心脾两虚、心胆气虚；实，常见肝郁化火、痰热内扰。但血瘀不寐者临床亦非鲜见，尤其是长年不寐，久治未效者，常为血瘀所致。依据古训"顽疾多瘀血"的观点，可从瘀论治，以血府逐瘀汤加减治疗：丹参、赤芍、川芎、桃仁、红花、枳实、生地黄、牛膝、柴胡、龙骨、牡蛎、玄参、合欢皮、甘草，或加地龙、路路通。

2. 加味半夏汤治疗不寐（曾绍裘）　法半夏 12g，高粱米 30g，夏枯草 10g，百合 30g，酸枣仁（炒）10g，紫苏叶 10g。组方义理，系以《黄帝内经》半夏汤为准绳。不寐之主要病机为阴阳盛衰，升降出入失调。半夏固有和胃化痰之功，但在此方中主要作用是交通阴阳，使阳入于阴而寐，半夏汤之秫米，即今日之高粱，其汁浆稠润甘缓，不仅能调半夏之辛烈，且据《本草纲目》记载，犹能治阳盛阴虚、夜不得寐，取其利阴气而利大肠，大肠利则阳不甚矣。加夏枯草、酸枣仁，自命为"二合汤"。盖夏枯草配半夏名"不睡方"。考夏枯草禀纯阳之气，补厥阴血脉，能以阴治阳。肝藏血、藏魂，肝血既足，肝阳不亢，则肝魂自守，自然能寐。再加百合、苏叶，自命为"三合汤"。张志聪《侣山堂类辨》曰："见百合花朝开夜合，紫苏叶朝挺暮垂，因悟草木之性，感天地之气而为合开者也。"

五、预 后 转 归

本病的发生与很多因素有关，故缓解或消除原发病症状和失眠及其伴随症状，才可以提高临床治愈率。焦虑障碍是产生失眠的重要原因，有效治疗焦虑障碍，失眠症状会随之好转。成功治疗的关键是彻底缓解焦虑症状，减少或消除社会（环境）因素、心理应激、躯体疾病等因素对广泛性焦虑障碍相关失眠者的影响，加强健康教育，降低复发风险，恢复社会功能，达到临床治愈的目的。

失眠除部分病程短，病情单纯者治疗收效较快外，大多病程较长，病情复杂，治疗难以速效，且病因不除或治疗失当，易使病情更加复杂。属心脾两虚证者，如饮食不当，或过用滋腻之品，易致脾虚加重，化源不足，气血更虚，又食滞内停，往往导致虚实错杂。尽管失眠病因不同，病机虚实夹杂，病程较长，但本病的预后一般较好。

六、预 防 调 护

（一）预防

不寐属于心神病变，重视精神调节及讲究睡眠卫生对疾病恢复有很大帮助，积极进行情志调整，克服心理困难，避免不良情绪刺激，做到喜怒有节，保持精神舒畅，放松心情，顺其自然，泰然处之，反而有助于睡眠。

（二）调护

（1）卧室安静，光线与温度适当；床铺应当舒适、干净、柔软度适中；枕头高度适中。

（2）限制床的功能，避免在床上读书、看电视、听收音机或聊天。

（3）保持每天规律的、适度的运动有助于睡眠：运动最好安排在午后和傍晚，但避免在睡前（一般指睡前 2 小时内）进行剧烈运动，否则反而影响睡眠。适当的锻炼有助于人们更好地睡眠。锻炼有助于身体健康是一个人人皆知的道理，这样可以保持好的身材。大家可以每天抽出一点时间，最好在下午进行锻炼，将有助于夜晚的睡眠。同时适当的锻炼对缓解人体疲劳，提高兴奋度也有很大的帮助。有氧运动如打球、爬山、游泳、步行等能改善心境和减少应激状态，只要每天坚持至少 20 分钟，持续 10 周，就可有效地降低状态性焦虑和特质性焦虑。另外，坚持练习太极拳也不失为一种好方法，它可以带来精神的振奋感、安静感，并且具有增强自我控制能力、平抑焦躁情绪的作用。

（4）不在傍晚以后大量饮用酒、咖啡、可乐、茶及吸烟，可适当增加龙眼肉、莲子、百合、大枣等安神食物的摄入。

（5）养成良好的饮食习惯：饮食习惯之于睡眠也有影响。不在睡前大吃大喝，太饱或太饿上床睡觉都不是好的习惯。首先，早中晚餐的规律进食对人体健康有益，再来，晚餐对睡眠的影响较大。晚餐不要吃得过晚、过多，那样会对胃的修整产生负担，影响睡眠。睡前少喝水，否则会频繁如厕。平日不要多摄入含咖啡因和尼古丁之类的食物。多吃点红枣、小米、牛奶。另外可遵医嘱适当补充镁、钙、复合维生素 B 等。焦虑性失眠饮食护理内容如下。

小米粥：小米性微寒，有健脾、和胃、安眠之功效。小米中的色氨酸含量在所有谷类中独占鳌头，食后可促进胰岛素的分泌，提高进入脑内色氨酸的量，能起到良好的助眠作用。

热牛奶：牛奶中的蛋白质含有人体必需的色氨酸，它能促使大脑神经细胞分泌出一种使人产生困倦感觉的血清素（5-羟色胺），使大脑思维活动暂时受到抑制，产生睡意（在睡前 1 小时饮用）。

柏子仁炖猪心：猪心一只，柏子仁 10g。将猪心洗净血污，然后把柏子仁放入猪心内，隔水炖熟服食，有良好的安眠效果。

大枣：味甘，性平，养胃健脾、益血壮神，为安中益气之良药，用以治疗倦怠乏力和失眠。把大枣炒熟掰开泡水当茶饮；或蒸熟随意嚼食。大枣核炒焦后泡水代茶饮也有助于睡眠。

龙眼肉：又名桂圆。为补血益心之佳果，果中之神品。其味甘类于大枣，入脾经功又胜过大枣，且无大枣壅气之弊；在补气的同时又可补血。思虑过度引起的健忘、失眠、惊悸，用它治之最为适宜（蒸熟，随意食用）。

（6）睡前 1~2 小时，最好丢开一切计划。倘若你躺在床上还需要思考当日所做之事或次日应做之事，那你应该在上床前处理完这些分心的事情。列出清单，写出你的担忧及可能的解决方法，以便于你无须时时提醒自己该做的事。睡前半小时最好不要使用手机，不做需高度投入精神的事情，让"心"自然地静下来。

（7）不要怕做梦：做梦不是睡眠不好的标志，做梦是睡眠时脑的一种正常的活动方式。

（8）睡不着的时候不要经常看时钟，也不要懊恼或有挫折感，应该放松身体，可自由冥想。

（9）追求质量，而非数量。6 小时的优质睡眠比 8 小时的低质睡眠能使人体得到更好的休息。睡眠的好坏，应该以是否消除了疲劳，精力是否充沛来评判。一般来说，只要你第二天感觉精力充沛，就表明睡眠质量高，是健康的睡眠。如果花很多时间辗转在床上等待睡眠姗姗来迟，心里的懊丧自不必说，睡眠的质量也会因情绪的干扰而降低。

（10）尽量不随意打乱自己的生物钟。如果存在失眠，午睡时间则不宜太长，只可小睡30 分钟。

（11）不熬夜。现在有很多人是得了"熬夜病"，因为工作任务或娱乐节目而到 24:00 或 24:00 之后才睡觉。这实际上错过了睡眠的黄金时段。中医学根据人体阴阳变化与天地自然阴阳变化"天人合一"理论，强调要睡"子午觉"；现代医学也证明，子时（指 23:00~1:00）是一般人的核心睡眠时间，对健康特别重要。深睡眠主要出现在夜间睡眠的早期。这些理论与研究结果告诉我们：避免晚睡很重要!因此，要想在子时睡好，就需要在子时以前上床。午时是指 11:00~13:00，在午时要小憩，即静卧或静坐几分钟至 30 分钟。据调查统计，百岁老人大多在 21:00 准时睡觉。如果经常熬夜，次日仍不得不坚持正常上班，长此以往，是在透支生命。

（12）不睡懒觉：有些人好睡懒觉，其实睡眠不能储存，睡多了也没用。相反，早晨赖床往往会造成头昏、疲惫不堪、睡眠不足的感觉。中医学认为早晨 5:00~7:00 是人体肠胃活动最旺的时候，人体需要把代谢的废物排出体外，此时如果不起床，大肠得不到充分活动，无法很好地完成排浊功能。

（13）音乐能有效舒缓焦虑情绪，配合药物或者心理治疗，可比较快速地改善焦虑症状。

（14）养护宜忌：①失眠常见于神经衰弱，但某些器质性病变也可出现，须注意鉴别，如为器质性病变引起的失眠，应重视病因治疗。②患者在接受推拿治疗前如长期服用镇静剂，推拿治疗期间应逐渐减量，直至停服。③对神经衰弱的患者，应热情解除其思想顾虑，并指出日常生活中应注意的方面，指导和鼓励患者坚持体育锻炼。

七、专 方 选 要

1. 朱砂安神丸

组成：朱砂、黄连、生地黄、当归、炙甘草。

随症加减：胸中烦热较甚者，加山栀子、莲子心以增强清心除烦之力；兼惊恐者，宜加生龙骨、生牡蛎以镇惊安神；多梦者加酸枣仁、柏子仁以养心安神。

功效：滋阴降火，养心安神。

出处：程国彭，《医学发明》，人民卫生出版社。

2. 龙胆泻肝丸

组成：龙胆草、泽泻、木通、车前子、当归、柴胡、生地黄。

随症加减：若肝胆实火热盛者，去木通、车前子，加黄连泻火。

功效：清肝胆，利湿热。

出处：李东垣，《兰室秘藏》，人民卫生出版社。

3. 黄连温胆汤

组成：黄连、陈皮、半夏、茯苓、枳实、竹茹、炒酸枣仁、柏子仁、甘草。

随症加减：心神不宁，夜寐易惊者加龙骨、牡蛎、珍珠母；梦多者加合欢皮、首乌藤、远志；烦热不眠，急躁易怒者加栀子、柴胡、牡丹皮；心悸胸闷者加瓜蒌、薤白、郁金。

功效：清热化痰。

出处：陆廷珍，《六因条辨》，人民卫生出版社。

八、研 究 进 展

（一）病因病机

中医学对于不寐的病机，主要归结于阳盛阴衰，阴阳不交。《类证治裁·不寐》曰："阳气自动而之静，则寐；阴气自静而之动，则寤；不寐者，病在阳不交阴也。"刘彦廷等经过长期的临床观察和总结，认为失眠在临床上主要为痰热内阻所致，多侵犯阳明和少阳两经，为多火多痰之疾病，且失眠的兼夹症较多。张其慧认为，导致失眠的原因与肝脾失调有关，肝主疏泄，主藏血、藏魂；脾主统血，藏意、主思；心主血、藏神。若肝血不足或肝失条达，即可导致心神失养或心神被扰而失眠。脾运失常，一方面不能运化气血，导致气血生化乏源，营血亏虚；另一方面运化水湿失常，酿生痰饮，积而生热，痰热扰心而导致失眠的发生。徐云生认为，病因有七情内伤、劳倦过度、饮食不节等，但以情志内伤最为多见，病位则以心、肝、胆、脾胃为主，总的病机是阳盛阴衰，阴阳失交。贾斌认为，失眠的病因主要有内伤、外邪两端。内伤主要是七情太过或不及，进而导致脏腑气机逆乱、升降失常、气血不调、阴阳失交而致失眠；外邪主要是风、寒、火、热等邪气作用于人体，导致气血壅塞，进而干扰卫气的正常运行，致营卫不和而致失眠。吕慰秋认为，失眠的发病主脏在心，心为君主之官，主血脉、神明。心受外邪侵袭，脏腑、经络功能紊乱，气血阴阳相对失衡，是失眠产生的重要原因。

（二）辨证思路

中医学认为，失眠的基本病机是阳不入阴、阴阳不调。中医学对失眠的病理机制进行深入探讨，提出调和气血、通畅经络、平秘阴阳的治疗法则。中医药以整体观念和辨证论治为基本治则，治疗焦虑相关失眠具有独特的优势。针灸辨证治疗如下。

有研究将失眠分为 6 个证型，予以辨证治疗。治疗方法：以神门、三阴交为主穴，用平补平泻手法留针 20 分钟。

（1）心肾不交型：加用肾俞、心俞，施以补法。

（2）心脾不足型：加用心俞、足三里，施以补法。

（3）心胆气虚型：加用心俞、丘墟，施以补法。

（4）肝胆火旺型：加用肝俞、太冲，施以泻法。

（5）痰热扰心型：加用丰隆、太冲，施以泻法。

（6）胃气不和型：加用足三里、胃俞、气海、中脘，施以泻法。

有研究将失眠分为 5 个证型：

（1）肝郁化火型：取穴神门、内关、合谷、太冲、风池。

（2）心脾两虚型：取穴神门、内关、地机、三阴交。

（3）心虚胆怯型：取穴神门、内关、阳陵泉、心俞、侠溪。

（4）阴虚火旺型：取穴神门、内关、太溪、三阴交、太冲。

（5）痰热内扰型：取穴神门、内关、合谷、丰隆、阴陵泉。

此外，头痛、头晕者加风池、完骨、天柱、百会；气滞者加太冲；瘀血阻滞者加血海、阳陵泉；阳虚者加温灸。

以上各型根据症状分别采用补、泻或平补平泻手法，留针 20~60 分钟，隔日 1 次，10 次为 1 个疗程。针灸后加耳压神门、心、肾、枕四穴，各型必取，隔 3 日换 1 次，两耳交替。经治疗失眠患者 120 例，痊愈 106 例，好转 14 例，总有效率为 100%。

（三）治法探讨

前人总结的补虚泻实、调整脏腑可视为失眠的治疗法则。具体来说即实证泻其有余，虚证补其不足，健脾补肝益肾。然需根据临床观察，不可生搬硬套，具体情况具体对待，并根据不同证型采用基础方加减治疗。王建将失眠分为阴虚火旺、痰热内扰、肝郁化火、心脾气血不足 4 个证型，分别予天王补心丹加味、黄连温胆汤、龙胆泻肝汤加味、归脾汤，取得较好疗效。张兰霞等治心胆气虚型失眠，方用安神定志丸合酸枣仁汤加减，心脾两虚型失眠方用归脾汤加减，阴虚火旺型失眠方用知柏地黄丸合黄连阿胶汤加减；痰火郁结型失眠方用柴芩温胆汤加减。周仲瑛等将失眠分为心脾两虚证、心肾不交证、心胆气虚证、肝火扰心证、痰热扰心证5个证型，分别以归脾汤、六味地黄丸合交泰丸、安神定志丸合酸枣仁汤加减、龙胆泻肝汤、黄连温胆汤治疗。

（四）分型证治

临床医家经过研究，采用专方辨证治疗，疗效满意。刘雨杭选用龙胆泻肝汤加减（龙胆草、生地黄、当归、柴胡、泽泻、车前仁、山栀子、黄芩、酸枣仁、合欢皮、夜交藤、甘草）随症治疗失眠患者50例，结果治愈27例，占54.0%；有效（治愈27例，好转17例）44例，占88.0%；未愈6例，占12.0%。徐楠等治疗50例证属肝郁血虚型的失眠患者，自拟养血解郁安神汤（柴胡、地黄、白芍、川芎、远志、酸枣仁、茯苓、炒山栀、牡丹皮、当归、磁石、甘草），结果治愈20例，显效12例，有效15例，无效3例，有效率为94.0%。杨宏伟选用血府逐瘀汤（当归、生地黄、桃仁、红花、川芎、赤芍、柴胡、枳壳、桔梗、川牛膝、甘草）治疗失眠患者40例，认为气滞血瘀、凝滞脑气、神明受扰而致失眠，结果临床痊愈19例（占47.5%），显效12例（占30.0%），好转6例（占15.0%），无效3例（占7.5%），有效率为92.5%。严季澜用十味温胆汤加减（陈皮、半夏、茯苓、炙甘草、太子参、麦冬、五味子、酸枣仁、远志、枳实、竹茹）治疗痰热内扰型失眠患者199例，结果治愈20例，好转166例，无效9例，失访4例，有效率为93.5%。

（五）中药研究

中药汤剂治疗失眠疗效好、不良反应少，现将近年来中药单味药及中药汤剂治疗失眠的临床研究综述如下。

1. 单药研究

（1）酸枣仁：味甘、酸，性平，归心、肝、胆经，具有养肝、宁心、安神、敛汗等功能，现代药理研究表明酸枣仁含皂苷、三萜类化合物和黄酮类化合物，其皂苷、黄酮苷、水及醇提取物分别具有镇静催眠和抗心律失常的作用，并有协同巴比妥类药物的中枢抑制作用，其水煎液及醇提取液有镇痛和抗惊厥的作用。研究表明酸枣仁中的皂苷类化合物可以对小鼠的中枢起到抑制作用，从而降低小鼠的自主活动能力，进而增加小鼠睡眠时间，增加小鼠睡眠深度，此外还能调节小鼠的睡眠参数、神经递质和受体。

（2）茯神：味甘、淡，性平，归心、脾经。有宁心安神、利水消肿、渗湿、健脾的作用，茯神专用于心神不安、惊悸、健忘等。现代药理研究表明，茯神除含一般的营养素，如碳水化合物、蛋白质外，还含有多种生物活性成分。目前已分离鉴定的茯神特征性化合物有50余种，包括多糖、三萜、脂肪酸、甾醇、酶等。①茯苓糖：含3-茯苓糖、葡萄糖、蔗糖及果糖；②茯苓素：为一组小分子的四环三萜类化合物，它以酸的形式存在于植物中，含茯苓酸、齿孔酸、松苓酸、松苓新酸等；③其他：有麦角甾醇、胆碱、腺嘌呤、组氨酸、蛋白质、卵磷脂、脂肪、酶、无机盐等。其药用物质基础较受关注的是茯苓多糖、茯苓素等物质。研究表明，茯神可以延长睡眠时间，与戊巴比妥钠等有协同作用，对多数失眠、入睡困难和睡眠易醒的患者都有较好的疗效。茯神煎剂腹腔注射，能明显减少小鼠的自发活动，并能对抗咖啡因所致的小鼠过度兴奋。茯神煎剂小鼠腹腔注射对戊巴比妥钠的麻醉作用有明显的协同作用，并可增强硫喷妥钠对小鼠中枢的抑制作用，使麻醉时间显著延长。茯神提取成分羧甲基多糖也有较好的镇静作用，羧甲基多糖 100mg/（kg·d），腹腔注射12 日，可对抗 ^{60}Co-γ 射线对小鼠末梢白细胞的抑制作用，使麻醉时间显著延长。

（3）合欢皮：味甘，性平，归心、肝经。具有解郁安神、活血消肿的作用，用于心神不安、忧郁失眠、疮肿、跌仆伤痛等病症。化学成分研究表明，合欢皮主要含有三萜类、木脂素、黄酮、甾醇等多种类型化学成分。药理作用研究表明，合欢皮有抗焦虑、抗抑郁作用，熊永豪等采用高架十字迷宫、明暗箱实验对合欢皮水提液、醇提液及各萃取部位进行抗焦虑研究，发现正丁醇萃取部位通过提高小鼠脑内 GABA 含量，降低小鼠脑内谷氨酸（Glu）和 5-HT 含量发挥抗焦虑作用。

2. 复方研究

（1）安神汤：刘艳萍认为，失眠多由脏腑阴阳失调、气血失和、心神失养所致。自拟安神汤治疗失眠患者 32 例。药用酸枣仁、石菖蒲各 45g，茯苓、知母、川芎、远志各 12g，夜交藤、浮小麦各 30g，甘草 6g。烦躁多怒、睡眠不安者加牡蛎、白芍、石决明，阴虚者加百合、生地黄，火旺者加黄连，痰盛、苔白腻、脉滑者加半夏、竹茹、枳实、陈皮。每日 1 剂，水煎分早晚 2 次服，3 日为 1 个疗程，经治 2～3 个疗程，结果 24 例痊愈，7 例显效，1 例无效，总有效率为 96.9%。

（2）柴胡枣仁汤：选取老年失眠患者 363 例，随机分为治疗组 130 例，对照组 120 例，安慰剂组 113 例。治疗组用柴胡枣仁汤加味（柴胡、生地黄各 10g，酸枣仁 20g，合欢皮12g。肝郁化火者加龙胆草 10g；痰热内扰者加竹茹、珍珠母各 10g；阴虚火旺者加黄连 6g；心脾两虚者加茯神 15g，柏子仁 5g；心胆气虚者加龙齿 20g、人参 15g），每日 1 剂，水煎取汁 250ml，分 2 次早晚饭后 30 分钟口服。结果痊愈 79 例，显著进步 38 例，好转 7 例，无效 6 例，显效率为 90%。对照组于每晚睡前 30 分钟口服阿普唑仑 2 片。结果显效率为45.45%。安慰剂组于每晚睡前 30 分钟口服安慰剂（淀粉）2 片，结果显效率为 0%。治疗组疗效明显优于对照组和安慰剂组（$P < 0.05$，$P < 0.01$）。

（3）归脾汤：选取心脾两虚型失眠患者 80 例，采用随机法分为治疗组与对照组各40 例。治疗组以严用和《济生方》中归脾汤为基本方治疗，药用茯神、酸枣仁、龙眼肉各 20g，白术、党参、黄芪、当归、远志各 15g，青木香、炙甘草各 10g。对照组口服中成药眠安康口服液。治疗组总有效率为 98%，对照组总有效率为 80%，两组比较有显著性差异（$P < 0.05$）。

（4）加味交泰汤：高血压合并失眠证属心肾不交型患者 60 例，采用摸球法随机分为两组各 30 例。治疗组在维持原降压治疗方案的基础上用浙江中医药大学程志清教授经验方加味交泰汤化裁（生地黄、百合、生龙骨、生牡蛎、黄连、丹参、郁金、夜交藤、酸枣仁、肉桂）治疗，对照组维持原降压治疗方案。治疗组总有效率为 90.00%，对照组总有效率为86.67%。

（5）龙胆泻肝汤加减：将 96 例失眠患者随机分为治疗组和对照组，两组均进行生活方式的指导。治疗组 50 例用龙胆泻肝汤加减治疗，对照组 46 例常规对症处理，两组均治疗1 个月。治疗组治愈率、总有效率分别为 54.00%、88.00%，对照组治愈率、总有效率分别为32.61%、69.57%。经χ^2检验两组治愈率和总有效率比较均有显著性差异（$P<0.05$）。

（6）神龙宁心汤：将75例失眠患者随机分为两组，治疗组42例用神龙宁心汤治疗，对照组33例用艾司唑仑片、谷维素片、七叶神安片治疗，疗程均为2周。结果临床痊愈率、总有效率治疗组分别为28.57%、92.86%，对照组分别为12.12%、84.85%，两组总有效率比较差异无显著性意义（$P>0.05$），临床痊愈率比较差异有显著性意义（$P<0.05$）。

（7）疏肝宁神汤：将74例失眠患者随机分为治疗组和对照组，治疗组42例用疏肝宁神汤（百合30g，生地黄30g，柴胡10g，当归15g，茯苓30g，白术20g，白芍20g，炒酸枣仁30g，柏子仁30g，石菖蒲10g，生龙骨30g，生牡蛎30g），对照组32例用艾司唑仑治疗。治疗组疗效优于对照组。

（8）自拟潜阳安神汤：对85例失眠患者采用自拟潜阳安神汤（炒酸枣仁15g，夜交藤30g，远志12g，柏子仁15g，丹参25g，茯苓15g，生地黄15g，玄参15g，黄连10g，五味子5g，麦冬10g，生龙骨30g，生牡蛎30g，代赭石12g）治疗。结果治愈39例，好转38例，未愈8例，总有效率为90.59%。

（9）通窍安眠汤：采用通窍安眠汤治疗顽固性失眠患者160例。药用太子参15～30g，沙参10～20g，百合10～15g，桃仁15～20g，红花15～20g，水蛭10g，赤芍10～30g，柴胡6g，葛根10g，夜交藤15～30g，酸枣仁15～30g，柏子仁10～20g，朱砂（冲兑）0.5～0.8g，炙甘草10g。最短服用5剂，最长服用25剂。结果痊愈112例，有效40例，无效8例，总有效率为95%。

（10）全息汤：采用全息汤治疗失眠患者72例。药用柴胡12g，桂枝10g，白芍10g，瓜蒌10g，薤白10g，枳实10g，苍术10g，厚朴10g，白术10g，茯苓10g，猪苓10g，泽泻12g，生地黄10g，牡丹皮10g，甘草10g，生姜3片，大枣3枚。结果痊愈46例，显效15例，有效6例，无效5例，总有效率为93%。

（11）茯神枣仁汤：将128例失眠患者随机分为治疗组和对照组，其中治疗组68例用茯神枣仁汤。药用炒酸枣仁15g，茯神10g，合欢花9g，夜交藤15g，龙齿9g，麦冬9g，石斛12g，炒白芍15g，夏枯草10g，朱砂（冲）1g，珍珠母（先煎）30g。对照组60例用地西泮、维生素B、谷维素等治疗。对照组总有效率为68.3%，治疗组总有效率为95.6%，两组比较差异有统计学意义（$P<0.05$）。

（六）外治疗法

1. 针灸治疗　孔红兵等采用针灸治疗失眠患者52例，临床痊愈34例，显效14例，有效3例，有效率达98.1%，主穴取百会、四神聪、神门、照海、申脉、安眠。心脾两虚者加心俞、脾俞；心胆气虚者加心俞、胆俞；阴虚火旺者加太溪、三阴交；痰热内扰者加丰隆、内庭；肝郁化火者加行间、太冲。孙宁等用天灸法治疗心胆气虚型失眠患者36例，将斑蝥、生姜、大蒜按1∶2∶5的比例捣碎混合，选取双侧太冲、双侧神门、右侧冲阳穴位贴敷上述药物24小时，治疗4周后统计疗效，结果痊愈18例，显效6例，有效3例，无效9例，有效率为75.0%。

2. 刮痧疗法　现代医学研究证明，刮痧疗法是采用一定的器具在皮肤相关部位刮拭，用补泻手法（轻刮为补，重刮为泻）刺激皮肤，造成皮下充血、毛细血管扩张，加速汗腺分泌而使病邪从汗而解，促进人体新陈代谢，达到正本清源之目的，调整经气，从而使阴阳平衡，恢复人体自身的愈病能力，对失眠的治疗亦可收到较好的疗效。失眠刮痧疗法的刮拭部位以全头、督脉、足太阳膀胱经为主，穴位取百会、四神聪、风池、大椎、肩井、心俞、肾俞，配穴选内关、神门、合谷、足三里等。根据患者体质、年龄、病证等差异而辨证采用补法、泻法、补泻结合的刮拭手法进行治疗。若痰热内扰者加刮丰隆、足三里；心肾不交、阴虚火旺者加三阴交、涌泉，重者加刮肾俞、命门；心脾两虚者加刮神门、内关，重者加刮心俞、脾俞；气血两虚者加刮神门、内关、阳陵泉，重者加刮胆俞、肝俞。3～5日治疗1次，6次为1个疗程。

（七）评价及瞻望

广泛性焦虑障碍相关失眠为入睡困难和频繁觉醒的同时伴随多梦，白天多存在心烦意乱，易急躁、烦躁、紧张、害怕和不安等精神症状，以及头痛、头晕、恶心、厌食、心悸、胸闷、气短等躯体症状。长期焦虑性失眠可影响人们生活、工作和身心健康。焦虑性失眠属于身心疾病，重视精神调摄和讲究睡眠卫生具有实际的预防意义。积极调整情志，克服过度的紧张、兴奋、焦虑、抑郁、惊恐、愤怒等不良情绪，做到喜怒有节，保持精神舒畅，尽量以放松的、顺其自然的心态对待睡眠，反而能较好地入睡。睡眠卫生方面，首先帮助患者建立规律的作息制度，从事适当的体力劳动或体育锻炼，增强体质，持之以恒，促进身心健康；其次是养成良好的睡眠习惯；另外要注意睡眠环境的安宁，结合中医中药、镇静助眠抗焦虑等药物的联合应用，治疗广泛性焦虑障碍相关失眠将不再困难。

第三节 卒中相关失眠

卒中相关失眠指在具备充分的睡眠机会和环境的前提下，发生与卒中有关，以失眠为主的睡眠质量不满意状况。这一定义包括脑血管疾病所致失眠和其他与脑血管疾病有关的失眠。

失眠是卒中患者的一种常见症状，失眠可以加重卒中患者的躯体症状，增加发生其他精神神经症状的风险，进而影响康复过程，降低患者的生活质量。故而在治疗卒中的同时应该重视卒中相关失眠的治疗。卒中相关失眠的病因病机与治疗亦参照卒中的病因病机与治疗进行。

一、病因病机

（一）现代医学认识

卒中又称"中风""脑血管意外"，是一种急性脑血管疾病，是由于脑部血管突然破裂或因血管阻塞导致血液不能流入大脑而引起脑组织损伤的一组疾病，包括缺血性卒中和出血性卒中。缺血性卒中的发病率高于出血性卒中，占卒中总数的60%～70%。颈内动脉和椎动脉闭塞、狭窄可引起缺血性卒中，患者年龄多在40岁以上，男性较女性多见，严重者可引起死亡。出血性卒中的死亡率较高。

卒中后失眠是患者多种躯体化因素和病理生理因素及心理因素交互作用的结果。卒中相关失眠的发生即为卒中导致的病理变化,破坏了正常睡眠调节机制的完整性,特别是脑干网状结构上行激活系统中的各个核团。脑干网状结构、底丘脑、下丘脑的一部分和丘脑的非特异核团一起构成脑的网状系统。随着脑干网状结构功能研究的进展,近年来有些作者将那些在功能上与网状结构有着密切联系的核团,如中缝核、蓝斑、孤束核、疑核等都归入脑干网状结构。由于脑干网状结构在调节皮质的兴奋性方面起着主要的激活作用,因此脑干网状结构上行激活系统对于觉醒状态的维持起着极其重要的作用。心理因素是导致卒中后失眠的主要因素,肢体瘫痪和语言不利等症状使卒中患者的生活质量降低,直接加重患者的心理负担而导致失眠,甚至出现焦虑、抑郁症状。

(二)祖国医学认识

1. 病因　中风多是在内伤积损的基础上,复因劳逸失度、情志不遂、饮酒饱食或外邪侵袭等引起脏腑阴阳失调,血随气逆,肝阳暴涨,内风旋动,夹痰夹火,横窜经脉,蒙蔽神明而发生卒然昏仆,半身不遂诸症。

人之寤寐,由心神控制,而营卫阴阳的正常运作是保证心神调节寤寐的基础。故各种因素导致心神不安,神不守舍,不能由动转静,皆可导致不寐。卒中和失眠有多种病因相互交叉,共同作用,而发生卒中相关失眠。

2. 病机　卒中相关失眠的形成虽有上述各种原因,但其基本病机总属阴阳失调,气血逆乱。病位在心、脑,与肝、肾密切相关。《素问·脉要精微论》说:“头者,精明之府。”李时珍在《本草纲目》中亦指出脑为“元神之府”。“精明”“元神”均指主宰精神意识思维活动功能而言,因此可以认为神明为心脑所主。

卒中相关失眠的病位在心,与肝(胆)、脾(胃)、肾密切相关。心主神明,神安则寐,神不安则不寐;脾胃为后天之本、气血生化之源,脾胃健则水谷之精微充,气血充足,神得所养;脾胃虚弱,运化失职,则气血不足,神失所养,心神不安;暴饮暴食,食积胃脘,胃气不和,也致失眠;肝郁化火,心神被扰,或心虚胆怯,神魂不安,均可致不寐;肾阴亏虚,水火不济,心肾不交,君相火旺,心神不安则不寐。病理性质,实证多火(肝火、心火)、痰(痰热)、食(饮食积滞,胃气不和);虚证为血虚,心失所养;临床虚多实少;本虚标实为阴虚火旺(心肾不交,君相火旺),虚火扰心,暴受惊恐,心虚胆怯,心神不安。

二、临 床 诊 断

(一)辨病诊断

1. 诊断标准　参照《中国失眠防治指南(2012版)》

(1)临床明确脑卒中诊断并符合CCMD-3器质性精神障碍诊断标准者,在具备充分的睡眠机会和环境的前提下,发生以失眠为主的睡眠质量不满意状况,包括难以入睡、睡眠不深、多梦、醒后不易再睡、早醒,或自觉睡眠明显不足等,并导致精神活动效率下降,妨碍躯体和社会功能。症状标准：诊断至少应符合以下第1）~4）条。

1）有失眠主诉，包括难以入睡、睡眠不深、多梦、早醒，醒后不易再睡，或自觉睡眠明显不足（主观性失眠）、醒后不适感、疲乏，或白天困倦等。

2）存在脑血管疾病症状、体征。

3）极度关注失眠及其后果的优势观念。

4）多导睡眠图检查：证实睡眠相关脑卒中。

（2）严重标准：对睡眠数量、质量的不满引起内心痛苦或功能受损。

（3）病程标准：在脑卒中的病程中发生符合上述症状标准和严重标准的失眠。

（4）排除标准：排除其他躯体疾病或精神障碍导致的继发性失眠。排除其他类型睡眠障碍（如睡眠调节性障碍、心理生理性失眠等）。

说明：如果失眠症状已经符合症状标准、严重标准和排除标准，但病程较短（如病程短于1个月），失眠频率较低（如每周1~2次）应诊断为卒中相关失眠亚临床状态。

2. 多导睡眠图诊断

（1）测定其平均睡眠潜伏时间延长（长于30分钟）。

（2）测定实际睡眠时间减少（每夜不足6.5小时）。

（3）测定觉醒时间增多（每夜超过30分钟）。REM期相对增加。

（二）辨证诊断

1. 中医诊断标准（参照中华中医药学会《中医内科常见病诊疗指南》）

入睡困难，或睡而易醒，醒后不能再睡，重则彻夜难眠，连续4周以上常伴有多梦、心烦、头昏头痛、心悸健忘、神疲乏力等症状及中风病史。

2. 分型诊断

（1）风痰入络型

临床证候：入睡困难，或睡而易醒，醒后不能再睡，重则彻夜难眠。肌肤不仁，手足麻木，突然发生口眼㖞斜，语言不利，口角流涎，舌强语謇，甚则半身不遂，或兼见手足拘挛，关节酸痛等症，舌苔薄白，脉浮数。

辨证要点：失眠，肌肤不仁，手足麻木，或兼见手足拘挛，关节酸痛等症，舌苔薄白，脉浮数。

（2）风阳上扰型

临床证候：入睡困难，或睡而易醒，醒后不能再睡，重则彻夜难眠。平素头晕头痛，耳鸣目眩，突然发生口眼㖞斜，舌强语謇，或兼见手足重滞，甚则半身不遂等症，舌质红，苔黄，脉弦。

辨证要点：失眠，平素头晕头痛，突然发生口眼㖞斜，舌强语謇。

（3）阴虚风动型

临床证候：心烦不寐，平素头晕耳鸣，腰酸，突然发生口眼㖞斜，言语不利，手指瞤动，甚或半身不遂，舌质红，苔腻，脉弦细数。

辨证要点：失眠，平素头晕耳鸣，腰酸，突然发生口眼㖞斜，言语不利，手指瞤动。舌质红，苔腻，脉弦细数。

（4）痰热腑实型

临床证候：失眠心烦，素有头痛眩晕，心烦易怒，突然发病，半身不遂，口舌㖞斜，舌强语謇或不语，神识欠清，肢体强急，痰多而黏，伴腹胀，便秘，舌质暗红，或有瘀点瘀斑，苔黄腻，脉弦滑或弦涩。

辨证要点：失眠，素有头痛眩晕，心烦易怒，突然发病，痰多而黏，苔黄腻，脉弦滑或弦涩。

（5）痰火瘀闭型

临床证候：失眠，烦躁不安，彻夜不眠、面赤身热，气粗口臭，躁扰不宁，苔黄腻。

辨证要点：失眠，烦躁不安，面赤身热，气粗口臭，苔黄腻。

（6）痰浊瘀闭型

临床证候：入睡困难，或睡而易醒，醒后不能再睡，重则彻夜难眠，面白唇暗，静卧不烦，四肢不温，痰涎壅盛，苔白腻，脉沉滑缓。

辨证要点：失眠，静卧不烦，痰涎壅盛，苔白腻，脉沉滑缓。

（7）风痰瘀阻型

临床证候：入睡困难，或睡而易醒，醒后不能再睡，重则彻夜难眠，口眼㖞斜，舌强语謇或失语，半身不遂，苔滑腻，舌暗紫，脉弦滑。

辨证要点：失眠，口眼㖞斜，舌强语謇或失语，半身不遂，苔滑腻，舌暗紫，脉弦滑。

（8）气虚络瘀型

临床证候：入睡困难，或睡而易醒，醒后不能再睡，重则彻夜难眠，肢体偏枯不用，肢软无力，面色萎黄，舌质淡紫或有瘀斑，苔薄白，脉细涩或细弱。

辨证要点：失眠，肢软无力，面色萎黄，舌质淡紫或有瘀斑，苔薄白，脉细涩或细弱。

（9）肝肾亏虚型

临床证候：入睡困难，或睡而易醒，半身不遂，患肢僵硬、拘挛变形，舌强不语，或偏瘫，肢体肌肉萎缩，舌红，脉细，或舌淡红，脉沉细。

辨证要点：失眠，患肢僵硬、拘挛变形，或偏瘫，肢体肌肉萎缩，舌红，脉细，或舌淡红，脉沉细。

三、鉴 别 诊 断

（一）现代医学鉴别诊断

卒中相关失眠应与原发性失眠相鉴别，本病是指在具备充分的睡眠机会和环境的前提下，发生与卒中有关，以失眠为主的睡眠质量不满意状况。而原发性失眠是身心无其他病痛的失眠。

（二）中医学鉴别诊断

与痉证相关失眠的鉴别诊断：痉证发作后也会导致失眠发生，但痉证以四肢抽搐、项背强直，甚至角弓反张为主症，发病时也可伴有神昏，需与中风闭证相鉴别，但痉证之神昏多出现在抽搐之后，而中风患者多在起病时即有神昏，而后可以出现抽搐。痉证抽搐时间长，中风抽搐时间短。痉证患者无半身不遂、口眼㖞斜等症状。

四、临床治疗

（一）提高临床疗效的要素

缓解或消除原发病（脑血管疾病）和失眠及其伴随症状，是提高临床疗效的要素。脑血管疾病是产生失眠的重要原因，有效地治疗脑血管疾病，失眠症状会随之好转，因此成功治疗的关键是治疗脑血管疾病，同时应注意预防脑血管病的症状复发或恶化，减少或消除心理社会应激、躯体疾病等因素对卒中相关失眠患者的影响，也是恢复社会功能，提高生活质量的关键。

调整脏腑气血阴阳的平衡，"补其不足，泻其有余，调其虚实"，使气血调和，阴平阳秘。治疗大法为补虚泻实，调整脏腑气血阴阳。根据虚证阴血不足、心失所养的病机，采用健脾养心、补其不足、补益肝肾、益气养血的治疗方法。根据实证火盛扰心的机制，采用疏肝泻火、清化痰热、消导和中、泻其有余等治疗方法。强调在辨证论治基础上配合安神镇静，包括养血安神、清心安神、育阴安神、益气安神、镇惊安神、安神定志等。注意精神治疗，消除顾虑和紧张情绪，保持精神舒畅。

（二）辨病治疗

药物治疗：药物是治疗失眠的主要手段之一。凡是能够快速诱导入睡、延长总睡眠时间或深度睡眠过程的药物，均有助于治疗失眠。目前，针对脑卒中后失眠患者主要是对症治疗，临床上大多采用口服镇静催眠类药物，如苯二氮䓬类药物、非苯二氮䓬类药物、具有镇静作用的抗抑郁药及抗精神病药。由于患者的失眠类型各有不同，且伴随症状也有不同，需根据患者失眠特征及药物的特点采取个体化的选择方案，优先选用临床疗效高、毒副作用小的药物。近年来，佐匹克隆等第三代新型镇静催眠类药物已逐渐广泛应用于临床，能强效抑制神经递质 γ-氨基丁酸的传递，以达到镇静作用，其作用强，不良反应发生率同比较低，能够有效改善患者睡眠时长。食欲素受体拮抗剂、褪黑素和褪黑素受体激动剂等新药也已被发现在提高睡眠质量及睡眠效率等方面有较好的临床效果，前者具有调节睡眠-醒觉体系的作用，后者通过对褪黑素受体 MT1 和 MT2 的激动作用及对 5-羟色胺受体 5HT2C 拮抗的协同作用达到镇静催眠作用，且均具有疗效高、毒副作用小、无依赖性及成瘾性的特点。

任何催眠药物如果不能正确合理使用，都可能带来不良的甚至是严重的后果。因此应根据患者具体情况，结合药物特点选择用药，以达到最佳治疗效果。合理用药应以人为本，从临床、药理、效价比的角度出发，谨慎使用。

1. 镇静催眠药

（1）巴比妥类药物：由于这些药物的治疗指数低、容易产生耐受性和依赖性、药物之间相互影响比较大、中等剂量即可控制呼吸等原因，近年已基本被苯二氮䓬类药物所取代。

（2）苯二氮䓬类药物：由于治疗指数高、对内脏毒性低和使用安全，是当前用于治疗失眠的最常用药物。常用的苯二氮䓬类药物有阿普唑仑、艾司唑仑、劳拉西泮、地西泮等。具体使用方法如下。

阿普唑仑：主要用于焦虑、紧张、激动，也可用作催眠或焦虑的辅助用药，也可作为抗惊恐药，并能缓解急性酒精戒断症状。对抑郁症患者应慎用。成人常用量：①抗焦虑，开始一次 0.4mg，一日 3 次，用量按需递增，最大限量一日可达 4mg。②镇静催眠，0.4～0.8mg，睡前服。③抗惊恐，0.4mg，一日 3 次，用量按需递增，每日最大量可达 10mg。18 岁以下儿童，用量尚未确定。

艾司唑仑：主要用于焦虑、失眠，也用于紧张、恐惧及抗癫痫和抗惊厥。成人常用量：①镇静，一次 1～2mg，一日 3 次。②催眠，1～2mg，睡前服。③抗癫痫、抗惊厥，一次 2～4mg，一日 3 次。

劳拉西泮：①抗焦虑，包括伴有抑郁症的焦虑症；②镇静催眠；③缓解因为激动诱导的自主症状，如头痛、心悸、胃肠不适、失眠等。成人抗焦虑，一次 1～2mg（1～2 片），一日 2～3 次；镇静催眠，睡前服 2mg（2 片）。

地西泮：①主要用于焦虑、镇静催眠，还可用于抗癫痫和抗惊厥；②缓解炎症引起的反射性肌肉痉挛等；③用于惊恐症；④用于肌紧张性头痛；⑤可治疗家族性、老年性和特发性震颤；⑥可用于麻醉前给药。成人常用量：①抗焦虑，一次 2.5～10mg，一日 2～4 次；②镇静，一次 2.5～5mg，一日 3 次；③催眠，5～10mg，睡前服；④急性酒精戒断，第一日一次 10mg，一日 3～4 次，以后按需要减少到一次 5mg，一日 3～4 次。小儿常用量：6 个月以下不用，6 个月以上，一次 1～2.5mg 或按体重 40～200μg/kg 或按体表面积 1.17～6mg/m^2，一日 3～4 次，用量根据情况酌量增减。最大剂量不超过 10mg。

2. 新型镇静催眠药

艾司佐匹克隆：用于治疗失眠。可缩短入睡时间，延长睡眠时间。口服，临睡前即时服用。本品应个体化给药。①成年人（非老年）推荐起始剂量为 2mg。因为 3mg 可以更有效地延长睡眠时间，可根据临床需要起始剂量使用 3mg，或逐渐增加到 3mg。②主诉入睡困难的老年患者推荐起始剂量 1mg，必要时可增加到 2mg。睡眠维持障碍的老年患者推荐剂量为 2mg。③如高脂肪饮食后立刻服用艾司佐匹克隆有可能会引起药物吸收缓慢，导致艾司佐匹克隆对睡眠潜伏期的作用降低。④特殊人群：严重肝脏损伤患者应慎重使用本品，初始剂量为 1mg。⑤合用 CYP3A4 抑制剂：与 CYP3A4 强抑制剂合用，本品初始剂量不应大于 1mg，必要时可增加至 2mg。

唑吡坦：仅适用于下列情况下严重睡眠障碍的治疗：偶发性失眠症、暂时性失眠症。口服给药。①一般人群：应用本品治疗通常应使用最低有效剂量，不得超过 10mg。成人常用剂量：一次 10mg，一日 1 次。本品应在临睡前服用或上床后服用。一晚只服用一次，不得多次服用。②特殊用药人群：老年患者或体弱的患者对唑吡坦类药物特别敏感，剂量应减半即为 5mg。一日剂量不得超过 10mg。儿童因为缺乏相应的临床研究资料，本品不应用于 18 岁以下的患者。因为在肝损伤患者中唑吡坦的清除和代谢降低，所以这些患者应该从 5mg 剂量开始用药，尤其应当慎用于老年患者。在成年人（65 岁以下）中，只有在临床疗效不充分且药物耐受良好时，才可以将剂量增加至 10mg。根据患者的症状，本品可连续使用或按需使用。本品的治疗时间应尽可能短，最短为数日，最长不超过 4 周，包括逐渐减量期，不建议长期使用。应建议患者按下列方法接受治疗：对偶发性失眠（如旅行期间），治疗 2～5 日。对暂时性失眠（如烦恼期间），治疗 2～3 周。很短期治疗的患者无须逐渐停药。本品有导致嗜睡、驾驶能力下降等风险。

3. 抗抑郁药

盐酸文拉法辛胶囊：用于治疗抑郁症。口服，开始剂量为一次 25mg，一日 2～3 次，逐渐增至一日 75～225mg，分 2～3 次口服。最高剂量为一日 350mg。可与食物同时服用，或遵医嘱。起效快。高血压患者慎用。

米氮平片：用于治疗抑郁症。口服，可随水吞服，不要咀嚼。成人起始剂量为一次 15mg（1/2 片），一日 1 次，而后逐步加大剂量以达最佳疗效，有效口服剂量通常为一日 15～45mg（0.5～1.5 片）。有肝肾功能损伤的患者，米氮平的清除能力下降，因而这类患者用药时，应予以注意。米氮平的半衰期为 20～40 小时，因而用药可以一日 1 次，于睡觉前服下效果更佳。也可分服，早晚各 1 次。患者应持续服药，最好在症状完全消失 4～6 个月后再停药。合适的剂量在 2～4 周就会有显著疗效。如效果不明显，可将剂量增加，直至最大剂量，如加量后 2～4 周仍无显著疗效，应马上停止用药。

盐酸帕罗西汀片：用于治疗抑郁症、强迫性神经症、伴有或不伴有广场恐怖的惊恐障碍、社交恐怖症/社交焦虑症。疗效满意后，继续服用本品可防止抑郁症、惊恐障碍和强迫症的复发。口服，建议每日早餐时顿服，药片完整吞服勿咀嚼。成人用量：①抑郁症：一般剂量为一日 20mg。服用 2～3 周后根据患者的反应，某些患者需要加量，每周以 10mg 量递增，根据国外经验一日最大量可达 50mg，应遵医嘱。②强迫性神经症：一般剂量为一日 40mg，初始剂量为一日 20mg，每周以 10mg 量递增。根据国外经验一日最大剂量可达 60mg。③伴有或不伴有广场恐怖的惊恐障碍：一般剂量为一日 40mg，初始剂量为一日 10mg，根据患者的反应，每周以 10mg 量递增，一日最大剂量可达 50mg。一般认为惊恐障碍治疗早期其症状有可能加重，故初始剂量为 10mg。④社交恐怖症/社交焦虑症：一般剂量为一日 20mg，若对 20mg 无反应，可根据患者临床反应，每周以 10mg 量递增，根据国外经验一日最大剂量可达 50mg。剂量改变应至少有 1 周的间歇期。本品与所有的抗抑郁药一样，治疗期间应根据病情调整剂量。患者应治疗足够长时间以巩固疗效，抑郁症痊愈后应维持治疗至少几个月，强迫性神经症和惊恐障碍所需维持治疗的时间更长。停药方法与其他精神科药物相似，需逐渐减量，不宜骤停。

4. 褪黑素受体激动剂

阿戈美拉汀片：用于治疗成人抑郁症。本品适用于成人。推荐剂量为一次 25mg，一日 1 次，睡前口服。如果治疗 2 周后症状没有改善，可增加剂量至 50mg，一日 1 次，即一次 2 片（25mg），睡前服用。增加剂量前应权衡这可能会导致转氨酶升高的风险增大。应结合个体化的患者获益/风险以决定是否增加剂量至 50mg，并严格监测肝功能。所有患者均应在起始治疗时进行肝功能检查，转氨酶水平超过正常上限的患者不应开始治疗。抑郁症患者应给予足够的治疗周期（至少 6 个月），以确保症状完全消失。停药时不需逐步递减剂量。

（三）辨证治疗

1. 辨证论治

（1）风痰入络型

治法：祛风化痰，宁心安神。

　　方药：真方白丸子合半夏白术天麻汤加减。药用半夏、天南星、白附子、天麻、全蝎、当归、白芍、鸡血藤、豨莶草、缬草、夜交藤等。语言不清者，再加石菖蒲、远志祛痰宣窍；痰瘀交阻，舌紫有瘀斑，脉细涩者，可酌加丹参、桃仁、红花、赤芍等活血化瘀。

　　（2）风阳上扰型

　　治法：平肝潜阳，养血安神。

　　方药：天麻钩藤饮合珍珠母汤加减。药用天麻、钩藤、珍珠母、石决明、桑叶、菊花、黄芩、栀子、牛膝、朱砂、生地黄、炒酸枣仁等。夹有痰浊，胸闷，恶心，苔腻者，加陈胆星、郁金；头痛较重者，加羚羊角、夏枯草以清肝息风；腿足重滞者，加杜仲、桑寄生补益肝肾。

　　（3）阴虚风动型

　　治法：滋阴潜阳，镇惊安神。

　　方药：镇肝熄风汤合大定风珠加减。药用白芍、天冬、玄参、枸杞子、生龙骨、生牡蛎、生龟板、代赭石、牛膝、当归、天麻、钩藤、朱砂、生地黄、炒酸枣仁、珍珠母等。痰热较重，苔黄腻，泛恶者，加胆南星、竹沥、川贝母清热化痰；心中烦热者，加栀子、黄芩清热除烦。

　　（4）痰热腑实型

　　治法：化痰通腑，清心安神。

　　方药：桃仁承气汤合黄连温胆汤加减。药用桃仁、大黄、芒硝、枳实、胆南星、黄芩、全瓜蒌、桃仁、赤芍、牡丹皮、牛膝、远志、合欢皮、缬草等。头痛、眩晕严重者，加钩藤、菊花、珍珠母平肝降逆；可加生地黄、沙参、夜交藤养阴安神。

　　（5）痰火瘀闭型

　　治法：息风清火，安神定志。

　　方药：羚羊钩藤汤加减。药用羚羊角（山羊角代）、钩藤、珍珠母、石决明、胆南星、竹沥、半夏、天竺黄、黄连、石菖蒲、郁金、朱砂、竹叶等。若痰热阻于气道，喉间痰鸣辘辘，可服竹沥水、猴枣散以豁痰镇惊；肝火旺盛见面红目赤，脉弦劲有力者，宜酌加龙胆草、栀子、夏枯草、代赭石、磁石等清肝镇摄之品；腑实热结，腹胀便秘，苔黄厚者，宜加生大黄、元明粉、枳实；痰热伤津，舌质干红，苔黄糙者，宜加沙参、麦冬、石斛。

　　（6）痰浊瘀闭型

　　治法：化痰开窍，宁心安神。

　　方药：涤痰汤加减。药用半夏、茯苓、橘红、竹茹、郁金、石菖蒲、胆南星、僵蚕、远志、缬草、茯神等。兼有肝风者，加天麻、钩藤以平息内风；有化热之象者，加黄芩、黄连；见戴阳证者，属病情恶化，宜急进参附汤、白通加猪胆汁汤救治。

　　（7）风痰瘀阻型

　　治法：祛风化痰，健脾宁心。

　　方药：解语丹加减。药用天麻、胆南星、天竺黄、半夏、陈皮、地龙、僵蚕、全蝎、豨莶草、桑枝、鸡血藤、丹参、红花、竹茹、川贝母、夜交藤、远志、茯神等。兼有肝阳上亢，头晕头痛，面赤，苔黄舌红，脉弦劲有力者，加钩藤、石决明平肝息风潜阳；咽干口燥者加天花粉、天冬养阴润燥。

（8）气虚络瘀型

治法：化瘀通络，益气安神。

方药：补阳还五汤合安神定志丸加减。药用黄芪、赤芍、川芎、当归尾、地龙、人参、茯苓、茯神、远志、甘草、生地黄、炒酸枣仁等。血虚甚者，加枸杞子、首乌藤以补血；肢冷，阳失温煦者，加桂枝温经通脉；腰膝酸软者，加续断、桑寄生、杜仲以壮筋骨，强腰膝。

（9）肝肾亏虚型

治法：滋养肝肾，育阴安神。

方药：左归丸合地黄饮子加减。药用地黄、何首乌、枸杞子、山萸肉、麦冬、石斛、当归、鸡血藤、生地黄、炒酸枣仁等。若腰酸腿软较甚，加杜仲、桑寄生、牛膝补肾壮腰；肾阳虚者，加巴戟天、肉苁蓉补肾益精，附子、肉桂温补肾阳；夹有痰浊者，加石菖蒲、远志、茯苓化痰开窍。

2. 外治疗法

（1）针刺治疗：①体针主穴选神门、内关、百会、四神聪。肝火扰心者，加太冲、行间、风池；痰热扰心者，加太冲、丰隆；胃气失和者，加足三里、中脘、天枢；瘀血内阻者，加肝俞、膈俞、血海；心脾两虚者，加心俞、脾俞、三阴交；心胆气虚者，加心俞、胆俞；心肾不交者，加太溪、心俞、肾俞。患者取侧卧位，穴区常规消毒，针刺入后用平补平泻法。②滚针疗法：滚针刺激背部足太阳膀胱经循行的第一、二侧线及督脉。背部足太阳膀胱经第一侧线从肺俞至肾俞，由上而下；第二侧线从大杼至志室，由上而下；督脉从命门至大椎，由下而上。偏实证型，治疗开始时即可用力稍重；偏虚证型，开始时可用力稍轻。滚动15～20分钟。注意事项：伴有恶性、消耗性疾病，背部治疗部位皮肤溃疡或疮疡患者不适用。③浅针疗法：取印堂、太渊（双侧）、太溪（双侧）、大陵（双侧），用补法。若兼有外感或胃肠功能紊乱者，加合谷（双侧）、足三里（双侧），用泻法；兼喘咳者，加期门（双侧）、足三里（双侧）、列缺（双侧），用补法；兼虚烦，惊悸者，加气海、三阴交（双侧），用补法；兼胁痛、易怒者，加章门（双侧）、气冲（双侧），用泻法。每日1次，10次为1个疗程，疗程间隔1周。

（2）耳穴疗法：主穴取神门、心、脾、肾、皮质下。配穴取枕、交感、内分泌、神经衰弱点。主穴配穴合用，随症加减。治疗前先用耳穴探测棒在耳穴上寻找阳性点，用75%酒精消毒耳廓后用耳针或将粘有王不留行籽的胶布对准选定的耳穴贴紧并加压，使患者有酸麻胀痛或发热感。失眠伴头晕头痛，急躁易怒者用重手法，年老体弱、倦怠纳差者用轻手法，嘱患者每日自行按压2～3次，每次每穴30秒。上述治疗隔日进行1次，5次为1个疗程。

（3）穴位贴敷疗法：夜交藤15g，白芷12g，败酱草10g等。将上药粉碎，加入辅料，制成丸状。夜晚睡前，用医用胶布贴敷于太阳、神门、涌泉。

（4）穴位埋线疗法：取心俞、内关、神门、足三里、三阴交、肝俞、脾俞、肾俞、安眠。每次取3～5个穴位。将0号羊肠线1.5cm装入9号一次性埋线针中，按基本操作方法埋入选定穴位中。半个月埋线一次，1个月为1个疗程。

（5）理疗法：使用脑波治疗仪（HK-5004）。让患者躺在治疗椅上，取半卧位。嘱患者微闭双眼，戴上治疗眼罩、耳机。上肢的神门、大陵或内关等经络穴位配用治疗电极，用低频电脉冲进行穴位刺激。嘱患者全身放松，安静地体验与感受治疗程序的变化。根据患者的具体情况在治疗仪器上选择不同的治疗程序。每次使用 30～60 分钟，10 次为 1 个疗程。

（6）推拿疗法：用双手拇指桡侧缘交替推印堂至神庭 30 次；用双手拇指螺纹面分推攒竹至太阳穴 30 次；用拇指螺纹面按摩百会、角孙、四神聪各 30～50 次；用拇指螺纹面按太阳穴前后各转 15 次；轻轻拿捏风池 10 次；由前向后用五指拿头顶，至后头部改为三指拿，顺势从上向下拿捏项肌 3～5 次；用双手大鱼际从前额正中线抹向两侧，在太阳穴处按揉 3～5 次，再推向耳后并顺势向下颈部，做 3 遍。

（7）中药热熨法：将 100g 艾绒、250g 粗盐充分混合放置恒温箱 85℃加热 1 小时，加热完毕放入干布袋中，待冷却至 50～60℃采用点烫的方式热熨神门、百会、三阴交、涌泉、安眠等穴，坚持熨烫 5 分钟，待冷却至 40℃左右时将其固定于涌泉穴，坚持熨烫 20 分钟，每晚入睡前治疗，坚持治疗 14 日。

3. 成药应用

（1）安神养心丸

功效：补气养血，安神定志。

适应证：适用于气血两亏，机体衰弱，精神恍惚，惊悸失眠。

用法：一次 1 丸，一日 2 次。

出处：中华人民共和国卫生部药典委员会，《卫生部药品标准·中药成方制剂》第 10 册。

（2）安神宁

功效：扶正固本，益气健脾，补肾安神。

适应证：适用于神经衰弱，食欲缺乏，全身无力等。

用法：一次 15～20ml，一日 2 次，直接服用。

出处：中华人民共和国卫生部药典委员会，《卫生部药品标准·中药成方制剂》第 2 册。

（3）安神糖浆

功效：养血安神。

适应证：适用于贫血体虚，头晕，失眠，腰酸，四肢疲乏。

用法：一次 30ml，一日 2 次，直接服用。

出处：中华人民共和国卫生部药典委员会，《卫生部药品标准·中药成方制剂》第 6 册。

（4）柏子滋心丸

功效：滋阴养心，安神益智。

适应证：适用于心血亏损，神志不宁，精神恍惚，夜多怪梦，怔忡惊悸，健忘遗泄。

用法：一次 8 丸，一日 3 次，温水送服。

出处：张时彻，《摄生众妙方》，中医古籍出版社。

（5）脑乐静（别名：甘麦大枣汤）

功效：养心，安神。

适应证：用于精神忧郁，烦躁失眠。

用法：一次 30ml，一日 3 次。

出处：张仲景，《金匮要略》，人民卫生出版社。

（6）强身健脑片

功效：镇静，安神。

适应证：适用于神经衰弱，失眠健忘，头晕目眩，易感疲劳，营养不良，身体虚弱。

用法：一次 3～4 片，一日 2 次，口服。

出处：中华人民共和国卫生部药典委员会，《卫生部药品标准·中药成方制剂》第 6 册。

（7）琥珀安神丸

功效：育阴养血，补心安神。

适应证：适用于心血不足，怔忡健忘，心悸失眠，虚烦不安。

用法：一次 1 丸，一日 2 次。

出处：中华人民共和国卫生部药典委员会，《卫生部药品标准·中药成方制剂》第 13 册。

（8）脾舒宁颗粒

功效：健脾消食，宁心安神。

适应证：适用于脾虚湿滞，食欲缺乏，心烦失眠。

用法：一次 10g，一日 3 次。

出处：中华人民共和国卫生部药典委员会，《卫生部药品标准·中药成方制剂》第 19 册。

（9）脑力静糖浆

功效：养心安神，和中缓急，补脾益气。

适应证：适用于心气不足引起的神经衰弱，头晕目眩，身体虚弱，失眠健忘，精神忧郁，烦躁及小儿夜不安寐。

用法：一次 10～20ml，一日 3 次。

出处：中华人民共和国卫生部药典委员会，《卫生部药品标准·中药成方制剂》第 19 册。

（10）参茸安神丸

功效：养心安神。

适应证：适用于身体虚弱，神志不宁，心烦不安，心悸失眠，健忘。

用法：一次 1 丸，一日 2 次。

出处：中华人民共和国卫生部药典委员会，《卫生部药品标准·中药成方制剂》第 10 册。

（11）参芪五味子糖浆

功效：益气安神。

适应证：适用于疲劳过度，神经衰弱，健忘，失眠等症。

用法：一次 5～10ml，一日 3 次。

出处：中华人民共和国卫生部药典委员会，《卫生部药品标准·中药成方制剂》第 8 册。

（12）神衰康胶囊

功效：扶正固体，益智安神，补肾健脾。

适应证：适用于脾肾阳虚，腰膝酸软，体虚乏力，失眠，多梦，食欲缺乏等症。

用法：一次 5 粒，一日 2 次。

出处：中华人民共和国卫生部药典委员会，《卫生部药品标准·中药成方制剂》第 12 册。

4. 单方验方

（1）桑圆饮：桑椹 30g，桂圆肉 15g，炒酸枣仁 30g，山茱萸 15g，朱茯神 15g，生龙骨、生牡蛎各 30g，合欢皮 30g，夜交藤 30g，生百合 30g。

功效：养心益肝安神。

适应证：失眠（心肝阴血亏虚、阴虚内热、热扰神明证）。

出处：刘明，叶险峰.刘茂林教授治疗失眠经验方桑圆饮.中国民间疗法，2011，19（4）：7。

（2）平肝祛痰汤：夏枯草 20g，制半夏 15g，茯苓 30g，生白芍 15g，生牡蛎 30g，远志 10g。

功效：平肝祛痰，安神定志，增进睡眠。

适应证：失眠（痰扰心神）。

出处：沈丹，牟重临.平肝祛痰汤治疗失眠 54 例.中国中医药科技，2012，19（3）：273-274.

（3）首珍汤：首乌藤 30g，珍珠母 30g，香附 10g，刺蒺藜 10g，川芎 10g。

功效：疏肝解郁，行气调血。

适应证：失眠（肝郁型）。

出处：傅灿冰.验方首珍汤加味治疗肝郁型失眠经验.四川中医，2022，40（7）：10。

（4）解郁宁神汤：柴胡 10g，川芎 12g，当归 12g，白芍 12g，炒白术 12g，朱茯神 12g，酸枣仁 12g，远志 12g，合欢花 12g，首乌藤 20g。

功效：疏肝健脾，养心安神。

适应证：失眠（肝郁脾虚、心神不宁证）。

出处：郭锦华.郭锦华效方治验——解郁宁神汤.江苏中医药，2022，54（9）：7-8。

（5）顽固性失眠验方：炒酸枣仁 30g，乌梅 10g，半夏 10g，夏枯草 15g。

功效：宁心安神。

适应证：失眠（肝血不足证）。

出处：李桂林.治疗顽固性失眠验方.河北中医，1991，13（1）：25。

（四）新疗法选粹

1. 心理疗法

（1）低阻抗意念导入疗法（TIP 技术）：低阻抗状态的诱导过程为，在一个安静的环境中，让患者躺在一张舒适的床上，或者坐在椅子上，通过听音乐、放松诱导的语言或者针灸、按摩、点穴等任何一种患者可以接受的治疗手段使患者进入一种放松的状态。

（2）睡眠刺激适应技术：基本观点是，患者在复杂的心理病理条件下，各种情绪反应使患者对外界的刺激如光线、声音、温度、湿度等外在的睡眠条件刺激过于敏感，对睡眠环境的适应能力降低，从而诱发失眠。因此，在某种状态下，增强其对睡眠环境的适应能力，便成为这种技术追求的目标。

主要操作要点：睡眠刺激适应诱导语"你已经进入了低阻抗状态，在这种状态中，外面的声音刺激慢慢地离你越来越远，你感到越来越放松，越来越安静，周围的各种干扰慢慢地离你飘然而去"等。"刺激—惊醒—安静—再入睡"诱导过程：在一般的睡眠状态下，一个较重的声音刺激很快会使患者清醒，破坏患者睡眠状态，并且难以恢复睡眠状态，对于失眠患者，这种刺激效应尤为明显。但在低阻抗状态下，这种情况则很容易改变。我们可以在低阻抗状态中，设计一个"刺激—惊醒—安静—再入睡"诱导过程，并且反复进行，最终使失眠患者完全适应睡眠过程中的环境刺激，降低了对睡眠条件的主观要求，增强了睡眠适应能力，改善了各种失眠症状。

这个过程有以下程序：①预备程序：在低阻抗状态中进入上述第一个程序，即给予"睡眠环境适应"的"诱导语"，让患者早有准备。这个程序可以进行 2～3 次。②刺激程序：即在患者进入低阻抗状态，甚至入睡状态后，出其不意地在其耳边或身边给予一个巨大的声音刺激；这种刺激既可以由重到轻，也可以由轻到重，关键看患者的承受能力与治疗者的控制能力。③惊醒程序：患者在突如其来的巨大刺激中突然"惊醒"，表现为眼睛突然睁开，甚至出现全身"惊动"状态，有的完全进入清醒状态。④安静程序：在患者清醒时，医生站在患者身边，用手掌盖在患者眼睛上方约 10cm 的地方，给患者以绝对的安全感，并迅速给予新的诱导"很好，你现在处在很安全的状态，请你轻轻地合上眼睛，你很快会再一次放松下来，保持原来的低阻抗状态，而且进入更深的入静状态。你很快就会睡下去的"。⑤再入睡程序：在上述基础上，再一次进行诱导"你是安全的，你很快又再一次入睡了。而且睡得越来越沉，无论什么干扰都不会影响你的睡眠了"。以上是一个完整的"刺激—惊醒—安静—再入睡"诱导过程，这个过程也可以在一次完整的治疗过程中反复进行多次。

（3）情绪—睡眠剥离技术：失眠虽与人的情绪密切相关，但不等于情绪一定会影响睡眠。也就是说，大多数人一般的情绪如思虑、兴奋或烦恼并不会影响睡眠。虽然在以前的事件发生过程中，当时的思虑、兴奋或焦虑烦恼曾经给患者带来了失眠的症状，但那些事件毕竟已经过去，不会再影响到患者现在的睡眠。即使患者在白天遇到了各种烦恼的事件，有着各种不良的情绪，那也是正常的。只要患者在睡眠前能够做到"先睡心，后睡眼"，理性排除各种情绪的干扰，"非理性"地断然认为失眠与情绪关系并不相关，这样对改善睡眠更为有益。情绪—睡眠剥离技术既可以作为认知疗法通过对话的形式进行，但如果在低阻抗状态下进行导入性治疗效果更好。

（4）睡眠信心增强技术：当患者被诱导进入入静状态过程中，或进入入静状态以后，进行诱导"其实你的神经系统的功能是完全正常的，你看，现在你又很快进入了放松、安静和宁静的状态，说明你完全有能力排除一切烦恼的事物，安心睡眠的。"在上述"睡眠环境适应技术"的各种程序应用之后进行诱导，"既然在睡眠过程中，如此巨大的刺激对你来说，你都能够很快入睡，你的神经系统的功能已经完全恢复正常了，你完全可以'先睡心，后睡眼'，你躺上床以后，会很快进入现在这种状态，很快会轻松入眠的"，以增强其睡眠信心。在低阻抗状态中，针对那些入静比较好甚至在入静中完全睡眠的患者，可以在诱导入静过程中或结束"收功"前进一步诱导："很好，你能在这样的环境中入静甚至入睡，你的神经系统的功能已经完全恢复正常了，你以后在家中自己的床上入睡时会睡得更好，下一次的治疗会在今天的治疗效果上增加更好的治疗效果"等，以增强其睡眠信心。

2. 行为疗法

（1）刺激控制法：仅在有睡意时上床，如果上床后（15～20分钟）仍然睡不着，应下床做些轻松的活动，直到有睡意时再上床。除了睡觉不要把床作为它用，无论夜间睡了多长时间，每天早晨要按时起床。

（2）睡眠限制法：减少或限制无效睡眠。按照患者每晚的实际睡眠时间规定卧床时间，如果每天晚上睡眠时间是 4 小时，则规定其卧床时间 4.5～5 小时，以提高睡眠效率，如果连续 5 天的睡眠效率均达到 90%，可将卧床时间增加 15 分钟。

（3）反意向控制法：适合入睡困难的患者。目的是消除可能影响入睡的操纵性焦虑。上床后，努力保持觉醒而不睡去。可以关掉卧室的灯，并尽可能地睁开眼睛，不做任何影响睡眠的事情，如听音乐、看电视或报纸。

（五）名医诊疗特色

1. 段富津诊疗特色　段富津教授治疗失眠的经验，以"养心神，顾脾胃"为宗旨。认为心主神明，主司一切精神、意识、思维、睡眠等活动，人体复杂的精神活动亦是在心神的主导下完成的，故失眠的治疗基础必以"养心"为主，"神"才得以"安"。何以"顾脾胃"？心主血，脾生血，脾胃健，气血化生有源，心有所主，心神有所濡养，故精力充沛、神志清晰；反之，脾胃虚弱，气血化生不足，心无所主，心神失养，则出现失眠多梦等神志疾病。故"养心神"之中佐以"顾脾胃"，可使"心"得到充足的濡养，"神"方能"安"，故失眠可愈。

2. 曹洪欣诊疗特色　曹洪欣教授治疗失眠，疗效显著，不仅无药物依赖性、无明显不良反应，而且能逐渐停减镇静剂、抗抑郁剂的用量。他采用补益心脾，养血安神的治疗方法。困倦易睡、醒后不易再睡，或睡眠不实、多梦易醒是心脾两虚型失眠的特点。因心气不足，故动则心悸、气短；脾气虚、运化失常，故纳少、腹胀；气血不足，则倦怠乏力、活动后头晕、面色黄白、形瘦、月经后期而色淡；脾不统血则月经量多；脾病及肾，则腰酸；舌淡、苔白、脉沉滑无力均为虚象。故治以归脾汤加减，方中去远志，免伤胃之弊；加茯神、柏子仁宁心安神；加墨旱莲、续断补肾摄血。诸药合用，切中病机，故效果显著。

五、预 后 转 归

本病的预后一般不佳。卒中是中医四大难症之一，起病急，变化迅速，其预后常发生在一瞬之间。若卒中患者引发失眠相关问题，则预后更差。同时，卒中患者的预后和转归不尽相同，主要取决于体质的强弱，正气的盛衰，邪气的浅深，病情的轻重，诊治是否及时、正确，调养是否得当等多种因素。而卒中相关失眠的预后和转归，主要取决于卒中的预后和转归。

六、预 防 调 护

（一）预防

（1）情志方面：要注意沉着冷静。狂喜、暴怒、忧郁、悲哀、恐惧和惊恐都会诱发脑梗死。中老年人应稳定情绪，沉着冷静，保持心情平静。不看场面紧张的电视、电影，也不宜参加丧事活动。因为这样的情景会使中老年人心情紧张，肾上腺素分泌增加，血管收缩，血压升高，易诱发脑梗死。

脑梗死患者由于偏瘫或失语，日常生活不能自理，常表现为抑郁、悲哀、自卑等心理状态，性格也变得暴躁。家属应多给予些爱心和理解，满足其心理需求，尽力消除患者的悲观情绪。家人说话时尽量面带微笑，柔声细语，措辞谨慎。要给患者以足够的信心和力量。

（2）注意睡眠卫生：建立有规律的作息制度，从事适当的体力活动或体育锻炼，增强体质，持之以恒，促进身心健康。

（二）调护

（1）睡眠环境：一般在光线较暗的环境中人比较容易入睡。有些人对黑暗产生不安全感，此时可以在卧室开盏小红灯，这有助于入眠。如果由于与同床者的作息时间不同而无法在睡眠时降低光亮，则应戴眼罩帮助遮光。相对于夜晚的黑暗助眠，清晨的光照则有助于觉醒后快速恢复清醒状态；窗户为东向的卧房在夏天则需加挂遮光窗帘，以免过早的强光照射及其导致的高温导致过早觉醒。

（2）声音：一般而言，超过 70 分贝的声音，会使人觉醒导致无法入睡。所以维持较安静的睡眠环境是睡眠的必要条件。

七、专 方 选 要

清镇汤
组成：茯神、酸枣仁、远志、石菖蒲、石莲、当归、生地黄、贝母、麦冬、柏子仁。
功效：养心安神。
出处：沈金鳌，《杂病源流犀烛》，人民卫生出版社。

八、研 究 进 展

（一）病因病机

卒中后失眠的发病原因及发病机制尚不完全明确，可能是多种原因共同引起机体变化所致，包括卒中责任血管的部位、病理变化、神经功能受损、患者生理心理变化、社会环境的影响等多个因素。回顾性研究表明，卒中后失眠的发生可能与血液中褪黑素及 GABA 水平相关，它们之间相互作用，导致血液中抗氧化剂减少，可能是导致卒中后失眠的原因。5-HT 和 Hypocretin 是广泛分布于大脑内的神经递质，卒中患者由于神经功能受损，导致 5-HT 和 Hypocretin 减少，阻断了神经递质传导通路，使神经兴奋性降低，影响机体的睡眠-觉醒调节机制。肿瘤坏死因子-α（tumor necrosis factor-α，TNF-α）、血清白介素-1（interleukin-1，IL-1）、血清白介素-2（interleukin-2，IL-2）、血清白介素-6（interleukin-6，IL-6）、血浆 Apelin-13 参与机体的免疫反应与炎症反应，其在体内的水平与卒中患者失眠症状有一定的相关性。有学者通过临床研究发现，在卒中后失眠患者中，性激素女性以雌二醇为主，男性以睾酮为主，其在血液中浓度越低，患者的睡眠质量越差，且睡眠障碍的发生率越高。总而言之，卒中后失眠的发病机制可能与机体内炎症反应、神经递质传导受损、性激素水平相关，为探究卒中后失眠提供了实验依据，为治疗卒中后失眠提供了理论依据。

一般而言，暂时的失眠不会引起严重后果，但长期失眠可引起高血压、冠心病、糖尿病、脑血管疾病等慢性病，或导致精神神经障碍乃至抑郁症的发生；另外，失眠日久也常是某些慢性病的表现。西医治疗失眠疗效可靠，但容易药物依赖，且长期使用可能对大脑过度抑制而导致早衰老，同时也会加重肾脏的代谢负担，增加癌症发病率或死亡可能性。因此，中医药治疗失眠的特色及优势逐渐被重视。失眠属中医学"不寐""不得眠""不得卧"等范畴。《温病条辨·下焦》云："阳入于阴则寐，阳出于阴则寤。"故失眠主要病机是由各种原因引起的脏腑功能失调、心神不宁、阳不入阴。

张仲景首次将病因分为外感与内伤两大类，提出"虚劳虚烦不得眠"的论述。明·张景岳在《景岳全书·不寐》中将失眠分为有邪、无邪两大类，认为"有邪者多实证，无邪者皆虚证"。认为寐本乎阴，神其主也，神安则寐，神不安则不寐。其所以不安者，一由邪气之扰，一由营气不足耳。明·戴原礼《证治要诀·虚损门》提出"年高人阳衰不寐"之论。清代《冯氏锦囊秘录》曰："壮年人肾阴强盛，则睡沉熟而长，老年人阳气衰弱，则睡轻微易知。"李中梓在《医宗必读·不得卧》中将不寐的原因概括为"一曰气虚，一曰阴虚，一曰痰滞，一曰水停，一曰胃不和"。

（二）辨证思路

诸多医家大多通过平衡阴阳来治疗失眠。由于年过半百，肾阴亏虚，不能制约肝阳，肝阳上扰心神，神不守舍而致夜寐不安；肝肾阴亏，肝失所养，肝失疏泄，肝气郁结化火故易出现情志症状。或情志所伤，或饮食失节，或劳逸失调，或久病体虚，皆可以导致脏腑功能紊乱，气血失和，阴阳失调，阴虚不能纳阳，或阳虚不得入于阴；人之寤寐，由心神控制，而营卫阴阳的正常运作是保证心神调节寤寐的基础。故各种因素导致心神不安，神不守舍，不能由动转静，皆可导致不寐。心主神明，神安则寐，神不安则不寐；脾胃为后天之本、气血生化之源，脾胃健则水谷之精微充，气血充足，神得所养；脾胃虚弱，运化失职，则气血不足，神失所养，心神不安；暴饮暴食，食积胃脘，胃气不和，也可致不寐；肝郁化火，心神被扰，或心虚胆怯，神魂不安，均可致不寐；肾阴亏虚，水火不济，心肾不交，君相火旺，心神不安则不寐。

（三）治法探讨

1. 时相治疗　人体内睡眠-觉醒的生物时钟，每天有 1～2 小时的调整空间，人类的睡眠-觉醒周期存在易于往后调整的倾向，因此能够将睡眠时间调整到所预期的时间范围内。时相治疗通常用于治疗睡眠节律失调性睡眠障碍，如睡眠时相延迟综合征、睡眠时相提前综合征及时差综合征等。睡眠时相延迟综合征的时相治疗是以逐渐推迟睡觉时间为基础的，每个睡眠-觉醒周期推迟约 3 小时，一直持续至睡眠开始时间顺延至本人认为合适的上床时间为止。每一次睡眠最多允许 7～8 小时，其他时间不允许打瞌睡。如果个体严格遵从起床时间，时相治疗常常是有效的，但此时的睡眠-觉醒周期不允许被延迟。如果个体到很晚未睡，如参加晚会等，则问题可能再现，因为已经建立的睡眠-觉醒周期已被打乱，需要重复时相治疗。此法的主要缺陷是由于日间的工作与生活被破坏，需要有几天不受干扰的睡眠，因此需要就工作或照料孩子做出适当的安排。

另有一种替代性的、对于工作与生活干扰比较小的方法，即在周末有一个晚上让患者整晚醒着，然后要求其次日晚比平常早睡 90 分钟。基本要点是每次睡眠最多不超过 7～8 小时，其他时间不允许打瞌睡。告知患者在本周余下的几天中都在这一时间上床。这种方法可每个周末重复，不会像前一种方法那样导致 5～7 个工作日受损，又能够保持睡眠起始时间的前移。对于睡眠时相提前综合征的时相治疗，许多患者每晚提早 3 小时上床，这种方式直到睡眠周期提前至正常上床时间是有效的。例如，如果患者平时是 20:00 上床睡眠，在治疗第一晚 17:00 上床，第二晚 14:00 上床，以此类推，直到达到合适的睡眠时间。但实施较困难，尤其是在经常有睡眠时相提前的老年人。

2. 光照治疗　利用能发出 2500×（相当于 200 倍普通室内光）的光箱，置于患者面前约 1m 的地方，在清晨或傍晚连续照射 2～3 小时，以达到影响人体睡眠-觉醒生理时钟前移或后延的效果。照射强度的强弱及照射时间的长短都会影响疗效，照射强度不够或时间过短均不能产生疗效；但照射强度过强或时间过长，则由于剂量过重而产生头痛、头晕、烦躁不安等症状。光照疗法的作用机制主要是抑制褪黑素分泌。光照治疗主要用于睡眠节律失调性睡眠障碍患者，如睡眠时相延迟综合征、倒班引起的睡眠障碍及有时差问题者，也可以治疗年龄相关睡眠障碍。应用时间线索调整节奏相位的原理已逐渐应用于时差调整，其一是定时照强光，如前述黄昏照强光使相位后移，而黎明照强光使相位前移。使用越强的光所需要的照光时间越短，但需注意过强的光照可能对视网膜有害。近来研究发现，将照光范围限制于膝背也能改变节奏，因此未来可能发展出膝背照光装置以降低眼睛照光引起的可能伤害。褪黑素分泌受光照的调控，呈昼夜节律性，与人的睡眠-觉醒周期密切相关。当夜晚来临，褪黑素的分泌量急剧增加，是白天分泌量的 5～10 倍，夜间 21:00～22:00 开始分泌，凌晨 2:00～3:00 达到最高峰，早晨 7:00～9:00 太阳出来以后分泌停止。褪黑素的分泌还与年龄有关，年龄越大，分泌越少。成年失眠患者通常有较低的褪黑素水平。沃尔德豪泽（Waldhauser）等对 20 名年轻健康志愿者进行口服 80mg 褪黑素催眠效果的研究结果显示，服用后入睡时间缩短，睡眠质量改善，睡眠中觉醒次数明显减少，而且使睡眠结构得到调整，表现为浅睡眠阶段缩短，深睡眠阶段延长，次日早晨唤醒阈值下降。

3. 褪黑素治疗　褪黑素能使 NREM 睡眠第 1、2 期时间缩短，但不影响 REM 睡眠期。1994 年，多林斯（Dollins）等在英国《自然》杂志报道给予正常年轻人 0.3mg 的褪黑素，能够促进其入睡，缩短入睡时间，且该效应不随剂量升高而增强，甚至趋向相反结果。该试验同时揭示在非正常睡眠期间（如白天）给予褪黑素一段时间可以形成新的生物节律，而夜晚给予褪黑素则只有助于促进睡眠而不转移生物节律。褪黑素的作用与剂型有关。以色列特克尼恩睡眠实验室是世界上最大的进行人体睡眠研究实验室。它在临床研究中让失眠的老年患者每日睡前 2 小时服用普通释放型的褪黑素，持续 1 周，可使入睡期缩短至 35 分钟，对比之下，安慰剂对照组约为 55 分钟；服控释型褪黑素 1mg，持续 2 个月，可使入睡时间缩短至 20 分钟以内，恢复到正常程度。加芬克尔（Garfinkel）报道控释型褪黑素可以有效地替代苯二氮䓬类药物治疗，维持良好的睡眠质量。目前认为，褪黑素主要用于治疗睡眠节律失调性睡眠障碍，包括老年人、睡眠时相延迟综合征患者、时差综合征患者、倒班作业者及盲人或脑损伤者的睡眠问题。需要指出的是，不应过分夸大褪黑素的作用，将其用于治疗各种类型睡眠障碍，也不应完全否定褪黑素的治疗作用。孕妇、抑郁症患者应禁用，因褪黑素可经乳汁、唾液分泌，影响幼儿性腺发育；抑郁症患者褪黑素的分泌是过多的，补充褪黑素会加重临床症状。

4. 糖类复方安眠药治疗 美国一家公司开发出一种新型安眠口服液，其主要成分为葡萄糖 50g、半乳糖 10g、加水至 280ml，另用马来酸调 pH 为 2.0。临床采用双盲试验的方法，将失眠者随机分为两组，一组服本品，另一组服安慰剂。结果显示，服用本品的患者基本上都能安然入睡，且睡眠质量好，而安慰剂组则难以入睡。

5. 复方氨基酸助眠剂 将异亮氨酸、亮氨酸与缬氨酸等氨基酸与葡萄糖注射液一起静脉注射，可使患者快速入睡。尤其大手术患者、肾衰竭患者或其他长期卧床患者，经用上述复方氨基酸输液治疗后可显著改善睡眠。

6. 复方维生素 B_{12} 助眠剂 将维生素 B_{12} 加入葡萄糖注射剂中，对患者进行静脉注射后可使患者恢复正常睡眠周期，不易惊醒。

7. 人参是成分天然的抗失眠药物 日本学者高桥浩等通过实验证实从人参中提取出的某些成分（主要是人参皂苷与甾烷二醇）具有很强的镇静作用。给失眠小鼠注射上述人参提取物后，小鼠能大大延长 NREM 睡眠第 3、4 期持续时间，降低大脑兴奋性。这一结果表明人参提取物有望成为新型天然安眠药物。

8. 花香安眠气雾剂（含茉莉内酯） 日本已研制出一种新型花香安眠气雾剂，其配方为药用乙醇 50%，二氯二氟甲烷（抛射剂 49.5%，茉莉内酯 0.5%）50%。

（四）中药研究

（1）补阳还五汤：王清任补阳还五汤加减用药如下：生黄芪 60g，当归须 6g，赤芍 6g，地龙 9g，莪术 6g，桃仁 6g，红花 3g，川芎 3g，僵蚕 12g。补阳还五汤一方，王清任所谓"四两黄芪为主药，血中瘀浊用桃红"，是以黄芪益气扶元为主，兼以宣化瘀浊之方。对于补阳还五汤。特别是其中的黄芪，一定要谨慎使用。本方以补气益元复阳还五为主，兼能息风祛瘀、化浊通络。若中风半身不遂属阳亢阴虚之类则当禁用。即使属气虚血瘀浊滞，用药时也不能孟浪从事。王清任在所制方后谓："先……用一二两，以后渐加至四两，至微效时，日服两剂，岂不是八两。""渐加"两字甚有深意。一个"渐"字，注足了王清任用黄芪的经验和教训，充满了审慎再三而后放胆使用之意。中风后半身不遂等症，毕竟属沉疴痼疾，诚王清任所谓"此法虽良善之方，然病久气太亏……皆不能愈之症"，非常病用非常药，在初投小效，而总体病机未变时，就须放胆加量，获效方休。不难看出，王清任所云"渐加"之"渐"，以及后面的"日服两剂，岂不是八两"所包含的"胆大心小、智圆行方"，实是医者临证之准绳。

（2）归脾汤：方中党参、黄芪、白术、甘草皆为甘温之品，补气健脾以生血，可心脾同治，重点在脾，使脾旺则气血生化有源。归脾汤能够气血并补，重在补气，气旺血自生，血足则心有所养，另外补气养血药中佐以木香理气醒脾，使补而不滞，故选用归脾汤加减以益气补血、健脾养心。研究显示，归脾汤加减治疗亚健康状态失眠效果良好，能明显缩短入睡潜伏期和减少觉醒次数，并延长睡眠时间，提高患者生活质量。归脾汤加减方中黄芪补中益气，龙眼肉益心脾，补气血，安神，为君；党参生津补血，补脾肺气，白术健脾益气，当归补血养心，活血调经，为臣；茯苓、远志、酸枣仁宁心镇静安神，木香理气醒脾，为佐；炙甘草调和诸药，为使。全方共奏益气补血、健脾养心之功，为治疗思虑过度、心脾气血两虚、劳伤心脾之良方。现代药理研究表明，党参内含多种微量元素、氨基酸、党参多糖等营养素；黄芪有利于神经细胞损伤的恢复，能够抗疲劳、镇静、镇痛；白术可以增强细胞免疫功能，明显增加患者的总睡眠时间；木香能够增加消化液分泌，促进肠道运动；酸枣仁能抑制中枢神经系统而起镇静催眠作用。归脾汤加减治疗亚健康状态失眠，通过调整脏腑功能、平衡阴阳达到治疗目的，临床疗效显著且预后良好，患者复发率低，对患者睡眠质量和生活质量有明显改善。

（3）双心汤：方中柴胡能疏肝解郁，其升散之性引胃气上复，行其气血化源之职。"胃不和则卧不安"，陈皮、半夏、茯神、石菖蒲健脾和胃、化痰除湿，使气血生化，心血得养。首乌藤、酸枣仁、珍珠母、合欢皮、远志养心宁神，而珍珠母、酸枣仁镇脑、养脑，共奏安脑神、平神乱之效。日久不寐，肝气郁结，气滞血瘀或久病伤正，气虚血行无力，血脉凝聚，目不能瞑。丹参、川芎活血化瘀通络，气血得复，心神得养。结果显示，多数患者服药 2 个月后失眠缓解，体现了中医辨证论治的特色优势。现代药理研究显示，双心汤中的柴胡具有镇静安神、提高免疫力的作用。酸枣仁、合欢皮、首乌藤对戊巴比妥钠的中枢抑制作用有协同作用。石菖蒲、远志有镇静催眠作用。珍珠母可调节人体大脑皮质的兴奋和抑制过程，促进神经过程平衡，提高大脑皮质调节功能，改善睡眠。茯神有助于进入安静欲睡状态。丹参、川芎等活血化瘀药可有效改善血液循环，营养脑部，修复损伤、逆转变性的大脑细胞功能，抑制大脑异常电波的扩散，使机体生物物质代谢平衡，下丘脑功能得到调节。

（五）外治疗法

1. 针刺疗法

（1）畅气通络调吸功法：在针刺治疗前，行畅气通络调吸功法，调畅自身气机，用时 1 分钟。选穴：百会、印堂、安眠。针刺方法：常规消毒皮肤后，毫针对准穴位直刺，缓慢进针，行捻针或轻慢提插的手法，一步到位得气后，轻慢提插式局部针感加强（催气），再隔 5 分钟配合畅气通络调吸功法实行呼吸补泻，行针一次，加强针感，使之向四周或远处扩散达到"气至病所"的目的，留针 30 分钟。

（2）通督调神针刺法：主要取督脉的神庭、百会、脑户、风府、大椎、神道、印堂七穴针刺治疗。

（3）穴取廉泉、旁廉泉、天容、列缺、照海、公孙、胞中、丰隆、血海、四神聪、神门、三阴交。治疗卒中合并睡眠呼吸暂停综合征临床疗效确切、创伤小、痛苦小、患者顺应性良好、操作简单，能够有效改善患者的生活质量，防止卒中患者原发疾病的加重。

（4）五脏虚实补泻法：先确定五脏虚实，制订手法。捻转补法：针刺得气后，拇指向前顺时针捻转，捻转角度 180°，30 次/分，手指用力轻，持续捻转 2 分钟；捻转泻法：针刺得气后，拇指向后逆时针捻转，捻转角度 360°，60 次/分，手指用力重，持续捻转 2 分钟。午前治疗的患者对大椎、申脉行捻转补法，关元、照海行捻转泻法；午后治疗的患者对关元、照海行捻转补法，大椎、申脉行捻转泻法；肺俞、心俞、肝俞、脾俞、肾俞、膈俞根据五脏虚实情况，分别施捻转补法、泻法，留针 30 分钟。2 周为 1 个疗程。

（5）芒针透刺督脉法：主穴包括百会→风府、大椎→至阳、腰阳关→长强（箭头表示方向）。患者取俯卧位，常规消毒穴位后以芒针进行透刺。芒针针尖触底穴位，然后押手配合，压捻结合，迅速刺过表皮，捻转宜轻巧，幅度不宜过大，最好在 180°～360°，针刺督脉穴位的深度在 0.5～1 寸，避免过深损伤脊髓。在捻转时务必轻捻缓进，以拇指对食、中两指的前后捻转为主，不可单一方向捻转。百会进针后以每分钟 180～200 次的频率捻转 2 分钟，风府、大椎、至阳采用重按轻提、间断捻转补泻方法，留针 40 分钟，其间行针 1 次。针刺治疗均安排在上午进行，每日 1 次，每周 6 次，周日休息，8 周为 1 个疗程。

（6）靳三针疗法：选取四神针、手智针作为主穴。四神针：取穴后首先垂直刺入皮下，达帽状腱膜下后，针尖向百会穴方向，以 15°角沿皮不捻转针体快速刺入 30mm，以 180～200 次/分的频率捻转行针 2 分钟，得气后留针。手智针：采用快速进针法，内关直刺 10～25mm，神门直刺 10mm，劳宫直刺 10mm，进针后取平补平泻法，得气后留针。随症配穴：肢体乏力者配合手三针、足三针；口舌㖞斜者配口三针；语言不利、吞咽困难者配舌三针。辨证配穴：肝阳暴亢者加太冲；风痰阻络或痰热腑实者加丰隆；气虚血瘀者加足三里；阴虚风动者加太溪。每隔 10 分钟行针 1 次，共留针 30 分钟。每日 1 次，15 日为 1 个疗程。

2. 理疗

（1）额肌生物反馈法：患者先静坐 10～15 分钟，然后坐在舒适的高靠背椅子上，让自己处于一种最舒服的坐姿。采用额肌生物反馈法，将一次性电极放置在两眉的上方、瞳孔的正上方，距眉弓约 1cm，参考电极置于两个电极的正中间。肌电反馈仪的显示器放在患者前方。患者可以清楚地看到显示器上肌肉放松的指示画面，听到耳机中指示音乐的声音。第一次治疗时，专职心理治疗医师在旁指导，使患者学会体验头部肌肉放松程度与反馈图像和音乐信号变化的关系，同时教给患者各种放松技巧，使患者掌握头部肌肉放松的方法。经过多次训练治疗就可使头部肌肉达到理想的放松程度。每次治疗 30 分钟，每日 1 次，30 日为 1 个疗程。

（2）单纯高压电位治疗：采用日本研制生产的白寿高压电位治疗仪。设定高压电为 9kV，输出电流为 0.5mA，时间为 30 分钟，使人体处于高压电场中，每日治疗 1 次，7 次为 1 个疗程，每次治疗结束后可饮白开水 300ml。

（3）其他疗法：近年来，大量临床研究表明，重复经颅磁刺激等物理疗法对于改善卒中后失眠效果理想，更有益于患者的康复。其中重复经颅磁刺激可能是通过调节神经递质的传导通路，促进神经营养因子的合成与分泌，以及调节睡眠-觉醒机制达到助眠的目的。森田疗法、中医五行音乐等心理疗法能有效减轻患者的心理负担，让患者顺从自然，在心理和行动上接受改变，从而提高睡眠质量。运动引导想象训练疗法通过调动自身的想象力及运动能力，提高对生活的兴趣，进而有效改善卒中患者的负面情绪，进一步提高睡眠水平，其可能的机制是调节血清中相关的炎症因子及神经递质水平。在非药物治疗方面，多种方法联合治疗的临床效果更加显著，有研究表明，运动疗法联合心理干预不仅能改善卒中后失眠患者的睡眠水平，而且能提高患者的日常生活行为能力，从肢体到心理上双向改善，更有利于患者身心的恢复。

3. 中药足浴疗法

（1）取远志、红花各 15g，酸枣仁、灵磁石、龙骨、合欢皮、夜交藤各 30g 加水 2.5L，煎至 2L，去渣后加温水，置入恒温足浴盆中，水温保持在 40℃左右，使药液浸过足面。每晚睡前 1 次，每次浸泡 30 分钟，浸泡后足底按摩 15～20 分钟。

（2）取炒酸枣仁 30g，夜交藤、茯神、炙黄芪、桑寄生各 20g，灵芝、合欢皮、远志、伸筋草各 15g，豨莶草、川芎、当归各 10g。使用 2L 水煎煮，取药液浸足，待水温降至 45℃时，进行足浴，药液需要与膝盖齐平，浸足时间 30 分钟，每日 1 次。

4. 耳穴压豆疗法　主穴取神门、皮质下、心、肾、内分泌、垂前。随症配穴：心肾不交型配加肝；肝郁气滞型配加肝、三焦；心气虚型配加肝、胰腺、交感；心脾两虚型配加脾、小肠；肾阳虚型配加内生殖器、内分泌、艇角、肾；胃失和降型配加脾、胃、三焦、交感。每次主穴均取，配穴根据临床症状选取 2～3 穴。操作方法：让患者取坐位或平卧位，耳郭用 75%酒精消毒，用探针找出敏感点，将王不留行籽粘在 0.5cm×0.5cm 大小脱敏胶布中间，用止血钳夹住胶布使王不留行籽对准标记的耳穴贴上，每次选单侧耳穴，两耳交替进行，对准敏感点压丸，采用轻柔的按摩手法。每天用手按压王不留行籽 3 次，每次持续约 3 分钟，睡前再行按压 1 次，力度应逐渐加大，以患者能耐受为度，并使按压后局部出现酸、麻、胀、痛感和灼热感为佳，每周治疗 6 次，2 周为 1 个疗程。

5. 艾灸疗法

（1）温和灸：选穴百会、印堂、安眠、神门、三阴交。将艾条燃着端与施灸部位的皮肤保持 2～3cm 距离，以局部发热、潮红而患者只觉有温热而无灼痛为度，每穴施灸约 5 分钟。

（2）隔姜灸：以隔姜灸心俞为主治疗。方法：取生姜 1 块，选新鲜老姜，沿生姜纤维纵向切取，切成厚 0.2～0.5cm 的片，中间用三棱针穿刺数孔。施灸时，将其放在心俞穴区，所需艾炷放在其上（艾炷的大小以在姜片直径以内为好），点燃。待患者局部有灼痛感时，稍捏起姜片，或更换艾炷再灸。每次每穴灸 5 壮，以局部潮红为度。注意事项：随时观察皮肤情况，以防烫伤。每晚睡前再灸 1 次，每周治疗 6 次，2 周为 1 个疗程。

（3）雷火灸：先将赵氏雷火灸条点燃放入恒温灸盒并盖上盒盖。将灸盒置于下肢涌泉穴、太溪穴及头部百会穴进行施灸。用 1 条大浴巾围住灸盒的底部，灸盒顶部另取 1 条大浴巾盖住，灸盒用浴巾密封固定，施灸部位与火头保持距离 3～5cm 进行恒温灸，若患者感觉不舒适或灼痛应予以调整，无须刮灰。每天睡前灸 1 次，每次 20～25 分钟。

6. 中药热熨疗法　将 100g 艾绒、250g 粗盐充分混合放置恒温箱中，于 85℃加热 1 小时，加热完毕放入干布袋中，待冷却至 50～60℃采用点烫的方式热熨神门、百会、三阴交、涌泉、安眠等穴，坚持熨烫 5 分钟，待冷却至 40℃左右时将其固定于涌泉穴，坚持熨烫 20 分钟，每晚入睡前治疗，坚持治疗 14 天。

7. 推拿按摩疗法

（1）开天门按摩疗法：嘱患者调整呼吸，放松心情，施术者洗手后在双手涂抹适量润肤露或者精油。取穴：上星、印堂、头维、攒竹、丝竹空、百会、太阳、风池。手法步骤：推上星、推头维、推眉围、梳理太阳经、叩印堂、叩百会各 36 次。顺、逆时针方向按揉太阳穴各 10 次。轻拍前额：按前额左侧→前额→前额右侧→额顶→前额的顺序拍打 3 分钟。按揉风池穴 10 次。操作疗程：每日 1 次，每次 15 分钟，10 次为 1 个疗程。

（2）对患者足底腹腔神经丛、安眠点、垂体、额窦、大脑等反射点进行按、压、揉、捏等按摩操作，并点、按、揉八脉交会穴、督脉穴位和关元、大椎等穴位，每日 1 次，每次 30～40 分钟。

（3）足底取穴额窦、大脑、肾、输尿管、失眠区、腰反射区。首先按摩足底的额窦、肾反射区，按压 3～4 次；其次按摩失眠区、大脑反射区和腰反射区各 5～7 分钟；最后按压足底的额窦、肾反射区 3～4 次。注意按摩过程中全身放松。

8. 穴位贴敷疗法　取穴涌泉、三阴交、膻中。药物以酸枣仁∶茯苓∶丹参=1∶1∶1 研末为主。

9. 药氧疗法　将川芎、石菖蒲、人工牛黄、麝香、丹参、桃仁、红花、郁金等中药用 95%酒精浸泡 1 个月，使药物的有效成分溶解于酒精制成药液，在患者吸氧时将药液加入到湿化瓶中使用。每人每次使用药液 10ml。为保证药液的浓度，开封取药液后不再加酒精浸泡，药材也不重复使用。

（六）评价及瞻望

卒中后大脑组织损伤致使睡眠机制改变从而引起失眠是卒中后失眠发病的一个原因。卒中后遗留的肢体功能、言语吞咽功能或思维能力的下降，给患者造成了一定的心理落差，或短暂性的功能障碍使患者一直不能释怀，或患者本身心胆气虚或脾虚又遇变故致使性情大变、担惊受怕等均会导致失眠的发生。因此，我们在治疗原发病、控制基础病的同时应该更加注意患者的精神心理变化，使患者正确认识目前状况。针灸理疗、中医外治疗法有很好的疗效。我们在治疗过程中充分发挥中医药优势，补虚泻实，必要时辅助西药控制病情。

第四节　痴呆相关失眠

痴呆相关失眠是一种持续的伴有全面智能障碍相关症状的失眠综合征。痴呆分皮质性痴呆和皮质下痴呆。皮质性痴呆是大脑皮质受累或萎缩的结果，如阿尔茨海默病（Alzheimer 病，简称 AD）。皮质下痴呆，大脑皮质功能基本完整，病变主要累及基底节、丘脑、间脑及其间的白质联络纤维。

痴呆相关失眠多为痴呆引起的失眠，中医学称为"不寐"，亦称"不得卧""不得眠""目不瞑"等，不寐是以经常不能获得正常睡眠为特征的一类病证，主要表现为睡眠时间、深度的不足，轻者入睡困难，或寐而不酣，时寐时醒，或醒后不能再寐，重则彻夜不寐。

一、病因病机

（一）现代医学认识

1. 病因

（1）变性疾病：AD、额颞痴呆、路易体痴呆、亨廷顿病、帕金森病、进行性核上性麻痹、肝豆状核变性。

（2）脑血管病：多发梗死性痴呆、皮质下动脉硬化性白质脑病（Binswanger syndrome）、腔隙梗死、皮质下梗死伴白质脑病的常染色体显性遗传性脑动脉病（CADASIL）、淀粉样变性血管病。

（3）感染：艾滋病、各种脑膜炎和脑炎、神经梅毒、库鲁病、克罗伊茨费尔特-雅各布病（CJD）。

（4）中毒：酒精中毒、CO中毒、药物中毒（农药、镇静药、催眠药、抗癫痫药、抗精神病药）、重金属中毒（汞、铅、锰、砷）。

（5）代谢疾病：肝衰竭、肾衰竭、库欣综合征、甲状腺功能低下。

（6）其他因素：脑肿瘤、脑外伤、癫痫、精神病、遗传病。

2. 发病机制 根据现代研究，痴呆主要累及边缘系统。边缘系统受损后会造成严重的近记忆力丧失、精神和情绪障碍。痴呆的基础神经介质包括：①乙酰胆碱：是第一个被确定的神经介质，现代研究认为乙酰胆碱是促进学习记忆的神经介质，中枢神经胆碱能系统与学习记忆密切相关。海马锥体细胞接受胆碱能纤维的传入，锥体细胞胆碱受体的数量减少可能与记忆障碍有关。大脑皮质深层锥体细胞也是乙酰胆碱敏感神经元，胆碱能上行激活系统使大脑处于警醒状态，这种状态是学习记忆的必要背景条件。②儿茶酚胺类：起自蓝斑核的去甲肾上腺素能系统，向脑内的许多核团发出投射纤维，其中包括到大脑新皮质的投射纤维。去甲肾上腺素能系统活动可以调节广泛脑区的突触传入活动，增大环境中有意义的信息传入，抑制干扰刺激传入。应用去甲肾上腺素或去甲肾上腺素受体激动剂可以减轻各种原因导致的记忆障碍。此外，脑内去甲肾上腺素的水平还与记忆保存的程度有关。③除乙酰胆碱和去甲肾上腺素外，学习记忆可能还与5-羟色胺、γ-氨基丁酸、高香草酸等多种神经介质有关，有待进一步研究证实。在学习和记忆过程中蛋白质合成增加，抑制蛋白质合成可以影响动物的学习和记忆，特别是远期记忆，远期记忆有赖于脑内蛋白质的合成。脑内可能存在着一种与记忆有关的蛋白质，称为S-100。学习时，海马中的S-100增加3倍，对记忆起促进作用。神经肽中的内阿片肽，如β-内啡肽、脑啡肽都能损害记忆。β-内啡肽通过抑制中枢神经系统的胆碱能M型受体，抑制去甲肾上腺素能系统，抑制胆碱突触释放乙酰胆碱，因而导致记忆障碍。脑啡肽的作用可能通过外周产生，与β-内啡肽作用机制不同。以上各种因素不仅可以影响记忆，还可导致失眠的发生。

3. 临床表现 痴呆相关失眠的发生多缓慢隐匿。记忆减退是核心症状。早期出现近期记忆障碍，学习新事物的能力明显减退，严重者甚至找不到回家的路。随着病情的进一步发展，远记忆也受损、思维缓慢、贫乏，对一般事物的理解力和判断力越来越差，注意力日渐受损，可出现时间、地点和人物定向力障碍，有时出现不能写字，不能识别人物等情况。痴呆导致失眠表现为睡眠时间、深度的不足，轻者入睡困难，或寐而不酣，时寐时醒，或醒后不能再寐，重则彻夜不寐。

（二）祖国医学认识

中医学认为脑髓空虚是痴呆相关失眠的基本病理变化，肾气、肾精亏虚是其基本病机。痴呆是一种渐进性疾病，属中医学"痴呆""呆病"范畴。此病的发病基础为人老体虚致五脏俱虚或中风后久病体虚。久病致五脏虚衰，故在用药上应以补益人体五脏精气为主。《黄帝内经》云："正气存内，邪不可干。"以肾虚为主要病机，故以补肾填精益髓为治疗大法，依此组方遣药，来延缓衰老，防治老年痴呆症，可以说是传统共识。不管病情如何变化，肾虚始终贯穿老年痴呆症的整个病程，是其最本质的特征。临床以补肾填精益髓立方防治老年痴呆症，大多能取得较好疗效。肾虚是老年痴呆症发病的重要病理基础，痰凝血瘀是老年痴呆症发病的重要因素。痰瘀既是病理产物又是致病因素，痰凝血瘀推动了老年痴呆症的发生发展。老年痴呆症所表现出的呆板、迟钝、寡言、傻哭傻笑、舌质淡暗或舌质淡、苔白腻等各种临床症状正属于中医学"痰凝血瘀"范畴。抓住了肾虚为本，痰凝血瘀为标这一病机，也就抓住了老年痴呆症的本质和发展的一般规律，临床治疗就可以取得较好的疗效。以补肾活血化痰立方，防治老年痴呆症则可做到标本兼顾，是一种行之有效的方法。

各种原因导致的痴呆均会影响脏腑功能，使气血亏损，阴阳失调，这是失眠与痴呆皆有的重要病因。正常衰老过程本身就有血瘀证存在的潜在性，故瘀血内停也是痴呆相关失眠发病的重要原因，瘀阻心脑则心神不安，心悸失眠，健忘痴呆，神昏谵语。综上所述，肾虚是痴呆相关失眠的主要原因和基础，痰凝血瘀是发病的直接原因。肾虚为本，痰凝血瘀为标，本虚标实正是痴呆相关失眠的基本病机。正虚可以生痰生瘀，痰瘀又可加重正虚，两者互为因果，导致了病情的发生发展。

因此，本病的病位在脑，与心、肾、肝、脾均有关，与肾的关系尤为密切。肝肾阴虚、髓海不足、脾肾阳虚、痰浊阻窍、瘀血阻窍等均可导致痴呆相关失眠的发生。

二、临 床 诊 断

（一）辨病诊断

诊断标准（参照《中国失眠防治指南（2012 版）》

临床明确痴呆疾病诊断并符合 CCMD-3 器质性精神障碍诊断标准者，在具备充分的睡眠机会和环境的前提下，发生以失眠为主的睡眠质量不满意状况，包括难以入睡、睡眠不深、多梦、醒后不易再睡、早醒，或自觉睡眠明显不足等，并导致精神活动效率下降，妨碍躯体和社会功能的正常发挥。

（1）症状标准：诊断至少应符合以下第 1）～3）条。

1）有失眠主诉，包括难以入睡、睡眠不深、多梦、早醒、醒后不易再睡，或自觉睡眠明显不足（主观性失眠）、醒后不适感、疲乏，或白天困倦等。

2）存在痴呆疾病症状、体征。

3）极度关注失眠及其后果的优势观念。

4）多导睡眠图检查：证实睡眠相关痴呆疾病的存在。

（2）严重标准：对睡眠数量、质量的不满引起内心痛苦或功能受损。

（3）病程标准：在痴呆疾病的病程中发生符合上述症状标准和严重标准的失眠。

（4）排除标准：排除其他躯体疾病或精神障碍导致的继发性失眠。排除其他类型睡眠障碍（如睡眠调节性障碍、心理生理性失眠等）。

说明：如果失眠症状已经符合症状标准、严重标准和排除标准，但病程较短（如病程短于 1 个月），失眠频率较低（如每周 1～2 次），则应诊断为痴呆相关失眠亚临床状态。

（二）辨证诊断

1. 中医诊断标准（参照中华中医药学会《中医内科常见病诊疗指南》）

辨证要点：虚证临床常见肝肾阴虚、髓海不足、脾肾阳虚；实证临床常见痰浊阻窍、瘀血阻窍。

入睡困难，或睡而易醒，醒后不能再睡，重则彻夜难眠，连续 4 周以上常伴有多梦、心烦、头昏头痛、心悸健忘、神疲乏力等症状。

2. 分型诊断

（1）肝肾阴虚型

临床证候：入睡困难，或寐而不酣，时寐时醒，或醒后不能再寐，重则彻夜不寐。神情呆滞，目光晦暗，言语迟钝，记忆力减退，步履艰难不稳，手足心热，耳鸣耳聋，头痛头晕，毛发焦枯等。

辨证要点：入睡困难，神情呆滞，记忆力减退，手足心热，耳聋耳鸣。

（2）髓海不足型

临床证候：入睡困难，或寐而不酣，时寐时醒，或醒后不能再寐，重则彻夜不寐。智能减退，记忆力、计算力、定向力、判断力明显减退，神情呆钝，词不达意，头晕耳鸣，懒怠思卧，齿枯发焦，腰酸骨软，步履艰难，舌瘦色淡，苔薄白，脉沉细弱。

辨证要点：入睡困难，智能减退，齿枯发焦，舌瘦色淡，脉沉细弱。

（3）脾肾阳虚型

临床证候：入睡困难，或寐而不酣，时寐时醒，或醒后不能再寐，重则彻夜不寐。表情呆滞，沉默寡言，记忆力减退，失认失算，口齿含糊，词不达意，伴腰膝酸软，肌肉萎缩，食少纳呆，气短懒言，口涎外溢或四肢不温，腹痛喜按，鸡鸣泄泻，舌质淡白，舌体胖大，苔白，或舌红，苔少或无苔，脉沉细弱，双尺尤甚。

辨证要点：入睡困难，表情呆滞，腰膝酸软，食少纳呆，舌体胖大，苔少或无苔，脉沉细弱，双尺尤甚。

（4）痰浊阻窍型

临床证候：入睡困难，或寐而不酣，时寐时醒，或醒后不能再寐，重则彻夜不寐。表情呆钝，智力衰退，或哭笑无常，喃喃自语，或终日无语，呆若木鸡，伴不思饮食，脘腹胀痛，痞满不适，口多涎沫，头重如裹，舌质淡，苔白腻，脉滑。

辨证要点：入睡困难，表情呆钝，头重如裹，舌质淡，苔白腻，脉滑。

（5）瘀血阻窍型

临床证候：入睡困难，或寐而不酣，时寐时醒，或醒后不能再寐，重则彻夜不寐。表情迟钝，言语不利，善忘，易惊恐，或思维异常，行为古怪，伴肌肤甲错，口干不欲饮，双目晦暗，舌质暗或有瘀点瘀斑，脉细涩。

辨证要点：入睡困难，表情迟钝，肌肤甲错，舌质暗或有瘀点瘀斑，脉细涩。

三、鉴 别 诊 断

痴呆相关失眠应与原发性失眠相鉴别，前者是一种持续的伴有全面智能障碍相关症状的失眠综合征，而原发性失眠是无其他病痛引起的失眠，故不难鉴别。

四、临 床 治 疗

（一）提高临床疗效的要素

虽然引起痴呆相关失眠的常见原因如 AD、血管性痴呆目前尚无有效治疗方法，但随着医学的发展，新治疗方法的不断涌现，特别是人类基因的破译，打开痴呆治疗的大门已为期不远。痴呆治疗应首先明确病因，针对病因治疗。除了药物及非药物治疗以外，生活护理康复非常重要，养成良好的生活习惯，加强体育锻炼，注意智力训练，加强营养支持，防止肺炎等晚期并发症的发生。

缓解或消除原发病（痴呆）和失眠及其伴随症状，是提高临床疗效的基本要素。痴呆是产生失眠的重要原因，有效地治疗痴呆，失眠症状会随之好转，因此成功治疗的关键是治疗痴呆，减少或消除心理社会应激、躯体疾病等因素对痴呆相关失眠患者的影响，也是恢复患者社会功能，提高其生活质量的关键。

治疗当以补虚泻实，调整脏腑气血阴阳平衡为原则，强调在辨证论治基础上配合安神镇静之法。实则泻其余，如采用疏肝泻火、清化痰热、消导和中等治疗方法。虚证补其不足，如益气养血、健脾补肝益肾。在此基础上安神定志，包括养血安神、清心安神、育阴安神、益气安神等。

（二）辨病治疗

痴呆相关失眠的治疗目的是改善痴呆患者睡眠质量和其他精神症状（包括智能损害症状），从而全面提高其生活质量，减轻照料者的负担。治疗有非药物治疗、药物治疗。

1. 非药物治疗 包括教育引导、心理治疗和物理疗法。教育引导、心理治疗主要是加强宣教，使患者了解痴呆和失眠的发病机制与治疗措施，帮助患者树立正确的防治观念和目标，保持健康的睡眠和生活方式，如不饮酒、午晚饭后不喝咖啡及浓茶，多做体育活动，睡前不剧烈活动，不玩手机，早上定时起床。物理疗法包括磁疗、超声波、音乐疗法、推拿、按摩和针灸治疗。

2. 药物治疗 目前治疗痴呆的方法主要分为对因治疗、对症治疗和生物学治疗。生物学治疗包括神经介质替代疗法，使用神经营养因子、促神经细胞代谢药、神经细胞保护剂及神经移植。目前，对症治疗和生物学治疗是治疗痴呆的主要方法，其中神经介质替代疗法——胆碱酯酶抑制剂是临床最常用的治疗方法，药物以多奈哌齐、石杉碱甲最常用。安理申是目前治疗痴呆的常用药物。如为神经变性病所致，治疗尚无特效药，以改善认知和对症治疗为主。虽然部分益智药（如胆碱酯酶抑制剂）短期内能改善患者接受新事物的能力，延缓痴呆的进一步加重，但其长期疗效仍有待观察。抗精神病药可用于对抗精神病性症状、激越行为或攻击行为。抗抑郁药可用于痴呆伴抑郁症的患者，有助于改善痴呆综合征。但必须注意，三环类抗抑郁药的抗胆碱副作用可加重认知功能的损害。可考虑选择性5-羟色胺再摄取抑制剂，如氟西汀、帕罗西汀、西酞普兰、舍曲林，伴神经疼痛者可选用度洛西汀。苯二氮䓬类药物虽可控制痴呆患者的行为问题，但因可引起跌倒和药物依赖，使用应特别谨慎。

（三）辨证治疗

1. 辨证论治

（1）肝肾阴虚型

治法：补益肝肾，育阴安神。

方药：左归饮加减。常用熟地黄、枸杞子、山茱萸、山药、牛膝、天麻、钩藤、赤芍、白芍、郁金、珍珠母、龙齿等。阴虚阳亢有动风之势时常须加石决明、龙骨、牡蛎以潜镇息风；肢麻或举动不灵者，加丹参、鸡血藤以活血通络；急躁易怒，胸脘满闷，痰多色黄，口苦纳呆，苔黄腻者，去山茱萸、山药、赤芍、白芍，加黄芩、瓜蒌、胆南星、柴胡、石菖蒲以清热化痰；注意力不集中伴心悸易惊者，加人参、百合、远志以养心安神。

（2）髓海不足型

治法：益精填髓，补肾安神。

方药：补肾益髓汤加减。常用熟地黄、山茱萸、紫河车、龟甲胶、续断、骨碎补、补骨脂、远志、石菖蒲、首乌藤、炒酸枣仁等。腰膝酸软、头晕耳鸣重者，加牛膝、枸杞子、女贞子以补肾强腰膝；兼心烦溲赤者，减熟地黄、紫河车，加丹参、莲子心、知母、黄柏以清心降火；舌红，苔黄腻者，减熟地黄、紫河车、龟甲胶等，加黄芩、瓜蒌、胆南星以清热化痰；对于年高智减痴呆者，加海龙、海马、阿胶、鹿角胶等以补益亏损之精血。

（3）脾肾阳虚型

治法：补益脾肾，补阳安神。

方药：还少丹加减。常用熟地黄、枸杞子、肉苁蓉、巴戟天、杜仲、怀牛膝、益智仁、山药、石菖蒲、远志、茯苓、甘草等。四肢不温，腹痛喜按，五更泄泻者，加干姜、肉豆蔻以温中止泻；头沉如裹，时吐痰涎，头晕时作，苔腻者，减熟地黄、山药，加天麻、法半夏、白术、泽泻、党参、陈皮以健脾化痰；纳呆食少，脘痞少苔者，可减肉苁蓉、巴戟天、益智仁，加天花粉、玉竹、石斛、谷芽、麦芽以滋养胃阴，和胃消食；肌肉萎缩，气短乏力较甚者，加紫河车、阿胶、续断、何首乌、黄芪以大补元气。

（4）痰浊阻窍型

治法：健脾化浊，安神定志。

方药：指迷汤加减。常用党参、白术、法半夏、胆南星、石菖蒲、陈皮、炒枳壳、豆蔻、茯神、首乌藤等。体丰腹胀，口多痰涎者，加厚朴、川贝粉以化痰除湿；脾虚明显者，重用党参、白术，加黄芪、山药、麦芽以健脾和胃；伴肝郁化火，灼伤肝血心液，心烦躁动，言语颠倒，歌笑不休，甚至反喜污秽，或喜食炭者，宜用转呆丹加味；苔腻并舌质暗有瘀血者，加益母草、丹参以活血化瘀；虚中夹湿热时，当先用广藿香、佩兰、杏仁、薏苡仁芳香化湿，后选黄芩、黄连、厚朴苦辛通降以清热；浊邪不去者，加白芷、防风、僵蚕散风调肝，祛风胜湿。

（5）瘀血阻窍型

治法：化瘀通络，活血安神。

方药：血府逐瘀汤加减。常用当归、川芎、赤芍、红花、桔梗、枳壳、茯苓、柴胡、郁金、石菖蒲、远志、炒酸枣仁等。气虚血瘀，兼面色无华，气短乏力，肢体活动无力，舌淡白，苔薄白，脉沉细者，选补阳还五汤加减；四肢不温，口中流涎，舌淡紫胖，苔腻或滑者，可于补阳还五汤中加益智仁、补骨脂、山药以温经通脉，益智健脾；兼头痛头沉，口流涎沫，苔白腻者，加半夏、橘红、杏仁、胆南星以化痰祛浊；口苦口臭，便干烦躁者，加大黄、瓜蒌以通腑泻热。

2. 外治疗法

（1）体针疗法

1）主穴：百会、四神聪（或四神穴）、神庭、当阳、上星、首面、鼻交、定神、水沟。配穴：足三里、丰隆、大椎、身柱、命门、肾俞、复溜、太溪、阳交。当阳穴位置：两目直视，瞳孔直上入发际 1 寸处。首面穴位置：印堂穴直上 1.5 寸处。鼻交穴位置：鼻梁后高骨微上凹陷处。定神穴位置：人中沟正中线下 1/3 与上 2/3 交界处。治法：每次酌选 4～5 个主穴，3～4 个配穴。取 1.5～2 寸毫针，采用透穴之法。先取四神聪或四神穴，针尖均向百会穴平刺。使四针锋集中于百会穴，留针 30 分钟，每 10 分钟运针 1 次。然后，令患者取仰卧屈膝位，针足三里透丰隆，捻针 2 分钟，不留针；复溜透太溪，捻针 2 分钟，不留针。余穴透刺法如下：神庭，先透刺左右当阳，后透上星，针首面向下透刺鼻交，针定神向上透刺水沟，取俯卧位，针大椎先向上斜刺 8 分，捻针 1 分钟，再把针尖退到皮下向下透身柱；针命门，先透刺两肾俞，再把针退回到命门，针尖向上斜刺 8 分深。以上每透刺 1 穴，捻针 1 分钟，再留针 20～30 分钟，每 5 分钟运针 1 次。上法每日 1 次，10 次为 1 个疗程，间隔 2 日，须针 3 个疗程以上。

2）主穴：百会、神庭、风府、风池、水沟。配穴：神门、内关、足三里、三阴交、强间、脑户。以主穴为主，酌加配穴，每次选 4～5 穴，以针刺法，手法平补平泻，每日 1 次。针刺 1 个月为 1 个疗程。

（2）穴位注射疗法：主穴分 2 组。①百会、风池；②肾俞。配穴：足三里、三阴交。治法：以主穴为主，每次选一组，第二组酌加配穴。第一组注射药物用胞磷胆碱，第二组及配穴用人参注射液（或醋谷胺）2ml 与复方当归注射液 4ml 的混合液。以 5 号齿科注射针头，抽取药物，进入穴位后微微快速提插，局部有针感，回抽无血后注入药液，第一组穴每穴注入 1ml，第二组穴主穴每穴注入 1.5ml，配穴每穴注入 0.75ml，隔日 1 次，可单用一组穴位，亦可两组交替使用。5 次为 1 个疗程，疗程间隔 4 日。

（3）头针疗法。主穴：前颞前斜线（前顶至悬厘）、顶后斜线（百会至曲鬓）、顶旁一线（通天穴沿经向后 1 寸，与正中线平行）、顶旁二线（正营穴沿经向后 1 寸，与正中线平行）。配穴：语言区、晕听区、百会、风池、四神聪。治法：主穴均取，配穴酌加。头穴沿头皮快速进针至帽状腱膜下，以 200 次/分的频率持续捻转 3～5 分钟，留针 5 分钟重复捻转 2 次出针。百会、四神聪直刺，不捻针；风池刺至得气，用提插捻转补法，留针 30 分钟，每日 1 次，10 次为 1 个疗程。

（4）敷贴疗法

1）白芥子、延胡索各 20g，甘遂、细辛各 10g，共为末，加麝香 0.6g，和匀，在夏季三伏中，分三次用姜汁调敷肺俞、膏肓、百劳等穴，1～2 小时去之，每 10 日敷 1 次。

2）炒酸枣仁 20g，生牡蛎 15g，远志 10g，石菖蒲 10g，半夏 15g，茯苓 15g，陈皮 10g，枳实 10g，竹茹 10g，黄连 6g。把这些药合并后碎成粉末，再用老陈醋调成糊状敷在神阙处，外用胶布固定。每日 1 次，睡前外敷，起床后取下，7 次为 1 个疗程。

3）生龙牡各 20g，琥珀末 10g、朱砂 10g 混合研匀，用凡士林调成软膏状，每次用黄豆大，置于鸡眼膏中央，贴于患者双侧内关、双侧涌泉和膻中，每隔 1～2 日换药 1 次，同时按揉双侧神门 3 分钟，3 次为 1 个疗程。

4）生半夏 10g，黄连粉 5g，茯神 10g，生龙骨 20g，琥珀末 5g，珍珠粉 5g，共研细粉。每次取药粉 3～4g，加老陈醋调湿，分为两份，用双层纱布包好，于睡前分置于两手心，外用胶布固定，到次日早晨取下，7 次为 1 个疗程。

（5）药帽法：取牛黄 2g，朱砂 3g，磁石 6g，共研末，装入布袋，置于帽子内，戴在头上。

（6）泡足法：取生龙牡各 30g，磁石 20g，丹参、菊花、远志、夜交藤、合欢花各 15g，水煎两次，去渣，加适量开水，每晚泡足 15 分钟后入睡。

（7）耳穴贴压法：采用耳穴贴压王不留行籽治疗失眠，穴取神门、心、皮质下、交感、神经衰弱区，并据辨证分型配穴，心脾两虚型加脾穴，阴虚火旺型加肾穴，兼有便秘者，用肺穴代替肾穴。

3. 成药应用

（1）安神养心丸

功效：补气养血，安神定志。

适应证：气血两亏、机体衰弱所致精神恍惚、惊悸失眠。

用法：一次 1 丸，一日 2 次。

出处：李锦开等，《现代中成药手册》，中国中医药出版社。

（2）安神宁

功效：扶正固本，益气健脾，补肾安神。

适应证：神经衰弱，食欲缺乏，全身无力等。

用法：一次 15～20ml，一日 2 次，直接服用。

出处：王凤云等，《河北中医药学报》，2011（1）：7-8。

（3）安神胶囊

功效：补血滋阴，养心安神。

适应证：阴血不足，失眠多梦，心悸不宁，五心烦热，盗汗耳鸣。

用法：一次 4 粒，一日 3 次。

出处：张知爱等，《实用药物手册》，上海科学技术出版社。

（4）安神糖浆

功效：养血安神。

适应证：贫血体虚，头晕，失眠，腰酸，四肢疲乏。

用法：一次 30ml，一日 2 次，直接服用。

出处：李锦开等，《现代中成药手册》，中国中医药出版社。

（5）柏子滋心丸（浓缩丸）

功效：滋阴养心，安神益智。

适应证：心血亏损，神志不宁，精神恍惚，夜多怪梦，怔忡惊悸，健忘遗泄。

用法：一次 8 丸，一日 3 次，温水送服。

出处：徐春甫，《古今医统大全》，中医古籍出版社。

（6）刺五加糖浆

功效：益气健脾，补肾安神。

适应证：脾肾阳虚，体虚乏力，食欲缺乏，腰膝酸软，失眠多梦。

用法：一次 20ml，一日 2 次，直接服用。

出处：欧阳建军等，《临床实用方药手册》，湖南科学技术出版社。

（7）琥珀安神丸

功效：育阴养血，补心安神。

适应证：心血不足，怔忡健忘，心悸失眠，虚烦不安。

用法：一次 1 丸，一日 2 次，口服。

出处：郑泽，《墨宝斋集验方》，中医古籍出版社。

4. 单方验方

百合清心调志汤：百合 10g，生地黄、熟地黄各 12g，太子参 10g，知母 5g，石斛 10g，桂枝 5g，白芍 10g，酸枣仁 12g，陈皮 6g，白术 12g。

随症加减：汗出多者，加煅牡蛎、煅龙骨、浮小麦；口干口苦者，加淡竹茹、黄连；情志抑郁喜叹息者，加广郁金、佛手；目眩者，加桑叶、菊花、钩藤。

用法：水煎，每日 1 剂，早晚分服。4 周为 1 个疗程，连服 3 个疗程。

功效：滋补肾阴，养血宁心安神。

出处：《江苏中医药》，2004，7（7）：31。

（四）名医诊疗特色

（1）桃仁复苏汤（刘寿康）：桃仁、生大黄、桂枝、石菖蒲、远志各 10g，朱砂 15g，龙骨、牡蛎各 30g，蜈蚣 2 条，玄明粉（冲）10g，甘草 6g。适用于老年痴呆症体质壮实者。

（2）益气化瘀醒脑汤（谢昌仁）：党参 30g，黄芪 60g，丹参 20g，桃仁、川芎各 10g，地龙 15g，红花 5g，天竺黄、石菖蒲、远志各 6g，鹿角霜 15g。

（3）健脑散（朱良春）：红参 15g，地鳖虫、三七、当归、枸杞子各 21g，制马钱子、川芎各 15g，地龙、制乳香、制没药、炙全蝎各 12g，紫河车、鸡内金各 24g，血竭、甘草各 9g。研极细末，装入胶囊，每服 4.5g，早晚送服。

（4）痰浊阻窍方（李凌云）：陈皮、党参、浙贝母、茯苓各 15g，泽泻 10g，法半夏 8g，胆南星、砂仁各 6g，石菖蒲 20g，白术 12g。

用法：水煎分 3 次服，每日 1 剂。

功效：健脾化痰开窍。

五、预 后 转 归

痴呆相关失眠病情呈进行性加重，患者几年之内丧失独立生活能力，多死于肺部感染和营养不良。如能及时发现、及早治疗，部分非变性病痴呆患者预后相对较好。痴呆已被称为当前世界上的"流行病"之一，在发达国家被估计为第四位最常见的死亡原因。

老年痴呆症患者的日常生活能力下降，他们不认识配偶、子女，穿衣、吃饭、大小便均不能自理；有的还有幻听幻觉，给自己和周围的人带来无尽的痛苦和烦恼。老年痴呆症患者的平均生存期为 5.5 年，继心血管病、脑血管病和癌症之后，老年痴呆症成了老年人健康的"第四大杀手"。痴呆已不是老年人的"专利"，四五十岁就患痴呆的人数也在逐年增加。老年痴呆症逐步呈现年轻化趋势，血管性因素在发病中所起的作用也日益突出。事实上，老年痴呆症在中年就开始有症状和反应，如果没有早期发现和治疗，等病情发展到严重程度就无法治愈了。对于痴呆相关失眠，家庭及社会关注度不高，患者就医不及时，特别是中医药干预较少，应引起人们的重视。

六、预 防 调 护

（一）预防

痴呆相关失眠是一种常见的疾病，导致老年痴呆症的原因有很多，年龄、遗传、脑外伤等都可能是老年痴呆症的诱因。由于痴呆相关失眠的病因不同，预防的方法也不同，主要有以下几个方面。

（1）饮食均衡，避免摄取过多的盐分及动物性脂肪。每日食盐的摄取量应控制在 10g 以下，少吃动物性脂肪及糖，蛋白质、食物纤维、维生素、矿物质等都要均衡摄取。

（2）适度运动，维持腰部及脚的强壮。手的运动也很重要，常做一些复杂精巧的手工会促进脑的活力，做菜、写日记、吹奏乐器、画画、养小动物等都有预防痴呆的效果。

（3）避免过度喝酒、吸烟，生活有规律。喝酒过度会导致肝功能障碍和脑功能异常。一天喝酒超过 0.3L 的人比起一般人容易患脑血管性痴呆。吸烟不只会引发脑血管性痴呆，也是心肌梗死等危险疾病的重要原因。

（4）预防动脉硬化、高血压和肥胖等生活习惯病，早发现、早治疗。

（5）小心别跌倒，头部摔伤会导致痴呆。高龄者必要时应使用拐杖。

（6）对事物常保持高度的兴趣及好奇心，可以增加人的注意力，防止记忆力减退。老年人应该多做些感兴趣的事及参加公益活动、社会活动等来强化脑部神经。

（7）要积极用脑，预防脑力衰退。即使在看电视连续剧时，随时说出自己的感想便可以达到活用脑力的目的。读书发表心得、下棋、写日记、写信等都是简单而有助于脑力的方法。

（8）随时对人付出关心，保持良好的人际关系，找到自己的生存价值。

（9）保持年轻的心，适当打扮自己。

（10）避免过于深沉、消极、唉声叹气，要以开朗的心情生活。高龄者常须面对退休、朋友亡故等失落的事情，很多人因而得了抑郁症，导致自身免疫功能降低，没有食欲和体力，甚至长期卧床。

在预防方面，应提高自我保健意识，养成良好的生活习惯，积极戒除不良的生活习惯，认真按医嘱治疗高血压等慢性病。应养成良好的用脑习惯，不断学习，培养业余爱好，多与人接触，拥有社会支持群体，坚持生活自理，从而让自己获得个人的最大可能的满足与尊严。"老"是痴呆最重要的危险因素。85 岁以上的老年人中每 3 人就有 1 人可能患有痴呆。有研究表明独居、内向、文化程度低、长期使用铝制品餐饮用具、有痴呆阳性家族史、有头部外伤史、有高血压病史、有抑郁症病史、长期过量饮酒、吸毒、长期职业暴露等都是痴呆的易患因素，具有这些易患因素的人群应进行定期筛查。随着我国人均寿命的延长，社会老龄化日趋加重，老年痴呆症的发病率也相应增加，在辨证的基础上，在用药物进行治疗的同时，还需要在精神上多关心体贴患者，在饮食上多注意调养，引导他们多进行一些适合老年人身心健康的体育锻炼，只有进行综合治疗，才能最终取得明显的效果。

（二）调护

（1）首先要预防老年人卧床不起。对老年痴呆症患者，家人往往产生过度的保护倾向，这是造成患者卧床不起的最大原因。患者一旦卧床不起，可出现许多并发症，这将会加重痴呆症状，缩短其寿命，因此对于早期痴呆患者，家人应该让他们在家人的看护和指导下做一些力所能及的事情。另外，家人还要了解患者的心理状态，绝对不能疏远患者，要帮助患者消除心理障碍及行为障碍，帮助患者恢复记忆。这对早期患者的防治来讲，是非常重要的环节。患者的睡眠要有规律，防止昼夜颠倒，必要时应给予一定的药物治疗。

（2）要注意饮食和营养。老年痴呆症患者一般都有不同程度的饮食障碍和吞咽障碍。再者，由于老年人本身肾功能及消化吸收功能低下，基础代谢降低和身体活动减少等因素，导致体内对营养素的利用、吸收出现障碍，导致患者营养不良，甚至出现贫血。因此对痴呆患者的饮食要考虑量和质的平衡，要选用容易消化、容易吞咽的食物，对蛋白质、脂肪的摄入不必加以限制。低营养状态，会进一步加速疾病的发展。

（3）保持日常卫生习惯。对早期痴呆患者要尽可能帮助其保持日常生活习惯和卫生习惯，如起居、穿衣、刷牙、洗脸等，即使做得不规范，也要尽可能让患者自己去做，这也是防止疾病进一步发展所不可忽视的环节。对卧床不起的患者，必须给予护理，包括清洁口腔，定时给患者洗澡、洗头，勤换衣服。痴呆患者时常出现大小便失禁，一旦出现大小便失禁，即病情已到了相当严重的时期。排便、排尿要及时处理，清洗干净，保持皮肤清洁干燥，以防感染。

七、专方选要

（一）安神温胆汤

组成：半夏 10g，陈皮 10g，茯苓 15g，竹茹 15g，枳实 10g，炒酸枣仁 20g，香附 15g，郁金 10g，柴胡 10g，茯神 15g，远志 10g，石菖蒲 10g，甘草 10g。

随症加减：若肠腑热结，大便干燥，加酒大黄。

用法：水煎，每日 1 剂，早晚分服。

功效：镇静安神，化痰清热。

适应证：心胆虚怯，触事易惊，心悸不安，虚烦不寐等症。

出处：陈无择，《三因极一病证方论》，中国中医药出版社。

（二）桂枝加龙骨牡蛎汤加味

组成：桂枝 15g，芍药 15g，甘草 10g，大枣 15g，龙骨 15g，牡蛎 15g，茯神 15g，生姜 10g，远志 15g，合欢皮 30g。

随症加减：汗出过多，气短乏力明显者加浮小麦 30g，黄芪 18g，白术 15g；阴虚火旺者加黄连 6g，阿胶 15g，柏子仁 30g，生地黄 20g；心血不足者加龙眼肉 15g，木香 6g，炒酸枣仁 30g。

用法：水煎，每日 1 剂，早、中、晚各服 1 次。

功效：调和阴阳，潜镇摄纳。

适应证：心悸、胸闷、失眠、自汗、盗汗等症。

出处：张仲景，《金匮要略》，中国中医药出版社。

八、研 究 进 展

（一）病因病机

痴呆的精神症状是痴呆神经生物学病理改变的一部分。现有研究提示，载脂蛋白 Eε4（ApoEε4）等位基因增加了 AD 的患病率。大脑白质病变与痴呆患者的淡漠和脱抑制明显相关。AD 患者的大脑白质高信号与焦虑、异常运动行为和睡眠行为相关，脱抑制则与白质高信号体积减小有关，脑白质改变增加了精神症状的患病率，但是大脑体积和海马体积与精神症状无关。上述研究结果提示，痴呆的精神症状有着广泛的生物学基础，从遗传学基础到脑结构的改变都可能引起痴呆精神症状的变化。

现代医学研究表明，老年性精神病患者的大脑呈弥漫性萎缩，脑回变窄，脑沟增宽，神经细胞内脂褐质增多，神经原纤维缠结和颗粒空泡变性，与祖国医学的脑髓空虚、痰瘀互结的病理改变吻合。通过补肾养心，化瘀祛痰疗法可补充大脑所需物质，如维生素 E、维生素 C、B 族维生素、蛋白质、卵磷脂等，起到营养脑细胞、改善微循环、增加脑血流、清除自由基等作用。

阿尔茨海默病受遗传因素的影响。调查显示，80 岁以后 15% 的人有罹患痴呆性疾患的危险。亲族中有阿尔茨海默病患者的患病概率也相对要高。其中，更有 13 岁的小女孩罹患阿尔茨海默病的纪录。大规模调查显示，多摄取蔬菜、鱼虾类食物将降低患阿尔茨海默病的概率，过多摄取肉类则会使患病概率提高。蓝藻生物皆含有神经毒素 β-N-甲氨基-L-丙氨酸（β-N-methylamino-L-alanine，BMAA），BMAA 已证实会对动物产生强烈的毒性，加速动物脑神经退化、四肢肌肉萎缩，小量 BMAA 积累已能选择性杀死老鼠的神经元。蓝藻门的生物包括发菜、螺旋藻等。香港中文大学呼吁大众停止食用发菜，以降低患上老年痴呆症的风险。

　　曾有学说认为摄取过量铝离子是阿尔茨海默病的原因之一，但是这一说法目前已不被采信。阿尔茨海默病患者脑内检测出的铝离子浓度通常比正常人高出数十倍，这是阿尔茨海默病的成因还是其导致的结果，目前还不明了。

　　（二）辨证思路

　　朱良春老师治疗老年痴呆症亦有独到之处，尤其是用药和剂型与众不同，值得效法。久病痴呆拟妙法，缓缓斡旋"健脑散"。老年痴呆症治法多种多样，后学者莫衷一是。朱老指出："老年痴呆症，临床上主要有两类，一为老年性痴呆，另一为脑血管性痴呆，而后者居多数。两者之病理进程虽有所不同，但其结局均为脑细胞萎缩；其病变之症结中心则为肾虚。"因肾虚，久则导致五脏亏虚，五脏亏虚必夹痰瘀，因为痰瘀是五脏亏虚的病理产物。津血同源，痰瘀相关，津聚则为痰，血凝则为瘀。故唐容川言："须知痰水之壅，由瘀血所致。"张景岳言："痰涎本为气血……气化失其正，脏腑病，津液败，而血气即为痰涎。"因此肾虚导致五脏亏虚，必然兼夹痰瘀，故虚中夹实是老年痴呆症之根本病机。因痰瘀壅阻脉道，势必形成血栓，阻塞微循环，使窍道不通，气血津液运行输布失常，乃至脑髓失充，元神失养，导致智能活动障碍，发为痴呆。朱老指出"中医的肾是对下丘脑、垂体、靶腺之神经、内分泌、免疫、生化、代谢等生理病理的概括。肾虚是以神经内分泌紊乱为主的机体内环境综合调控机能的障碍，这些障碍既导致衰老的出现，也是血瘀的根源，肾虚和血瘀互为因果。"早在 20 世纪 70 年代初朱老就精心拟制益气化瘀补肾健脑之"健脑散"，临床先用以治疗脑震荡后遗症取得殊效，后稍加出入移治老年痴呆症同获著效。"健脑散"拟人参、鹿茸为对，制马钱子、地龙为对，紫河车、甘草为对，枸杞子、益智仁为对，天麻、炙全蝎为对，鸡内金、地鳖虫为对，当归、川芎为对，郁金、红花为对（上药共研粉，每次服 5g，日服 2 次，早晚空腹蜜水送服，加水蛭者忌蜜水）。

　　老年痴呆症是一种进行性精神衰退的疾病，临床表现以痴呆症状最为突出，病理改变以大脑的萎缩和变性为主。随着人类寿命的普遍延长，老年痴呆症的发病率有逐渐上升的趋势。现代医学对本病以控制病情、对症治疗、加强护理为主，迄今尚无特效疗法，因此很有必要研究和开发中医学对本病的治疗方法。近代老年医学迅速发展，对本病的基础研究和临床报道日渐增多，但受传统观念束缚，大多倾向从"肾虚"寻找答案。颜德馨教授独树一帜，近年来在探讨气血与衰老关系的同时，从理论、临床实践和实验研究等方面证实了"老年痴呆症"与瘀血直接相关。老年痴呆症患者具有颜面、四肢老年斑，巩膜瘀丝累累，肌肤甲错，舌紫或兼瘀斑等典型瘀血指证。颜德馨教授提出"纯者灵、杂者钝"的观点。老年痴呆症以脑血管性痴呆为多见，因大脑持续缺血与代谢损伤而出现感知、记忆、抽象概括能力和创造思维能力等严重障碍，它主要与脑血管循环障碍、全脑缺血有关。并且全脑血流量的降低程度与痴呆的严重程度成正比。近代实验室研究亦发现老年痴呆症患者的大脑呈弥漫性脑萎缩、脑回变窄、脑沟增宽、神经细胞内脂褐质增多、神经原纤维缠结和颗粒空泡变性，均证实本病与瘀血相关。老年痴呆症证属中医学"痴呆"范畴，现代医学虽有老年性痴呆、早老性痴呆、脑血管性痴呆之分，但就中医辨证分析，则表现为虚实两个方面。虚主要是肾虚和气血亏虚，实主要缘于瘀血、痰浊。因此治疗时必须根据虚实的轻重程度而分别施治，而且应认识到本病呈慢性过程，不能一蹴而就，而应据不同症状耐心施治。老年痴呆症的中医治疗分为益肾填精法（传统治法）、活血通窍法、益气养血法、清热涤痰法等。临证时可据患者不同症状灵活加减化裁，而且由于该病病程长，治疗中单纯的虚证和实证较少，常常表现为虚实夹杂，所以在治疗中必须邪正兼顾，益气化瘀、补肾健脑并用。如颜老的经验方醒脑复智冲剂和健脑散，两方都兼顾气血，祛邪扶正，疗效较好，临床可酌情选用。

（三）治法探讨

研究表明，胆碱酯酶阻断剂可减轻阿尔茨海默病患者的精神症状。日本 Eisai 株式会社研发的乙酰胆碱分解酵素阻断剂，作为认知改善药物，被用于治疗阿尔茨海默病。此外，针对阿尔茨海默病伴有的失眠、易怒、幻觉、妄想等"周边症状"，通常使用对症的药剂如安眠药、抗精神病药、抗癫痫药、抗抑郁症药等。

神经元保护剂（美金刚，memantine）可以阻断谷氨酸对于脑细胞的破坏，借此减缓生活技能日渐丧失的进程，也是目前唯一治疗中、重度失智症的药物。

其他的治疗方法，如通过散步等改善昼夜生活节奏，将有纪念意义的照片、纪念品等放置在患者旁边给予患者安心感等非药物手段也被认为对患者的失眠、不安等症状有效。

临床治疗本病要以补肾填精、养心安神、活血化瘀、涤痰开窍为原则组方。基本方：熟地黄、山药、枸杞子、炒酸枣仁、怀牛膝、川牛膝各20g，山茱萸肉、龟板膏（烊化冲服）、制何首乌、茯神各15g，紫河车粉（装入胶囊吞服）、五味子、炙远志、红花、枳壳、陈皮各6g，猪蹄筋、丹参各30g，麦冬、桃仁、当归、法半夏、胆南星、竹茹、石菖蒲、益智仁各10g。偏阴虚者加知母10g，黄柏3g，旱莲草20g，女贞子30g。偏阳虚者加鹿角、肉苁蓉、淫羊藿、补骨脂各10g。每日1剂，文火煎3次，三次煎得的药汁相混合，分4次口服。1个月为1个疗程。经临床验证，疗效显著。中医学根据其发病年龄大，衰老征象明显，如形体消瘦，步态不稳，动作笨拙，反应迟钝，发白稀疏，皮肤干燥，老年斑多，齿脱，耳不聪，以及性格改变，智能低下，精神障碍等临床表现，可以概括为以肾精不足，脑海空虚，心神失养为本，以肾精不足，肾气衰弱，推动无力致血瘀津凝，痰瘀互结为标。

（四）中药研究

1. 单药研究

（1）酸枣仁：味甘、酸，性平，归心、肝、胆经，功效养心益肝，安神。本品能养心阴，益肝血而有安神之效，为养心安神之要药。临床用于心肝阴血亏虚，心失所养所致的心悸、失眠、头痛、头晕症状，可配伍当归、白芍、龙眼肉等养阴血，安心神。现代药理研究表明，酸枣仁含皂苷、三萜类化合物和黄酮类化合物，其皂苷、黄酮苷、水及醇提取物分别具有镇静催眠和抗心律失常的作用，并有协同巴比妥类药物的中枢抑制作用，其水煎液及醇提取液有镇痛和抗惊厥的作用。

（2）茯苓：味甘、淡，性平，归心、脾、肾经。功效利水消肿，渗湿健脾，宁心。在治疗失眠的应用中，取其益心脾而宁心安神的作用。常用治心脾两虚，气血不足之心悸、失眠、健忘，多与黄芪、当归、远志同用，如归脾汤；若心气虚，不能藏神，惊恐而不安卧者，常与人参、龙齿、远志同用，如安神定志丸。

（3）茯神：味甘、淡，性平，归心、脾经。茯神为茯苓菌核中间天然抱有松根（即"茯神木"）的白色部分。因本品抱木心而生，故入心者居多，功专导心经之痰湿，以开心益智、安魂养神，用于治疗心虚惊悸、失眠、健忘、惊痫、小便不利。茯神与茯苓配伍使用，则安神之力增强。

（4）龙骨：味甘、涩，性平，归心、肝、肾经。功效重镇安神，平降肝阳，收敛固涩。临床常用于治疗神志不安，失眠，惊痫，癫狂等，常与酸枣仁、茯苓、远志等同用。龙骨还可治疗阴虚阳亢之虚阳上越、头晕目眩，适用于肝阴不足、虚阳上越所引起的头目昏花等症，可配牡蛎、白芍等同用，有平肝益阴、潜敛浮阳的功效，如镇肝熄风汤；龙骨又有收涩之功，失眠伴有遗精、崩漏、虚汗、泄泻、带下、小便频数（证属心肾两虚）等症者，皆可应用。

（5）龙齿：味涩，性凉。功能镇惊安神。适用于惊恐、心悸等症。用量用法与龙骨相同。

2. 复方研究

七福饮：方中人参、白术补气益心脾、安神益智；熟地黄、当归养血和血以养心脾，酸枣仁、远志养心安神；甘草和中。诸药合用共奏补气养血、滋补肝肾、宁心健脾、益智安神功效。抗痴呆作用机制主要包括抑制神经细胞凋亡、降低脑内炎症反应、增强胆碱能神经传递和清除自由基等。

（五）外治疗法

1. 穴位贴敷疗法 将吴茱萸20g、合欢皮10g、酸枣仁10g打碎，磨成细粉，加入生姜汁调成膏状，分别敷在患者的三阴交、涌泉、心俞、肾俞等穴位，每日敷1次，每次持续敷贴5小时，连续敷1个月；穴位贴敷的中药都要现配现用，在贴敷时，药膏要均匀地敷在穴位上；在贴敷穴位前后，可以适当按摩穴位，这样有利于药物吸收，可以最大程度上增加疗效，当按摩到穴位有热胀感时，即可停止按摩；如果患者在贴敷后出现局部皮肤瘙痒、疼痛、烧灼感等症状，医护人员应该立刻取下药膏贴，为患者清洗皮肤，在清洁皮肤后，用酒精擦拭患者的贴敷穴位处，防止感染；在中药穴位贴敷期间，提醒患者注意饮食，切忌食用生冷、辛辣、刺激性食物，禁饮浓茶、咖啡和红牛等兴奋饮料。

2. 穴位埋线疗法 韩丹等治疗失眠，初诊采用五脏俞加膈俞穴埋线，2周后面部皮下浅筋膜埋线，4周后五神穴加膈关穴埋线，6周后督七针埋线，在对比匹兹堡睡眠质量指数量表（PSQI）评分和疗效评分方面发现，治疗8周结束时总有效率为67.5%，治疗结束后8周随访时总有效率为85.0%。此治疗通过在皮下浅筋膜形成持续刺激，在中枢神经系统和免疫系统的共同参与下实现维持机体内环境稳定的目的，从而调理亚健康失眠，并指出此法具有较好的近远期疗效。毋振华等采用头部穴位埋线治疗失眠患者38例，穴位取双侧百会、神庭、风池，总有效率为81.58%。章少颖等将123例气血两虚型失眠患者随机分为埋线组 41 例、针刺组 41 例、药物组 41 例，指出穴位埋线疗法的近期及持续疗效满意，与另 2 组相比治疗频率低、时间短、患者更易于接受。刘卓兰等在督脉上棘突下压痛点穴位埋线治疗 40 例顽固性失眠患者，指出督脉压痛点埋线疗法对治疗顽固性失眠疗效颇佳，且使用方便、简洁。丁超等采用双侧百会、神庭、风池穴穴位埋线的方法，与口服艾司唑仑片治疗 64 例失眠患者的疗效进行对比，指出头部穴位埋线改善失眠患者入睡时间劣于口服艾司唑仑片，而改善日间功能障碍优于口服艾司唑仑片，是一种治疗失眠的有效方法。俞鑫佳等选取心俞、肝俞、脾俞、肾俞、气海、关元、内关、足三里、三阴交进行穴位埋线治疗 30 例女性更年期失眠患者，总有效率为 86.7%。

3. 中药足浴疗法　唐连婷在《中药足浴治疗失眠症患者效果观察》中，采用中药生地黄 15g，酸枣仁、夜交藤各 20g，丹参 30g，川芎 10g，益母草 15g，五味子 15g，柴胡 15g，朱砂 1g，甘草 6g，由医院制剂室制成 150ml 浓缩药液，真空塑封，冷却后备用。指导患者早晚 2 次泡脚。先倒 2500～3000ml 温水，再倒入 150ml 浓缩药液，水温以 35～50℃为宜。稍冷后及时添加热水，边泡边用两脚对搓脚心，至下肢及背部微微汗出，每次 30 分钟。结束后及时擦干双脚，注意保暖。每晚临睡前半小时口服艾司唑仑 1mg。对照组于睡前半小时口服艾司唑仑 1mg，两组均以 14 日为 1 个疗程。结果显示：中药足浴疗法联合艾司唑仑治疗失眠，其显效率显著优于单用艾司唑仑，差异有显著性（$P<0.05$）。提示中药足浴疗法简便，疗效显著，且安全、可靠、无副作用。

（六）评价及瞻望

痴呆相关失眠的研究资料不多，西医一般以控制痴呆进展配合安眠类药物使用为主要治疗方法。痴呆属于原发性老年性退行性改变，其本身就是治疗的难点，只能通过治疗改善其症状或控制病情，不任由其快速发展。虽然中医在治疗此病方面有明显特色，但中医临床治疗方面仍存在一些问题，如中医药专方研究，尤其是针对痴呆性失眠的专病研究偏少，临床研究仍处于初级阶段，还缺乏多层面、多角度的研究。我们需要不断研究经典，反复实践验证，发挥中医药的优势，使得中医更好地为广大失眠患者服务，不断在运用中西医结合治疗失眠方法的创新方面进行有益的尝试。

第五节　胃食管反流相关失眠

胃食管反流相关失眠（sleep-related gastroesophageal reflux）是指胃食管反流患者在具备充分的睡眠机会和环境的前提下，发生以失眠为主的睡眠质量不满意状况，包括难以入睡、睡眠不深、多梦、醒后不易再睡、早醒，或自觉睡眠明显不足等。正常人可以发生生理性胃食管反流，多见于白天餐后，睡眠中发生者较少，反流时间短，每日总时间在 1 小时内，无任何症状。病理性胃食管反流在日间和夜间均可发生，反流时间长且频发，引起黏膜损伤并产生临床症状。胃食管反流常常引起睡眠紊乱。

中医理论认为消化系统疾病患者不寐的原因常常是胃气失于和降，胃脘搅扰不适，浊气上泛，扰动心神而卧不安寐，即"胃不和则卧不安"。

一、病因病机

（一）现代医学认识

1. 胃肠疾病患者导致失眠的因素

（1）生理因素：干扰患者睡眠的主要因素之一。胃脘部不适、恶心、呕吐、疼痛、腹泻、腹胀等是干扰睡眠的生理因素，这些症状可直接影响患者的心理状态和功能，促使焦虑、抑郁等多种情绪障碍的发生，进而导致失眠。

（2）心理因素：胃肠疾病患者过分担心疾病的预后、病情反复、住院费用、对学习工作及家庭的影响，这些是干扰睡眠的主要心理、社会因素。担心或忧郁等不良情绪可导致网状内皮系统活动增强，交感神经兴奋，血浆中去甲肾上腺素水平升高，机体活动增强，从而引起睡眠改变，如入睡较慢，浅睡眠时间相对增加，或者慢波睡眠及快速眼球运动（REM）睡眠减少，睡眠时段频繁更换及夜间醒来次数增加。上述负性情绪体验通过自主神经系统的功能活动，影响5-羟色胺、多巴胺等神经递质的合成和分泌，引起或强化躯体反应，并成为消化系统疾病发病的心理基础。

2. 睡眠障碍对消化系统的影响

睡眠障碍对消化系统的影响机制复杂，主要原因为刺激自主神经，影响体内激素水平，从而影响消化器官功能，最终造成损伤。现代医学研究结果认为，各种不良情绪及睡眠障碍导致大脑皮质功能失调，迷走神经兴奋，引起壁细胞与G细胞大量分泌胃酸，亦可导致肾上腺皮质激素分泌亢进，促使胃酸与胃蛋白增多而减少胃部的血流量，胃的自我修复能力下降，胃黏膜变薄，发生溃疡及浅表性胃炎，最终使细胞发生恶变。如果此前已存在胃黏膜损伤，则会使损伤不断加重。由此可见心理和情绪障碍是导致消化系统疾病的重要因素之一，同时睡眠障碍又使病情加重，形成恶性循环。

对于胃肠疾病患者来说，心理、睡眠、疾病三者之间关系密切，相互影响。因此，治疗胃肠相关失眠的同时，需积极治疗胃肠疾病，减少胃肠道不适症状，进一步改善睡眠质量，促进疾病早日康复。

（二）祖国医学认识

胃食管反流症状主要是反酸、胃脘部胀满、烧灼不适等，反酸在中医古籍中多称为"吐酸""噫醋""吞酸"等。反酸病名最早见于《素问·至真要大论》，其曰"诸呕吐酸……皆属于热""少阳之胜，热客于胃……呕酸善饥"。可见呕吐与反酸的病机关系密切，其发生与火热邪气有关。《四明心法·吞酸》曰"又有饮食太过……脾气不运而酸者，是怫郁之极，湿热蒸变，如酒缸太甚则酸也""盖寒则阳气不舒，气不舒则郁而为热，热则酸矣"，说明饮食停滞日久，湿热内生或者寒郁化热，均可导致吐酸。患者反酸时，常伴有干哕、呕吐、胃胀、嘈杂不适等症状。脾胃失于充养，运化失司，寒热痰食之邪阻于中焦，使精微不布，湿邪内生，脾不升清，胃不降浊，气机痞塞不畅；或因肝热横逆犯胃，胃阴伤而生燥热，胃热气逆，脾阳受损而生寒湿，使寒热错杂；或因肝气犯胃，胃失和降，气行不畅，气机上逆，血行瘀滞。故反酸多表现为寒热错杂，虚实夹杂，中焦气机逆乱，升降失常。

《素问·逆调论》曾提出"胃不和则卧不安"。胃不和，是指胃病和胃肠不适；卧不安，就是睡眠障碍，表现为入睡困难、睡眠不深、易惊醒、醒后不易入睡、夜卧多梦、早醒、醒后感到疲乏或缺乏清醒感等。一般患有慢性胃炎、肠炎、胃溃疡、或处于十二指肠溃疡急性期的失眠患者，大部分晚上不易入睡，睡后易醒，睡眠时间短，起床后乏力、头昏、记忆力差。可见"胃不和"确实与睡眠障碍有着密切的关系。因脾胃居中焦，为气机升降之枢纽。若饮食不节，损伤脾胃，则聚湿成饮，酿热生痰，或宿食停滞，壅遏于中，浊气不降，上扰胸膈，心神不安而致失眠。

二、临床诊断

（一）辨病诊断

1. 诊断标准（参照《中国失眠防治指南（2012版）》

（1）症状标准：具有明确的胃食管反流病诊断并至少应符合以下第1）～3）项或第1）、4）项。

1）睡眠中有反复觉醒的主诉，偶可无症状。

2）睡眠中发作性胸部不适或胸骨下烧灼痛。

3）睡眠期间出现以下1项或多项特征：①口中有发酵味或苦味；②咳嗽或窒息感；③烧心感。

4）多导睡眠图提示存在以下特征之一：①从睡眠中激醒；②睡眠期间pH监测明确存在胃食管酸反流。

（2）严重标准：对睡眠数量、质量的不满引起明显的痛苦或功能受损。

（3）病程标准：至少每周发生3次，并至少已持续1个月。

（4）排除标准：排除其他躯体疾病或精神障碍导致的继发性失眠。排除其他类型睡眠障碍（如睡眠调节性障碍、心理生理性失眠等）。

说明：如果失眠症状已经符合症状标准、严重标准、排除标准，但存在病程较短（如病程短于1个月），失眠频率较低（如每周1～2次）的情况，则应诊断为胃食管反流相关失眠亚临床状态。

2. 相关检查

（1）多导睡眠图：多导睡眠图结合薄壁含水导管传感器持续测定食管压力和pH发现，睡眠中胃食管反流发作常导致激醒。食管测压法对每小时觉醒次数、睡眠潜伏期和NREM睡眠第1期比例等睡眠结构影响较小。

（2）其他检查：内镜检查结合活检可以明确食管黏膜病变性质和程度。肉眼检查无食管损伤者也可能存在胃食管反流，食管X线钡透有助于明确梗阻性病变。胃食管反流压力测量可发现食管下段括约肌（LES）基础压降低和食管蠕动幅度下降，测定食管远端pH<4且持续30秒以上，则有诊断意义。

（二）辨证诊断

1. 肝郁化火型

临床证候：急躁易怒，入睡困难，甚或彻夜不眠，反酸或烧心，伴有头晕头涨，目赤耳鸣，目干口苦，不思饮食，便秘溲赤，舌红苔黄，脉弦数。

辨证要点：急躁易怒，夜不能眠，目赤耳鸣，反酸或烧心，便秘溲赤，舌红苔黄，脉弦数。

2. 心火炽盛型

临床证候：心烦不眠，躁扰不宁，入睡困难，反酸或烧心，口干舌燥，小便短赤，口舌生疮，舌尖红，苔薄黄，脉数或细数有力。

辨证要点：心烦不眠，反酸或烧心，口干舌燥，小便短赤，口舌生疮，舌尖红，苔薄黄，脉数或细数。

3. 痰热内扰型

临床证候：失眠心烦，多梦易醒，胸闷痰多，头晕目眩，反酸或烧心，口苦恶心，不思饮食，舌质偏红，苔黄腻，脉滑数。

辨证要点：失眠心烦，胸闷痰多，头晕目眩，反酸或烧心，舌质红，苔黄腻，脉滑数，均为痰热内盛之象。

4. 胃气不和型

临床证候：睡卧不安，胃脘不适，反酸或烧心，纳呆嗳气，或恶心欲呕，腹胀肠鸣，大便不爽或便秘，舌苔黄腻，脉沉滑。

辨证要点：不得眠卧，胃脘不适，反酸或烧心，纳呆嗳气，腹胀肠鸣，苔黄腻，脉沉滑。

5. 心脾两虚型

临床证候：失眠，或多梦易醒，醒后难以再睡，反酸或烧心，面色少华或萎黄，心悸健忘，头晕目眩，倦怠神疲，食少腹胀或便溏，舌淡苔白，脉细弱。

辨证要点：失眠，面色少华或萎黄，头晕目眩，反酸或烧心，倦怠神疲，食少腹胀或便溏，舌淡苔白，脉细弱。

6. 心肾不交型

临床证候：心烦不眠，入睡困难，多梦，反酸或烧心，头晕耳鸣，腰膝酸软，潮热盗汗，五心烦热，口舌生疮，咽干口渴，舌红少苔，脉细数。

辨证要点：不眠，头晕耳鸣，腰膝酸软，反酸或烧心，潮热盗汗，五心烦热，咽干口渴，舌红少苔，脉细数。

7. 心胆气虚型

临床证候：虚烦不眠，多梦易醒，反酸或烧心，胆怯易惊，终日惕惕不安，心悸善太息，或面色不华，胸胁不适，舌淡，脉弦细。

辨证要点：虚烦不眠，反酸或烧心，胆怯易惊，舌淡，脉弦细。

三、鉴 别 诊 断

若睡眠中觉醒伴有咳嗽或窒息感，应与睡眠相关的呼吸障碍、异常吞咽综合征、睡眠窒息综合征、睡眠相关喉痉挛及阵发性夜间呼吸困难等鉴别。内镜、多导睡眠图结合呼吸和pH测定有助于鉴别。动态食管 pH 监测可以进一步明确反流类型，区分生理性反流与病理性反流，其鉴别指标是 pH<4 的时间百分比（反流指数/总反流时间），正常值为 4.5%～7%。

四、临 床 治 疗

（一）提高临床疗效的要素

（1）规律服药，定期复查，保证舒适的睡眠环境。

（2）规律作息，戒烟戒酒，不喝刺激性饮料。

（3）清淡饮食，不食辛辣刺激、生冷食物。

（4）调畅情志，避免情绪障碍致原发病加重，从而进一步加重失眠。

（5）缓解或消除原发病（胃食管反流）和失眠及其伴随症状，是提高临床疗效的要素。因此成功治疗的关键是治疗胃食管反流，成功治疗胃食管反流是保证治疗效果和预防复发的最关键因素。

治疗大法为补虚泻实，调整脏腑气血阴阳。根据虚证阴血不足、心失所养的病机，采用补益心脾、滋阴降火、益气镇惊等治疗方法。根据实证火盛扰心的机制，采用疏肝泻火、清心泻火、清热化痰、消食导滞等治疗方法。治疗原则上强调在辨证论治基础上配合安神镇静。包括养血安神、清心安神、清热安神、和胃安神、益气安神、滋阴安神等治疗方法。注意精神治疗，消除顾虑和紧张情绪，保持精神舒畅。

（二）辨病治疗

1. 胃食管反流的治疗

（1）一般治疗：包括改变不良生活习惯，少吃多餐，少食刺激性食物。避免餐后平卧，减少各种增加腹压的情况。抬高床头是有效的方法，能使胃酸清除时间改善 67%，但不减少反流发作频率。

（2）药物治疗

1）胆碱能药物：能增加 LES 压力、增加食管蠕动效率、缩短胃酸清除时间和降低反流频率，如氯贝胆碱等。

2）胃动力药物：饭前及睡前服用，能增加 LES 压力，加强胃蠕动，防止胃内容物反流，如多潘立酮（吗丁啉）、甲氧氯普胺（胃复安）、西沙必利（cisapride）等。

3）抗酸药物：包括碱性药物、H_2 受体阻滞剂和质子泵抑制剂。能降低胃酸度，减轻反流对食管黏膜的损害，缓解烧心症状。有报道使用不同剂量法莫替丁（睡前 40mg 或 20mg每日 2 次；40mg 每日 3 次）降低日间和夜间酸与黏膜接触时间同样有效，与十二指肠溃疡仅睡眠时服药有效的情况不同。

（3）手术治疗：对难治性食管炎或狭窄、药物无效者可以进行外科治疗，如胃底折叠术。

2. 失眠的治疗
在睡眠期间，完整的传入觉醒机制对食管远段胃酸清除非常重要。已经证实经常服用镇静催眠药物和饮酒能延长胃酸的清除时间，加重胃食管反流。对胃食管反流相关失眠不能仅给予镇静催眠药物，而治疗原发病是改善睡眠的关键。合并阻塞性睡眠呼吸暂停患者使用经鼻持续正压呼吸治疗，能改善胃食管反流和缩短食管胃酸接触时间，对于无呼吸暂停的胃食管反流者也同样有效。

可选择镇静催眠药物如下。

（1）与苯二氮䓬（BDZ）类药物联合：BDZ 药物在临床上应用有很多优点，其药理学机制明确，价格低廉，镇静催眠效果肯定。同时，此类药物可缩短入睡潜伏期，降低夜间觉醒频率，延长总睡眠时间（TST）。

（2）与非苯二氮䓬（BzRA）类药物联合

1）唑吡坦：可缩短入睡潜伏期，增加睡眠的连续性。唑吡坦不会产生耐药性，很少引起失眠反弹，也无停药反应和药物依赖。唑吡坦舌下含片可缩短药物起效潜伏期，尤其适用于夜间醒来后无法恢复睡眠的患者。

2）艾司佐匹克隆（eszopiclone）：是 BzRA 新药，为佐匹克隆的 S-异构体，用于治疗失眠。其可改善患者的主观睡眠体验，对日间功能影响较小，安全性和耐受性好，常见不良反应有困倦感、头痛、头晕和闯入性梦境。

3. 焦虑的治疗　如焦虑症状明显者可加用抗焦虑药治疗。

（三）辨证治疗

1. 辨证论治

（1）肝郁化火型

治法：清肝泻火，宁心安神。

方药：龙胆泻肝汤加减。药用龙胆草、黄芩、栀子、泽泻、木通、车前子、当归、生地黄、柴胡、茯神、龙骨、牡蛎、甘草。方中龙胆草能清肝胆之火而除湿，为君药；黄芩、栀子助龙胆草清肝泻火，木通、车前子、泽泻助龙胆草利水渗湿，共为臣药；火郁发之，木郁达之，故以柴胡疏肝发散郁火；肝为藏血之脏，火郁须防耗伤肝血，故佐当归、生地黄以顾护肝血；茯神、龙骨、牡蛎镇心安神，使心神得安而寐；以甘草为使来调和诸药。如胸闷胁胀，善太息者，加郁金、香附、合欢皮以疏肝解郁；如心烦较甚者，可加服朱砂安神丸。

（2）心火炽盛型

治法：泻火清心安神。

方药：朱砂安神丸加减。药用朱砂、黄连、黄芩、栀子、连翘、当归、生地黄、甘草。本方应用时宜改丸为汤，朱砂以少量冲服。方中朱砂重镇以安心神，寒能胜热，以制浮游之火；黄连苦寒以泻心火；当归、生地黄滋养阴血以泻热；加栀子、连翘、黄芩以增强泻火除烦之功；甘草调和诸药。如胸中懊侬，胸闷泛恶者，可加淡豆豉、竹茹，以宣散郁火除烦；若便秘溲赤者，可加大黄、淡竹叶、琥珀，以引火下行安心神。

（3）痰热内扰型

治法：化痰清热，除烦安神。

方药：黄连温胆汤加减。药用黄连、半夏、陈皮、茯神、甘草、枳实、竹茹、大枣、远志、丹参、栀子、琥珀粉。方中半夏、竹茹、陈皮、枳实化痰清热兼以除烦；黄连、栀子泻火除烦；茯神、远志祛痰宁心安神；丹参养心安神；琥珀粉宁心安神；大枣和胃养心，甘草调和诸药。若心悸惊惕不安者，可加珍珠母、朱砂之类重镇安神；如失眠经久不愈，痰热较甚者，可加礞石、黄芩、大黄以降火泻热，逐痰安神，或用礞石滚痰丸。

（4）胃气不和型

治法：和胃安神，消食导滞。

方药：保和丸合越鞠丸加减。药用神曲、莱菔子、焦山楂、香附、苍术、陈皮、半夏、栀子、连翘、茯神、远志、合欢花、炙甘草。方中神曲、焦山楂、莱菔子消食导滞；半夏、陈皮、苍术理气化痰和胃；香附疏肝理气，调和肝胃；连翘、栀子清热除烦；茯神、远志、合欢花化痰宁心安神；炙甘草和中并调和诸药。若积滞化热，舌苔黄燥者，可加黄连以清心火；食滞较甚者，可加麦芽、谷芽以消食化滞；脘腹胀满较甚者，可加厚朴、枳壳、槟榔以理气消积。

（5）心脾两虚型

治法：补益心脾，养血安神。

方药：归脾汤加减。药用炙黄芪、人参、白术、当归、茯神、远志、酸枣仁、龙眼肉、炙甘草。方中炙黄芪、人参、白术补心脾之气，人参兼以安神；当归、龙眼肉补心脾之血；茯神、酸枣仁、远志养血安神；炙甘草既能和中，又能调和诸药。偏于血虚者，宜加熟地黄、白芍、阿胶以养血安神；若脾虚便溏而见虚寒之象，可加干姜、山药以温运脾阳。

（6）心肾不交型

治法：滋阴降火，交通心肾。

方药：黄连阿胶汤合天王补心丹加减。药用生地黄、黄连、阿胶、白芍、鸡子黄、玄参、五味子、丹参、当归、酸枣仁、朱砂、琥珀。方中生地黄滋阴壮水以制火；黄连清心泻火，以防心火过亢而不下交于肾；阿胶、白芍、鸡子黄、玄参、五味子养血敛阴；丹参、当归补血活血，使诸药补而不滞；酸枣仁养心安神；朱砂、琥珀清热镇心以安神。如心火旺者，可加连翘、竹叶、莲子心以清心火；若阴血不足，肝阳偏亢者，可加珍珠母、生龙齿以重镇安神。

（7）心胆气虚型

治法：益气镇惊，安神定志。

方药：安神定志丸加减。药用人参、茯苓、茯神、远志、石菖蒲、酸枣仁、五味子、夜交藤、生龙齿、生牡蛎。方中人参、茯苓补益心胆之气，使心胆气旺，神有所养，魂有所归；茯神、远志、石菖蒲、酸枣仁、五味子、夜交藤补心血，敛心气，定心神；生龙齿、生牡蛎镇惊以定志。如心肝血虚，惊悸汗出者，可重用人参，并加白芍、当归以补血敛阴安神；若胆虚不疏土，胸闷善太息，纳呆腹胀者，可加柴胡、陈皮、吴茱萸、山药、白术以疏肝健脾。

2. 外治疗法

（1）针灸疗法：针灸具有疏通经络，平衡阴阳，畅通气血，镇静安神的作用。阮经文等采用针灸治疗失眠前后自身对照法，依据针灸处方原则选穴，主穴加接脉冲电疗仪，配穴结合补泻手法，治疗4个疗程，利用匹兹堡睡眠质量指数积分对睡眠质量进行评判，结果证实：针灸能明显提高失眠患者的睡眠质量和改善白天社会功能，能够一定程度修复睡眠结构，重构睡眠的连续性，并能延长慢波睡眠时间和 REM 睡眠时间。针灸操作可分为体针、电针、腹针、头针、浮针、针刀等各种方法。

（2）推拿康复疗法：推拿康复是治疗失眠的重要物理疗法，具有安全、有效、无毒副作用、患者易于接受等优点。

（3）耳穴压豆疗法：是近年来出现的治疗失眠的有效手段。程梅等将中药白芥子、王不留行籽或者油菜籽等按照耳穴位置埋在压痛点处加以固定，刺激耳廓上的穴位或者反应点。通过经络传导，调整脏腑功能和内分泌系统，达到治疗目的。具体做法：取双侧耳穴神门、交感、内分泌、心、耳等穴位，将王不留行籽置于 0.5cm×0.5cm 的胶布中间，耳廓常规消毒后，将胶布按压在所取的穴位上，用手指前后对应按压王不留行籽若干次，反应点有明显酸胀感觉，直至全耳有温热感，并嘱患者每日自行按压 4～5 次，以增强疗效。5～7 日换药 1 次，两耳交替进行，7 日为 1 个疗程，2 个疗程后观察疗效。利用此法治疗 30 例失眠患者，结果证实，耳穴压豆对缩短入眠时间、减少觉醒次数、延长睡眠时间和提高睡眠质量均有良好效果。

3. 成药应用

（1）丹栀逍遥丸

功效：疏肝解郁，清热调经。

适应证：肝郁化火，胸胁胀痛、烦闷急躁、颊赤口干、食欲不振或有潮热，以及妇女月经先期、经行不畅、胸乳与少腹胀痛。

用法：口服，一次 6～9g，一日 2 次，早晚各 1 次。

出处：琚玮等，《新全实用中成药手册》，河南科学技术出版社。

（2）枣仁安神胶囊

功效：养心益肝，安神敛汗。

适应证：失眠。

用法：一次 5 粒，一日 1 次，临睡前口服。

出处：黄红中等，《实用中药师手册》，广东科技出版社。

（3）归脾丸

功效：益气健脾，养血安神。

适应证：心脾两虚型心悸、失眠。

用法：大蜜丸一次 1 丸；浓缩丸一次 8～10 丸；小蜜丸一次 9g；水蜜丸一次 6g，一日 3 次。

出处：江克明等，《简明中成药辞典》，上海科学技术出版社。

（4）柴胡舒肝丸

功效：疏肝理气，消胀止痛。

适应证：肝气不舒，胸胁痞闷，食滞不消，呕吐酸水。

用法：口服，一次 1 丸，一日 2 次，早晚各 1 次。

出处：琚玮等，《新全实用中成药手册》，河南科学技术出版社。

4. 单方验方

（1）用芹菜根 100g，切片加 5 杯水，熬取 2 杯，晚上睡前服下，效果显著。

出处：《中国民间疗法》，2012，20（8）：24。

（2）小米枣仁粥：小米 100g，酸枣仁末 20g，蜂蜜 30g。小米煮粥，候熟，入酸枣仁末，搅匀稍煮 1 沸或 2 沸即可。食用时将蜂蜜加入。每日 2 次，温热食。

功效：补脾润燥，宁心安神。

适应证：心神浮躁所致的失眠、多梦、纳食不香、大便干燥等。内有实热及外感表证者不宜用。

出处：春湖养生研究所，《中国药膳大辞典》，大连出版社。

五、预 后 转 归

对于胃食管反流相关失眠患者而言，早期疗效多与胃食管反流症状密切相关，通过积极治疗，胃食管反流症状可明显减轻或消失，失眠得到缓解，但胃食管反流易复发，可能致胃食管反流相关失眠反复发作。因此对治疗的心理预期要适当调整，做好长期治疗的准备。

六、预 防 调 护

（一）预防

养成良好的生活习惯，如按时睡觉，不熬夜，睡前不饮浓茶和咖啡，不吸烟等，保持心情愉快及加强体质锻炼等对失眠的防治有重要作用。

（二）调护

本病因属心神病变，故尤应注意精神调摄，做到喜恶有节，解除忧思焦虑，保持精神舒畅；养成良好的生活习惯，并改善睡眠环境，劳逸结合等，对于提高治疗失眠的效果，改善体质及提高工作、学习效率，均有促进作用。

七、专 方 选 要

（一）归脾汤

组成：白术、茯神、黄芪、龙眼肉、酸枣仁、人参、木香、甘草、当归、远志、生姜、大枣。

随症加减：不寐较重者，可酌加养心安神药，如夜交藤、合欢花、柏子仁。若脾失健运，痰湿内阻者，加陈皮、半夏、茯苓、肉桂（肉桂对脉涩者尤为相宜）等温运脾阳而化痰湿，然后再用前法调补。

功效：补养心脾，以生气血。

出处：严用和，《济生方》，人民卫生出版社。

（二）安神定志丸

组成：人参、茯苓、茯神、石菖蒲、姜远志、龙齿。

随症加减：若虚烦不眠，形体消瘦，为气血不足，可合用归脾汤。

功效：益气镇惊，安神定志。

出处：程国彭，《医学心悟》，人民卫生出版社。

八、研究进展

（一）病因病机

吐酸，是指泛吐酸水的症状，轻者又称"泛酸"或"吞酸"。本证常与胃痛兼见，但亦可单独出现。古代文献对本证的记载甚多，如《素问·至真要大论》说："诸呕吐酸，皆属于热。"阐明本证的病机主要为"热"。《素问玄机原病式新解·六气为病·热类·吐酸》说："吐酸，酸者，肝木之味也。由火盛至金，不能平木，则肝木自甚，故为酸也……或言吐酸为寒者，误也……皆属热也。其吐必酸，为热明矣，况热则五味皆厚。"指明吐酸属肝，并为热邪所致。《证治汇补·吞酸》说："大凡积滞中焦，久郁成热，则本从火化，因而作酸者，酸之热也。若客寒犯胃，倾刻成酸，本无郁热，因寒所化者，酸之寒也。"说明吐酸不仅有热而且亦有寒，并与胃有关。高鼓峰《四明心法·吞酸》更有详论，如谓："凡是吞酸，尽属肝木曲直作酸也。河间主热，东垣主寒，毕竟东垣言其因，河间言其化也。盖寒则阳气不舒，气不舒则郁而为热，热则酸矣，然亦有不因寒而酸者，尽是水气郁甚，需蒸湿土而成也，或吞酸或吐酸也。然又有饮食太过，胃脘填塞，脾气不运而酸者，是佛郁之极，湿热蒸变，如酒缸太热则酸也。然总是木气所致。"

胃食管反流相关失眠多以饮食不节、七情内伤、劳逸失调、病后体虚等为主要病因，其涉及的脏腑为心、脾、肝、胆、肾，其病机总属阴阳营卫失和，阳盛阴衰，阴阳失交，或为阴虚不能纳阳，或为阳盛不得入阴。失眠的辨证论治是指根据临床表现进行相应的辨证分析，施以具有中医特色的个体化治疗方法。失眠病性大体可分为虚实两端。《景岳全书·不寐》曰："不寐证虽病有不一，然唯知邪正二字则尽之矣……有邪者多实证，无邪者多虚证。"

（二）辨证思路

脾胃失于充养，运化失司，寒热痰食之邪阻于中焦，使精微不布，湿邪内生，脾不升清，胃不降浊，痞塞不畅；或因肝热横逆犯胃，胃阴伤而生燥热，胃热气逆，脾阳受损而生寒湿，使寒热错杂；或因肝气犯胃，胃失和降，气行不畅，气机上逆，血行瘀滞。故反酸多表现为寒热错杂，虚实夹杂，中焦气机逆乱，升降失常。本证多由肝气郁结，胃气不和而发，其中有偏寒、偏热之差异。属于热者，多由肝郁化热而致；属于寒者，可由寒邪犯胃，或素体脾胃虚寒而成；饮食停滞之泛酸噫腐者，是食伤脾胃之故。

（三）治法探讨

和胃降逆、安神助眠是基本治疗原则。但应根据实虚之不同分别予以治疗。偏于邪实者，治宜祛邪为主，分别采用解表、清暑、利湿、消食、化痰、导滞、攻下、理气或催吐等法，邪去则呕吐自止。偏于虚者，治宜扶正为主，分别用健脾益气、温中散寒、养阴和胃等法，正复则呕吐自愈。中医学认为失眠的一般治疗规律是以补虚泻实，调整脏腑阴阳为总的治疗原则。实证泻其有余，如疏肝泻火、清化痰热、消导和中。虚证补其不足，如益气养血、补益肝肾。在此基础上安神定志，如养血安神、镇静安神、清心安神。又由于脾胃痰湿、肝郁气滞、瘀血阻滞、肾阴亏虚、心肾不交等都可导致失眠，因此在治疗失眠时还需佐以行滞化痰、疏肝理气、交通心肾等方法。众多医家以此原则为指导治疗各种类型的失眠，均取得了很好的疗效。辛荣柏以养血安神汤（药物组成：柴胡、白术、姜半夏、茯苓、当归、郁金、生栀子、黄芩、黄连、党参、丹参、炒酸枣仁、远志、夜交藤、钩藤、生龙骨、桂枝、夏枯草、五味子）随症加减治疗顽固性失眠患者 46 例，其中柴胡、郁金疏肝解郁，清泻肝火；姜半夏、茯苓化痰开窍；黄芩、黄连清心泻火，泻热平肝；生龙骨、夜交藤镇静安神，潜阳平肝，并补气养血通络；党参、当归补气养心，补其耗伤之阴血；炒酸枣仁养肝血安神，滋阴除烦；丹参活血行气化瘀；桂枝为温补心阳之要药。诸药配伍，可清肝养心，补益心脾，镇静安神。

（四）中药研究

1. 单药研究

（1）北五味子：有人对北五味子水提取物的镇静、催眠药理作用进行了实验研究，结果表明北五味子水提取物能明显减少小鼠自主活动次数，增加阈下剂量戊巴比妥钠致小鼠睡眠数量，延长阈上剂量戊巴比妥钠致小鼠睡眠时间。证明北五味子水提取物有明显的镇静、催眠作用。

（2）花生枝叶：有人通过实验研究发现，花生枝叶提取物对小鼠的自发活动具有非常明显的抑制作用；在生产过程中得到的提取物也表现出较强的作用，与原提取物合用能增强对小鼠自发活动的抑制作用，据此生产的 891 安神合剂与戊巴比妥钠有较好的催眠协同作用，二者合用可延长小鼠睡眠时间，提高小鼠的入睡率。

2. 复方研究

（1）酸枣仁汤：为中医临床上首选的滋养安神方剂之一，主要用于肝血不足，虚火内扰心神所致的心烦失眠等症。有人通过对该方的实验研究发现，分别以酸枣仁汤水煎剂 15g/kg、30g/kg 剂量灌胃，在 30g/kg 时能显著减少小鼠自主活动次数，增加阈下剂量戊巴比妥钠所致小鼠睡眠数量，延长阈上剂量戊巴比妥钠所致小鼠睡眠时间。说明酸枣仁汤具有明显的镇静、催眠作用，并呈现一定的剂量依赖性。

也有人对酸枣仁汤的镇静、催眠作用机制进行了研究，观察了酸枣仁汤对小鼠脑组织内啡肽的影响，结果表明，灌服酸枣仁汤可使脑内内啡肽、强啡肽含量显著升高（ $P < 0.001$ ），亮啡肽含量略下降，但无统计学意义（ $P > 0.05$ ）。停药后安神胶囊组、酸枣仁汤低剂量（9g/kg）组内啡肽、强啡肽含量与生理盐水组比较无统计学意义；酸枣仁汤低剂量组、速效枣仁安神胶囊组停药 3 日后恢复至用药前水平；酸枣仁汤高剂量（18g/kg）组与生理盐水组比较仍保持较高浓度，有极显著意义，提示酸枣仁汤的镇静、催眠作用可能通过①突触后抑制；②突触前抑制；③对同一神经末梢的另一种兴奋性递质的调制作用三种方式，增加了阿片肽的释放，减少了其降解，增强了阿片肽和其受体的结合，从而起到了镇静、催眠的作用，而且酸枣仁汤的这种作用缓慢消失，这可能是其停药后不反跳的关键。

（2）温胆汤：其方名首见于《集验方》，后孙思邈收入《备急千金要方》，而今临床常常用温胆汤则出于《三因极一病证方论》，有人对《三因极一病证方论》之温胆汤的镇静、催眠作用进行了研究，以温胆汤原方煎剂灌胃 7 日后，发现其可以明显减少小鼠的自主活动次数，与空白对照组比较有显著性差异（$P<0.01$）；并可协同戊巴比妥钠延长小鼠睡眠时间、提高小鼠戊巴比妥钠阈下剂量时的入睡率，与空白对照组相比，差异均具有显著性（$P<0.01$）。阳性对照药地西泮组作用较温胆汤组显著，说明温胆汤具有与地西泮相似的镇静、催眠作用，与之不同的是连续灌胃后小鼠未见沉睡不醒，说明温胆汤作用缓和。

（3）四逆散：出自《伤寒论》，由柴胡、白芍、枳实、甘草四味药组成，是疏肝解郁、调和肝脾的基础方，在中医临床上主要用来治疗肝郁脾虚型失眠。有人通过实验研究证明，四逆散具有明显的催眠作用，能明显延长阈上剂量戊巴比妥钠所致小鼠睡眠时间，缩短入睡潜伏期，提高阈下剂量戊巴比妥钠致小鼠入睡率。

（4）调理阴阳方：此方是程士德教授的经验方，在临床上治疗倒班综合征有较好的疗效。倒班综合征是以倒班后失眠、健忘、精神不集中、疲倦乏力为主症的常见病。调理阴阳Ⅰ号方主要由柴胡、黄芩、半夏、石菖蒲、郁金、茯苓组成，晨服；Ⅱ号方主要由柴胡、黄芩、半夏、酸枣仁、合欢皮、远志组成，晚服。有人通过实验研究发现，倒班综合征精神神经系统症状可能与中枢神经细胞的功能活动有关。昼夜节律的改变，可能通过细胞膜离子转运的变化，使细胞膜表面电荷减少，神经细胞的兴奋性及其功能受到抑制，进而引起精神神经症状。倒班之初神经细胞膜流动性反射性增高，随后降低，随倒班时间的延长，又呈逐渐增高的总趋势。说明机体对昼夜节律变化所造成的影响在短期内有调节能力；若长期节律失常，机体将主动或被动地形成新的昼夜节律。实验结果证明调理阴阳方能保护神经细胞膜及神经细胞正常的功能，并且可使反射性增强的膜流动性降低至正常水平，说明其具有双向调节的功能。同时还发现，调理阴阳方有提高倒班大鼠腹腔巨噬细胞吞噬功能的作用，其与巨噬细胞的双向免疫调节功能有相似的作用机制。

（5）补脑丸：为虚证类非处方药，由当归、益智仁（盐炒）、龙骨（煅）、五味子（酒炖）、远志（制）、胆南星、枸杞子、石菖蒲、核桃仁、琥珀、酸枣仁（炒）、柏子仁（炒）、肉苁蓉（蒸）、天竺黄、天麻组成，临床上可用于健忘、记忆力减退、头晕耳鸣、心烦失眠、心悸不宁、（癫）头痛、（神烦）胸闷等症。有人通过实验研究证明，补脑丸 1.2g/kg（生药量）灌胃给药 1 次能显著减少小鼠自主活动次数，显著增加给予戊巴比妥钠阈下催眠剂量小白鼠的入睡率，显著延长给予催眠剂量戊巴比妥钠小白鼠的睡眠时间，说明补脑丸具有明显的镇静催眠作用。

（6）玫瑰晚茶：是以酸枣仁汤为基础，加入采用特殊干燥技术干燥的鲜玫瑰花，并特别强化调节脑神经递质代谢的营养底物制得的一种茶饮剂。专门用于晚间饮用，故取名为"晚茶"。有人按文献方法观察了玫瑰晚茶对小鼠负重游泳、爬杆运动、游泳运动后肝糖原含量的影响，以及对戊巴比妥钠诱发睡眠作用的影响，结果表明玫瑰晚茶具有显著的抗疲劳及镇静催眠作用，是一种适于紧张状态人群及失眠患者晚间饮用，有利于放松心神、消除疲劳和促进睡眠的保健茶剂。

（五）外治疗法

推拿康复治疗：推拿康复是治疗失眠的重要物理疗法，具有安全、有效、无毒副作用、患者易于接受等优点。有研究表明其效果不仅优于中药治疗，而且优于针刺治疗。所以推拿治疗失眠越来越受到人们的欢迎与重视。程明等使用补泻手法，通过对心俞、肝俞、胆俞、神堂施以拨揉或者点揉，以及用轻揉的温补手法在肾俞、面门进行操作，治疗失眠患者164例，取得非常满意的疗效。李成人等在常规推拿的基础上加用推拿足三阴经（肝经、脾经、肾经），通过对此3条经脉上的穴位的刺激，以补肝肾，健脾胃，滋肾水而涵肝木，并能达到水火相济，心肾相交的目的。进一步强化了推拿的治本作用，取得较常规推拿更为理想的临床疗效。

（六）评价及瞻望

对于本病，应"预防为主，防重于治"，在未发生本病，或有发病倾向时，可通过健康宣教、指导患者建立健康的生活方式以预防本病发生，一旦发生胃食管反流相关失眠，需在治疗胃食管反流的基础上，同时治疗由此而继发的相关失眠，加强心理、行为、认知等综合治疗，增强患者战胜疾病的信心，使患者更快、更好地解除失眠带来的各种痛苦。但目前部分学者认为胃食管反流是一种终身性疾病，也就是不能治愈，因此对治疗的心理预期要适当调整，做好长期与其共存的准备。

第六节　酒精依赖相关失眠

酒精依赖相关失眠是指在具备充分睡眠机会和良好环境的前提下，发生与酒精依赖有关的失眠，包括难以入睡、睡眠不深、多梦、醒后再难入睡、早醒，或自觉睡眠明显不足等症状。酒精依赖患者常伴有严重的失眠，包括酒精依赖导致的继发性失眠和突然停止饮酒导致的戒断性失眠。饮酒期和戒断期的酒精依赖患者通常有入睡困难和总体睡眠时间缩短的问题，可能存在慢性失眠。

酒精依赖又称酒瘾，指长期较大量饮酒使机体产生心理性瘾癖。酒精依赖者为了满足嗜好及避免因停饮而发生的躯体不适反应而经常饮酒。酒精依赖性睡眠障碍的产生与酒精滥用导致的耐受性、依赖性和戒断症状均有关系。任何引起入睡困难的因素，如心理生理性失眠、抑郁或不安综合征等，均可能成为酒精滥用的原因，并被认为是本病的易患因素。此外，人格障碍也可能是构成酒精依赖性睡眠障碍发病的高危因素，有家族发病倾向。

一、病因病机

（一）现代医学认识

酒精依赖相关睡眠障碍的病因十分复杂，一般认为它是多因素综合作用导致的。酒精中毒与睡眠障碍发生存在一定的关系。从神经内分泌方面来看，通过对有无酒精中毒家族史人群的皮质激素研究发现，有饮酒家族史者的促肾上腺皮质激素水平显著升高，而促肾上腺皮质激素与肾上腺皮质激素受睡眠-觉醒节律的影响,在白天分泌减少,夜间分泌增多。促肾上腺皮质激素水平的变化对睡眠产生显著影响。酒精中毒有一定的遗传倾向,但酒精中毒相关睡眠障碍是否存在遗传倾向,尚未证明。在酒精中毒的发病机制中,酒精的吸收和代谢是影响酒精效应的主要因素。酒精对于中枢神经系统有抑制作用,在急性酒精中毒初期,大脑皮质由于抑制过程减弱、皮质下兴奋,表现为言语兴奋,处于酩酊状态。

酒精依赖相关失眠与心理因素也密切相关。嗜酒倾向者多具有人格弱点,如羞怯、活动过多、急躁、孤独、焦虑、过度敏感、性欲低下等,甚至有自我纵容的倾向,这种人格缺陷易导致嗜酒行为。在男性嗜酒者中,50%曾被诊断为反社会性人格,这种人格在年轻酗酒者中较多见。还有一些嗜酒者,在饮酒后暂时地减轻心理焦虑及内心矛盾,使他们误认为这是逃避现实的方法,如果这种矛盾心理持续存在,饮酒的行为便会经常化,成为一种心理应对方式,最终可致酒精依赖相关失眠。

（二）祖国医学认识

失眠是以经常不能获得正常睡眠为特征的一类疾病,包括原发性失眠和继发性失眠两种。酒精依赖相关失眠为继发性失眠。

失眠是机体阴阳失调,阳不入阴而引起的入睡困难、睡而易醒、醒后难以入睡或似睡非睡的状态。中医学称"不寐",古代亦称"目不瞑""不得眠"等。《易经·系辞》云:一阴一阳互为之根,此天地之化气也。人体上焦之阳气下降与下焦之阴气会合,阴阳互根,心肾相交,故能寐。

中国的酒文化拥有几千年的历史,酒具有医疗及致病双向作用。我们的祖先在很早以前就认识到其在治疗疾病方面特殊的作用,《素问·汤液醪醴论》曰:"中古之世,道德稍衰,邪气时至,服之（即汤液醪醴）万全。"但如果长期无节制地饮用就会严重危害身体健康,李时珍在《本草纲目》中记载"少饮则和气血,多饮则杀人顷刻"。可见古人对酒的危害性有深刻的认识。此外,长期饮酒,脾胃受损,酿生痰热,壅遏于中,痰热上扰,胃气失和,而不得安寐。《素问·逆调论》指出"胃不和则卧不安"。《张氏医通·不得卧》进一步阐明其原因:"脉数滑有力不眠者,中有宿滞痰火,此为胃不和则卧不安也。"即形成酒精依赖性失眠。

二、临 床 诊 断

（一）辨病诊断

1. 诊断标准　符合精神活性物质所致精神障碍中酒精依赖的诊断标准者,在具备充分的睡眠机会和环境的前提下,发生与酒精依赖有关的以失眠为主的睡眠质量不满意状况,包括难以入睡、睡眠不深、多梦、醒后不易再睡、早醒,或自觉睡眠明显不足等。失眠及酒精依赖的其他伴发症状可导致精神活动效率下降,妨碍社会功能。

（1）症状标准:诊断至少应符合以下条件。

1）符合酒精依赖诊断标准。

2）有失眠主诉,包括难以入睡、睡眠不深、多梦、早醒、醒后不易再睡,或自觉睡眠明显不足（主观性失眠）、醒后不适感、疲乏，或白天困倦等。

3）极度关注失眠及其后果的优势观念。

（2）多导睡眠脑电图检测至少有如下改变的一条。

1）后半夜和酒精戒断时 REM 及觉醒增加。

2）总睡眠时间减少，睡眠断裂。

3）酒精依赖或酒精戒断时慢波睡眠减少。

（3）严重标准：对睡眠数量、质量的不满感到痛苦或社会功能受损。

（4）病程标准：在酒精依赖的病程中发生符合上述症状标准和严重标准的失眠至少每周 3 次，持续 1 个月。

（5）排除标准：排除其他躯体或精神障碍导致的继发性失眠；不符合其他睡眠障碍的诊断标准。

说明：如果符合症状标准和严重标准，但病程不足 1 个月，可以称为酒精依赖相关失眠亚临床状态。

2. 相关检查

（1）多导睡眠图：具有如下特点。NREM 睡眠第 3、4 期时间延长，REM 睡眠不完整或破坏，觉醒次数增多，不同睡眠阶段之间频繁转换，特别在血液中的酒精浓度下降时及睡眠后期更为明显。

（2）其他检查：从血液或呼出气体中可检测出酒精及其含量。

（二）辨证诊断

1. 中医诊断标准（参照中华中医药学会《中医内科常见病诊疗指南》）

入睡困难，或睡而易醒，醒后不能再睡，重则彻夜难眠，连续 4 周以上常伴有多梦、心烦、头昏头痛、心悸健忘、神疲乏力等症状。

2. 分型诊断

（1）肝火扰心型

临床证候：不寐多梦，甚则彻夜不眠，急躁易怒，头晕头涨，目赤耳鸣，口干而苦，不思饮食，便秘溲赤，舌红苔黄，脉弦而数。

辨证要点：不寐多梦，急躁易怒，头晕头涨，口干而苦，脉弦而数。

（2）痰热扰心型

临床证候：心烦不寐，胸闷脘痞，泛恶嗳气，口苦，头重，目眩，舌偏红，苔黄腻，脉滑数。

辨证要点：心烦不寐，胸闷脘痞，泛恶嗳气，苔黄腻，脉滑数。

（3）心脾两虚型

临床证候：不易入睡，多梦易醒，心悸健忘，神疲食少，头晕目眩，四肢倦怠，腹胀便溏，面色少华，舌淡苔薄，脉细无力。

辨证要点：不易入睡，心悸健忘，神疲食少，四肢倦怠，腹胀便溏，面色少华。

（4）心肾不交型

临床证候：心烦不寐，入睡困难，心悸多梦，头晕耳鸣，腰膝酸软，潮热盗汗，五心烦热，咽干少津，男子遗精，女子月经不调，舌红少苔，脉细数。

辨证要点：心烦不寐，心悸多梦，腰膝酸软，潮热盗汗，五心烦热，舌红少苔，脉细数。

（5）瘀血留滞型

临床证候：长期顽固性不寐，临床多方治疗效果不佳，伴有心烦，舌质偏暗，有瘀点，依据古训"顽疾多瘀血"的观点，临床辨证应以瘀论治。

辨证要点：失眠，舌质偏暗，舌下有瘀斑。

三、鉴 别 诊 断

（一）现代医学鉴别诊断

诊断酒精依赖性睡眠障碍，首先要排除慢性酒精中毒。慢性酒精中毒除出现酒精依赖的症状外，还可能存在明确的躯体或脑组织器质性损害的证据，临床可出现认知功能障碍、人格障碍、妄想、幻觉或韦尼克（Wernicke）脑病的表现和神经系统体征。其次，应排除同时有饮酒行为，但是由于其他原因导致的失眠，如睡眠卫生不良患者在夜间或入睡前也常有饮酒等不良的行为方式，重要鉴别点是睡眠卫生不良患者并非将饮酒作为催眠物质，也不存在明确的酒精依赖性和戒断症状，多导睡眠图表现也有助于鉴别诊断。

（二）中医学鉴别诊断

应与一时性失眠、生理性少寐、因其他病痛苦引起的失眠相区别。

（1）不寐是指单纯以失眠为主症，表现为持续的、严重的睡眠困难。

（2）生理性少寐因一时性情志影响或生活环境改变引起，或老年人少寐早醒，亦多属于生理状态。

四、临 床 治 疗

（一）提高临床疗效的要素

（1）逐渐戒酒，中西医结合治疗，病证结合，辨病辨证明确。

（2）强调在辨证论治基础上施以安神镇静。

（3）注意精神治疗的作用。

（二）辨病治疗

酒精依赖性睡眠障碍的治疗，原则上应首先开展以戒酒为主的酒精依赖治疗，其次对睡眠等相关障碍进行治疗。中医方面指出不寐病位主要在心，主要病机是脏腑功能失调，营卫不和，阴不敛阳；辨病治疗以补虚泻实、调整阴阳为主，以安神助眠为辅。

（三）辨证治疗

1. 辨证论治

（1）肝火扰心型

治法：清肝泻火，宁心安神。

方药：龙胆泻肝汤加减。药用龙胆草、泽泻、木通、柴胡、车前子、生地黄、当归、首乌藤、炒栀子、炒酸枣仁等。

（2）痰热扰心型

治法：清热除烦，化痰安神。

方药：黄连温胆汤加减。药用黄连、半夏、竹茹、枳实、橘皮、生姜、甘草、炒栀子、茯神、夜交藤等。

（3）心脾两虚型

治法：补益心脾，养血安神。

方药：归脾汤加减。药用人参、黄芪、白术、茯苓、桂圆肉、酸枣仁、木香、炙甘草、生姜、大枣等。

（4）心肾不交型

治法：滋阴降火，交通心肾。

方药：天王补心丹加减。药用地黄、人参、丹参、茯苓、五味子、远志、桔梗、当归、天冬、麦冬、柏子仁、酸枣仁等。

（5）瘀血留滞型

治法：活血化瘀，安神宁心。

方药：血府逐瘀汤加减。药用当归、红花、生地黄、牛膝、桃仁、枳壳、赤芍、桔梗、川芎、甘草、柴胡、首乌藤、炒酸枣仁等。

2. 外治疗法

（1）推拿按摩疗法

1）全身按摩。头部按摩：患者取仰卧位，头平放于床头，全身放松，双目微闭 1 分钟，术者坐于患者头后侧，用轻柔、连续、均匀的手法开始按摩。先开天门，即从印堂直上至上星，反复 10 次，再点按攒竹、鱼腰、太阳、四白、迎香、安眠诸穴，约 10 分钟，接着用两手大鱼际分抹前额 3 分钟，轻抹眼球 2 分钟，再接下来是头两侧足少阳胆经循行区域，先局部再整体边揉边按，持续 3 分钟。

足底按摩：先轻揉全足，擦抹数遍，约 3 分钟，再选择肾上腺、肾、输尿管、膀胱、垂体、头部、甲状腺、肝等反射区重点按揉 10 分钟。最后，找出足底的一些痛点、硬结等反应点，加强刺激 5 分钟。

体表穴位点按：神门、内关、足三里、三阴交、心俞、肝俞、脾俞，约 5 分钟。也有人以如下方法施治，取穴：头面部取印堂、睛明、神庭、攒竹、鱼腰、太阳、角孙、安眠、百会；项背部取风池、肩井、心俞、肝俞、脾俞、肾俞、命门、督脉及足太阳膀胱经；胸腹部取膻中、期门、章门、中脘、气海、关元、天枢；上肢部取内关、合谷、少海、神门、手部反射区如中冲、手掌区；下肢部取血海、三阴交、足三里、涌泉，足部反射区如大脑、垂体、失眠点及肾上腺。

手法操作如下。头面部：患者端坐，术者立其身侧，先以食、中、无名及小指指腹轻轻拍击患者头额、项、双颊及后枕部1～2分钟，使之自然放松。然后取仰卧位，用一指禅推、点按、揉法有机配合，从印堂到神庭；再由眼眶周围过睛明、攒竹、鱼腰、角孙等至太阳；由眶周扩展至鼻两侧至颧部达耳前往返施术3～5次，约10分钟。手法轻柔，使患者舒适，最后再以抹法在上述部位放松2次。项背部：改换俯卧位，用拿法拿风池、肩井穴，松弛项后肌群约5分钟，用㨰法沿督脉、膀胱经走行区域往返施术，行大面积背部松解治疗10分钟，再按揉心俞、肝俞、脾俞、肾俞、命门。胸腹部：患者取仰卧位，胸部穴位如章门、期门，以点按法治疗，腹部则以脐为中心顺时针行分推、摩揉、震颤手法，补虚泻实，治疗10分钟，最后点按中脘、气海、关元。四肢部：上肢部经络穴位的操作取坐位，下肢部操作则以卧位为宜。手法取一指禅推和指针点穴法，若非顽固性失眠可不选择四肢穴位，仅头面、项背部穴位的治疗就能达到治疗目的。

还有人主张辨证治疗，其基本手法为：患者取坐位，术者用拇、食二指揉、按揉安眠穴数分钟，然后拿揉、推颈肩部数遍；患者取仰卧位，全身放松，术者用双手推摩、揉按、抓拿、叩击头部，然后以疏导型手法推摩、拿揉四肢的三阴经或三阳经（顺经为补，反之为泻）数遍；患者取俯卧位，术者用手掌反复揉按背部，拇指推理棘突两侧，并拿揉或滚推下肢，然后揉、点揉心俞、脾俞、肾俞等，每穴施术1分钟左右，再用双掌搓督脉，从大椎至长强，以透热为度。

辨证治疗：心脾两虚型，用双拇指快速轻揉中脘、关元、天枢、足三里，每穴施术半分钟。心肾不交型，用拇指快速按揉中极、三阴交、神门，搓涌泉，每穴施术半分钟。肝郁化火型，用拇指重力点按太白、肝俞、气门，每穴施术1分钟。

2）捏脊疗法：患者取俯卧位，裸露背部，术者用拇指桡侧缘顶住脊柱两侧皮肤，食、中指前按，三指同时用力提拿皮肤，双手交替捻动向前；或示指屈曲，用示指中节桡侧顶住皮肤，拇指前按，两指同时用力提拿皮肤，双手交替捻动向前。自长强推至大椎，每3次为1轮，做2～3轮，最后1～2轮时手指有变化，将皮肤用力提起1次。最后一般在两侧肾俞用双手拇指揉按3～5分钟，称为封肾。坚持辨证原则，虚证宜补其不足，益气养血，滋补肝肾，一次15～20分钟，一日1次，7～10日为1个疗程，并可在心俞、肝俞、脾俞、肾俞加指按，手法为补；实证宜泻其有余，消导和中，消火化痰，一次10～15分钟，一日1～2次，以5～7日为宜，并可在心、肺、神门、三阴交等穴加指按。实证日久，气血耗伤可转为虚证。虚实夹杂者，应补泻兼顾为治。

（2）气功治疗：气功作为一种医疗保健方法，其历史源远流长。"气功"一词，首见于晋代许逊《净明宗教录》中的"气功阐微"，但在古代并未得到普遍使用，直到现代才盛行起来，在古代，多称其为"吐纳""服气"等。早在两千多年前先秦时期的多种史料中就有关于"气功"的论述。现存最早而且比较完整的气功文献，当为战国初年石刻文中的《行气玉佩铭》。气功又分动功与静功两大类，前者也称外功，后者亦称内功，外功以内功为基础。静以养神，以吐纳呼吸为主要练功方法；动以练形，以运动肢体为主要练功方法。无论静功还是动功，都离不开调心、调息、调身这三项练功的基本手段，也就是意守、呼吸、姿势三个环节。静则生阴、动则生阳，动静兼练，"三调"结合，方可阴阳调和，祛病延年。近几十年来,气功被广泛应用于多种疾病的治疗与预防,对于失眠的防治,也取得了可喜的效果。

（3）药物外治疗法

1）耳穴贴压疗法:选取耳穴神门、心、脾、肾、肝、内分泌、交感、皮质下（均为双侧）。每次选2～3穴,用王不留行籽进行穴位贴压;按压以痛胀温热感为度,每日3次;2日换贴1次,两耳穴交替使用。

2）穴位贴敷疗法:①硫黄、丹参、远志、石菖蒲各20g。将上药共研为极细末,装入干净瓶内备用。用时取药末适量,用白酒调成糊状,每晚睡前贴敷肚脐（神阙穴）,每日1次。②中药香袋（由肉桂1.5g,冰片0.5g等混合,粉碎至能通过80～100目筛。每份10g,绵纸包裹装入布袋）。用中药香袋,贴敷于神阙穴,每晚睡前使用,次日晨取下。

3）中药足浴疗法:安神沐足液（含黄连、肉桂、丹参、鸡血藤、红花等）,加水4L,水煎后备用,药温45℃,每晚睡前泡足,每次30分钟。

3. 成药应用

（1）安神胶囊

功效:补血滋阴,养心安神。

适应证:阴血不足,失眠多梦,心悸不宁,五心烦热,盗汗耳鸣。

用法:口服,一次4粒,一日3次。

出处:中华人民共和国卫生部药典委员会,《卫生部药品标准·中药成方制剂》第4册。

（2）复方枣仁胶囊

功效:养心安神。

适应证:心神不安,失眠,多梦,惊悸。

用法:口服,一次1粒,睡前服。

出处:欧阳建军等,《临床实用方药手册》,湖南科学技术出版社。

（3）利尔眠胶囊

功效:清心降火,交通心肾。

适应证:心肾不交所致的失眠多梦,心悸不宁。

用法:口服,一次2粒,临睡前半小时用温开水送服。

出处:郭鹏举等,《中国非处方药完全手册》,陕西科学技术出版社。

（4）灵芝胶囊

功效:宁心安神,健脾和胃。

适应证:失眠健忘,身体虚弱,神经衰弱等症。

用法:口服,一次2粒,一日3次。

出处:中华人民共和国卫生部药典委员会,《卫生部药品标准·中药成方制剂》第4册。

（5）强身健脑片

功效:镇静,安神。

适应证:神经衰弱,失眠健忘,头昏目眩,易感疲劳,营养不良,身体虚弱。

用法:口服,一次3～4片,一日2次。

出处:中华人民共和国卫生部药典委员会,《卫生部药品标准·中药成方制剂》第4册。

4. 单方验方

（1）方药：丹参、生龙骨、生牡蛎、夜交藤、合欢皮、炒酸枣仁、柏子仁。

适应证：心肝火旺，心肾不交所致的失眠。

用法：先用水将生龙骨、生牡蛎和其他药物分别浸泡 30 分钟，再用水先煎生龙骨、生牡蛎 30 分钟，然后纳入诸药再煎 30 分钟，取汁 250ml。再加水煎取 150～200ml。2 次煎出药液共 300～450ml，和匀。每日 1 剂，分 2 次温服。

出处：杜怀棠，《中国当代名医验方大全》，河北科学技术出版社。

（2）方药：生龙骨（先煎）、生牡蛎（先煎）、丹参、酸枣仁、夜交藤、茯苓、合欢皮。

适应证：失眠。

用法：水煎服，每日 1 剂，3 日为 1 个疗程。

出处：徐福宁等，《当代著名老中医秘验单方选》，中国中医药出版社。

（3）方药：百合、炒酸枣仁、合欢花、夜交藤、茯神、五味子、炙甘草。

适应证：顽固性失眠。

用法：每日 1 剂，水煎服。

出处：王凤岐，《中华名医特技集成》，河南科学技术出版社。

（4）栀子仁粥：栀子 6g，粳米 100g。将栀子研细末，待用。

功效：泻火除烦，清热利湿。

适应证：心火上炎所致的失眠、心烦、郁闷、躁扰不宁等。脾胃虚寒、大便溏泻者忌服。

用法：将粳米淘洗干净，入砂锅中，加水适量，如常法煮粥，待粥将成时，调入栀子末搅匀，稍煮即可。每日 2 次，早、晚温热服食，3 日为 1 个疗程。

出处：春湖养生研究所，《中国药膳大辞典》，大连出版社。

（5）夜交藤粥：首乌藤（夜交藤）60g，大枣 5 枚，粳米 30g，白糖适量。

功效：养血安神，祛风通络。

适应证：虚烦不寐、顽固性失眠、多梦症、风湿痹痛等。

用法：首乌藤用温水浸泡片刻后，加 500ml 清水，置文火上煎熬至 300ml，去渣取汁。大枣洗净，粳米淘净后加入药汁，加水 200ml，一起煮熬成稠粥，加入白糖，搅匀，盖紧焖 5 分钟。每晚睡前 1 小时趁热食。

出处：春湖养生研究所，《中国药膳大辞典》，大连出版社。

（6）合欢花粥：干合欢花 30g，粳米 50g，红糖适量。

功效：安神解郁。

适应证：心气不足所致的虚烦不安、健忘失眠等。

用法：上述 3 味同入砂锅，加水 500ml，用文火熬成稠粥。每晚睡前 1 小时空腹温热顿服。

出处：春湖养生研究所，《中国药膳大辞典》，大连出版社。

（7）酸枣仁粥：酸枣仁 15g，粳米 100g。

功效：养肝，宁心，安神，止汗。

适应证：老年性失眠、心悸怔忡、自汗、盗汗等。

用法：先将酸枣仁（生、熟均可）捣碎，浓煎取汁。再将粳米洗净入锅，加水适量煮粥，待米半生半熟时，加入酸枣仁汁，同煮为粥。

出处：春湖养生研究所，《中国药膳大辞典》，大连出版社。

（8）远志莲粉粥：远志30g，莲子15g，粳米50g。

功效：补心益志，聪耳明目。

适应证：心神不宁所致的健忘、失眠、怔忡等。

用法：先将远志泡去心皮，与莲子均研为粉，再煮粳米为粥，候熟，入远志、莲子粉，再煮1沸或2沸即可。

出处：春湖养生研究所，《中国药膳大辞典》，大连出版社。

（9）小米枣仁粥：小米100g，酸枣仁末20g，蜂蜜30g。

功效：补脾润燥，宁心安神。

适应证：心神浮躁所致的失眠、多梦、纳食不香、大便干燥等。内有实热及外感表证者不宜用。

用法：小米煮粥，候熟，入酸枣仁末，搅匀稍煮1沸或2沸即可。食用时加入蜂蜜。每日2次，温热食。

出处：春湖养生研究所，《中国药膳大辞典》，大连出版社。

（四）新疗法选粹

（1）时相疗法（chronotherapy）：适用于睡眠时相延迟综合征和睡眠时相提前综合征，方法是让失眠者将睡眠时间提前或推迟数小时，直到睡眠-觉醒节律恢复正常。

（2）强光照射治疗（bright light therapy）：定时进行强光照射，可以通过光照刺激改善睡眠-觉醒节律，对于治疗睡眠-觉醒节律障碍如睡眠时相延迟综合征或睡眠时相提前综合征特别有效。

（五）名医诊疗特色

王建将失眠分为阴虚火旺、痰热内扰、肝郁化火、心脾气血不足4个证型，分别予天王补心丹加味、黄连温胆汤加味、龙胆泻肝汤加味、归脾汤加味，取得较好疗效。张兰霞等治心胆气虚型失眠，方用安神定志丸合酸枣仁汤加减，心脾两虚型失眠方用归脾汤加减，阴虚火旺型失眠方用知柏地黄丸合黄连阿胶汤加减，痰火郁结型失眠方用柴芩温胆汤加减。周仲瑛等将失眠分为心脾两虚证、心肾不交证、心胆气虚证、肝火扰心证、痰热扰心证5型，分别以归脾汤加味、六味地黄丸合交泰丸加味、安神定志丸合酸枣仁汤加减、龙胆泻肝汤加味、黄连温胆汤加味治疗。

五、预 后 转 归

失眠一病除部分病程短，病情单纯者治疗收效较快外，大多病程较长，病情复杂，治疗难以速效，且病因不除或治疗失当，病情易变得更加复杂。属心脾两虚证者，如饮食不当，或过用滋腻之品，易致脾虚加重，化源不足，气血更虚，又食滞内停，往往导致虚实错杂。本病的预后一般较好。

六、预 防 调 护

（一）预防

不寐属于心神病变，重视精神调节及讲究睡眠卫生对疾病恢复有很大帮助，积极进行情志调整，克服心理困难，戒烟酒，避免不良情绪刺激，做到喜怒有节，保持精神舒畅，放松心情，顺其自然，泰然处之，则有助于睡眠。

（二）调护

（1）卧室安静，光线与温度适当。床铺应当舒适、干净、柔软度适中。枕头高度适中。

（2）限制床的功能，床只用于睡觉和进行性生活，避免在床上读书、看电视、听收音机或聊天。

（3）保持每天规律的、适度的运动有助于睡眠。运动最好安排在午后和傍晚，但避免在睡前（一般指睡前2小时内）进行剧烈运动，否则反而影响睡眠。

（4）睡前1～2小时，最好丢开一切计划。倘若你躺在床上还需要思考当日所做之事或次日应做之事，那你应该在上床前处理完这些分心的事情。列出清单，写出你的担忧及可能的解决方法，以便于你无须时时提醒自己该做的事。睡前半小时最好不要使用手机，不做需高度投入精神的事情，让"心"自然地静下来。

（5）不要怕做梦。做梦不是睡眠不好的标志，做梦是睡眠时脑的一种正常的活动方式。

（6）睡不着的时候不要经常看时钟，也不要懊恼或有挫折感，应该放松身体，可自由冥想（如海洋、沙滩、天空、草原）。

（7）追求质量，而非数量。

（8）尽量不随意打乱自己的生物钟。如果存在失眠，午睡时间则不宜太长，只可小睡30分钟。

（9）不熬夜。

（10）不睡懒觉。

（11）音乐能有效舒缓焦虑情绪，配合药物或者心理治疗，可比较快地改善焦虑症状。应根据不同疾病类型，结合患者的文化程度、病情、爱好、欣赏水平等来确定音乐处方，选择合适的音乐，以激发患者生理、心理上的变化。

七、专 方 选 要

1. 安神定志丸

组成：人参、茯苓、茯神、石菖蒲、制远志、龙齿。

功效：益气镇惊，安神定志。

出处：程国彭，《医学心悟》，人民卫生出版社。

2. 酸枣仁汤

组成：酸枣仁、知母、川芎、茯苓、甘草。

功效：养血安神，清热除烦。

出处：张仲景，《金匮要略》，人民卫生出版社。

3. 温胆汤

组成：半夏、竹茹、枳实、陈皮、白茯苓、甘草。

功效：理气化痰，清胆和胃。

出处：陈言，《三因极一病证方论》，人民卫生出版社。

八、研究进展

（一）病因病机

"阴阳"是中医理论的根本纲纪。中医的另一个重要原则是"天人相应"，比类取象的方法论便与此密切结合。阴阳演化，导致世界的运动变化，包括四季演变、昼夜交替。而人之一身，无论精神肉体，莫不循此道理，与天地相应。睡与醒，同样不离阴阳之演化。人的一生，将近有 1/3 的时间是在睡眠中度过的，睡眠是生命的重要现象之一。中医学主要从阴阳盛衰和营卫运行两个方面来阐述睡眠发生的机制。阳盛于外则醒，阴盛于内则眠。《灵枢·寒热病》曰："阴跷阳跷，阴阳相交。阳入阴，阴出阳，交于目锐眦。阳气盛则瞋目，阴气盛则瞑目。"白天阳气盛于外，则目开清醒，夜晚阴气盛于内，则目闭睡眠。阴阳消长，气行于诸窍，故有目开（醒）、目合（睡）。"黄帝曰：人之欠（呵欠）者，何气使然？岐伯答曰：卫气昼日行于阳，夜半则行于阴……阳气尽，阴气盛，则目瞑；阴气尽而阳气盛，则寤矣……人之卫气，日行于阳，夜行于阴……夜半一阳初升，至天明卫行于阳而寤。然在下之阳气，未尽行于上。阳欲引而上，阴欲引而下，阴阳相引，故数欠"。

（二）辨证思路

失眠是由于躯体、生理、心理、药物性、人为性、营养缺乏等，致使体内儿茶酚胺分泌过多，5-羟色胺分泌不足，进而引起大脑皮质兴奋和抑制功能发生紊乱，最终导致睡眠时相慢波睡眠和快波睡眠发生了紊乱，表现为入睡困难，或者维持睡眠障碍（易醒、早醒和再入睡困难）。中医学将本病归为"不寐""不得眠"等范畴。现代医学对其治疗以镇静安眠药为主，但有一定的副作用，而中医对于本病有多种分型，并因证立法、随法选方、据方施治，取得良好疗效。现对近几年中医药治疗失眠的研究情况综述如下。

通过总结中医治疗病案，笔者发现中医学对于不寐的病机，主要归结于阳盛阴衰，阴阳不交。《类证治裁·不寐》曰："阳气自动而之静，则寐；阴气自静而之动，则寤；不寐者，病在阳不交阴也。"刘彦廷等经过长期的临床观察和总结，认为失眠在临床上主要为痰热内阻所致，多侵犯阳明和少阳两经，为多火多痰之疾病，且失眠的兼夹症较多。张其慧认为，导致失眠的原因与肝脾失调有关，肝主疏泄，主藏血、藏魂；脾主统血，藏意、主思；心主血、藏神。若肝血不足或肝失条达，即可导致心神失养或心神被扰而失眠。脾运失常，一方面不能运化气血，导致气血生化乏源，营血亏虚，另一方面运化水湿失常，酿生痰饮，积而生热，痰热扰心而引发失眠。徐云生认为，病因有七情内伤、劳倦过度、饮食不节等，但以情志内伤最为多见，病位则以心、肝、胆、脾、胃为主，总的病机是阳盛阴衰，阴阳失交。贾斌认为，失眠的病因主要有内伤、外邪两端。内伤主要是七情太过或不及，进而导致脏腑气机逆乱、升降失常、气血不调、阴阳失交，引发失眠；外邪主要是风、寒、火、热等邪气作用于人体，导致气血壅塞，进而干扰卫气的正常运行，致营卫不和，引发失眠。吕慰秋认为，失眠的发病主脏在心，心为君主之官，主血脉、神明。心受外邪侵袭，脏腑、经络功能紊乱，气血阴阳失衡，是失眠产生的重要原因。失眠可致多个脏器受累，故临床辨证分型也较为多样。高虹等将失眠分为脾胃失调、筋肉疲劳、肾阴虚3型；裴昌林按邪正虚实辨证将本病分为9型，其中实证分为心火亢盛型、肝郁气滞型、痰热扰心型、食积胃气不和型、肝胆湿热型，虚证分为心胆气虚型、心脾两虚型，虚实夹杂者为心肾不交型、阴虚火旺型。孙巧云等将失眠分为肝郁化火、痰火扰心、血脉瘀阻、心胆气虚、阴虚火旺、心脾两虚6型。徐厚平将亚健康失眠分为肝郁化火、痰热内扰、心脾两虚、阴虚火旺、心胆气虚5型。虽然对本病的辨证分型各不相同，但概括起来不外虚、实、虚实夹杂3种，以虚实夹杂者多见。虚者多以气虚、血虚、阴虚等正亏表现为主，实者多为兼见肝郁、痰热、火热、痰饮、瘀血等邪实表现。前人总结的补虚泻实、调整脏腑可视为失眠的治疗法则。具体来说即实证泻其有余，虚证补其不足，健脾补肝益肾。然而，治疗时需依据临床实际情况，不可生搬硬套，要做到具体情况具体分析。

（三）治法探讨

治疗上以补虚泻实、调整阴阳为原则，同时佐以安神之品。大抵虚证多由于阴血不足或气血亏虚，治宜滋补肝肾或益气养血；实证宜清火化痰，消导和中。实证日久亦可转为虚证。虚实夹杂者，应先去其实，后补其虚，或补泻兼顾为治。同时，积极配合心理治疗亦十分重要。

王中男教授将失眠辨证分为心脾两虚、阴虚火旺、心胆气虚、肝郁化火4型；周仲瑛提出，老年人的失眠治疗应强调"补虚"重在滋养肝肾，补益心脾；"泻实"重在清肝泻火、化痰祛瘀。袁拯忠则认为，老年人失眠当从肾论治，肾精亏虚影响卫气生成和运行，也对其他相关脏腑功能产生影响，肾精不足还会导致火、痰、瘀等病理产物的生成。故治疗上以补肾填精治本，清热、活血、化痰、祛瘀治标，兼以宁心养神、重镇安神等对症治疗。孙易娜认为，治疗上应扶正祛邪，而以扶正为主；扶正者，以补心肾两脏之阴为多，若因病程日久而致脏腑虚寒者，亦可温补心肾之阳；祛邪之法不外活血化瘀、化痰清热。由于瘀者多为久虚所致，故补肾与活血化瘀常同用。失眠治疗的最终目的是让患者能安睡，故安神之品用之甚多。鉴于老年人体质多虚的特点，宜多用养心安神类药，少用重镇安神之品。

（四）分型证治

王中男教授将失眠辨证分为心脾两虚、阴虚火旺、心胆气虚、肝郁化火4型，分别以归脾汤、黄连阿胶汤、安神定志丸、龙胆泻肝汤为基础方随症加减，并配合针刺，依次选择针刺神门、三阴交；通里、照海；心俞、肝俞、胆俞、脾俞、胃俞、肾俞；肩井、风池、内关、太冲，取得良好疗效。

（五）中药研究

（1）中药汤剂治疗失眠疗效好、不良反应少，现将近两年中药汤剂治疗失眠的临床研究综述如下。

1）安神汤：刘艳萍教授认为，失眠多由脏腑阴阳失调、气血失和、心神失养所致。她自拟安神汤治疗失眠患者 32 例。药用酸枣仁、石菖蒲、茯苓、知母、川芎、远志、夜交藤、浮小麦、甘草。烦躁多怒、睡眠不安者加牡蛎、白芍、石决明，阴虚者加百合、生地黄，火旺者加黄连，痰盛、苔白腻、脉滑者加半夏、竹茹、枳实、陈皮。每日 1 剂，水煎分早晚 2 次服，3 日为 1 个疗程，经治 2～3 个疗程，结果 24 例痊愈，7 例显效，1 例无效，总有效率为 96.9%。

2）柴胡枣仁汤：刘红军教授将老年失眠患者 363 例随机分为治疗组 130 例、对照组 120 例、安慰剂组 113 例。治疗组用柴胡枣仁汤加味（柴胡、生地黄、酸枣仁、合欢皮。肝郁化火者加龙胆草，痰热内扰者加竹茹、珍珠母，阴虚火旺者加黄连，心脾两虚者加茯神、柏子仁，心胆气虚者加龙齿、人参），每日 1 剂，水煎取汁 250ml，分 2 次，分别于早晚饭后 30 分钟服。结果治疗组痊愈 79 例，显著进步 38 例，好转 7 例，无效 6 例，显效率为 90%。对照组于每晚睡前 30 分钟口服阿普唑仑 2 片，结果显效率为 45.45%。安慰剂组于每晚睡前 30 分钟口服安慰剂（淀粉）2 片，结果显效率为 0。治疗组疗效明显优于对照组和安慰剂组（$P<0.05$，$P<0.01$）。

3）归脾汤：刘志龙教授将心脾两虚型失眠患者 80 例采用随机法分为治疗组与对照组各 40 例。治疗组以严用和《济生方》中的归脾汤为基本方治疗，药用茯神、酸枣仁、龙眼肉、白术、党参、黄芪、当归、远志、青木香、炙甘草。对照组口服中成药眠安康口服液。治疗组总有效率为 98%，对照组总有效率为 80%，两组比较有显著性差异（$P<0.05$）。

4）加味交泰汤：尚世龙教授将高血压合并失眠证属心肾不交型患者 60 例，采用摸球法随机分为 2 组各 30 例。治疗组在维持原降压治疗方案的基础上用浙江中医药大学程志清教授经验方加味交泰汤化裁（生地黄、百合、龙骨、生牡蛎、黄连、丹参、郁金、夜交藤、酸枣仁、肉桂）治疗，对照组维持原降压治疗方案。治疗组总有效率为 90.00%，对照组总有效率为 86.67%。

5）神龙宁心汤：林中教授将 75 例失眠患者随机分为两组，治疗组 42 例用神龙宁心汤治疗，对照组 33 例用艾司唑仑片、谷维素片、七叶神安片治疗，疗程均为 2 周。结果临床痊愈率、总有效率治疗组分别为 28.57%、92.86%，对照组分别为 12.12%、84.85%，两组总有效率比较差异无显著性意义（$P>0.05$），临床痊愈率比较差异有显著性意义（$P<0.05$）。

6）疏肝宁神汤：张红教授将治疗组 42 例患者用疏肝宁神汤（百合、生地黄、柴胡、当归、茯苓、白术、白芍、炒酸枣仁、柏子仁、石菖蒲、龙骨、牡蛎），对照组 32 例患者用艾司唑仑治疗。结果治疗组疗效较对照组有明显差异（$P<0.05$）。

（2）现代对归脾汤制剂的研究，认为其能促进睡眠与以下机制有关。

1）方中黄芪、人参、白术、当归并用，能兴奋中枢神经系统，促进血液循环，促进新陈代谢，促进清蛋白的合成，并可使红细胞及血红蛋白增加；生姜、木香合用，可增强消化功能，改善食欲；龙眼肉、大枣、炙甘草配用，能适当补充营养物质；酸枣仁煎剂，其水溶性成分在小剂量时产生镇静作用，且较恒定，当稍大剂量时，则对中枢神经抑制作用加深，遂产生催眠作用，茯神煎剂对实验动物的镇静作用优于茯苓。诸药合用，则收调节大脑皮质功能之效，既可改善失眠烦躁症状，又可防止疲乏嗜睡之弊，此乃中医学"补心安神"之谓。本方尤长于促进新陈代谢，增进消化功能，增强血液循环，改善贫血，此即谓"健脾补血"。

2）当归对中枢神经系统有轻度抑制作用，可用于镇静、催眠；有明显镇痛作用；对小鼠学习记忆有明显影响；当归液穴位注射对交感神经系统具有一定的调整作用，有抗缺氧、抗疲劳、改善睡眠的作用。

3）人参对正常睡眠没有影响，不会损害脑功能的平衡，反而能改善老年人思考能力，使注意力集中，能提高体力、工作力及注意力、负荷力、记忆力，因人参皂苷提高了血氧利用率。

4）黄芪能增强脑部功能，增强小鼠学习、记忆能力，有镇痛、镇静作用。

5）药理作用证实，茯苓具有镇静作用，远志具有镇静、催眠及抗惊厥作用。

6）甘草中的甘草酸能改善脑缺血，促进大脑的能量供应及功能恢复。

7）归脾汤煎剂对戊巴比妥钠有明显的协同增效的作用，能延长小鼠睡眠时间，高剂量组均能明显抑制小鼠自发活动；中高剂量归脾汤煎液尚有显著提高小鼠耐力的作用，以高剂量组作用更强。另外，归脾汤有显著升高生长抑素（SS）含量的作用，SS 为含 14 个氨基酸的肽类物质，广泛分布于大脑皮质、下丘脑及边缘系统结构，以皮质含量最高。SS 常与 γ-氨基丁酸共存于同一神经元内，可调节神经细胞的兴奋性，而与许多精神性疾病的发病密切相关。

（六）外治疗法

1. 中药贴敷疗法

（1）肉桂 15 份，吴茱萸 3 份，朱砂、琥珀各 1 份，共研为细末，加凡士林调成软膏，用黄豆大小，置创可贴上，贴脐部，每日换药 1 次。

（2）朱砂 5g，磁石 15g，冰片 3g。将上药研细末混匀，用 75% 酒精调成糊状，外敷涌泉穴，用纱布覆盖，胶布固定。每 2 日 1 次，连用 14 日。

（3）黄连 15g，肉桂 10g，龙胆草 5g，栀子 6g。研磨混匀，蜜调为丸，每丸 6g，每次取 1 丸，填脐中，用纱布覆盖，胶布固定。每日 1 次。

2. 中药热熨疗法

（1）制半夏 15g，朱茯苓、陈皮、胆南星、石菖蒲、远志、淡竹叶各 10g，柏子仁 6g，炙甘草 5g。水煎取汁，以纱布浸取药液，略拧干后热熨双目。每晚 1 次，每次 15～30 分钟。

（2）磁石 30g，茯神 20g，五味子 10g，刺五加 20g。先煎煮磁石 30 分钟，然后加入其余药物再煎 30 分钟，去渣取汁。将一干净纱布浸泡于药汁中，趁热熨（敷）于患者前额及太阳穴。每晚 1 次，每次 20 分钟。

3. 药枕疗法

白菊花、合欢皮、首乌藤、生龙骨、生牡蛎各 100g，生磁石、灯心草、公丁香各 30g，石菖蒲、远志、茯神各 60g，檀香 20g，冰片粉 6g。将上药共研末，纳入一长方形布袋中，每晚当睡枕用。

4. 中药足浴疗法

首乌藤 30g，威灵仙 20g，鸡血藤 30g，柏子仁 10g，合欢皮 15g。水煎煮，待温度适宜时将双足浸于药液中，使药液浸过足面，每晚睡前浸泡 15～30 分钟，而后行足底按摩，每次按摩的时间约 30 分钟，每日 1 次，10 次为 1 个疗程。

（七）评价及瞻望

酒精依赖性睡眠障碍的治疗，原则上应首先针对酒精依赖进行治疗，包括以戒酒为主的各种手段，其次对睡眠等相关障碍进行对症处理。中医方面指出不寐病位主要在心，主要病机是脏腑功能失调，营卫不和，阳不能入于阴，辨证治疗以安神为主，辅以补虚泻实、调整阴阳为原则。运用中医辨证治疗的方法及在此基础上结合心理疏导疗法，可使本病治疗取得满意的疗效。

第七节　糖尿病相关失眠

糖尿病是一组复合病因所致的代谢综合征，现代医学认为糖尿病患者由于慢性高血糖导致脑动脉硬化、微循环障碍、脑组织供血不足、神经元和神经纤维损伤及糖化血红蛋白增高等复杂的病理生理情况，极易引起失眠，并致血糖难以控制。我们知道，西医治疗糖尿病合并失眠大多采用镇静催眠药等，长期应用此类药物容易出现成瘾性，且药物剂量越用越大，不可避免地出现毒副反应。糖尿病属中医学"消渴"范畴，传统医学认为阴虚燥热是其病机，以阴虚为本，燥热为标，病性为本虚标实，人体阴阳呈现失衡状态，阴阳失交，心神不安而易发生失眠。中医治疗糖尿病合并失眠如果辨证准确，往往取得很好的效果。

一、病 因 病 机

（一）现代医学认识

糖尿病早期常见的睡眠障碍主要是失眠。糖尿病患者可因皮肤瘙痒而导致失眠；可因对糖尿病的恐惧而发生失眠；可因血糖不稳定而发生失眠；可因曾经发生过糖尿病酮症酸中毒而发生焦虑性失眠。老年糖尿病患者可因生理性的衰老而出现白昼打瞌睡、夜间入睡困难，而且较易出现糖尿病的黎明现象。有些糖尿病患者是因出现睡眠障碍而进行检查发现糖尿病的。糖尿病的发生，除了与遗传因素、肥胖、多糖饮食有关外，还与应激有关。临床已经发现因为过度悲伤及精神刺激而诱发的糖尿病，这类患者最容易出现焦虑、失眠、兴奋等症状。长期使用降糖药物而效果不理想时，也容易产生失眠现象；皮肤干燥、口腔溃疡、肢体麻木，也影响糖尿病患者的睡眠。糖尿病肥胖型患者，白昼打瞌睡，而夜间入睡更困难，还会出现打鼾现象和阻塞型睡眠呼吸暂停低通气综合征（OSAS），从而影响睡眠。糖尿病患者还会因过度饮茶而出现失眠、多梦的现象；也可因多尿而影响睡眠；糖尿病患者在血糖突然降低时，常会出现做噩梦现象而失眠。糖尿病患者出现黎明现象时，常有噩梦出现，并且往往发生在睡眠结构的第 5 个周期末、觉醒之前，多与低血糖向高血糖的转变有关。糖尿病酮症酸中毒的早期，患者会出现焦虑、兴奋、失眠；糖尿病合并视网膜病变影响视力时，也容易导致患者焦虑、失眠；糖尿病合并肾脏损害时，患者若出现夜间尿潴留，在睡眠中容易出现奔跑征象的梦而失眠。糖尿病合并胃病出现胃轻瘫时，患者常表现出腹胀、纳呆而失眠，并容易梦见人吃草现象。糖尿病合并高血压时，患者容易失眠伴头痛。糖尿病合并神经病变时，肢体麻木不舒、神经性疼痛会严重影响患者的睡眠。

在查找具体原因时应注意以下几个问题：①失眠与血糖高低的关系；②失眠与糖尿病并发症的关系；③失眠与患者情绪变化的关系；④失眠与患者饮食和用药情况变化的关系；⑤失眠与患者睡觉周围环境变化的关系；⑥失眠与患者做梦的关系。

（二）祖国医学认识

糖尿病属中医学"消渴"范畴，传统医学认为阴虚燥热是其病机，以阴虚为本，燥热为标，病性为本虚标实，人体阴阳表现为不平衡，阴阳失交，心神不安而易发生失眠。失眠，在中医文献中称为"不寐""不得眠""不得卧"。中医学认为，人的正常睡眠由心神所主，阳气由动转静时，即为入睡状态；反之，阳气由静转动时，即为清醒状态。因此，人的正常睡眠，是阴阳之气自然而有规律转化的结果。正如《类证治裁·不寐论治》中所述："阳气自动而之静则寐，阴气自静而之动则寤。"这种规律的破坏，可导致不寐的发生。脏腑功能失调导致机体气血失和是失眠产生的关键。临床中消渴合并失眠的病因不外乎精神过度紧张，思虑过度，耗伤心脾，或因饮食不节，损伤脾胃，脾胃虚弱，痰湿阻滞，气机失畅或久病耗气伤阴，气虚血瘀。失眠以虚证或虚实夹杂证为主，实证较少见。

1. 虚实夹杂证

（1）痰火扰心：此类患者多形体肥胖，嗜食肥甘厚味。临床表现：除失眠外，多伴有痰涎壅盛的表现，如痰多、痰黏、不易咳出，纳呆，四肢困重、大便不爽等，舌苔黄厚而腻，脉滑数。此类患者常同时患有胸痹（冠心病）、中风（脑血管意外）、眩晕（高血压、血脂异常）等病证。病机是肥满之人，本已脾虚痰盛，平素嗜食肥甘，更碍脾生痰。或饮食不节，损伤脾胃，痰浊壅盛，日久化热，痰火扰心，导致不寐。《景岳全书·不寐》云："痰火扰乱，心神不宁，思虑过伤，火炽痰郁而致不眠者多矣。"此类病例以脾虚为本，痰火为标，属本虚标实，虚实夹杂之证。

（2）气阴两虚夹瘀：此类患者多在消渴后期，气阴两虚兼血瘀。临床表现：除失眠外，多伴有瘀血的表现，如头晕头痛、心悸健忘、面色萎暗，四肢末梢不同程度的麻凉感，舌质暗，有瘀斑，苔薄白，脉沉细涩。病机是消渴日久，即"久病必有瘀"。气阴两虚，气虚血瘀，可致心神失养而不寐。

2. 虚证

（1）肝肾阴虚火旺：清代《冯氏锦囊秘录·杂证·方脉不寐合参》中提到"壮年人肾阴强盛，则睡沉熟而长，老年人阴气衰弱，则睡轻微易知"，指出不寐的病因与肾阴的盛衰有关。糖尿病病程日久，热邪伤津而致阴虚火旺，虚火扰心，属少阴热化，阴虚邪火并存。临床表现：心烦不寐，心悸不安，腰酸足软，伴头晕，耳鸣，健忘，遗精，口干津少，五心烦热，舌红少苔，脉细而数。

（2）心脾两虚，虚热内扰：脾主运化，统血藏意。脾胃气血生化无源，气血不能濡养心、肝二脏，君象火旺，可致不寐。这与《素问·厥论》"太阴之厥，则腹胀满，后下利，不欲食，食则呕，不得卧"相合。脾主思，思虑过度，可使脾气升降失司，导致气结或气滞，亦可形成不寐。这与《类证治裁》所论"思虑伤脾，脾血亏损，经年不寐"一致。脾藏意，意不内守，则心为所动。在五神的整体协调关系活动中，脾胃起着"枢纽"作用。凡影响中焦脾胃升降失常的因素，均可导致心神失用而生不寐。此类患者多形体消瘦，多愁善感。临床表现：除失眠外，多伴有心悸、心烦易怒、头晕、乏力等，舌淡苔薄白或薄黄，脉细数。病机是思虑过度，耗伤心脾，阴虚血少，虚火扰心，导致不寐。

3. 实证 实证多为肝郁化火、食滞、痰浊、胃腑不和等，有的患者平素性情急躁易怒，怒伤肝，肝失条达，气郁化火，上扰心神则不寐。糖尿病患者或因饮食寒热不调，或因暴饮暴食，恣啖酒肉油腻导致脾运化无力，则水谷停滞而为食积。即所谓"饮食自倍，肠胃乃伤"。饮食所伤，纳运不调，升降失司，而致胸脘痞满、腹胀时痛、嗳气吞酸、辗转反侧，难以入眠。

二、临 床 诊 断

（一）辨病诊断

1. 诊断标准（参照《中国失眠防治指南（2012 版）》）

临床明确糖尿病诊断并符合 CCMD-3 器质性精神障碍诊断标准者，在具备充分的睡眠机会和环境的前提下，发生以失眠为主的睡眠质量不满意状况，包括难以入睡、睡眠不深、多梦、醒后不易再睡、早醒，或自觉睡眠明显不足等，并导致精神活动效率下降，妨碍躯体和社会功能。

（1）症状标准：诊断至少应符合以下第 1）～3）条。

1）有失眠主诉，包括难以入睡、睡眠不深、多梦、早醒、醒后不易再睡，或自觉睡眠明显不足（主观性失眠）、醒后不适感、疲乏，或白天困倦等。

2）存在糖尿病症状、体征。

3）极度关注失眠及其后果的优势观念。

4）多导睡眠图检查：证实睡眠相关糖尿病的存在。

（2）严重标准：对睡眠数量、质量的不满引起内心痛苦或功能受损。

（3）病程标准：在糖尿病的病程中发生符合上述症状标准和严重标准的失眠。

（4）排除标准：排除其他躯体疾病或精神障碍导致的继发性失眠。排除其他类型睡眠障碍（如睡眠调节性障碍、心理生理性失眠等）。

说明：如果失眠症状已经符合症状标准、严重标准和排除标准，但病程较短（如病程短于 1 个月），失眠频率较低（如每周 1～2 次）时，应诊断为糖尿病相关失眠亚临床状态。

2. 相关检查 对失眠的诊断和睡眠质量的评估，可借助多导睡眠图等检查技术和睡眠问卷来进行。多导睡眠图包括脑电图、心电图、眼电图、肌电图和呼吸描记器、心率描记器，以及相应的电脑分析软件等。可采用多导生理仪和多导睡眠图机，记录睡眠时的睡眠进程、睡眠结构参数及生命指征变异参数（心电、血压、心率变异性等），对睡眠质量进行评价。凡睡眠潜伏期延长（长于30分钟）；或实际睡眠时间减少；或觉醒时间增多（每夜超过30分钟），均有助于诊断为失眠。

其他较常用于评定和研究睡眠的检查手段还有活动记录仪和多次睡眠潜伏期测定。活动记录仪是一个较小的敏感仪器，通常戴在手腕或足踝处，记录身体的运动情况，通过计算机软件进行处理，借以判定睡眠情况。睡眠问卷主要用于全面评估睡眠质量、某些睡眠特征和行为，以及与睡眠相关的症状和态度。目前较为常用的问卷有匹兹堡睡眠质量指数量表、睡眠损害量表、里兹睡眠评估量表、睡眠个人信念和态度量表、睡眠行为量表、睡眠卫生意识和习惯量表。许多研究证明这些问卷有较好的信度，其结果与多导睡眠图的诊断结果显著相关。

（二）辨证诊断

1. 中医诊断标准（参照中华中医药学会《中医内科常见病诊疗指南》）

入睡困难，或睡而易醒，醒后不能再睡，重则彻夜难眠，连续4周以上，常伴有多梦、心烦、头昏头痛、心悸健忘、神疲乏力等症状。

2. 分型诊断

（1）肝郁化火型

临床证候：急躁易怒，入睡困难，甚或彻夜不眠，伴有头晕头涨，目赤耳鸣，口干口苦，不思饮食，便秘溲赤，舌红苔黄，脉弦数。

辨证要点：急躁易怒，伴有头晕头涨，目赤耳鸣，舌红苔黄，脉弦数。

（2）心火炽盛型

临床证候：心烦不眠，躁扰不宁，口干舌燥，小便短赤，口舌生疮，舌尖红，苔薄黄，脉数或细数有力。

辨证要点：心烦不眠，躁扰不宁，小便短赤，舌尖红，苔薄黄，脉数或细数有力。

（3）痰热内扰型

临床证候：失眠心烦，多梦易醒，胸闷痰多，头晕目眩，口苦恶心，不思饮食，舌质偏红，苔黄腻，脉滑数。

辨证要点：胸闷痰多，头晕目眩，口苦恶心，舌质偏红，苔黄腻，脉滑数。

（4）胃气不和型

临床证候：睡卧不安，胃脘不适，纳呆嗳气，或恶心欲呕，腹胀肠鸣，大便不爽或便秘，舌苔黄腻，脉沉滑。

辨证要点：胃脘不适，纳呆嗳气，腹胀肠鸣，舌苔黄腻，脉沉滑。

（5）心脾两虚型

临床证候：失眠，或多梦易醒，醒后难以再睡，面色少华或萎黄，心悸健忘，头晕目眩，倦怠神疲，食少腹胀或便溏，舌淡苔白，脉细弱。

辨证要点：面色少华或萎黄，心悸健忘，头晕目眩，倦怠神疲，食少腹胀或便溏，舌淡苔白，脉细弱。

（6）心肾不交型

临床证候：心烦不眠，入睡困难，睡梦纷纭，头晕耳鸣，腰膝酸软，潮热盗汗，五心烦热，口舌生疮，咽干口渴，舌红少苔，脉细数。

辨证要点：心烦不眠，入睡困难，腰膝酸软，潮热盗汗，五心烦热，舌红少苔，脉细数。

（7）心胆气虚型

临床证候：虚烦不眠，多梦易醒，胆怯易惊，终日惕惕不安，心悸善太息，或面色不华，胸胁不适，舌淡，脉弦细。

辨证要点：多梦易醒，胆怯易惊，终日惕惕不安，舌淡，脉弦细。

三、鉴　别　诊　断

（一）西医鉴别诊断

糖尿病相关失眠应与原发性失眠相鉴别。前者继发于糖尿病，而原发性失眠起病与糖尿病无因果关系，故不难鉴别。

（二）中医鉴别诊断

瘿病相关失眠与糖尿病相关失眠的鉴别，主要是起病病种不同。瘿病中气郁化火、阴虚火旺的类型，以情绪激动、多食易饥、形体日渐消瘦、心悸、眼突、颈部一侧或两侧肿大为特征。其中多食易饥、消瘦，类似消渴的中消，但眼球突出，颈前生长瘿肿则与消渴有别，且无消渴的多饮、多尿、尿甜等症。

四、临　床　治　疗

（一）提高临床疗效的要素

1. 中医思维力的培养与强化　中医思维力是以充分利用中医理念对疾病防治认知、思考、分析、处理方式的维度与结果预测为特征的思考过程与诊治方法的表现力。深化思维内涵认知是临床治疗取得良好成效的前提。

2. 审证求因　中医是由病决定了证的类型，由证决定了有什么样的症状，我们临床看到的是症状，症状的背后是中医的证，即机体对疾病的病理、生理应答，在证的背后是病，即病因、病性、病机、病位，由此可见中医最核心的问题是依据辨病、辨证、辨症结果而论治，其实就是审证求因。只有明确证因，才能正确辨治而取得成效。

3. 方证相应　方证相应强调方与证的对应性，证以方名，方为证立，方随证转。临床上重视抓主证，有是证则用是药，无是证则去是药，而不受病名约束。另外，方证是运动变化的，面对疾病的变化，或是患者表现为方证兼夹，或者是多个方证之间的矛盾，我们不能刻板地守方，要提倡动态地看待"方证"。

4. 增强患者对中医的信任　扁鹊曾曰"信者医，不信者不医"，这里的信是指患者对医生的信任，愿意配合治疗，疾病自然好得快，疗效满意。很多就医者是不了解中医原理，也不了解药材药性的，他们找中医看病时亦是半信半疑，抱着试试的态度，对医生的信心不足，所以吃药的时候也不是百分之百配合，不按时、按量服用，从而导致疗效差的结果。因此，临床医生在治疗时要加强与患者交流，提高患者对自己的信任，积极配合治疗，才能事半功倍。

（二）辨病治疗

1. 非药物治疗

（1）认知治疗：是以改变个人对某些事物的认识为主要目标的一类治疗方法。认知理论认为，人们的情感、行为均与认知有关。认知是心理行为的决定因素，心理障碍产生的原因是各种内部和外部不良刺激。面对同一事件，有的人出现心理障碍，有的人却没有，原因之一是人们对事件的认知和评价不同。因此，通过纠正错误的认知，便可连带改善情感和行为。

失眠患者往往对睡眠认知有偏差。患者往往以每日睡 8 小时作为睡眠好坏的标准，因此即使睡眠后第 2 天精力充沛、思维和行为敏捷，患者也觉得自己没睡好。应让患者清楚地知道，睡眠好坏，不是以时间多少为唯一标准。有些人如爱迪生每天只睡 4～5 小时就够了，而爱因斯坦则要睡 10 小时才能正常工作。8 小时的概念只是人类睡眠的平均时间，对个人来说并不是金标准。虽然睡眠时间减少，但只要第 2 天精神、体力均好，就不是失眠。失眠患者常常对失眠本身感到恐惧，过分关注不良后果，如把失眠与健康状况下降、美丽容颜丧失甚至死亡联系在一起，因而每当临近睡觉时就感到紧张、恐惧，担心睡不着；而失眠又反过来"证实"其担心的正确性，这样不断地暗示，使患者陷入失眠、情绪反应和认知唤醒的恶性循环，失眠便成为患者生活的中心问题。许多患者就是因为担心失眠而产生了失眠，并不断地强化了不良的认知评价。在治疗时，应让患者认识到，睡眠不佳确实对健康状况有影响，但过分担心失眠所带来的危害远远大于失眠本身所产生的影响。如果仔细想一想，许多人在休息日通宵达旦地玩牌、娱乐，又何尝有"失眠"的想法，为什么偶然之间的失眠就这么紧张呢？主要还是错误的认知造成的。失眠患者在治疗过程中，往往把治疗后的睡眠时间、质量与没有失眠时作比较，认为自己以前躺下即睡，直至天亮，而现在治疗了半个月，睡眠仅好了一点点，因此灰心丧气，焦急不安。这表明他们对睡眠的认知停留在未患病的阶段，没有意识到治疗已给他们带来了好处，并且逐渐向"正常"方向发展。故在治疗时要让患者看到每一点进步，树立比照的对象是治疗前，而不是患病以前，只有这样才能对治疗树立信心，减少焦虑和抑郁情绪。

失眠与应激有密切的联系。每个人都会遇到一些事，也会有身体不适之时，因而失眠是很正常的事，不必对短暂的失眠感到紧张不安。

（2）行为治疗：行为治疗的理论是在临床实践的基础上发展起来的。有些研究者发现，在常规使用镇静药、安定药和催眠药 2 周以上后，这些药物可能会失效，患者睡眠质量下降，并可能产生心理依赖。因此在治疗失眠时，基于这样一个前提：减轻焦虑和生理性觉醒。大量的研究表明，睡眠差的人在进行焦虑和抑郁的量表测试中得分都很高。考虑到失眠者大多表现为高度生理性觉醒的状态，将最初来自减少焦虑的行为疗法扩大到失眠的治疗就顺理成章了。另外，还有研究认为，对初发的失眠患者，行为治疗和药物治疗同样有效。

1）睡眠限制疗法：主要用于慢性心理生理性失眠。缩短卧床时间（但不少于 5 小时），使患者对睡眠的渴望增加，白天不能小睡或午睡，使其在晚上容易入睡，而减少失眠者花在床上的非睡眠时间，提高睡眠效率（睡眠效率=实际总睡眠时间÷睡在床上的时间×100%，正常人的睡眠效率在 95%左右）。当睡眠效率提高至 90%以上，则允许每天增加 15 分钟卧床时间，当睡眠效率低于 80%，应减少 15 分钟卧床时间，睡眠效率在 80%～90%则保持卧床时间不变。

2）刺激控制疗法：是治疗失眠的方法中研究得最多、也是最有效的方法。刺激控制疗法的基本目标是恢复床作为诱导睡眠信号的功能，并减弱它和睡眠不相容活动的联系，减少对睡眠内源性唤醒的刺激，使患者易于入睡。这一方案的主要步骤包括睡眠教育、自我监测、睡眠卫生和特殊指导。例如，有些人睡前会烦恼今天的事情及明天将要面对的挑战，为了减少这种刺激引起失眠的情况，可让患者在吃完晚餐后有半小时的烦恼时间，将今天的烦恼、不愉快及明天的计划全写在一张空白纸上，避免在睡觉时又为这些事情伤脑筋。刺激控制疗法的具体内容有：①只在出现睡意时再上床。②不要在床上做睡眠以外的事，如阅读、看电视、吃东西或想烦心的事情。以上两条原则的目的在于加强床与迅速入睡之间的联系。③如果卧床 20 分钟仍不能入睡，就起床去另一个房间做些平静的活动，直到产生睡意时再回到卧室睡觉。④如果在短期内仍然不能入睡，请重复第 3 点，必要时在夜间不厌其烦地重复。如果在半夜醒来并且不能在 10 分钟内入睡，也可以用这种方法。⑤每天早晨把闹钟调到同一时间，它一响就起床，不要考虑晚上睡了多少时间或白天将会有多累。⑥白天不要打瞌睡或午睡。第 5 和 6 步有助于逐步确立稳定的自然睡眠节律。应让患者有心理准备，在第 1 周时睡眠可能会变得更糟，但只要坚持，最终是能够逐步建立正常睡眠-觉醒节律的。

（3）放松治疗：是行为治疗的一个重要方法。进行放松训练的一般原则有：①计划进行放松练习后，要下决心坚持每天练习，以形成一种习惯；②每天练习 2～3 次，练习越多越容易放松；③环境要求：安静整洁的房间，光线柔和，房间周围没有噪声，避免被人打断；④不要在空腹或饱餐后练习，练习的房间不能太热或太冷；⑤初练习者可选择舒适的姿势躺着，以后也可坐着或站着练习；要以"主动的态度"去练习；⑥练习时，要注意采用正确的呼吸方式：一只手放在胸部，另一只手放在胃部，通过鼻子深呼吸，尽量使胸部扩张，呼吸要缓慢、均匀，避免快速的深呼吸；⑦记录练习的过程，评价放松的步骤是否适合自己。常用的放松方法有认知或冥想放松法及腹式呼吸放松法。

（4）自我暗示法：垂下双肩，放松全身肌肉，注意呼吸，放松。例如，暗示自己"我现在的眼皮很沉，很沉"。

2. 药物治疗　药物是治疗失眠的主要手段之一。凡是能够快速诱导入睡、延长总睡眠时间或加深深度睡眠的药物，均有助于治疗失眠。目前常用于治疗失眠的药物有镇静催眠药（包括巴比妥类、苯二氮䓬类和非典型苯二氮䓬类）、抗抑郁药、抗组胺药（目前已极少用作催眠）和中药。任何催眠药物如果不能正确合理使用，都可能带来不良的，甚至是严重的后果。因此应根据患者具体情况，结合药物特点，选择用药，以达到最佳治疗效果。

药物治疗的原则是：使用最低有效剂量；间断给药，每周 2～4 次；短期用药，连续用药不超过 4 周；逐渐停药，减药要缓，注意避免停药后失眠反弹。

目前使用的催眠药主要有五类：①苯二氮䓬类；②抗抑郁药，如阿米替林、多塞平等；③抗组胺类，如羟嗪等；④巴比妥类，如巴比妥、苯巴比妥等；⑤抗精神病药及其他镇静药，如氯丙嗪等。传统的镇静催眠药有导致嗜睡、抗惊厥和麻醉作用，中毒量可致呼吸麻痹而死亡。但 20 世纪 60 年代开始应用的苯二氮䓬类药物，虽然在很大剂量时也可引起昏迷，但该药单用即使很大剂量也不致引起麻醉，更少导致死亡。由于苯二氮䓬类药物具有较好的抗焦虑和镇静催眠作用，安全范围大，目前几乎已完全取代了巴比妥类等传统镇静催眠药。

（三）辨证治疗

1. 辨证论治

（1）肝郁化火型

治法：清肝泻火，宁心安神。

方药：龙胆泻肝汤加减。药用龙胆草、黄芩、栀子、泽泻、木通、车前子、当归、生地黄、柴胡、茯神、龙骨、牡蛎、甘草。如胸闷胁胀，善太息者，加郁金、香附、合欢皮以疏肝解郁；如心烦较甚者，可加服朱砂安神丸。

（2）心火炽盛型

治法：泻火清心安神。

方药：朱砂安神丸加减。药用朱砂、黄连、黄芩、栀子、连翘、当归、生地黄、甘草。如胸中懊憹，胸闷泛恶者，可加淡豆豉、竹茹，以宣散郁火除烦；若便秘溲赤者，可加大黄、淡竹叶、琥珀，以引火下行安心神。

（3）痰热内扰型

治法：化痰清热，除烦安神。

方药：黄连温胆汤加减。药用黄连、半夏、陈皮、茯神、甘草、枳实、竹茹、大枣、远志、丹参、栀子、琥珀粉。若心悸惊惕不安者，可加珍珠母、朱砂之类重镇安神；如失眠经久不愈，痰热较甚者，可加礞石、黄芩、大黄以降火泻热，逐痰安神，或用礞石滚痰丸。

（4）胃气不和型

治法：消食导滞，和胃安神。

方药：保和丸合越鞠丸加减。药用神曲、莱菔子、焦山楂、香附、苍术、陈皮、半夏、栀子、连翘、茯神、远志、合欢花、炙甘草。若积滞化热，舌苔黄燥者，可加黄连以清心火；食滞较甚者，可加麦芽、谷芽以消食化滞；脘腹胀满较甚者，可加厚朴、枳壳、槟榔以理气消积。

（5）心脾两虚型

治法：补益心脾，养血安神。

方药：归脾汤加减。药用炙黄芪、人参、白术、当归、茯神、远志、酸枣仁、龙眼肉、炙甘草。偏于血虚者，宜加熟地黄、白芍、阿胶以养血安神；若脾虚便溏而见虚寒之象，可加干姜、山药以温运脾阳。

（6）心肾不交型

治法：滋阴降火，交通心肾。

方药：黄连阿胶汤合天王补心丹加减。药用生地黄、黄连、阿胶、白芍、鸡子黄、玄参、五味子、酸枣仁、朱砂、琥珀。如心火旺者，可加连翘、竹叶、莲子心以清心火；若阴血不足，肝阳偏亢者，可加珍珠母、生龙齿以重镇安神。

（7）心胆气虚型

治法：益气镇惊，安神定志。

方药：安神定志丸加减。药用人参、茯苓、茯神、远志、石菖蒲、酸枣仁、五味子、夜交藤、生龙齿、生牡蛎。如心肝血虚，惊悸汗出者，可重用人参，并加白芍、当归以补血敛阴安神；若胆虚不疏土，胸闷善太息，纳呆腹胀者，可加柴胡、陈皮、吴茱萸、山药、白术以疏肝健脾。

2. 外治疗法

（1）针刺疗法：针刺可使胰岛素水平升高，胰岛素靶细胞受体功能增强，加强胰岛素对糖原的合成代谢及氧化分解和组织利用的功能，起到降低血糖的作用；也对降低全血比黏度、血浆比黏度等血液流变学指标，改善微循环障碍，防止血栓形成，减少糖尿病慢性并发症及调整中枢神经系统，纠正糖代谢紊乱具有重要意义。常选穴位：①百会、印堂，可降低大脑皮质的兴奋性，调节神经递质；②俞募穴，可调节脏腑功能，恢复机体功能状态的平衡；③合谷、太冲、足三里、阳陵泉等，可以疏通经络，调整阴阳，使机体进入放松状态而进入睡眠。

（2）耳穴压豆疗法：是近年来出现的治疗失眠的有效手段。程梅等将中药白芥子、王不留行籽或者油菜籽等按照耳穴位置埋在压痛点处加以固定，刺激耳廓上的穴位或者反应点。通过经络传导，调整脏腑功能和内分泌系统，达到治疗目的。具体做法：取双侧耳穴神门、交感、内分泌、心、耳等穴位，将王不留行籽置于 0.5cm×0.5cm 的胶布中间，耳廓常规消毒后，将胶布按压在所取的穴位上，用手指前后对应按压王不留行籽若干次，反应点有明显酸胀感觉，直至全耳有温热感，并嘱患者每日自行按压 4～5 次，以增强疗效。5～7 日换 1 次，两耳交替进行，7 日为 1 个疗程，2 个疗程后观察疗效。利用此法治疗 30 例失眠患者，结果证实，耳穴压豆对缩短入眠时间，减少觉醒次数，延长睡眠时间，提高睡眠质量均有良好效果。

（3）穴位注射疗法：是将药液等注射到相关腧穴或特定部位，利用针刺和药物的协同作用以治疗疾病的方法。该疗法可用于治疗糖尿病性周围神经病变、糖尿病性视网膜病变、糖尿病伴发皮肤瘙痒症。常选穴位有足三里、曲池。

（4）刮痧疗法：是用光滑扁平的器具蘸上润滑液体刨刮或用手指钳拉患处，以达到治病目的的一种简单、自然的疗法。适应证：各种原因导致的头昏、头痛、睡眠障碍及面部斑疹等。治疗频率：5～7 日 1 次，每次 20～25 分钟。

3. 成药应用

（1）健脑补肾丸

组成：红参、鹿茸、狗鞭、肉桂、金牛草、炒牛蒡子、金樱子、杜仲炭、川牛膝、金银花、连翘、蝉蜕、山药、制远志、炒酸枣仁、砂仁、当归、煅龙骨、煅牡蛎、茯苓、炒白术、桂枝、甘草、豆蔻、酒白芍。

　　功效：健脑补肾，益气健脾，安神定志。

　　用法：口服，一次 15 丸，一日 2 次。

　　出处：徐红等，《临床常用药物》，山东科学技术出版社。

（2）人参归脾丸

　　组成：人参、白术（麸炒）、茯苓、甘草（蜜炙）、黄芪（蜜炙）、当归、木香、远志（去心甘草炙）、龙眼肉、酸枣仁（炒）。

　　功效：益气补血，健脾养心。

　　用法：口服，一次 1 丸，一日 2 次。

　　出处：琚玮等，《新全实用中成药手册》，河南科学技术出版社。

（3）朱砂安神丸（《兰室秘藏》）

　　组成：朱砂、黄连、炙甘草、生地黄、当归。

　　功效：镇心安神，清热养血。

　　用法：口服，一次 1 丸，一日 2 次。

　　出处：李经纬等，《中医大辞典》，人民卫生出版社。

（四）新疗法选粹

　　生物反馈治疗（biofeed-back therapy）是通过现代电子仪器，把患者体内的电生理变化描记下来，并转换为声、光或屏幕图像等直观的反馈信号。患者根据不断显现的反馈信号学习调节自己体内的生理功能，使生理功能恢复到或保持在一个适宜的水平，从而达到防治疾病的目的。一般有肌电、皮温、皮电、脑电、脉搏、血压反馈疗法。生物反馈法每个疗程为 10～15 次，每次 30 分钟。最初每周 2～3 次，以后逐渐延长至每周 1 次或半个月 1 次。

（五）名医诊疗特色

　　王志强教授基于 20 年临证心得，不囿安神之法，知常达变，辨失眠从瘀论治，把活血化瘀贯穿于失眠治疗始终，深悟活用化瘀之法，结合实际，辨证求因，或兼以疏肝理气，或兼以温化痰浊，或佐以补气养阴，以案析法，对失眠有丰富的临床经验，主要表现在以下几个方面。

　　1. 瘀致失眠，兼证多端　王志强教授认为失眠多具有入睡困难、多梦、睡眠质量差等特点，归属于中医学"不寐"范畴。《灵枢·大惑论》言"卫气不得入于阴，常留于阳。留于阳则阳气满，阳气满则阳跷盛，不得入于阴则阴气虚，故目不瞑矣"。卫气昼行于阳，人即醒寤，夜行于阴，人即睡眠，所谓"气至阳而起，至阴而止"。上述论述说明卫气正常运行对睡眠具有重要的调节作用，若卫气运行通道被阻，卫气不能由阳入阴，则人不得卧。《医林改错》云"不寐一证乃气血凝滞""夜睡梦多是血瘀"，又指出"夜不能睡，用安神养血药治之不效者，此方（血府逐瘀汤）如神"。《血证论》曰："盖人身气道，不可有塞滞，内有瘀血，则阻碍气道，不得升降。"表明血瘀是造成失眠的重要病理因素，血瘀脉中，则人身卫气运行阻滞，从而导致失眠。由上述可知血瘀是导致营卫运行通道阻滞形成不寐的重要病理因素。血瘀可继发于气虚、气滞、痰浊、热邪等因素，临床上常见到气滞血瘀、痰瘀互结及瘀热互结等兼夹证，据此，治疗失眠多从血瘀入手以通其道、祛其邪，配合理气、化痰、清热、补气养阴等，每获佳效。

2. 从瘀论治，辨证加减

（1）活血化瘀，疏肝理气：《格致余论》言"主闭藏者肾也，司疏泄者肝也"。肝脏具有疏通、畅达全身气机之功，可促进人体血液的运行，使血液调畅而不致瘀滞。随着生活节奏的加快及各方面压力的增大，人们长期处于精神紧张、焦虑状态，最易伤肝，使肝失疏泄，气机不畅，导致气滞血瘀，而发为不寐。"肝主疏泄"与失眠的发生发展具有紧密的联系。在临证中笔者常见到伴有焦虑的肝郁气滞血瘀型失眠患者，此类患者多具有失眠、多梦的症状，兼情志郁郁寡欢，喜叹息，胸胁胀痛甚则刺痛，舌紫或淡暗，脉弦或涩等特点，治疗上多以理气化瘀、疏肝解郁之法调治，方用血府逐瘀汤合柴胡疏肝散加减，多有良效。基本药物组成：柴胡 12g，赤芍 30g，当归 12g，茯神 50g，炒白术 15g，炒枳壳 10g，紫丹参 30～50g，川牛膝 30～50g，夜交藤 30～50g，琥珀 10g，桔梗 12g，生甘草 3g。全方养血活血理气并治。临证对于久病兼虚者，在活血的同时，常常加入黄芪、太子参；心烦易怒者加牡丹皮、栀子；易醒较重者常加龙齿、茯神、远志重镇安神。

（2）活血化瘀，温化痰浊："津血同源"、痰瘀相关。津停为痰，血停为瘀，津为血液的组成部分，焉有血停而津不停之理？反之，又焉有津停而血运无不畅之理？唐容川指出"瘀血既久亦可化为痰水"，两者互为因果，痰瘀既成，共同成为导致不寐的病理因素。《景岳全书·痰饮》云："痰涎皆本气血，若化失其正，则脏腑病，而血气即成痰涎。"正如《血证论》云"须知痰水之壅，由瘀血使然"；同时痰浊日久也可生瘀，痰饮积滞体内，阻遏脉络，造成血行不畅，形成瘀血，痰瘀常可相互化生导致痰瘀互结。痰瘀阻滞血络心脉，蒙扰心窍，使心神失养、阳不入阴而致不寐。梁君昭教授认为，痰瘀互结贯穿整个不寐发病过程。《医碥·肿胀》中言："气水血三者，病常相因，有先病气滞而后血结者，有先病血结而后气滞者，有先病水肿而血随败者。"表明血气水三者关系密切，同时，血水津同源，气为血津之帅，气可推动血在体内正常循行，若气的功能出现异常，则血液和津的代谢均可出现异常。因此笔者认为血瘀、气滞均可导致津液停滞，凝聚为痰，气滞亦可致血瘀、水停、痰凝，因此对于痰瘀互结产生的失眠，多从气、血、水（津）三方面治疗，气滞宜疏之，血滞宜行之，痰凝宜化之，气畅血顺痰消，阴阳调和，则不寐自消。《黄帝内经》云："疏其气血，令其条达，而致和平。"所以笔者常在化痰祛瘀治疗失眠的同时加用理气之品，对于表现为彻夜难眠，头晕目眩，胸闷胁痛等症状的痰瘀互结型不寐患者，多选用自拟方茅地丹芍汤合胃苓汤加减。常用药物为紫丹参、檀香、川牛膝、生地黄、炒苍术、炒白术、姜半夏、茯苓、广陈皮、桂枝、生薏苡仁、佩兰等。方中广陈皮兼有理气燥湿之功，可使气畅血顺痰消；又痰、瘀均为阴邪，稍佐桂枝可助阳化饮；紫丹参、川牛膝合用以活血化瘀，虽药简而力专。

（3）凉血散瘀，清心安神："瘀热"一词首见于《伤寒杂病论》，《金匮要略·惊悸吐衄下血胸满瘀血病脉证并治》曰："病者如热状，烦满，口干燥而渴，其脉反无热，此为阴伏，是瘀血，当下之。"钱潢言："邪热久羁，无由以泄，血为热搏，流于经脉而败为瘀血。"瘀血可导致发热，热久亦可导致血瘀，血瘀、血热两种病理因素相互搏结，扰动心神，心神不安，则不寐，临床可见长期失眠，或心胸烦乱，或头晕昏蒙、胸脘痞闷，舌紫暗或有斑点，舌红苔腻而黄，舌下脉络粗大，脉弦滑而数。临床上对瘀热互结型不寐患者，治疗常化瘀与清热兼顾，以"凉血化瘀"之法治疗"瘀热互结证"，以黄连温胆汤加减，基础方为川黄连、茯神、竹茹、甘草、炒枳实、姜半夏、白茅根、生地黄、牡丹皮、赤芍，全方化瘀与清热并举，瘀热互结常耗血伤津，故常加白茅根、生地黄等以滋阴凉血。

（4）益气养阴，活血化瘀：老年人失眠的主要原因为身体虚弱，气阴亏虚。《素问·阴阳应象大论》曰"年四十，而阴气自半"，故老年失眠患者多为气阴两虚，气虚无法调神，阴虚则无法养神，气虚则血液运行不畅，导致血瘀，阴虚则阴血不足，致血涩难行瘀滞脉中，故气阴虚常伴有血瘀，心血瘀阻从而导致失眠。此类患者常表现为气短、口干、自汗等症状。临证治疗老年失眠患者多用丹参饮合生脉散加减，常用丹参、檀香、砂仁、太子参、麦冬、五味子、茯神、生地黄、竹叶等以益气养阴兼活血化瘀，疗效显著。临床中阴虚与内风、内火、痰湿、血瘀、气虚等关系密切，常互为因果、互相兼夹致病。津能载气，气能生津，当气虚时，气不能再生津，从而导致阴津亏少，日久产生阴虚，而津能载气，阴津亏少时，又能使得气无所载，从而导致或加重气虚症状，故临证常兼顾益气养阴。《素问·调经论》曰"阴虚则内热"，阴液亏虚则阳气相对偏盛而生内热，故常加用白茅根等凉血清热生津之品。

五、预后转归

失眠除部分病程短、病情单纯者治疗收效较快外，大多病程较长，病情复杂，治疗难以速效，若病因不除或治疗失当，易使病情更加复杂。糖尿病相关失眠属心脾两虚证者，如饮食不当或过用滋腻之品，易致脾虚加重，化源不足，气血更虚，又食滞内停，往往导致虚实错杂。

本病的预后一般较好。

六、预防调护

（一）预防

养成良好的生活习惯，如按时睡觉，不熬夜，睡前不饮浓茶和咖啡、不吸烟等，保持心情愉快及加强体质锻炼等对失眠的防治有重要作用。

（二）调护

本病因属心神病变，故尤应注意精神调摄，做到喜恶有节，解除忧思焦虑，保持精神舒畅；养成良好的生活习惯，并改善睡眠环境；劳逸结合等，对于提高治疗失眠的效果，改善体质及提高工作、学习效率，均有促进作用。

七、专方选要

（一）回心草配三仁粉

组成：酸枣仁、柏子仁、莲子各 140g。

用法：先将上药研粉混合均匀，分为 7 份备用，再用滇产回心草（干燥）20g，用冷水浸泡 10 分钟左右，待枝叶伸展后取出，放入药罐中加开水 150ml，文火煎 3～5 分钟，取汁 100ml，取上粉 1 份调匀内服，每日睡前服用，连服 7 日为 1 个疗程。

功效：安神益智，安定催眠。

出处：《中国民族民间医药杂志》，2001（49）：86-87。

（二）天王补心汤

组成：生地黄、酸枣仁、天冬、丹参、五味子、当归、党参、茯苓、远志、玄参、桔梗、青龙齿。血虚者加何首乌、龙眼肉、白芍以补血充脑；眩晕耳鸣者加龟甲、牡蛎、山茱萸；心悸气短者加黄芪、太子参；胸闷纳呆、苔厚腻者加法半夏、厚朴；胸闷胁胀者加郁金、香附；痰热重、大便不通者加服礞石滚痰丸降火泻热，逐痰安神；小便短赤者加竹叶、通草以清利下焦。

用法：水煎，每日 1 剂，早晚分服。10 日为 1 个疗程，服药期间禁食辛辣食品，生活起居要有规律，早晚各散步 20 分钟。

功效：滋阴养血，补心安神。

出处：《中国中医基础医学杂志》，2005，11（3）：228。

八、研究进展

（一）病因病机

糖尿病是复合病因所致的代谢综合征，现代医学认为糖尿病患者失眠的原因主要有精神心理问题、神经病变等并发症、多器官损伤及中枢神经递质分泌异常、自主神经功能紊乱等；慢性高血糖导致脑动脉硬化、微循环障碍、脑组织供血不足、神经元和神经纤维损伤及糖化血红蛋白增高等复杂的病理生理原因，极易引起失眠，并致血糖难以控制。我们知道，西医治疗糖尿病合并失眠大多采用镇静催眠药等，长期应用此类药物容易出现成瘾性，且药物剂量越用越大，不可避免出现毒副反应。中医治疗糖尿病相关失眠如果辨证准确，往往收到很好的效果。古代医籍中并无"消渴不寐"一词，但糖尿病属中医学"消渴"范畴，传统医学认为阴虚燥热是其病机，2 型糖尿病合并失眠中，病位在心、肾，心藏神，肾藏精，多以阴虚为主。"夜以阴为主，阴气盛则目闭而安卧，若阴虚为阳所胜，则终夜烦扰而不得眠也"，加之阴虚内热，热扰心神，导致不寐。总体以阴虚为本，燥热为标，病性为本虚标实，人体阴阳表现为不平衡，阴阳失交，心神不安而易发生失眠。失眠，在中医文献中称为"不寐""不得眠""不得卧"。中医学认为，人的正常睡眠由心神所主，阳气由动转静时，即为入睡状态；反之，阳气由静转动时，即为清醒状态。因此，人的正常睡眠，是阴阳之气自然而有规律转化的结果。正如《类证治裁·不寐论治》中谓："阳气自动而之静则寐，阴气自静而之动则寤。"这种规律的破坏，可导致不寐的发生。脏腑功能失调导致机体气血失和是失眠产生的关键。临床中发现消渴不寐的病因不外乎精神过度紧张，思虑过度，耗伤心脾；或因饮食不节，损伤脾胃，脾胃虚弱，痰湿阻滞，气机失畅；或久病耗气伤阴，气虚血瘀。本证以虚证，或虚实夹杂证为主。

（二）辨证思路

临床治疗糖尿病伴发失眠，多在常规治疗基础上进行辨证论治。失眠当重阳明、少阴。营卫睡眠理论虽然为历代医家所重，但在临床上的指导意义并不十分明确，现代医家仍然多从脏腑辨证之法论治，而较少思及调理营卫。即有所论，其调治营卫之法，据现代相关文献报道来看，也多宗仲景之桂枝汤加减，亦有用《黄帝内经》之半夏汤加减者。实际上失眠证调治营卫之法，其治疗的关键在于助卫气循行复其常度，可正常地入阴出阳。任何脏腑经络的病变，如气滞、血瘀、气虚、血虚等，均可影响卫气的循行，故调整脏腑经络之治，亦属调治营卫之法的范畴，只不过在处方用药时，应当兼顾营卫气运行的特点，酌情添加有助于卫阳入阴、阴阳交通之药即可，如半夏、秫米；半夏、夏枯草；肉桂、黄连；桂枝、白芍等。

营卫睡眠学说是关于失眠总的病因病机的理论，它基本上涵盖了脏腑病因病机的内容，因此，在对于失眠病证的辨证中，对于脏腑病位的把握，仍当不离于"阳不入阴"这一营卫睡眠理论整体病机的指导。据卫气的循行规律，笔者认为调治营卫之法的重点，当在于阳明与少阴。卫气昼行于阳25周，平旦时卫气由足太阳膀胱经开始，依次循行于手太阳、足少阳、手少阳、足阳明、手阳明，周而复始；夜行于阴25周，依次为肾、心、肺、肝、脾，周而复始。由此可知，卫气由阳入阴的关键在于手、足阳明与手、足少阴。对于"胃不和则卧不安"，治失眠多调治肠胃，今人王洪图先生已有精辟论述，他认为卫气自阳经入于阴经之前的"大门口"正是手、足阳明经，因此，二经经气不和，最易影响卫气的顺利运行。诚如所论，如果以手、足阳明经为卫气自阳经入于阴经之前的"大门口"，那么足少阴肾经与手少阴心经则是卫气入于阴经的"大门口"，对于卫气入于阴经来说，肾之受纳及其与心之交通也至为关键。

失眠辨治中对于心、肾的重视，自仲景创立黄连阿胶汤之治以来，历代皆有发展，但医家大多以心火、肾水之脏腑的阴阳属性来看待其阴阳交通，并未明确意识到它实际上更是卫气夜行于脏之关键环节，心肾之交通，是卫气行阴至为重要的第一步。清代医家汪文绮在《杂症会心录》中对此略有论及，他首先强调了治疗内虚失眠，其病机之关键则在于卫气不入于阴，并运用阳气入阴则寐的理论解释了人将睡之时，呵欠先之者，是阳引而升，阴引而降，阴阳升降，而后则可渐入睡乡。接着他又进一步阐述了阳不入阴的病机理论，认为肝肾阴虚者，"阳浮于上，营卫不交，神明之地，扰乱不宁，万虑纷纭，却之不去"而失眠。同时他还指出初睡易醒之证，医家多以之为心虚胆怯，他则认为大谬不然，当"缘阳升而阴降。阴阳交合，有造化自然之妙，奈营弱卫强，初入之时，契合浅而脱离快，升者复升，降者复降"，也更进一步说明了阴阳相交初始是失眠发生的关键环节。

近年来美国哈佛大学的研究者在结肠壁的巨细胞中发现了一种引发睡意的睡眠因

子——胞壁酸，它既能促进睡眠，又有免疫功能。胞壁酸分泌增加，睡意也随之增强，吞噬细胞活跃，免疫功能和肝解毒功能增强，体内代谢速度加快，从而提高机体抗病能力。我们姑且不论古老的《黄帝内经》与现代医学研究发现有无关联，但它至少证明了古代中医学家对于失眠发生与治疗，重视阳明胃肠认识的准确性。而对于少阴心肾，历代医家认识极为丰富，素有以心为失眠主要病位的辨证传统，而医家在辨治上也非常重视心与其他脏腑的关联，如心肾、心肝，而尤其重视心肾，心肾不交也成为失眠最为重要的证型之一，从卫气的循行规律来看，这种理论的发展也不是偶然的。为此笔者认为，以营卫睡眠理论为指导，对失眠的调治，当重阳明、少阴。

（三）治法探讨

失眠的治疗取决于患者潜在的病因和病程的长短，以制订符合每个患者所需要的药物治疗和非药物治疗方案。

1. 非药物治疗　从致病因素看，睡眠卫生问题和心理行为因素在慢性失眠者中普遍存在，被认为是参与或者促进失眠慢性化的重要方面。睡眠的正规治疗除药物治疗外，还必须包括非药物治疗手段。非药物治疗手段还可防止停用药物时病情反复，或者不能停用时使药物维持在最低剂量。非药物治疗主要包括以下三方面。

（1）睡眠卫生教育：睡眠不卫生是指干扰白天警觉状态和夜间睡眠质量的日间活动，如白天打瞌睡，长时间卧床而不睡觉，作息时间无规律，经常使用对正常睡眠有影响的物质，如烟、酒、咖啡等。因此，给失眠患者提供关于睡眠卫生的知识是各种非药物治疗手段的基础。根据失眠者自己的具体情况安排适合其生活的作息时间，养成良好的睡眠卫生习惯。

（2）光照治疗：光疗的依据是视网膜丘脑束将光信息传至交叉上核，使人体内的"昼夜节律起搏器"达到与明暗周期同步化。研究表明，一定强度的光（7000～12 000lux）和适当时间的光照（2～3 日）就可改变患者的睡眠-觉醒节律。光照治疗对睡眠-觉醒节律障碍如睡眠时相延迟或提前综合征特别有效。

（3）心理和认知行为治疗：近年来的临床研究已表明，合理地应用这些非药物治疗的方法能明显改善失眠症状，减少失眠药物的用量和不良反应。

1）刺激控制疗法：主要适用于严重入睡困难的慢性失眠患者。这些患者因入睡困难往往上床较早，试图强迫自己早早入睡，但实际上却事与愿违，越想早点睡就越睡不着，焦虑烦躁，甚至彻夜不眠。这种疗法要求患者只有在困意来临时才上床，如果上床后15～20分钟不能入睡，则要起床到其他房间去活动活动，如看书、看电视、做家务等，当再次感到困倦时再上床，如15～20分钟仍不能入睡，则再起床活动，如此反复，直至入睡。

2）睡眠限制疗法：主要是通过限制睡眠的方法来提高睡眠的有效率。例如，每晚睡眠8 小时，有效睡眠只有 5 小时，睡眠效率<70%，这时应逐渐减少卧床时间，使其睡眠效率提高，直至睡眠效率保持在80%～90%。患者通过周期性调整卧床时间直至达到适当的睡眠时间。

3）身心松弛疗法：原理是通过身心放松，首先是全身肌肉的放松，来促进自主神经活动朝着有利于睡眠的方向转化，亦促使警觉水平下降，从而诱使睡眠的发生。常用的松弛疗法有进行性松弛训练、自身控制训练、沉思训练、生物反馈治疗等。

（4）物理治疗：在失眠的众多疗法中，物理疗法是较有前途的一种。其治疗机制主要是利用外界因素改变脑电活动，从而达到治疗失眠的效果。目前常用的理疗仪包括声光大脑调节仪、大脑电刺激仪、低频磁场诱导仪、脑电生物反馈同步仪等。据报道，低能量氦-氖激光血管内照射治疗卒中失眠，有效率为92.17%，具有见效快、疗效可靠、方法简便、无痛苦的特点，值得推广。

（5）其他适当的体育锻炼：可以深化睡眠。最近的研究表明，规律性的锻炼，如快速行走，对提高老年人睡眠质量有明显效果。

2. 中医辨证治疗　（见"第六章　第五节　胃食管反流相关失眠"　八、研究进展（三）治法探讨）

3. 中西医结合治疗　钱惠峰运用柴胡疏肝散合用艾司唑仑，治疗79例失眠患者，结果显示治疗组疗效明显好于对照组单纯服用艾司唑仑者（$P<0.05$）。全起和通过临床试验，对照组单纯服用地西泮，治疗组服用地西泮结合中药辨证治疗，发现治疗组疗效高于对照组，而复发率低于对照组。研究结果同样显示中西医结合治疗失眠疗效确切。

（四）分型论治

1. 虚实夹杂证

（1）痰火扰心：此类患者多形体肥胖、嗜食肥甘厚味。临床表现：除失眠外，多伴有痰涎壅盛的表现，如痰多、痰黏、不易咳出，纳呆，四肢困重、大便不爽等，舌苔黄厚而腻，脉滑数。此类患者常同时患有胸痹（冠心病）、中风（脑血管意外）、眩晕（高血压、血脂异常）等病证。病机是肥满之人，本已脾虚痰盛，平素嗜食肥甘，更碍脾生痰。或饮食不节，损伤脾胃，痰浊壅盛，日久化热，痰火扰心，导致不寐。《景岳全书·不寐》曰"痰火扰乱，心神不宁，思虑过伤，火炽痰郁而致不眠者多矣"。此类病例以脾虚为本，痰火为标，属本虚标实，虚实夹杂之证。临床常用黄连温胆汤、二陈汤、礞石滚痰丸加减。

（2）气阴两虚夹杂：此类患者多在消渴后期，气阴两虚兼血瘀。临床表现：除失眠外，多伴有瘀血的表现，如头晕头痛、心悸健忘、面色萎暗，四肢末梢不同程度的麻凉感，舌质暗，有瘀斑，苔薄白，脉沉细涩。病机是消渴日久，即"久病必有瘀"。气阴两虚，气虚血瘀，可致心神失养，导致不寐。常用百合地黄汤合抵当汤加减。

2. 虚证

（1）肝肾阴虚火旺：清代《冯氏锦囊秘录·杂证·方脉不寐合参》提出"壮年人肾阴强盛则睡沉熟而长，老年人阴气衰弱，则睡轻微易知"，指出不寐的病因与肾阴的盛衰有关。糖尿病病程日久，热邪伤津而致阴虚火旺，虚火扰心，属少阴热化，阴虚邪火并存。临床表现：心烦不寐，心悸不安，腰酸足软，伴头晕，耳鸣，健忘，遗精，口干津少，五心烦热，舌红少苔，脉细而数。治以滋阴降火，除烦安神。临床常用黄连阿胶汤加减。临床上常配用酸枣仁、五味子。酸枣仁内补营血安神志，外敛营阴止虚汗，为宁心安神、固敛虚汗之要药；五味子敛肺滋肾、止汗止渴。两药相配，一走肝经，一走肾经，内收外敛，增强除烦安神之力。对黄连阿胶汤的功效，成无己说："阳有余以苦除之，黄芩黄连之苦以除热；阴不足以甘补之，鸡黄阿胶之甘以补血；酸，收也，泄也，芍药之酸，收阴气而泄邪热。"

（2）心脾两虚，虚热内扰。脾主运化，统血藏意。脾气生化无源，气血不能濡养心、肝二脏，君象火旺，可致不寐。这与《素问·厥论》"太阴之厥，则腹胀满，后下利，不欲食，食则呕，不得卧"相合。脾主思，思虑过度，可使脾气升降失司，形成气结或气滞，亦可形成不寐。与《类证治裁》所论"思虑伤脾，脾血亏损，经年不寐"一致。脾藏意，意不内守，则心为所动。在五神的整体协调关系活动中，脾胃起着"枢纽"作用。凡影响中焦脾胃升降失常，均可导致心神失用而生不寐。此类患者多形体消瘦、多愁善感。临床表现：除失眠外，多伴有心悸、心烦易怒、头晕、乏力等，舌淡苔薄白或薄黄，脉细数。病机是思虑过度，耗伤心脾，阴虚血少，虚火扰心，导致不寐。常用归脾汤加减。

3. 实证　实证多为肝郁化火、食滞、痰浊、胃腑不和等，有的患者平素性情急躁易怒，怒伤肝，肝失条达，气郁化火，上扰心神则不寐。治疗应疏肝泄热，佐以安神。常用龙胆泻肝汤加减。糖尿病患者或因饮食寒热不调，或因暴饮暴食，恣啖酒肉油腻导致脾运不及，运化无力，则水谷停滞而为食积。即所谓"饮食自倍，脾胃乃伤"。饮食所伤，纳运不调，升降失司，而致胸脘痞满、腹胀时痛、嗳气吞酸、辗转反侧难以入眠。临床上多用保和丸消食和胃，化积消导。积消胃和则眠自安。若症见大便干结，小便短赤，身热心烦、口干口臭、腹胀或痛，舌红苔黄燥，脉滑数，可用大承气汤、调胃承气汤等加减通腑泻热，除烦安神。胃痞满者可用枳壳、香附、砂仁、莱菔子等以消胀除满，随症治之。

（五）中药研究

（1）补阳还五汤加减治疗50例糖尿病失眠患者疗效观察：用补阳还五汤和心理疏导疗法治疗2型糖尿病合并失眠患者，取得了较为理想的效果（治疗有效率为95%）。袁栋材等在临床研究中将50例2型糖尿病合并失眠患者分为治疗组和对照组。采用补阳还五汤加减方和心理疏导疗法对治疗组患者进行治疗，采用地西泮对对照组患者进行治疗。研究结果显示，治疗组总有效率（96%）高于对照组（78.26%），治疗组不良反应的发生率（2%）低于对照组（36.78%）（$P<0.05$）。由此可见，用补阳还五汤加减方联合心理疏导疗法治疗2型糖尿病合并失眠可取得良好的临床效果，且安全性较高。

（2）丹栀逍遥散加减治疗2型糖尿病合并失眠的临床观察：丹栀逍遥散具有清肝火、解肝郁、养阴虚、化瘀血、健脾虚、宁心神的功效。刘开等在临床研究中将150例2型糖尿病合并失眠患者分为治疗组（采用丹栀逍遥散进行治疗）和对照组（采用艾司唑仑进行治疗）。研究结果显示，治疗组总有效率（93.5%）高于对照组（83.8%），（$P<0.05$）。由此可见，用丹栀逍遥散加减方治疗2型糖尿病合并失眠的疗效显著。

（六）外治疗法

（1）针灸疗法：针灸具有疏通经络、平衡阴阳、畅通气血、镇静安神的作用。阮经文等采用针灸治疗失眠，依据针灸处方原则选穴，主穴加接脉冲电疗仪，配穴结合补泻手法，治疗4个疗程，利用匹兹堡睡眠质量指数积分对睡眠质量进行评判，结果证实，针灸能明显提高失眠患者的睡眠质量和白天社会功能，能够一定程度上修复睡眠结构，重构睡眠的连续性，并能延长慢波睡眠时间和REM睡眠时间。针灸操作可分为体针、电针、腹针、头针、浮针、针药合用、针刀等各种方法。

（2）推拿康复疗法：（见"第五节　胃食管反流相关失眠"中八、研究进展，（五）外治疗法）

（3）耳穴压豆疗法：属于中医传统保健方法，中医学认为人体各脏器在耳廓上均有相应代表区，为耳穴压豆治疗糖尿病失眠提供了科学的理论依据，通过按摩耳部经络刺激相应穴位可起到治疗作用。陈银花等选取主穴神门、交感、皮质下及内分泌，配穴心、肝、肾、饥点及大肠进行按压刺激，有效地减轻了糖尿病患者的失眠症状，改善了睡眠质量。

（4）砭石疗法：为中医外治法之一。砭石本身具有极宽的红外辐射频带，能发出能量峰值在波长 8～18μm 的远红外辐射，还具有脉冲等理疗作用，其性温润可温阳通利、养筋荣脉，石类重镇沉降之性可安神定惊。利用砭石本身的特性和感应增温的效果结合刺激背部督脉、膀胱经络穴位，能调整阴阳，调整脏腑经络气血，促进血液循环，达到助眠安神、舒缓疲劳的作用。张晓燕等采用砭石疗法结合体质辨识治疗老年糖尿病合并失眠患者取得了良好效果。

（七）评价及瞻望

现代医学认为 2 型糖尿病合并失眠的发病因素主要有精神因素、合并严重并发症、年龄等。糖尿病与失眠可相互影响，糖尿病可导致失眠，失眠也可导致糖尿病，其机制目前不是很明确，前者可能与糖尿病导致脑循环障碍、相关神经元受损、神经递质分泌失调有关，后者可能与交感神经的兴奋、瘦素水平的下降、炎症因子分泌增多等有关。对于本病的治疗，多用苯二氮䓬类药物，而氟桂利嗪、罗通定、褪黑素等药物的有效性和安全性还有待于更多的科学数据证实。

中医学治疗本病有其独特的优势。中医学认为本病的病因病机可概括为"火"和"虚"二字，包括阴虚火旺、肝郁化火、痰火扰心、心血亏虚、瘀血阻络、心肾不交、阳气亏虚等。在治疗上，中医专家们积累了很多宝贵的经验，黄连阿胶汤、酸枣仁汤、栀子豉汤、天王补心丹、交泰丸、黄连温胆汤等方剂在临床上得到了广泛的运用，其有效性也得到了临床和科学试验的证实，而针灸、推拿康复治疗、艾灸等中医特色疗法对于本病的治疗也有一定的疗效。

第八节　恶性肿瘤相关失眠

肿瘤相关失眠（cancer-related insomnia，CRI）又称为肿瘤相关睡眠障碍、癌因性失眠，是与肿瘤和肿瘤治疗相关的一个高发生率结果事件，作为肿瘤症状群中的一种，失眠在肿瘤患者中比较常见，特别是肺癌、乳腺癌、头颈部肿瘤患者。相关报道显示，CRI 发病率为 19%～63%。相关肿瘤症状研究表明，睡眠障碍的发病率仅低于疲乏，排在发病率的第二位。CRI 是一个严重的临床症状，可造成患者白天的疲乏，认知的负面作用（如注意力和记忆力减退），严重影响患者的健康和生活质量，尽管如此，肿瘤相关睡眠障碍并没有得到像其他肿瘤相关症状那样的关注。

一、病 因 病 机

（一）现代医学认识

失眠是一种常见的睡眠障碍，给不少患者的身心健康带来困扰，特别是中晚期恶性肿瘤患者，癌性疼痛及抑郁、恐惧心理，致使血中儿茶酚胺升高，交感神经过度兴奋，临床表现为失眠多梦、精神紧张、情绪激动、烦躁多虑等。睡眠障碍既影响肿瘤患者的躯体健康，致使患者各器官功能下降，体力得不到恢复，免疫力下降，又加重患者的精神、心理压力，直接影响肿瘤患者的治疗效果、康复及生活质量。随着癌症患者生存时间的延长和对其生存质量重要性认识的提高，减轻症状，保持及促进患者的机体功能成为研究热点。控制症状，保持或恢复日常活动能力是生活质量的重要组成部分，亦有利于癌症的治疗。睡眠质量的好坏对确保身心健康十分重要，必须引起临床肿瘤医务工作者的高度重视。

影响肿瘤患者睡眠的常见因素如下。

1. 精神心理因素 这是影响肿瘤患者睡眠的最重要因素。癌症是一种应激原，一个人一旦被确诊为癌症，难免会产生一些心理反应，不愿意表达个人情感和情绪压抑是失眠发生的心理特点。肿瘤患者由于对癌症恐惧、忧虑、烦躁的心理状态，住院后心情复杂，对各种检查、治疗心存顾虑，对化疗、手术、疾病预后、后期生活质量的担忧及担心家庭的抛弃或增加家庭负担等心理因素都会直接导致患者精神紧张和心理负担加重，造成不同程度的心理压力、紧张、焦虑、抑郁、情绪不稳，使交感神经兴奋而致入睡困难。不适应角色转换。患者住院前往往在家庭和社会中承担着重要角色，由于疾病不得不接受住院治疗，角色发生了变化，但很难马上适应新角色，因此出现心理负担，表现出焦虑、紧张。如患者过去在家中或在单位中担任重要角色，住院后对家中或单位的大事小事放心不下。癌症患者失眠受负性情感影响，这源于许多患者对肿瘤的片面认识，不少人认为"患了肿瘤就等于被判死刑""癌症治不好，治好不是癌症"等，从而产生焦虑、绝望、恐惧等心理。有此心理的女性多于男性，这可能与女性患者的社会角色、工作压力、家庭负担有关，这些因素使患者产生孤独感、抑郁症状，很大程度上影响癌症患者睡眠，是造成失眠的重要原因。

2. 疼痛 是癌症患者失眠的又一常见因素，是大多数中晚期癌症患者的共有症状。疼痛体验是心身复合产物，癌症晚期的患者多处于恶病质状态，精神和身体状况较差，营养状况和免疫力低下，长期的癌性疼痛使得患者对疼痛非常敏感，晚间疼痛更加明显。有报道称晚期癌症患者的失眠与疼痛程度呈明显正相关，因疼痛剧烈，呈持续性，常为夜间较重，使患者备受折磨，长期困扰影响患者睡眠。疼痛将加重癌症本身带给患者的精神、心理负担，反之亦然。疼痛及其他心情紧张因素，能直接或间接抑制机体免疫功能而促进肿瘤生长和转移。我国癌症患者疼痛发生率为40%～50%，其中约25%的患者未得到治疗，且疼痛越严重的癌症患者，其失眠症状往往也越严重。术后患者以切口疼痛为主，由于长期使用止痛药物，一般止痛药物难以发挥有效作用，加之患者对疼痛敏感，易引起失眠。

3. 与治疗有关的因素 治疗操作影响是较为突出的因素，癌症患者术后早期输液多、时间长，一般治疗和护理操作多，对患者睡眠干扰增加，输液时的药物对血管的刺激都会引发患者心理和身体上的不适和担忧；癌症本身不适造成的失眠，主要是中、晚期患者出现的各种并发症所致，如肝、肾、心、肺、消化道等功能损害所致的胸闷、呼吸困难、腹胀、食欲不振、出血等症状。其次是有创治疗带来的不适：①手术（包括根治性手术、姑息性手术）带来的负面影响，如术后疼痛、感染、组织器官损伤、瘢痕形成、肠粘连等；②后期一般都要进行必要的放疗，放疗不良反应带来的不适，如放疗所致的全身反应，主要有乏力、食欲不振，个别患者有恶心呕吐；局部反应主要有放射部位皮肤灼伤、破溃、继发感染及肿瘤所在部位照射时导致的正常器官和组织的损伤；③化疗不良反应带来的不适，如恶心呕吐，发热，过敏反应，骨髓抑制，口腔炎，腹泻，脱发，周围神经炎，肠麻痹及心、肝、肾毒性反应，食欲不佳，神经刺激及患者对化疗过程的情绪反应等；躯体形象的改变，如恶病质、脱发等；恶性肿瘤术后由于手术切除范围广、创面大、对盆腔和下腹部的脏器干扰相对增多；麻醉及止痛药物作用、卧床时间长等因素，这些对患者都会产生不同程度的影响，均影响了患者的睡眠质量，导致睡眠障碍。

4. 经济因素　由于癌症是一种病程较长、治疗手段复杂、治疗费用昂贵的疾病，大多数肿瘤患者住院花费较多，医疗消费日趋超出患者的心理承受能力，由此引发患者情绪处在一种负性状态。患者的经济负担一般比较重，经济状况差，担心医疗费用，自认为希望不大，会给家庭带来太多的负担，于心不忍。经济状况的变化必然导致患者心理状态的变化，忧虑不安，从而影响睡眠。

5. 环境因素　是影响住院老年患者睡眠质量的重要因素。因肿瘤患者入睡潜伏期长，深睡眠减少，故对环境的要求较高。①环境陌生：患者多年来养成固定的生活习惯，加之各种生理功能衰退，很难马上适应医院的陌生环境。②噪声：病房噪声是另一个很重要的影响因素。如监护仪、治疗仪、呼叫器发出的声音，护士夜间治疗及护理操作的干扰，需要持续输液和身体携带引流管的不便，开关门，同病室患者走动、打鼾声，对同病室重症患者的恐惧感，卫生间的洗漱、冲刷厕所声等。③光线：夜间做治疗时要开灯，监护仪发出的光亮，楼道照明灯光等，使病室无法保持黑暗。④其他：病室的温度、湿度、整洁度、空气洁净度、床铺的软硬，枕头的高低、软硬等。住院环境陌生，医院的常规活动等，都是影响患者睡眠的直接原因，这些因素对睡眠-觉醒周期产生或多或少的影响，使患者睡眠后易醒及醒后难以入睡。⑤不良的生活习惯：肿瘤患者往往在多年来的生活中养成了许多不健康的生活习惯，如过度饮酒、吸烟、晚餐进食量过多或过少、睡前喝大量水引起夜尿次数增加、睡前喝浓茶、饮咖啡类饮料等均会引起中枢神经系统兴奋而影响睡眠。

（二）祖国医学认识

肿瘤相关失眠可归属于中医学"不寐"范畴，《足臂十一脉灸经》《阴阳十一脉灸经》《黄帝内经》《难经》中都有记载，如"不得卧""目不瞑"等。正常的睡眠依赖于人体的"阴平阳秘"。不寐的病因错综复杂，核心病机在于阴阳失调，《灵枢·口问》言："卫气昼日行于阳，夜半则行于阴，阴者主夜，夜者卧……阳气尽，阴气盛，则目瞑，阴气尽，而阳气盛，则寤矣。"从阴阳的角度来说，睡眠可以归纳为以下几个方面：阳入于阴则眠；阳动于阴则梦；阳出于阴则醒。

（1）情志所伤或由情志不遂，肝气郁结，肝郁化火，疏泄失常，火邪伤阴，扰及心神，神不守舍，阳浮于外，魂不入肝，心神不安而不寐。或由五志过极，心火内炽，心神扰动而不寐。或由思虑太过，损伤心脾，心血暗耗，神不守舍，脾虚生化乏源，营血亏虚，不能奉养心神，即《类证治裁·不寐》曰："思虑伤脾，脾血亏损，经年不寐。"

（2）饮食不节，脾胃受损，宿食停滞，壅遏于中，胃气失和，阳气浮越于外而卧寐不安，如《张氏医通·不得卧》云："脉数滑有力不眠者，中有宿滞痰火，此为胃不和则卧不安也。"或由过食肥甘厚味，酿生痰热，扰动心神而不眠。或由饮食不节，脾胃受伤，脾失健运，气血生化不足，心血不足，心失所养而失眠。

（3）肿瘤病因不外虚、毒、痰、瘀四端，且四者之间往往相互夹杂、相兼为患，临床症状复杂多变。痰凝血瘀，毒蕴正亏是其根本病机。病后脏腑失调、气血亏虚、邪毒郁热、痰湿积聚、气滞血瘀，致使阴阳失调，脏腑失和，心神被扰而不寐。

（4）禀赋不足，心虚胆怯，素体阴盛，肾阴耗伤，不能上奉于心，水火不济，心火独亢；或肝肾阴虚，肝阳偏亢，火盛神动，心肾失交而神志不宁。如《景岳全书·不寐》说："真阴精血之不足，阴阳不交，而神有不安其室耳。"亦有因心虚胆怯，暴受惊恐，神魂不安，以致夜不能寐或寐而不酣，如《杂病源流犀烛·不寐多寐源流》说："有心胆俱怯，触事易惊，梦多不祥，虚烦不寐者。"

（5）胆为清净之腑，喜宁静而恶烦扰，与肝互为表里。肝脏有病，易传于胆。火邪易炼液为痰，痰热互结，内扰胆腑，则失眠多梦。

综上所述，各种原因导致的肿瘤均能影响脏腑功能，以情志、饮食或气血亏虚等病因居多，由这些病因引起心、肝、胆、脾、胃、肾的气血失和，阴阳失调，这是失眠与肿瘤皆有的重要病因。其基本病机以心血虚、胆虚、脾虚、肾阴亏虚进而导致心失所养，以及由心火偏亢、肝郁、痰热、胃失和降进而导致心神不安两方面为主。其病位在心，但与肝、胆、脾、胃、肾关系密切。类似于现代医学中的躯体因素，即伴有躯体不适导致睡眠障碍。失眠的病因甚多，证候各有不同，但总不外乎虚实两种，虚证多由心脾两虚、心虚胆怯、阴虚火旺，心神失养所致。实证则多由心火炽盛、肝郁化火、痰热内扰，心神不安所致。肿瘤患者失眠以虚证为主。但失眠久病可表现为虚实夹杂，或为瘀血所致。

二、临床诊断

（一）辨病诊断

1. 诊断标准（参照《中国失眠防治指南（2012 版）》

临床明确恶性肿瘤疾病诊断并符合 CCMD-3 器质性精神障碍诊断标准者，在具备充分的睡眠机会和环境的前提下，发生以失眠为主的睡眠质量不满意状况，包括难以入睡、睡眠不深、多梦、醒后不易再睡、早醒，或自觉睡眠明显不足等，并导致精神活动效率下降，妨碍躯体和社会功能。

（1）症状标准：诊断至少应符合以下第 1）～3）条。

1）有失眠主诉，包括难以入睡、睡眠不深、多梦、早醒，醒后不易再睡，或自觉睡眠明显不足（主观性失眠）、醒后不适感、疲乏，或白天困倦等。

2）存在恶性肿瘤疾病症状、体征。

3）极度关注失眠及其后果的优势观念。

4）多导睡眠图检查：证实睡眠相关恶性肿瘤疾病的存在。

（2）严重标准：对睡眠数量、质量的不满引起内心痛苦或功能受损。

（3）病程标准：在肿瘤疾病的病程中发生符合上述症状标准和严重标准的失眠。

（4）排除标准：排除其他躯体疾病或精神障碍导致的继发性失眠。排除其他类型睡眠障碍（如睡眠调节性障碍、心理生理性失眠等）。

说明：如果失眠症状已经符合症状标准、严重标准和排除标准，但病程较短（如病程短于 1 个月），失眠频率较低（如每周 1～2 次），则应诊断为恶性肿瘤相关失眠亚临床状态。

2. 相关检查　多导睡眠图为诊断失眠的客观指标。睡眠潜伏期超过 30 分钟，实际睡眠时间每夜少于 6 小时；夜间觉醒时间超过 30 分钟。

（二）辨证诊断

1. 中医诊断标准（参照中华中医药学会《中医内科常见病诊疗指南》）

入睡困难，或睡而易醒，醒后不能再睡，重则彻夜难眠，连续 4 周以上，常伴有多梦、心烦、头昏头痛、心悸健忘、神疲乏力等症状。

2. 分型诊断

（1）心火偏亢型

临床证候：心烦不寐，躁扰不宁，怔忡，口干舌燥，小便短赤，口舌生疮，舌尖红，苔薄黄，脉细数。

辨证要点：心烦不寐，躁扰不宁，小便短赤，舌尖红，苔薄黄，脉细数。

（2）肝郁化火型

临床证候：急躁易怒，不寐多梦，甚至彻夜不眠，伴有头晕头涨，目赤耳鸣，口干而苦，便秘溲赤，舌红苔黄，脉弦而数。

辨证要点：失眠而急躁易怒，目赤耳鸣，口干而苦，舌红苔黄，脉弦而数。

（3）痰热内扰型

临床证候：不寐，胸闷心烦，泛恶，嗳气，伴有头晕目眩，口苦，舌红苔黄腻，脉滑数。

辨证要点：不寐而胸闷心烦，头晕目眩，口苦，舌红苔黄腻，脉滑数。

（4）食滞胃脘型

临床证候：不寐，脘腹胀满，胸闷嗳气，嗳腐吞酸，或见恶心呕吐，大便不爽，舌苔腻，脉滑。

辨证要点：不寐，脘腹胀满，嗳腐吞酸，舌苔腻，脉滑。

（5）阴虚火旺型

临床证候：心烦不寐，心悸不安，腰酸足软，伴头晕，耳鸣，健忘，口干津少，五心烦热，舌红少苔，脉细而数。

辨证要点：心烦不寐，五心烦热，舌红少苔，脉细数。

（6）心脾两虚型

临床证候：多梦易醒，心悸健忘，神疲食少，头晕目眩，伴有四肢倦怠，面色少华，舌淡苔薄，脉细无力。

辨证要点：多梦易醒，心悸健忘，神疲，倦怠，面色少华，脉细无力。

（7）心胆气虚型

临床证候：心烦不寐，多梦易醒，胆怯心悸，触事易惊，伴有气短自汗，倦怠乏力，舌淡，脉弦细。

辨证要点：心烦不寐，胆怯心悸，触事易惊。

（8）血瘀型

临床证候：不寐甚则通宵不眠，神志颠倒，欲哭欲笑，语言错乱，舌色隐青，或有瘀斑瘀点，脉弦数或涩滞。

辨证要点：不寐甚则通宵不眠，舌色隐青，或有瘀斑瘀点。

三、鉴 别 诊 断

（一）西医学鉴别诊断

本病需与原发性失眠相鉴别，原发性失眠往往在青年或中年起病，很少在儿童或少年时出现，表现为持续相当长时间的对睡眠的质和量不满意的状况。患者感到忧虑或恐惧，心理上恶性循环使本症持续存在。失眠的病程差异较大，如果是心理性或医疗性应激事件引起，病程可以是有限的几个月。最常见的情形是，最初阶段的失眠进行性加重，持续数周到数月，随之较稳定的慢性睡眠困难持续数年。有的患者虽只经历过一次发作，但在以后遇到某些生活事件会出现睡眠的明显波动。

（二）中医学鉴别诊断

本病需与一时性失眠相鉴别，因一时性情志影响或生活环境改变引起的暂时性失眠不属病态。而癌性失眠，是指患癌后不易入睡，或睡而不实，时睡时醒，甚至整夜不能入睡的临床表现，故不难鉴别。

四、临 床 治 疗

（一）提高临床疗效的要素

肿瘤引起失眠的治疗首先要明确病因，如躯体因素、心理因素、年龄因素等。其中有些失眠因肿瘤或其合并症引起，此种类型以晚期患者为多见，肿瘤不消则症状难除，失眠难以改善，如癌性疼痛，只有控制肿瘤缓解疼痛才能改善失眠，所以应以治疗肿瘤为主，治疗失眠为次。有些患者有躯体因素但非肿瘤直接引起，而是由放化疗后的不良反应，如呕吐、乏力等导致的失眠，消除其副反应则可缓解失眠。

在不同类型的肿瘤患者中，睡眠障碍发生率及影响因素有显著性差异，提示睡眠障碍的治疗应采取个体化的治疗策略。治疗失眠应当结合药物疗法和非药物疗法，并针对患者进行个体化治疗。

（1）初治患者中，约有 95% 会发生失眠，影响因素中以心理因素为主，提示其治疗应加强精神疏导及行为矫正治疗，心理治疗是通过教育、支持和安慰帮助患者，让患者学会如何应对疾病、治疗和住院所带来的压力，以缓解其精神紧张程度，消除其恐癌心理。通过心理疏导，增进正性情感，采用认知行为治疗，让患者将"需要睡眠"的目的改变为"只是放松"；增加家属和患者相处的时间，使患者感受到亲情的温馨，增加正性情感及消除不良情绪。

（2）肿瘤患者治疗中，睡眠障碍发生率可达90%左右，影响因素以疾病因素如癌痛、呼吸困难等、治疗因素如放疗的严重毒副反应等为主，提示应加强肿瘤原发疾病的治疗及癌痛治疗，减轻躯体疼痛，对肿瘤疼痛患者观察疼痛的时间、规律、程度，按WHO制订的三阶梯止痛疗法，合理有效地控制疼痛，促进睡眠。并注意预防和治疗肿瘤放化疗所产生的严重毒副反应，详细介绍化疗相关知识，做好化疗前疾病健康教育及心理疏导，对于进行化疗的患者，尽量在日间进行化疗，及时关注患者化疗过程中的不适，给患者最大的心理安慰；并予以分阶梯药物治疗睡眠障碍，提高患者的睡眠质量，使患者的乏力、疲劳感减轻，促进其体力和精力恢复，减轻肿瘤患者的高消耗，提高肿瘤治疗效果，促进患者康复。

（3）中青年女性患者由于妇科器官切除，往往感觉自卑和担心被家人抛弃，心理负担重。沟通使患者对肿瘤的治疗、缓解和转归有正确的认识，为患者提供必要的社会支持，缓解生活事件对睡眠障碍的应激，适度的药物干预等都会减轻患者的失眠状况，改善睡眠质量，促进患者康复。

（4）对于手术患者，术前指导患者进行床上排尿排便训练，使患者习惯术后早期在床上排尿排便。术后立即使用腹带辅助固定下腹部，减小切口张力，可以明显减轻术后切口疼痛。指导患者早期下地活动，既可以减少术后并发症，又可以改善患者的精神状态，增强患者治疗的信心。这些都会减轻患者的失眠状况，改善睡眠质量。

（5）晚期癌症患者由于恶病质及多种并发症的影响，存在较多的焦虑，应在最佳营养支持治疗、控制并发症的同时，有针对性地给予心理辅导和抗焦虑治疗，提高其生存质量。

（6）创造舒适的睡眠条件和环境。改善环境可以减少睡眠干扰，例如，在不影响疾病治疗的前提下，保持患者的生活习惯及舒适体位，降低噪声，降低光的亮度或者关闭灯源，调节适宜的温度。避免在有效的睡眠时间内实施影响患者睡眠的护理操作，必须进行的治疗和护理操作应合理穿插于患者的自然觉醒时段进行，以减少被动觉醒次数，协助患者晚间热水泡脚，睡前及时排尽小便，指导患者进行放松的练习，如倾听音乐、脚心涌泉穴按摩等，使患者精神放松，安静入睡。

总之，肿瘤患者睡眠障碍问题严重影响肿瘤疾病的发展和转归，对睡眠障碍的治疗，能使肿瘤患者的生存质量提高，并使肿瘤治愈率提高，对肿瘤临床工作有重要意义。

（二）辨病治疗

关于药物干预CRI的文献非常有限，缺少相关的大样本随机对照试验研究。目前临床常用的治疗失眠的药物有如下几类。

1. 苯二氮䓬类药物 非选择性拮抗γ-氨基丁酸A复合受体，具有镇静催眠、抗焦虑和肌松弛作用，是治疗失眠药物中应用最广泛的一类药物。按照其作用时间，可以分为短效、中效、长效三种。短效药物主要用于入睡困难的患者，常用药有劳拉西泮、替马西泮等；

中效药物对入睡困难和易醒的患者有较好的疗效，常用药有阿普唑仑、艾司唑仑、奥沙西泮、氟硝西泮等；长效药物主要用于严重的精神障碍伴发的失眠，常用药有地西泮、硝西泮、氯硝西泮、海洛唑仑等。

短效用药时间建议不宜超过 4 周，但是一旦患者选用了有效的短效药，很多患者拒绝停药或者换药。药物的不良反应为白天持续镇静作用、眩晕和共济失调等。近年来，苯二氮䓬类药物的滥用和依赖性已引起人们的广泛关注，长期大量使用和药物的依赖性已被临床证实。

2. 非苯二氮䓬类药物　已用于临床的新药有唑吡坦和佐匹克隆。像唑吡坦被报道有更多的受体选择性和较少的不良反应，尽管缺少该类药物的药效、安全性、耐受性及药物依赖性的长期研究，但是此类药物被认为优于苯二氮䓬类药物。

3. 抗抑郁药　临床上常用作治疗失眠的抗抑郁药包括阿米替林、多塞平、米氮平、曲唑酮等。如果患者失眠的主要病因是抑郁，那么此类药物可作为治疗失眠的首选药物。此类药物不良反应包括口干、谵妄和体位性低血压等。

4. 激素替代类药物　褪黑素可以通过调节睡眠-觉醒周期来提高睡眠质量，它或许可以使初期的失眠患者受益，但是它所表现出来的口干、便秘等不良反应同样不容忽视。同时，它在肿瘤相关失眠治疗中的作用没有得到进一步的研究。

（三）辨证治疗

1. 辨证论治

（1）心火偏亢型

治法：清心泻火，养血安神。

方药：朱砂安神丸加减。药用朱砂、黄连、生地黄、当归、黄芩、甘草。本方宜改丸为汤，朱砂用少量冲服。若胸中懊恼，胸闷泛恶者，加淡豆豉、竹茹，宣通胸中郁火；若便秘溲赤者，加大黄、淡竹叶、琥珀，引火下行，以安心神。

（2）肝郁化火型

治法：清肝泻火，镇心安神。

方药：龙胆泻肝汤加减。药用龙胆草、黄芩、栀子、柴胡、当归、生地黄、木通、茯神、生龙骨、生牡蛎。若胸闷胁胀，善太息者，加香附、郁金以疏肝解郁。

（3）痰热内扰型

治法：清化痰热，和中安神。

方药：黄连温胆汤加减。药用清半夏、陈皮、竹茹、枳实、茯苓、黄连、甘草。若心悸动甚，惊惕不安者，加珍珠母、朱砂以镇惊安神定志。若实热顽痰内扰，经久不寐，或彻夜不寐，大便秘结者，可用礞石滚痰丸降火泻热，逐痰安神。

（4）食滞胃脘型

治法：和胃化滞，宁心安神。

方药：保和丸加减。药用炒山楂、神曲、陈皮、茯苓、莱菔子、鸡内金、炒酸枣仁、合欢皮。可加远志、柏子仁、夜交藤以宁心安神。

（5）阴虚火旺型

治法：滋阴降火，清心安神。

方药：六味地黄丸合黄连阿胶汤加减。药用生地黄、熟地黄、山萸肉、山药、牡丹皮、泽泻、黄连、黄芩、芍药、阿胶、鸡子黄。

（6）心脾两虚型

治法：补益心脾，养心安神。

方药：归脾汤加减。药用茯神、黄芪、太子参、白术、龙眼肉、酸枣仁、木香、当归、红枣、甘草。若心血不足者，加熟地黄、芍药、阿胶以养心血；失眠较重者，加五味子、柏子仁有助养心宁神，或加夜交藤、合欢皮、龙骨、牡蛎以镇静安神。若脘闷、纳呆、苔腻者，加半夏、陈皮、茯苓、厚朴以健脾理气化痰。

（7）心胆气虚型

治法：益气镇惊，安神定志。

方药：安神定志丸合酸枣仁汤加减。药用党参、茯神、远志、龙齿、炒酸枣仁、牡蛎、石菖蒲、知母、川芎。若心悸甚，惊惕不安者，加生龙骨、朱砂。

（8）血瘀型

治法：活血化瘀，养血安神。

方药：血府逐瘀汤加减。药用桃仁、红花、当归、生地黄、牛膝、川芎、桔梗、赤芍、枳壳、柴胡、甘草。可根据临床情况选用酸枣仁、夜交藤等具有安神作用的药物。症状改善后，气虚者加西洋参或太子参，阴虚者加阿胶、龟板、知母、鹿角胶，脾虚者加白术、茯苓、山药，适当选用重镇安神药如磁石、朱砂、琥珀、生龙骨、生牡蛎等。

2. 外治疗法

（1）药枕疗法：白菊花、合欢花、夜交藤各 100g，生磁石 200g，酸枣仁、柏子仁各 30g，石菖蒲、远志肉、茯神各 60g，丹参 100g。多梦易醒者加生龙骨 100g，生牡蛎 60g。上药共研粗末，拌匀，装入一长方形布袋内，每晚当睡枕用。

（2）敷脐疗法：炒酸枣仁 20g，生牡蛎 15g，远志 10g，石菖蒲 10g，半夏 15g，茯苓 15g，陈皮 10g，枳实 10g，竹茹 10g，黄连 6g。把这些药合并后碎成粉末，再用老陈醋调成糊状敷在神阙处。

（3）手心敷药疗法：生半夏 10g，黄连粉 5g，茯神 10g，生龙骨 20g，琥珀末 5g，珍珠粉 5g。共研细粉。每次取药粉 3～4g，加老陈醋调湿，分为两份，用双层纱布包好，于睡前分置于两手心，外用胶布固定，到次日早晨取下，7 次为 1 个疗程。

（4）洗足疗法：取生龙骨、生牡蛎各 30g，磁石 20g，丹参、菊花、远志、夜交藤、合欢花各 15g，水煎两次，去渣，加适量开水，每晚泡足 15 分钟后入睡。

（5）中药穴位贴敷加按揉神门穴疗法：生龙骨、生牡蛎各 20g，琥珀末 10g，朱砂 10g 混合研匀，用凡士林调成软膏状，每次用黄豆大，置于鸡眼膏中央，贴于患者双侧内关、双侧涌泉和膻中穴，每隔 1～2 日换药 1 次，同时按揉双侧神门穴 3 分钟，3 次为 1 个疗程。

（6）耳穴贴压疗法：穴取神门、心、皮质下、交感、神经衰弱区，并据辨证分型配穴，心脾两虚型加脾穴，阴虚火旺型加肾穴，兼有便秘者，用肺穴代替肾穴。用 75% 的酒精棉球对敷贴穴位进行局部清洁、消毒，然后用镊子取下粘有王不留行籽的耳贴，贴于以上穴位处。要求患者每日早、中、晚及睡前按摩穴位，每穴1~2分钟，3日更换敷贴（如有局部不适反应，则双侧交替敷贴，每日按摩同前）。

（7）使用耳穴压豆配合中药吴茱萸、肉桂粉外敷涌泉穴加隔物灸法治疗。

（8）针刺疗法

1）以内关、三阴交、风池、安眠穴为主穴，并随症配穴。如肝郁化火者加太冲、神门；痰热内扰者加丰隆、内庭；心胆气虚者加胆俞、心俞等。

2）以百会为主穴。心胆气虚者则加四神聪；心脾两虚者加内关、足三里；痰热内扰者配丰隆、足三里；肝郁化火者配风池、行间；阴虚火旺者加风池、太溪。

3）主穴取脑户、百会、脑空，配合足三里、神门、太冲、内关。

4）采用电针四神聪、安眠穴配合艾灸涌泉穴治疗失眠。

5）头皮针：头穴透刺取囟会透神庭，后神聪透前神聪，承光透曲差，络却透通天，治疗4个疗程。

（9）灸法

1）艾灸双侧足三里、涌泉穴，灸后行捏脊治疗。

2）回旋灸、雀啄灸百会、涌泉穴各15分钟。

3）睡前艾灸双侧涌泉穴联合松弛训练。

（10）穴位注射疗法：注射药物选择当归注射液，穴选神门、三阴交、安眠穴，每日或隔日1次，10次为1个疗程。

（11）穴位埋线疗法：主穴取神门、安眠、三阴交，并随症加减。

（12）透穴加拔罐疗法：选取攒竹透印堂、百会透前顶，曲鬓透率谷，配穴选三阴交、合谷、足三里。出针后，于背俞穴肝、心、脾、胃上进行拔罐。每日1次，每次留罐9~12分钟。

3. 成药应用

（1）安神定志丸

功效：安神定志，益气养心。

适用证：心胆气虚证。

用法：一次6g，一日2次，温开水送服。

出处：琚玮等，《新全实用中成药手册》，河南科学技术出版社。

（2）养血安神片

功效：养血安神。

适用证：心血不足证。

用法：一次5片，一日3次，口服。

出处：扈瑞娥等，《实用中成药》，天津科学技术出版社。

（3）天王补心丹

功效：滋阴清热，补心安神。

适用证：气阴两虚证。

用法：一次9g，一日2次，温开水送服。

出处：解发良等，《古今名方》，河南科学技术出版社。

（4）朱砂安神丸

功效：镇心安神，清热养血。

适用证：心火亢盛证。

用法：一次 9g，一日 1～2 次，口服。

出处：杨医亚等，《中国医学百科全书》，上海科学技术出版社。

（5）牛黄清心丸

功效：清心化痰，镇惊祛风。

适用证：痰火扰心证。

用法：一次 1～2 丸，一日 2 次，口服，小儿酌减。

出处：解发良等，《古今名方》，河南科学技术出版社。

（6）解郁安神颗粒

功效：疏肝解郁，安神定志。

适用证：情志不舒，肝郁气滞。

用法：一次 5g，一日 2 次，开水冲服。

出处：欧阳建军等，《临床实用方药手册》，湖南科学技术出版社。

（7）桂枝合剂

功效：调和营卫。

适用证：主要用于营卫不和症见失眠多梦、身不发热而时自汗出或时发热而自汗出、不发热则无汗者。

用法：一次 10～15ml，一日 3 次，口服。

出处：欧阳建军等，《临床实用方药手册》，湖南科学技术出版社。

（8）舒眠胶囊

功效：疏肝解郁，宁心安神。

适用证：肝郁伤神所致的失眠。

用法：一次 3 粒，一日 2 次，口服。

出处：黄红叶等，《实用中药师手册》，广东科技出版社。

4. 单方验方

（1）黄连阿胶汤

功效：交通心肾。

适用证：心肾不交之不寐。

用法：黄连 10g，生白芍 20g，鲜鸡蛋（去蛋清）2 枚，阿胶 50g。先将黄连、生白芍加水煮取浓汁约 150ml，然后去渣；再将阿胶加水 50ml，隔水蒸化，把药汁倒入以慢火煎膏，将成时放入蛋黄拌匀即可。每服适量，每晚睡前服 1 次。

出处：张仲景，《伤寒论》，人民卫生出版社。

（2）甘麦大枣汤

功效：养心安神，和中缓急。

适用证：心气不足、阴虚血少、肝气抑郁所致的脏躁。

用法：麦仁 30g，大枣 15 枚，甘草 15g。小麦去皮，与后 2 味入锅，加水 3 碗，煎至 1 碗。每晚睡前顿服。

出处：解发良等，《古今名方》，河南科学技术出版社。

（四）名医诊疗特色

1. 陈福来诊疗特色　江苏省名中医、第五批全国老中医药专家学术经验继承工作指导老师陈福来教授临床治疗失眠多从痰热论治，取得了较好的临床疗效。

陈福来教授认为，在现代社会由于工作生活节奏、饮食习惯等因素，痰热成为失眠的重要致病因素。饮食不节，暴饮暴食，嗜食肥甘厚味，中焦脾胃运化失常，导致津液输布不利，停而成痰，日久化热，酿生痰热；工作、生活、社会压力致情志失调，气机不畅，气化失司，郁而化火，酿生痰热；劳逸失调，太过则伤脾，少动亦致脾气虚弱，运化不健，气血生化乏源，以致心神失养而失眠；同时亦致运化水湿功能失常，酿生痰湿，日久化热。痰热互结、为害多端，痰因热而弥结，热依于痰而难以消散，以致痰热互为依附，致病缠绵，经久难愈。痰热既是人体水液代谢障碍所形成的病理产物，又是重要的致病因素。心主神明，痰热内扰，神不安宅，故致失眠；痰为百病之母，"其为物则流动不测，故其为害，上至巅顶，下至涌泉，随气升降，周身内外皆利，五脏六腑俱有"，故而痰热可致全身脏腑功能失常而致失眠；同时痰热乃阳邪，阳盛不得入于阴，阴阳失交而失眠。因此，在现代社会，痰热是导致失眠的重要因素，痰热内扰是其主要病机之一。

根据上述对于失眠病因病机的认识，陈福来教授多以清化痰热、和中安神为基本立法，以黄连温胆汤加减治疗失眠。基本方：半夏 10g，陈皮 10g，茯苓 10g，枳实 10g，黄连 3g，竹茹 10g，夜交藤 30g，合欢皮 10g，酸枣仁 30g，甘草 3g。方中半夏、陈皮、茯苓、枳实健脾化痰；黄连、竹茹清心降火化痰；夜交藤、合欢皮、酸枣仁安神定志；甘草调和诸药。脘腹胀痛、嗳腐吞酸者，加神曲、焦山楂、莱菔子等；急躁易怒、头涨痛者，加龙胆草、生栀子、黄芩等；胸闷、喜太息者，加柴胡、香附、郁金等；气阴不足者，加黄芪、太子参、五味子等；失眠较重者，加用生龙骨、生牡蛎、琥珀粉等；长期顽固性失眠者，加用桃仁、红花、丹参等。

"百病皆由痰作祟""人之诸病悉出于痰"，痰邪致病是祖国医学病因病机学说的重要内容。在现代社会人们由于工作生活节奏、饮食习惯的改变，痰热成为现代中医临床辨证中导致失眠的重要病机之一。因此，在失眠的中医临床辨证治疗中，应重视痰热致病的重要作用，从痰热论治，往往能取得良好的临床疗效。

2. 张志明诊疗特色　张志明，甘肃省名中医，甘肃省第五批省市五级师带徒省级指导老师。对 63 例证属阴血不足、虚火内扰心神之虚烦不眠症的恶性肿瘤伴有失眠的患者，均给予天王补心汤加味治疗。药物组成：生地黄 12g，炒酸枣仁 30g，柏子仁 10g，党参 10g，丹参 15g，玄参 12g，白茯苓 15g，五味子 12g，远志 6g，桔梗 10g，当归 10g，天冬 10g，麦冬 10g。心悸甚者加珍珠母 20g；血压低者加升麻 10g，党参改用人参（另煎）10g；气郁者加柴胡 10g，郁金 15g，醋香附 12g。每日 1 剂，水煎，分早晚 2 次服，10 日为 1 个疗程。治疗有效率为 82.37%。

五、预后转归

失眠除部分病程短、病情单纯者治疗收效较快外，大多数病程较长，病情复杂，治疗难以速效，若病因不除或治疗失当，病情易变得更加复杂。属心脾两虚证者，如饮食不当，或过用滋腻之品，易致脾虚加重，化源不足，气血更虚，又食滞内停，往往导致虚实错杂。属阴虚火旺、痰热内扰证者，如病情加重则有成狂或癫之势。

失眠的预后一般较好，但因病情不一，结果亦不相同。病情单纯、病程短者易治愈；病程长且虚实夹杂者，多难短期治愈，且与是否能够祛除病因密切相关。

六、预防调护

（一）预防

失眠是肿瘤患者常见的症状之一，失眠的发生导致患者的生活质量受到严重的影响，这既不利于疾病的治疗，也不利于患者身心的康复。如果长期得不到充足的睡眠和休息，不但会消耗患者的体力和精神，还会降低患者机体的抗病能力，加重病情。患者越担心病情加重，就越容易引起夜间失眠，这样便造成恶性循环。

要解决癌症患者失眠的问题，不仅要靠医护人员的指导和治疗，更需要靠自己的努力。

（1）改善睡眠环境，并尽快适应新的环境。一个熟悉、清静、温暖、空气流通的环境有利于患者入睡。睡觉的环境应尽量避免声音、强光等的干扰。对新的环境应采取积极的态度去适应，不要一味地抱怨和抵触。癌症患者要创造一个安静、舒适的氛围并尽量适应新环境。

（2）保持良好的心理状态。癌症患者应该消除不良心态，做好心理调节。癌症患者应对自己所患的疾病及治疗引发的不良反应有一个正确的认识，勇于面对现实，努力消除担心、紧张、焦虑、恐惧的情绪，使自己保持平静而稳定的心态。

（3）积极参加体育锻炼。癌症患者白天应进行适当的娱乐活动或体育锻炼，但应该避免在睡前参加能使大脑兴奋或情绪激动的活动，如听节奏强烈的音乐，看紧张刺激的书籍和影视，玩一些"上瘾"的电子游戏及棋牌等具有较强竞争性和对抗性的项目，与他人交谈聊天应避免引起辩论争执的话题，避免过于强烈的情绪变化和激动，如大喜、大怒等。

（4）疼痛需积极治疗。夜间疼痛往往是造成失眠的主要因素。根据疼痛的原因、部位和性质，采用多种镇痛方法，积极防治不能耐受的疼痛及不适，如采用镇静药、止痛药、针灸等缓解或消除疼痛，使患者趋于平静，很快入睡。我国自1990年开始实施WHO癌症疼痛三阶梯治疗方案，癌痛治疗状况得到一些改善。

（5）需注意饮食问题。癌症患者还应注意睡前饮食，晚餐要适量，不宜吃对胃有刺激性的食物，避免在过饱或饥饿状态下入睡；睡前不宜饮用咖啡、茶等可引起大脑兴奋的饮料，也不宜吸烟，保持心情愉快及加强体质锻炼等对失眠的防治有重要作用。

（6）规律作息。养成良好的生活习惯，患者要根据治疗和康复计划合理安排并调整自己的作息时间，建立能适合于疾病治疗及康复的生活规律。早晨按时起床，适当进行户外活动，坚持午睡，但应避免时间过长。白天不宜卧床过久，避免似睡非睡的昏蒙状态。不经常熬夜，晚上按时睡觉。

（7）治疗其他并发症。积极治疗引起失眠的其他疾病，若患者同时还伴有其他疾病，表现出一些较重的症状，如咳嗽、咯痰、呕吐、气促、心慌、尿频、腹泻等，除了积极治疗原发病外，对以上影响睡眠的各种症状应及时作对症处理，如镇咳、化痰、止呕等。

（二）调护

护理人员有针对性地做好护理工作是对患者最好的辅助治疗，同时积极与患者和家属进行沟通，了解患者的心理状态，进行早期的护理及健康教育。针对患者的心理状况，进行心理疏导，通过沟通使患者对肿瘤的治疗、缓解和转归有正确的认识，并了解精神因素与疾病治疗效果的关系，通过安慰和鼓励，让患者树立战胜疾病的信心，重塑良好心态；对危重病患者、夜间必须进行治疗的患者和严重打鼾的患者，可安排单独房间，创造良好的睡眠环境，将噪声减至最低限度，以促进睡眠。对于进行化疗的患者，尽量在日间进行化疗，做好化疗前疾病健康教育及心理疏导。详细介绍化疗相关知识，如化疗药物的作用、毒副作用等，做好化疗过程中的心理调节，及时关注患者化疗过程中的不适，给患者最大的心理安慰；对于妇科肿瘤和腹腔肿瘤术后患者立即行腹带辅助固定下腹部，减小切口张力，可以明显减轻术后切口疼痛，指导患者早期下地活动，既可以减少术后并发症，又可以改善患者的精神状态，增强患者治疗的信心。必要时给予止痛药物以减少患者烦躁情绪；术前指导患者进行床上排尿排便训练，使患者习惯术后早期床上排尿排便，术后排尿困难时可以进行导尿；治疗与护理操作集中进行，尽量安插于患者自然觉醒时间，以减少对患者睡眠的干扰；女性中青年患者由于妇科器官切除，往往感觉自卑和担心被家人抛弃，心理负担重，护理人员应该做好患者的心理护理，使患者对今后的生活充满信心，并与患者家属共同商讨，给予患者心理支持，减少患者的后顾之忧；缓解生活事件对睡眠障碍的应激，适度的药物干预等会减轻患者的失眠状况，改善其睡眠质量，促进患者康复。

本病因属心神病变，故尤应注意精神调摄，做到喜恶有节，解除忧思焦虑，保持精神舒畅；养成良好的生活习惯，并改善睡眠环境；劳逸结合等，对于提高治疗效果，改善体质及提高工作、学习效率，均有促进作用。

七、专方选要

（一）失眠验方

药物组成：五味子 50g，茯神 50g，合欢花 15g，法半夏 15g。水煎服。主治：失眠健忘。

此方为已故名老中医李培生之验方，用于治疗失眠健忘，疗效显著，其主药为五味子，滋阴和阳，敛阳入阴，协调脏腑，以达安神定志之妙，不可轻之。全方五味子酸收入肾，滋阴填精，配法半夏苦温化痰降逆，酸收苦降协调脏腑，佐茯神健脾宁神，纳合欢花交合阴阳。诸药相伍，以期达到"阴平阳秘，精神乃治"之目的。其组方严谨，配伍巧妙，临床验证不虚言也。

（二）双粉双藤方

药物组成：炒酸枣仁、醋炒延胡索（此两味研粉）、夜交藤、鸡血藤。通常剂量，前两味研粉应在 10g 以内，后两味入汤剂，应在 15g 以上。将二藤煎汤，送服前两味粉剂。

此为重庆医科大学马有度教授治疗失眠的验方"双粉双藤方"，治疗失眠，效果良好。此方安神养心，补虚镇痛，确是治疗失眠的简易有效方。

（三）滋潜渗化方（摘自《孔少华临证经验纂要》）

药物组成：生龙齿（先煎）15g，生牡蛎（先煎）30g，生代赭石（先煎）12g，旋覆花（布包）12g，桑寄生 30g，炒知母、炒黄柏各 10g，莲子心 5g，龙眼肉 3g，法半夏 10g，炒薏苡仁 30g，合欢皮 10g，首乌藤 45g，川牛膝 15g，滑石块 15g，血琥珀（同煎）5g。

方中生龙齿、生牡蛎、生代赭石、旋覆花、桑寄生、炒知母、炒黄柏、川牛膝、滑石块、血琥珀为滋潜渗化方，既有抑肝安神之效，又可渗化湿热。方中莲子心、龙眼肉取交泰丸之意，以莲子心代替黄连，以龙眼肉代替肉桂，因黄连、肉桂虽有交通心肾之功，但一苦燥、一温燥，对阴虚者不宜，莲子心独清心经之火，龙眼肉甘温养心安神，同是一寒一热，也可引心火下济肾水，引肾水上潮心火，达到交通心肾的作用。方中法半夏、炒薏苡仁是取《黄帝内经》"半夏秫米汤"之意，半夏秫米汤是治疗湿阻中焦所致失眠的专方，孔老以炒薏苡仁代替秫米，以加强健脾化湿的力量。方中合欢皮、首乌藤为养心安神的专药。诸药合用，抑肝潜阳、健脾化湿、交通心肾从而达到安神的作用。

辨证加减：肝肾阴虚、阴虚阳亢者酌加生石决明 30g、明玳瑁 10g、生鳖甲 15g、醋龟板 15g；肝气不舒者可加香附米 10g、川郁金 10g、佛手 10g；胃阴不足者加石斛 30g；肝血不足者可加炒酸枣仁 15g；心悸不安者可加五味子 3g、柏子仁 12g、猪茯苓各 30g；肝火旺盛者可加胆草炭 10g、焦栀子 10g。

另外，对于下焦阴分大亏，心中烦热而不得卧寐，舌质红绛少苔，脉细数者，孔老常用黄连阿胶汤治疗。川黄连 5g，条黄芩 10g，阿胶珠 10g，白芍 10g，鸡子黄 2 枚（喝药之前搅入）。此方用芩连直折心火，用阿胶以补肾阴，鸡子黄补心血，白芍敛肝血，从而使水升火降，心肾交通，心中烦热而不得卧之症自除矣。

孔老认为失眠一症有以下几种因素：一为肝肾阴分不足，导致肝经虚火上扰心神而致失眠、多梦；一为中焦脾湿固结，导致气机上下不得交通，而为心肾不交，或因饮食积滞，胃不和则卧不安；再者心火有余，肾水不足，导致心火不能下济肾水，肾水不能上济心火，心肾不交而失眠。诸种因素往往合而为病，故孔老常以滋潜渗化方加交通心肾、健脾化湿之药以治疗，每有良效。

（四）从心脾论治

刘仕昌教授用健脑丸治疗神经衰弱型失眠，药用红参须 9g，蜜炙黄芪 12g，淡水龟甲（打碎先煎）12g，麦冬 12g，益智仁 12g，石菖蒲（后下）15g，北五味子 10g，甘松 15g，远志 6g，当归 8g，每日 1 剂，水煎服，1 个月为 1 个疗程，共 2 个疗程。

八、研究进展

（一）对癌症患者失眠的病因研究

为了了解造成癌症患者失眠的影响因素，许多医务工作者从精神心理因素（恐惧、焦虑、抑郁）、疼痛、放化疗副作用（厌食、恶心呕吐）、疲劳、经济压力、医疗氛围、婚姻家庭、治疗影响、环境改变、排尿困难、手术原因、患者间的相互干扰等方面进行了调查研究。

王素芳选择在妇产科行妇科恶性肿瘤术后失眠的患者 64 例，这些患者均经过术后病理学证实。患者既往均无失眠病史。采用匹兹堡睡眠质量指数量表（PSQI）对睡眠状况进行调查。调查的影响因素有 7 项，包括精神心理因素、疼痛、治疗影响、经济负担、环境改变、排尿困难、其他因素（手术时间、患者间的相互干扰等）。结果，最常见的失眠因素是精神心理因素[56 例（87.50%）]，疼痛[49 例（76.56%）]是癌症患者失眠的又一常见影响因素，治疗操作影响也是较为突出的因素[31 例（48.44%）]，经济负担造成的失眠 29 例（45.31%），环境改变引起的失眠 27 例（42.19%），排尿困难造成的失眠 18 例（28.13%），其他 25 例（39.06%）。

黄和平等观察中晚期恶性肿瘤患者 96 例，发生失眠 64 例，失眠率为 66.7%，其中轻度失眠 7 例（10.9%），中度 23 例（36.0%），重度 34 例（53.1%）。影响失眠的主要相关因素依次为担心疾病的预后（60 例，93.8%），疼痛（51 例，79.7%），担心经济问题（43 例，67.2%），治疗不良反应（39 例，60.9%），噪声（38 例，59.4%），药物因素（15 例，23.4%）。其中有 1 种相关因素 14 例（21.9%），2 种相关因素 28 例（43.8%），≥3 种相关因素 22 例（34.4%）。

许荷丽通过对患者进行问卷调查，了解接受化疗的中晚期恶性肿瘤患者的失眠状况。150 例中晚期恶性肿瘤化疗的患者中失眠 68 例，发生率为 45.3%（68/150）。发生失眠相关因素依次为负性情感因素（如绝望、恐惧、焦虑、抑郁）[20 例（29.4%）]，化疗副作用因素[16 例（23.5%）]，疼痛因素[11 例（16.2%）]，医疗氛围不佳因素[10 例（14.7%）]，经济压力因素[6 例（8.8%）]，婚姻与家庭关系因素[5 例（7.4%）]。

（二）辨证思路

现代中医医家从不同角度对失眠的辨证与治疗进行了阐述与研究，放化疗是肿瘤治疗的重要手段，但其同时也产生一系列副作用，放疗属于中医学"热毒"范围，容易伤阴，放疗也会导致气虚血虚；化疗药物损伤人体气血，导致五脏六腑功能失调，表现为胃肠道不良反应、骨髓抑制及对心脏和肝肾功能的损伤。放化疗的副作用如恶心、呕吐、脱发、食欲不佳、神经刺激等，以及输液时药物对血管的刺激都会引发患者心理和身体上的不适和担忧，对患者生活质量如睡眠质量等会产生不同程度的影响，导致睡眠障碍。施明等研究后提出五脏皆能不寐的观点，从脏腑论治。心、肝、脾、肾、肺的疾病都可致失眠，类似于现代医学中的躯体因素，即伴有躯体不适导致睡眠障碍。治疗上应从肝论治，兼顾调理各个脏器。袁建芬则认为不寐可从胆论治。严石林等认为，心主精神、思维、意识活动，心神失调，阳不入阴，神不守舍，可致失眠。引起心神失调的原因很多，如心的阴阳气血诸虚不足，火热、痰浊、瘀血等病邪或病理产物的干扰，脾、胃、肝、肾等脏腑疾病的传变或相兼，皆可影响心神。因此，从心辨证对治疗失眠病证有着极其重要的临床意义，并从心之实证、心之虚证及心之脏腑兼证三方面展开治疗。李昊等从气血立论治疗失眠，并分气血不足、气血瘀滞两方面治之。蔡向红等认为不寐病因虽多，但辨其位均在于心，其责均在于火；心主神志，又为火脏，火之失常，或太过或不及均可影响心脏的正常生理活动，使神不守舍，终成不寐之疾。因此在辨证及治疗上，无论虚实或虚实夹杂均应从火论治；或清心泻火以安神，或温阳培火益气而定志均可奏效，为不寐临床辨证施治的一条重要思路。苏卫东等提出了调节脾胃而治之的理论，亦有医家从瘀治疗不寐。

张志明治疗的 63 例恶性肿瘤患者均具有不同程度的睡眠障碍。临床症状有不寐多梦，心悸盗汗，头目眩晕，咽干口燥，舌红，脉弦细数。证属阴血亏虚、虚火内扰心神之虚烦不眠。对恶性肿瘤伴有失眠的患者，均给予天王补心汤加味治疗。经治后显著改善 10 例（15.87%），症状缓解 2 个量级；改善 42 例（66.67%），症状缓解 1 个量级；无改善 11 例（17.46%），症状无缓解或进展。有效率为 82.54%。全部患者未出现血常规异常和肝肾功能的损害。形成不寐的原因很多，但不外乎虚实两方面。虚证多属阴血不足，责之心脾肝肾。肿瘤患者失眠以虚证为主。天王补心丹方中生地黄入心、肝经，滋阴养血为君药；酸枣仁、柏子仁、远志养心安神，天冬、麦冬滋阴清热，均有明显的镇静催眠作用；丹参行气解郁、清心活血，使补而不滞；五味子滋肾补阴、宁心安神，能增强大脑皮质的调节作用。诸药合用，具有养血滋阴、宁心安神、泻火解郁之功。

张代钊教授对肺癌辨证论治的看法：肺癌患者的辨证分型中以阴虚、气虚类型居多，具体分型如下：阴虚内热、脾虚痰湿、气阴两虚、气滞血瘀、肺肾两虚共 5 型。患病初期以实证为主，同时多合并有气虚和阴虚，随着病情的进展虚证加重，邪气更重。对五种不同分型的患者分别用不同的中药，初期可重用祛邪之品，中期祛邪扶正并用，晚期重用扶正，少用祛邪。具体用药：阴虚内热用沙参麦冬汤合百合固金汤、脾虚痰湿用二陈汤合四君子汤加味加减、气阴两虚用生脉饮合四君子汤加减、气滞血瘀用瓜蒌薤白半夏汤加减、肺肾两虚用麦味地黄丸合生脉饮加减。

张教授认为放疗属于中医学"热毒"范畴，容易伤阴。配合放疗时首先要养阴清热生津，清上焦之热；另外因为放疗也会导致气虚血虚，所以要益气养血；更根本的治法是滋补先天和后天即健脾和胃、滋补肝肾，尤其注重补肝肾，"补骨生髓，髓可生血"。配合放疗时的总治则是养阴清热生津、益气养血、健脾和胃、滋补肝肾。化疗是肺癌治疗的重要手段，但其同时也产生一系列副作用，表现为胃肠道不良反应、骨髓抑制及对心脏和肝、肾功能的损伤。张教授认为，化疗药物损伤人体气血，导致五脏六腑功能失调，而益气养血、健脾和胃、降逆止呕、滋补肝肾可以减轻这些副反应。

以上虽然并未完全列举失眠的辨证思路，但无论从脏腑辨证还是从气血辨证，都可以对不同证型的失眠进行治疗。肿瘤患者也同样可以从气血阴阳、寒热虚实辨证，其根本也在于调节机体阴阳平衡。

（三）治法探讨

（1）失眠是由癌症本身或者其治疗所产生的症状引起的，那么控制或者减轻症状就是解决失眠的关键。治疗失眠应当结合药物和非药物治疗，并针对患者进行个体治疗。根据睡眠障碍分级情况，综合初治患者、治疗患者、康复患者的睡眠障碍特点及其影响因素分析，提出个体化的治疗策略及分阶梯药物治疗方案。具体治疗方法如下。

1）轻度睡眠障碍：以行为矫正治疗及心理治疗为主，行为矫正治疗，即帮助患者建立良好的睡眠卫生习惯和正确的睡眠认知能力，使他们学会控制和纠正各种影响睡眠的行为和认识因素，改变和消除导致睡眠紊乱慢性化的持续性因素。辅以改善睡眠的中成药治疗；积极治疗肿瘤原发病。

2）中度睡眠障碍：以改善睡眠的中成药治疗为主，配合行为矫正治疗及心理治疗，积极治疗原发肿瘤及其并发症，如控制癌性疼痛，积极预防和治疗由于肿瘤放疗和化疗等引起的毒副反应等。在积极治疗肿瘤原发病的同时，如病情无缓解，则改用苯二氮䓬类药物、抗抑郁药、巴比妥类药物等治疗。

3）重度睡眠障碍：药物治疗，采取分阶梯给药的方法，首先采用中成药改善睡眠，如百乐眠胶囊，逐渐过渡到的苯二氮䓬类药物、抗抑郁药、巴比妥类药物等治疗为主，配合行为矫正治疗及心理治疗。

（2）在不同类型的肿瘤患者中，睡眠障碍发生率及影响因素有显著性差异，提示睡眠障碍的治疗应采取个体化的治疗策略。

1）初治患者中，睡眠障碍发生率最高，影响因素中以心理因素为主，提示其治疗应加强精神疏导及行为矫正治疗，以缓解其精神紧张程度，消除其恐癌心理。

2）肿瘤治疗过程中，影响因素以疾病因素如癌痛、呼吸困难等和治疗因素如放化疗的严重毒副反应等为主，提示应加强肿瘤原发疾病及癌痛的治疗，并注意预防和治疗肿瘤放化疗所产生的严重毒副反应，并予以心理治疗及分阶梯药物治疗睡眠障碍，提高患者的睡眠质量，使患者的乏力、疲劳感减轻，促进其体力和精力恢复，减轻肿瘤患者的高消耗，提高肿瘤治疗效果，促进患者康复。

3）晚期癌症患者由于恶病质及多种并发症的影响，存在较多的焦虑，应在最佳营养支持治疗、控制并发症的同时，有针对性地给予心理辅导和抗焦虑治疗，提高其生存质量。

肿瘤相关失眠的治疗首先要明确病因，若为外因而起如上文提到的环境因素及生活习惯的改变因素，则应采取适当措施尽量避免或减少外界刺激，同时及时与患者沟通，使其尽快适应新环境，通过护理宣教指导患者形成良好的卫生、生活习惯。至于躯体因素、心理因素、年龄因素则属于内因范畴。其中有些失眠因肿瘤或其合并症引起，肿瘤不消症状难除，失眠难以改善，此类以晚期患者为多见。如癌性疼痛，只有控制肿瘤、缓解疼痛才能改善失眠，所以应以治疗肿瘤为主，治疗失眠为次。有些患者有躯体因素但非肿瘤直接引起，放化疗后的不良反应，如呕吐、乏力等导致的失眠，这就可根据不同证型辨证论治，五脏皆可致失眠则失眠可以五脏为本辨证论治。还有许多患者无明显躯体因素，单纯心理负担过重，如患者对肿瘤的恐惧和焦虑，则在辨证用药的同时通过积极的心理疏导、心理护理来改善患者的紧张和焦虑，使患者正确认识疾病，从而达到治疗目的。老年患者也会因为年老虚衰气血津液不足而失眠，则可根据气血津液辨证论治。另外，失眠也可采用针刺、按摩、穴位贴压等外治法治疗，对于恶性肿瘤存在或怀疑有骨破坏的患者则应慎重选用按摩法，避免发生病理性骨折等合并症。针灸、穴位贴压等外治法应在专业医师指导下进行。

（四）中药研究

1. 单药研究

（1）半夏：为天南星科多年生草本植物半夏的干燥块茎。《神农本草经》将其列为下品，言其"味辛平，主伤寒，寒热，心下坚，下气，咽喉肿痛，头眩胸张，咳逆肠鸣，止汗"。《灵枢》卷十之半夏汤，为《黄帝内经》仅有的十三方之一，专为不寐而设。原文记载其组成、用法及功效"以流水千里以外者八升，扬之万遍，取其清五升煮之，炊苇薪，火沸，置秫米一升，治半夏五合，徐炊，令竭为一升去其滓，饮汁一小杯，日三，稍益，以知为度。故其病新发者，复杯则卧，汗出则已矣；久者，三饮而已也"。半夏汤为治疗不寐之良方，功效显著。李时珍在《本草纲目》中言半夏能除"目不得瞑"，并说"秫，治阳盛阴虚，夜不得眠，半夏汤（即半夏秫米汤）中用之，取其益阴气而利大肠也，大肠利则阳不盛矣"（《本草纲目》卷二十三谷部）；张锡纯曾说："《内经》之方多奇验，半夏秫米汤取半夏能通阴阳，秫米能和脾胃，阴阳通，脾胃和，其人即可安睡。"半夏秫米汤是治疗失眠的良方，许多治疗失眠的传世之方皆以此为祖方，此方堪称"治疗失眠第一方"，连建伟教授每遇顽固性失眠患者，则用它灵活变通化裁，其效甚验。此方有调脾畅胃，疏通道路，引阳入阴之功。"半夏逐痰饮和胃，秫米秉燥金之气而成，故能补阳明燥气之不及，而渗其饮，饮退则胃和，寐可立至（《温病条辨》）"。医者如善加化裁，治疗失眠往往能收到意想不到的效果。连氏说药房如不备秫米，可遵吴鞠通意，用薏苡仁代之，心脾亏虚者加党参，心阴不足者加麦芽，痰热扰心者加黄连，胃不和者加神曲，并可与仲景治不寐方及诸时方合方治之，其效尤宏。半夏味辛，性温，有毒，归脾、胃、肺经，具有燥湿化痰，降逆止呕，消痞散结，外用消肿止痛之功效。半夏根据辨证结果，随证配伍，可用于一切失眠之证，无论寒热，均可用作安眠主药。其中以痰热扰心证应用最广。痰热扰心证多由饮食、情志失调致痰热内生，热助阳盛，热蒸阴亏，阴不敛阳，上扰神明则心烦不寐，或时寐时醒。半夏可降逆和胃，燥湿化痰，当为治疗痰热扰心失眠之要药。在不同炮制品的选择上，又以法半夏作为痰热扰心、心脾两虚、痰湿内阻等多种证型失眠的首选之品，可能与法半夏最善和胃燥湿有关。马明和重用半夏（将半夏先用净蜂蜜炙后，煎30分钟，取汁300ml徐徐咽下）治疗失眠取得显著效果。

（2）柏子仁：为常用中药材，应用历史悠久，始载于《神农本草经》，列为上品。柏子仁味甘，性平。归心、肾、大肠经。有养心安神、敛汗、润肠通便之功。《本草纲目》记载："养心气，润肾燥，安魂定魄，益智宁神；烧沥，泽头发，治疥癣。"用于惊悸怔忡，失眠健忘，盗汗，肠燥便秘。《中药大辞典》记载，柏子仁具有养心安神，润肠通便等作用。用于治疗惊悸、失眠、盗汗、便秘等。

柏子仁具有改善睡眠的功效。研究结果表明柏子仁脂肪油、柏子仁挥发油及柏子仁苷三种成分均有改善动物睡眠的功效。在巴比妥钠阈下剂量催眠实验中，小鼠睡眠潜伏期随柏子仁脂肪油浓度的升高而缩短，说明其浓度升高有利于促进小鼠入睡；在延长戊巴妥钠睡眠时间实验中，柏子仁脂肪油各剂量组均与对照吐温组差异不显著，可能其改善睡眠的途径不在于延长小鼠睡眠时间方面。本研究结果表明柏子仁脂肪油可与巴比妥钠协同提高实验动物入睡率，缩短实验动物睡眠潜伏期。这与前人关于脂肪油改善睡眠的研究结果相似，猜测脂肪油是柏子仁改善睡眠的有效成分之一，鉴于有文献报道柏子仁单方注射液可使猫的深度睡眠时间明显延长，推测柏子仁中还具有其他催眠成分，柏子仁改善睡眠是多种成分的结果，至于其余改善睡眠功能的是何物，还有待进一步研究。柏子仁的挥发油具有改善睡眠的作用，很多文献报道，中药挥发油具有抑制中枢神经、镇静催眠的功效。本次研究表明，低剂量柏子仁挥发油能显著缩短小鼠入睡时间，而中、高剂量挥发油却与对照组差异不明显，提示适当降低挥发油浓度范围，其可能会在缩短小鼠入睡时间方面表现更突出。同时，将中、高剂量的柏子仁挥发油在延长戊巴妥钠睡眠时间方面与对照组相比得出：两者均表现出明显延长小鼠睡眠时间的作用，从实验结果可以看出小鼠睡眠时间的增加与剂量成正比关系。柏子仁苷类同样具有改善睡眠的作用。

研究结果表明，柏子仁脂肪油既可缩短实验动物入睡时间，又能提高实验动物入睡率，即三项实验中有两项阳性，具有改善睡眠障碍人群入睡困难症状，缩短睡眠潜伏期的作用，符合国标，故由此得出结论：柏子仁脂肪油具有改善睡眠的功效。本研究不仅为阐述我国传统医学中柏子仁镇静催眠功效作用提供了强有力的依据，也为有关柏子仁改善睡眠的进一步研究奠定了基础。

（3）酸枣仁：为鼠李科植物酸枣的干燥成熟种子，味甘，性平，归心、肝二经，是常用中药。临床具有养肝、宁心、安神的功效。现代药理研究表明，酸枣仁含有黄酮苷、三萜、皂苷及有机酸等多种成分，其中三萜皂苷是其主要有效成分。除具有镇静、抗惊厥作用外，还有抗心律失常、改善微循环、抗缺氧和增强免疫功效。主要表现在：①镇静催眠作用；②镇痛降温作用，能对抗吗啡引起的狂躁不安；③明显降压作用，能改善心肌缺血，增强心肌耐缺氧能力；④水溶性成分对子宫有兴奋作用。酸枣仁主要影响慢波睡眠的深睡阶段，使深睡的平均时间延长，出现频率增加，达到治疗目的。

杨玉玲等探讨酸枣仁治疗老年人失眠的疗效。方法：治疗组将酸枣仁 20g 捣碎，用热水浸泡，水温约 95℃，水量宜控制在 300～500ml，保温浸泡 4～5 小时，振荡摇匀后过滤取上清液 200～400ml，于睡前 1 小时服用。对照组服用西药苯二氮䓬类药物。结果：酸枣仁治疗老年人失眠效果显著，患者服用酸枣仁后睡眠质量、入睡时间、睡眠时间、睡眠效率、日间功能等匹兹堡睡眠质量指数量表（PSQI）指标均较之前明显改善，与苯二氮䓬类药物短期疗效比较无显著性差异，但不良反应发生率明显低于苯二氮䓬类药物。

2. 复方研究 常常被用来治疗失眠的名方分为以下几类。

（1）归脾类：李氏用归脾汤加减治疗失眠患者 30 例，若不寐较重者，加五味子、柏子仁养心安神，或加夜交藤、龙骨、牡蛎镇心安神；若偏心血虚，症见头晕心悸，面色无华，加熟地黄、白芍、阿胶以养心血；若脾失健运，气虚痰阻，见脘痞纳呆，便溏，苔滑腻，去当归，加白扁豆、薏苡仁、制半夏、陈皮、茯苓、厚朴，以健脾理气化痰，结果有效率为 90%。

（2）逍遥类：张嘉楠临床应用丹栀逍遥散加减治疗顽固性失眠，并与七叶神安片治疗的情况作对照，提示丹栀逍遥散具有良好的镇静、催眠作用，可反复使用，且无耐药性和依赖性，未出现毒副反应，值得临床进一步探索。

（3）温胆类：刘氏等选用温胆汤治疗因痰热内扰导致的失眠患者 52 例。治愈 48 例，占 92.31%，有效 2 例，占 3.85%，总有效率为 96.15%。沈氏等采用温胆汤加味治疗顽固性失眠患者 90 例，心悸动甚、惊惕不安者，加珍珠母、朱砂以镇惊定志；胸闷嗳气，脘腹胀满、大便不爽，苔腻，脉滑者，加薏苡仁、秫米和胃健脾；嗳腐吞酸，脘腹胀痛者，加保和丸和中安神，结果总有效率为 86.7%。他们认为正如《景岳全书·不寐》引徐东皋所言"痰火扰乱，心神不宁，思虑过伤，火炽痰郁而致不眠者多矣"，故不寐病位在心，但与肝、胆、脾胃关系密切，治疗上本着"邪去则正安"之理，从痰热、胆热、胃不和处着手，清胆和胃、燥湿化痰、清热除烦，故选用温胆汤。

（4）血府逐瘀类：王林玉遵从清代王清任《医林改错》"不寐一证乃气血凝滞"之说，用血府逐瘀汤治疗顽固性失眠患者 38 例，治愈率 55.27%，总有效率为 92.11%。血府逐瘀汤能活血化瘀、疏肝解郁，而使血海通调，魂得安藏。

（5）酸枣仁类：陈氏等用酸枣仁汤加味治疗肿瘤相关失眠患者 54 例，有效率为 83.3%。全部患者未出现血常规异常和肝肾功能损害。孙氏用酸枣仁汤加味治疗失眠患者 80 例，伴痰浊内盛者加法半夏、天竺黄、竹茹；伴肝郁气滞者加合欢花、郁金、佛手；失眠久且顽固者加灵磁石、珍珠母、生龙牡。80 例中痊愈 24 例，显效 26 例，有效 27 例，无效 3 例，总有效率为 96.25%。

从上述情况来看归脾类适用于气血不足、心脾两虚型；酸枣仁类适用于阴血不足，虚火内扰型；逍遥类适用于肝气郁结、扰动心神型；温胆类多用于痰热内扰型；血府逐瘀类多用于病久有瘀型。除上述几类外，临床亦见有报道的常用来治疗各类失眠的方剂有半夏秫米汤、百合地黄汤、柴胡加龙骨牡蛎汤、黄连阿胶汤、交泰丸、六味地黄丸、龙胆泻肝汤、天王补心丹、四逆散、桃红四物汤、猪苓汤、保和丸、二仙汤、甘麦大枣汤等。临床运用时多根据辨证，或原方使用，或稍作加减，或多个方子结合使用等。

3. 古方今用 传世古方蕴含着先代医家的经验与智慧，也在临床试验中被证实对治疗肿瘤相关失眠有效。甘麦大枣汤与酸枣仁汤出自《金匮要略》，前者用于治疗"妇人脏躁"，后者用于治疗"虚劳虚烦不得眠"。临床研究显示，甘麦大枣汤合越鞠汤在缓解乳腺癌术后患者失眠多梦方面较西药治疗更有效，并且对烦躁、疲乏、头痛眩晕等也有一定的改善作用。酸枣仁汤则在临床研究中显示出其联合地西泮治疗焦虑性失眠的独特疗效。临床常用黄连温胆汤出自陈无择的《三因极一病证方论》，在治疗胆郁痰扰型失眠伴中度焦虑的肿瘤患者中显示出优于西医治疗的疗效（两者缓解率分别为 96.7% 与 86.7%）。一项单臂临床试验显示，出自《伤寒论》的加味桂枝甘草龙骨牡蛎汤治疗肿瘤相关失眠患者的总改善率为 94.29%。《备急千金要方》孔圣枕中丹被证实治疗肿瘤相关失眠有确切疗效，并且较西医治疗有优势。《济生方》归脾汤对肿瘤心脾两虚型失眠患者有明显的疗效，有效率为 91.9%，而西医治疗有效率则仅为 73.0%；对乳腺癌心脾两虚型失眠患者的总有效率为 97.5%，并且归脾汤治疗失眠时患者的头晕、盗汗、呕吐等不良反应发生率明显较低。相关临床研究显示，《世医得效方》天王补心丹联合针灸可改善非小细胞肺癌患者化疗后肿瘤相关失眠。

4. 验方加减　现代医学家在前人经验的基础上，与临床实践融会贯通，探索出自成一派的经验方，其疗效也在临床试验中得到了验证。著名中医肿瘤专家赵景芳以自拟方扶正和胃合剂为基础方微调平衡以抗癌，随机对照试验中显示，扶正和胃合剂对改善失眠症状有效率为 83.33%，而对照组单纯西药治疗则仅有 56.67% 的有效率。南通市肿瘤医院肿瘤科经验方安神补康灵方对比西药治疗缓解肿瘤相关失眠有效率分别为 92.5% 与 77.5%。经验方固本安神汤对心肾不交型失眠的恶性肿瘤患者有效率为 93.33%，相较于对照组的 53.33% 有明显优势，并且不良反应发生率低，其远期疗效较单纯西药治疗更明显，对肺癌相关失眠患者的有效率为 96.7%，相较于对照组西医治疗有明显优势。相较于单纯西药治疗，三花解郁安神方联合百适可治疗非小细胞肺癌相关失眠及抑郁状态的疗效更佳，并且起效更快。研究显示，挹神汤对阴虚火旺型乳腺癌相关失眠患者的辅助治疗可以减少西医治疗的用量，并且有较好的远期疗效。益神汤治疗鼻咽癌放疗后阴虚火旺型失眠患者 66 例，治疗组对不寐等中医证候疗效的总改善率为 93.75%，对照组总改善率为 78.13%，远期疗效也在随机对照试验中得以证实。

（五）外治疗法

针刺疗法治疗失眠具有疗效确切、作用持久、无毒副作用、无成瘾性、无药物依赖性的优势。侯氏等将 190 例失眠患者随机分为两组，治疗组 150 例，采用针刺（取穴：百会、四神聪、内关、神门、安眠、三阴交、太溪）治疗；对照组 40 例，采用艾司唑仑治疗。结果治疗组痊愈 64 例，好转 77 例，无效 9 例，总有效率为 94%；对照组好转 18 例，无效 22 例，总有效率为 45%。两组总有效率比较，差异有显著性意义（$P<0.05$）。郭氏等主穴取印堂、神庭，同时两穴加用电针，选连续波，频率 6～8Hz，电流强度以患者舒适为度；心脾两虚者配足三里、内关；痰热内扰者配丰隆、内庭；阴虚火旺者配太溪、三阴交；肝郁化火者配风池、太冲。结果，临床痊愈 38 例，占 35.85%，总有效率为 89.62%。陈氏将 80 例虚证失眠患者随机分成两组，对照组单纯给予艾司唑仑治疗，治疗组同时配合针刺辨证及耳穴压豆治疗（主穴：神门、太溪、安眠。配穴：心脾两虚证配内关、三阴交、心俞、脾俞；阴虚火旺证配大陵、肾俞；心胆气虚证配太冲、肝俞、胆俞。耳穴贴敷取神门、心、脾、肾、肝、内分泌、交感、皮质下）。结果，治疗组痊愈率和总有效率分别为 50.0% 和 97.5%；与对照组比较，经 Ridit 检验有极显著性差异（$P<0.01$）；睡眠时间延长两组比较有显著性差异（$P<0.05$）；治疗组各证型间总有效率比较无显著性差异（$P>0.05$）。

综合分析，针灸临床治疗失眠多采用辨证取穴、阴阳取穴等，治疗时常用穴及常用配伍有背俞穴（心、肝、脾、胃、胆等）、申脉配照海、三阴交配神门；经外奇穴以四神聪所用最多；治疗时间以下午为佳；同时，耳穴贴压、梅花针、三棱针、扁针、推拿等疗效亦十分可靠，多相互配合使用。

纵观诸文献报道，中医临床治疗失眠仍存在一些问题，如辨证论治规律探讨尚嫌不足，缺乏统一的分型，临床研究仍处于初级阶段，缺乏多层面、多角度的研究，如能结合现代医学对失眠的认识，配合先进的、科学的检测手段，在分子生物学水平上探讨中医治疗失眠的作用机制，为中医治疗失眠找到更加科学的理论依据，则可以使中医更好地为广大失眠患者服务。

（六）评价与瞻望

肿瘤作为一种慢性消耗性疾病，其病因及临床表现均比较复杂，特别是一些晚期或放化疗期间的肿瘤患者，症状较多，证型复杂，临床医生常常会忽略患者的睡眠情况，患者自身对失眠也未有足够的重视，由此导致患者生存质量的下降，甚至影响治疗效果，所以不能忽视肿瘤患者的睡眠状况。肿瘤患者失眠有着多方面的原因，在合理分析病因的前提下辨证论治缓解失眠症状，有利于患者的治疗与康复，使患者有更好的生活质量。

CBT 疗法无不良反应，患者容易接受，通过对现有的关于 CBT 的大样本随机试验研究进行回顾，CBT 的疗效有足够的证据支持，但是由于其他干预措施缺少高质量的研究，因此还不能确认 CBT 是否较其他干预具有优越性。但在实际临床工作中，CBT 治疗较为烦琐，对临床医师的实施技能要求较高，其临床可行性可能低于药物治疗。

目前西医治疗采用的药物干预给患者造成了药物负担，使得 CRI 患者对西医治疗耐受性较差，考虑到辨证施治原则指导下的中药和针刺对 CRI 显示出了积极的信号，现有的研究已显示中药和针刺对于一般人群的睡眠问题有较好的改善效果，因此需要更多的设计良好的关于中医药疗效的大样本随机对照试验（RCT）来证明其安全性和疗效。

第九节　冠心病相关失眠

冠心病相关失眠是指在具备充分的睡眠机会和环境的前提下，发生与冠心病有关，以失眠为主的睡眠质量不满意状况，包括难以入睡、睡眠不深、多梦、醒后不易再睡、早醒，或自觉睡眠明显不足等，包括冠心病所致失眠和其他与冠心病有关的失眠。

一、病因病机

（一）现代医学认识

冠心病是一种最常见的心脏病，其在 40 岁以上人群中具有较高的发病率。在众多冠心病患者的诉说中，治疗者发现，冠心病不仅引起疼痛不适、呼吸困难，而且还可令患者失眠。虽然冠心病患者晚上失眠不是这种疾病本身所致，但与疾病症状的出现密切相关。这些症状主要通过以下几方面对患者的夜间睡眠发生作用。一是冠心病症状所致入睡困难。冠心病患者的常见症状包括胸腔中央发生一种压榨性的疼痛，疼痛可迁延至颈、颌、手臂、后背及胃部。另外，冠心病发作的其他可能症状还包括气促、出汗、寒颤、恶心等。这些症状势必会影响患者夜间睡眠。二是对疾病的担忧影响睡眠，导致失眠。冠心病是一种严重的心脏病，严重者可能因为心力衰竭而死亡。这肯定会给患者带来沉重的心理压力，因为担忧疾病对自己的生命构成威胁，一部分患者惶惶不可终日，到晚上也难以安心入睡。三是生活环境与节律改变而导致失眠。四是服用影响睡眠的治疗高血压、心血管病的药物所致。目前西医治疗多采用催眠药物治疗，在一定程度上能改善睡眠状况，但此类药物具有耐药性、依赖性及戒断反应等毒副作用，其临床应用受到了很多的限制。

冠心病与失眠是互相影响的，因此，冠心病患者在生活中要注意科学睡眠，关注睡眠质量，应注意从睡前准备、睡觉姿势、晨醒保健、午睡等几方面提高睡眠质量。冠心病患者往往容易失眠，睡眠质量不好，这是由疾病痛苦导致的。另外，长期失眠、睡眠质量欠佳，也会加重冠心病病情。冠心病与失眠是互相影响的，提高睡眠质量有助于冠心病的治疗。冠心病患者因为身体遭受着巨大的痛苦，容易彻夜难眠，尤其是老年冠心病患者。但是人们只是看到了冠心病会导致失眠，却忽视了失眠可能会导致冠心病加重这一情况。失眠对于冠心病的危害主要在于：一方面冠心病患者在失眠状态下，容易产生焦虑和恐惧情绪，这些情绪会直接导致大脑神经兴奋，使大量的血液流向脑部，相对冠脉血流量减少，从而间接造成冠心病患者病情加重；另一方面，失眠会使患者烦躁不安，促使机体的耗氧量增加，容易引发心肌缺氧。很多冠心病患者在夜间发作，就是由失眠引发的不良情绪所致。因此，冠心病患者在生活中要注意科学睡眠，关注睡眠质量，应注意从睡前准备、睡觉姿势、晨醒保健、午睡等几方面缓解失眠的症状，才能有效减少心绞痛、心肌梗死的发生。

（二）祖国医学认识

冠心病病因病机不外乎年老体衰、饮食不当、情志失调、寒邪内侵，致使胸阳不振，心脉痹阻，心失所养而发病，冠心病相关失眠，属于中医学"不寐"范畴，常由七情、六淫、内伤、饮食等因素引起阴阳失调，阳不入阴而形成。

冠心病与失眠虽是两种不同的疾病，但有共同的发病原因。

（1）饮食失调：饮食不节，致脾胃损伤，运化失健，聚湿成痰，上犯心胸，阻遏心阳，使气机不畅，心脉痹阻，发为胸痹；脾胃受损，酿生痰热，痰热上扰，胃失和降，胃不和则卧不安。

（2）情志失常：忧思伤脾，或抑郁伤肝，气机不畅，脉络不利，气滞血瘀，心脉痹阻，不通则痛，形成胸痹；《杂病源流犀烛》中说："总之七情之由作心痛，七情失调可致气血耗逆，心脉失畅，痹阻不通而发心痛。"肝气郁结或肝郁化火，火扰心神，或五志过极，神魂不安，导致不寐。

（3）劳逸失调：劳倦伤脾，气血生化乏源，心脉失养，不荣则痛，或积劳伤阳，心阳受损，阴寒凝滞，不通则痛，形成胸痹；或劳倦伤脾，上不奉心，心神失养，发为不寐。

（4）年老体虚：老年体虚，肾气自半，肾阳虚衰，心阳不足，动力不足，血脉失运，心脉痹阻，形成胸痹；或久病伤阴，津血不足，阴不敛阳，心火旺盛，心神不安而不寐。

二、临床诊断

（一）辨病诊断

诊断标准（参照《中国失眠防治指南（2012 版）》　临床明确冠状动脉缺血诊断并符合 CCMD-3 器质性精神障碍诊断标准者，在具备充分的睡眠机会和环境的前提下，发生以失眠为主的睡眠质量不满意状况，包括难以入睡、睡眠不深、多梦、醒后不易再睡、早醒、或自觉睡眠明显不足等，并导致精神活动效率下降，妨碍躯体和社会功能。

（1）症状标准：诊断至少应符合以下第1）～3）条。

1）有失眠主诉，包括难以入睡、睡眠不深、多梦、早醒、醒后不易再睡，或自觉睡眠明显不足（主观性失眠）、醒后不适感、疲乏，或白天困倦等。

2）存在心肌缺血症状、体征。

3）极度关注失眠及其后果的优势观念。

4）多导睡眠图检查：证实睡眠相关冠心病伴有 ST 段改变：ST 段压低或 ST 段抬高 1mm 或更多（常伴有 Prinzmetal 变异型心绞痛）。没有睡眠呼吸障碍的患者中，睡眠相关冠心病可能总是发生在 REM 睡眠的开始。伴有心动过速的 REM 睡眠及血压和心率降低的慢波睡眠可伴有缺血。

（2）严重标准：对睡眠数量、质量的不满引起内心痛苦或功能受损。

（3）病程标准：在冠状动脉缺血的病程中发生符合上述症状标准和严重标准的失眠。

（4）排除标准：排除其他躯体疾病或精神障碍导致的继发性失眠。排除其他类型睡眠障碍（如睡眠调节性障碍、心理生理性失眠等）。

说明：如果失眠症状已经符合症状标准、严重标准和排除标准，但病程较短（如病程短于 1 个月），失眠频率较低（如每周 1～2 次），则应诊断为冠心病相关失眠亚临床状态。

（二）辨证诊断

1. 中医诊断标准（参照中华中医药学会《中医内科常见病诊疗指南》）

入睡困难，或睡而易醒，醒后不能再睡，重则彻夜难眠，连续 4 周以上，常伴有多梦、心烦、头昏头痛、心悸健忘、神疲乏力等症状。

2. 分型诊断

（1）心脾气血两虚型

临床证候：心悸怔忡，失眠多梦，头晕健忘，纳差腹胀，神疲乏力，便溏出血，或见皮下瘀斑，女子月经量少色淡、淋漓不尽，面色萎黄，舌淡，脉细弱。

辨证要点：心悸怔忡，失眠多梦，纳差腹胀，神疲乏力，便溏，面色萎黄，舌淡，脉细弱。

（2）心肾不交型

临床证候：心烦失眠，心悸不安，眩晕，耳鸣，健忘，五心烦热，咽干口燥，腰膝酸软，遗精带下，舌红，脉细数。

辨证要点：心烦失眠，健忘，五心烦热，咽干口燥，腰膝酸软，舌红，脉细数。

（3）寒凝心脉型

临床证候：失眠，猝然心痛如绞，痛彻胸背，遇寒痛甚，心悸气短，手足不温，舌淡暗，苔薄白，脉沉紧或沉细。

辨证要点：失眠，猝然心痛如绞，遇寒痛甚，手足不温，舌淡暗，苔薄白，脉沉紧或沉细。

（4）痰浊瘀阻型

临床证候：时寐时醒、醒后难以入睡、胃脘痞满，闷塞不舒，胸膈满闷，纳呆，口淡不渴，或时有恶心呕吐，头晕目眩，头重如裹，小便清，大便溏软，舌淡红，舌体胖大、边有齿痕、苔白厚腻，脉沉滑。

辨证要点：时寐时醒、醒后难以入睡，胸膈满闷，头晕目眩，头重如裹，大便溏软，舌淡红，舌体胖大、边有齿痕、苔白厚腻，脉沉滑。

（5）气滞血瘀型

临床证候：失眠多梦、胸胁胀闷，走窜疼痛，急躁易怒，胁下痞块，刺痛拒按，妇女可见月经闭止，或痛经，经色紫暗有块，舌质紫暗或见瘀斑，脉涩。

辨证要点：失眠多梦、胸胁胀闷，走窜疼痛，急躁易怒，胁下痞块，刺痛拒按，舌质紫暗或见瘀斑，脉涩。

（6）气阴两虚型

临床证候：心烦不寐、胃脘痞满，食后尤甚，食欲不振，面色苍白，心烦不舒，或有恶心呕吐，口干咽燥，目涩无泪，神疲乏力，头晕肢乏，手足心热，小便淡黄，大便干燥，舌红、苔少，边有齿印，脉细数。

辨证要点：心烦不寐、胃脘痞满，食后尤甚，神疲乏力，头晕肢乏，手足心热，舌红、苔少，边有齿印，脉细数。

（7）心肾阴虚型

临床证候：心悸、不寐易醒、心烦不宁、失眠、多梦，口燥咽干，形体消瘦，手足心热，午后潮热，盗汗，颧红，舌红少津，脉细数等。

辨证要点：心悸、不寐易醒、心烦不宁，手足心热，午后潮热，盗汗，舌红少津，脉细数等。

（8）心肾阳虚型

临床证候：心悸怔忡、难以入睡、畏寒肢冷，小便不利，肢体浮肿，或唇甲青紫，舌淡暗或青紫，苔白滑，脉沉微细。

辨证要点：心悸怔忡、难以入睡、畏寒肢冷，小便不利，肢体浮肿，舌淡暗或青紫，苔白滑，脉沉微细。

（9）心血瘀阻型

临床证候：心悸怔忡、彻夜不眠、心胸憋闷疼痛，痛引肩背，并可循手少阴心经向左上肢放射，口、唇、爪甲青紫，舌质暗红，或有瘀点、瘀斑，脉涩或结、代等。轻者仅感觉心胸疼痛，憋闷或隐痛不适，痛区固定，时发时休。剧者可突然发作，痛如刀割，惊惕不安，面色青白，唇暗肢冷，自汗，疼痛沿左上肢内侧后缘之手少阴经脉循行路线放散，舌色紫暗或有瘀斑，脉沉微欲绝，或细涩结代等。

辨证要点：心悸怔忡、彻夜不眠、心胸憋闷疼痛，痛引肩背，如刺如绞，入夜尤甚，口、唇、爪甲青紫，舌质暗红，或有瘀点、瘀斑，脉涩或结、代等。

三、鉴 别 诊 断

（一）西医学鉴别诊断

注意与原发性失眠相鉴别，后者多与社会心理因素或人格特征有关，无明显的躯体疾病或其他精神障碍导致失眠的原发疾病，故两者不难鉴别。

（二）中医学鉴别诊断

需与郁证相鉴别：郁证由情志不舒、气机郁滞所致，以心情抑郁、情绪不宁、胸部满闷、胁肋胀痛，或易怒易哭，或咽中如有异物梗塞、失眠多梦等症为主要临床表现的一类病证。主要见于西医学的神经衰弱、癔症及焦虑症等。

四、临 床 治 疗

（一）提高临床疗效的要素

（1）冠心病相关失眠：心理应激因素在本病发生发展中起到重要作用，可以根据患者病情程度及伴随情况制订躯体治疗结合心理治疗的综合治疗程序，随时监测疗效与不良反应。

（2）冠心病相关失眠亚临床状态：根据患者病情需要选择短程综合治疗，其疗程一般短于上述冠心病相关失眠，其中较轻者除了对原发病冠心病进行治疗外，对失眠主要进行睡眠健康教育，改变不良睡眠认知和习惯，一般不用针对失眠进行系统治疗。

（3）个性化治疗原则：全面考虑冠心病相关失眠患者的病情、年龄特点、躯体状况、既往治疗史、有无并发症，因人而异地进行个性化治疗。

（4）中医方面：缓解或消除原发病（冠心病）和失眠及其伴随症状，是成功治疗的关键，治疗大法为补虚泻实，调整脏腑气血阴阳。强调在辨证论治基础上配合安神镇静，包括养血安神、清心安神、育阴安神、益气安神、镇惊安神等。

（二）辨病治疗

1. 冠心病的西医治疗

（1）抗血小板聚集治疗：所有冠心病患者只要无禁忌证，均应坚持口服抗血小板聚集药，常用药物为阿司匹林肠溶片、氯吡格雷片、替格瑞洛片。氯吡格雷主要适用于急性冠状动脉综合征患者和接受冠状动脉支架置入术患者。如无禁忌且条件允许，患者需服用氯吡格雷 75mg/d 持续 1 年。

（2）抗凝治疗：适用于心房颤动及急性心肌梗死患者。临床应用的药物包括普通肝素针、低分子肝素钙针、华法林钠片、利伐沙班片等。

（3）硝酸酯类：通过扩张冠状动脉改善血流；增加侧支血管开放，提高心内膜下与心外膜的血流比率，从而实现缓解缺血性胸痛的作用。常用的硝酸酯类药物包括硝酸甘油、硝酸异山梨酯和单硝酸异山梨酯。

（4）β 受体阻滞剂：通过降低交感神经张力、减慢心率，缩小心肌梗死面积，减少复发性心肌缺血、再梗死、猝死的风险。常用的 β 受体阻滞剂有美托洛尔，25～50mg，每日 2 次；阿替洛尔，6.25～25mg，每日 2 次；比索洛尔，1.25～10mg，每日 1 次。

（5）钙拮抗剂：心绞痛患者不推荐使用短效二氢吡啶类钙拮抗剂；为缓解心肌缺血症状或控制高血压，可应用长效二氢吡啶类钙拮抗剂（氨氯地平、非洛地平）。心肌缺血合并难以控制的心绞痛或快速心室率不能控制时，在使用 β 受体阻滞剂的基础上应用地尔硫卓。

（6）他汀类药物：所有冠心病患者都应该使用他汀类药物，将低密度脂蛋白胆固醇（LDL-C）水平控制在 100mg/dl（2.6mmol/L）以下。

（7）冠状动脉血运重建术：如果药物治疗效果欠佳，应考虑实施冠状动脉血运重建术，包括经皮冠状动脉介入术和冠状动脉旁路移植术。

2. 冠心病相关失眠的西药治疗 各种镇静催眠药、抗焦虑药、抗抑郁药均有不同程度的治疗效果。但新型镇静催眠药或抗抑郁药起效较慢，而处于失眠期的患者由于对疗效的迫切需要，因此在治疗初期常要合并使用苯二氮䓬类药物。

（1）苯二氮䓬类药物：大多数冠心病患者就诊时常以失眠、疲劳为主诉，因而改善睡眠质量是他们的迫切需要。冠心病相关失眠必须强调治疗冠状动脉缺血，一般失眠会随之好转。但有时尚需具有抗焦虑作用的镇静催眠药作为辅助治疗。苯二氮䓬类药物起效快、疗效可靠，常用于急性期短程使用拮抗焦虑和改善失眠。阿普唑仑、地西泮、劳拉西泮、奥沙西泮、咪达唑仑、艾司唑仑等均可选用。但要注意停药反应，特别是失眠反跳。

（2）非苯二氮䓬类药物

1）唑吡坦：是咪唑吡啶类衍生物，有很强的睡眠诱导作用。是短效镇静催眠药。最常见的不良反应是胃肠道和神经系统不良反应，如腹泻、恶心、消化不良、嗜睡和头晕等。

2）佐匹克隆：为短效镇静催眠药。适用于缓解冠心病相关失眠患者的入睡困难、夜间易醒或早醒等症状。一般成人睡前服用 7.5mg，每次不应超过此剂量。年老体弱、肝功能不良或慢性呼吸功能不良的患者建议起始量用 3.75mg。

3）艾司佐匹克隆：可以延长冠心病相关失眠患者的睡眠时间，减少夜间觉醒和早醒次数。本药起效较快，并能维持整夜睡眠，服药后获效者可长期使用。主要不良反应为短暂的不愉快味觉、镇静、头晕、宿醉。服药期间忌酒。

4）扎来普隆：半衰期短，起效快，能缩短入睡时间，适用于冠心病相关失眠患者入睡困难的短期治疗。成人口服一次 5mg，睡前服用或入睡困难时服用。老年患者、糖尿病患者和轻、中度肝功能不全的患者，推荐剂量为一次 2.5mg，每晚 1 次。

（3）抗抑郁药：很多抗抑郁药同时具有抗焦虑、改善睡眠的作用。而且冠心病相关失眠患者常伴发抑郁症状，尤其在慢性病程中并发抑郁的概率较高，因此在治疗时应充分评估病情，如存在抑郁症状，可考虑抗抑郁药治疗，常用的有以下几种。

1）选择性 5-羟色胺再摄取抑制剂：我国常用的有 6 种，分别是氟西汀、帕罗西汀、舍曲林、氟伏沙明、西酞普兰和左旋西酞普兰。不良反应主要为胃肠道反应、头痛、失眠和性功能障碍。禁止与单胺氧化酶抑制剂（MAOI）并用。

2）去甲肾上腺素能和特异性 5-羟色胺能抗抑郁药：代表药物为米氮平，具有镇静作用，对伴焦虑的失眠患者有效。对入睡困难改善明显，而且起效较快。胃肠道反应、口干、嗜睡等不良反应较轻，但可引起肥胖。

3）5-羟色胺去甲肾上腺素再摄取抑制剂：代表药物为盐酸文拉法辛，可用于治疗冠心病相关失眠。起效较快，但高血压患者慎用。

4）5-HT$_2$ 受体拮抗和再摄取抑制剂（SARI）：代表药物为曲唑酮，是有效的抗抑郁、抗焦虑、镇静催眠药。治疗从 50～100mg/d 开始，增量的间隔时间最少为 3 日。快速加药常导致明显镇静，影响治疗依从性。

5）三环类抗抑郁药和单胺氧化酶抑制剂：某些三环类抗抑郁药和单胺氧化酶抑制剂既有抗抑郁作用，也有抗焦虑、镇静作用，但因其不良反应较重，不建议用于冠心病相关失眠、焦虑、抑郁患者的治疗。

3. 冠心病相关失眠的心理治疗   原则与总论失眠心理治疗原则相似，首先帮助患者建立健康的睡眠习惯，建立良好的医患关系，取得就诊者的信任和主动合作，着重消除当前疼痛、失眠、焦虑、恐惧、惊恐发作等症状。将不正确的睡眠习惯引导为正确的睡眠习惯，患者或其家属共同参与心理治疗，要注意做好心理、家庭、社会等方面的再适应，躯体治疗和心理治疗应充分整合，只有这样才能达到最佳疗效。

（三）辨证治疗

1. 辨证论治

（1）心脾气血两虚型

治法：补益气血，养心健脾，安神宁心。

方药：归脾汤合安神定志丸加减。药物：人参、黄芪、白术、当归、甘草、茯苓、远志、酸枣仁、木香、龙眼肉、生姜、大枣、远志、石菖蒲、茯神、朱砂（冲服）、龙齿（先煎）、党参。

（2）心肾不交型

治法：交通心肾，安神定志。

方药：六味地黄丸合交泰丸加减。药物：熟地黄、山药、山茱萸、牡丹皮、茯苓、泽泻、肉桂、黄连、首乌藤等。

（3）寒凝心脉型

治法：散寒通络，温通经脉。

方药：枳实薤白桂枝汤合当归四逆汤加减。药物：枳实、薤白、桂枝、瓜蒌、当归、白芍、大枣、细辛、甘草、通草、琥珀、炒酸枣仁等。

（4）痰浊瘀阻型

治法：祛痰化浊，清心宁神。

方药：瓜蒌薤白半夏汤合二陈汤加减。药物：薤白、半夏、瓜蒌、陈皮、茯苓、甘草、夜交藤、茯神等。

（5）气滞血瘀型

治法：理气解郁，活血化瘀。

方药：柴胡疏肝散合桃红四汤物加减。药物：柴胡、白芍、川芎、枳壳、陈皮、炒香附、桃仁、红花、地黄、白芍、当归、炒栀子等。

（6）气阴两虚型

治法：气阴双补，安神定志。

方药：人参养营汤合安神定志丸加减。药物：人参、白术、黄芩、甘草、当归、熟地黄、白芍、黄芪、大枣、生姜、五味子、远志、陈皮、石菖蒲、茯神、茯苓、朱砂（冲服）、龙齿（先煎）、党参等。

（7）心肾阴虚型

治法：养阴补血，宁心安神。

方药：天王补心丹合左归丸加减。药物：柏子仁、酸枣仁、天冬、麦冬、生地黄、当归、人参、丹参、玄参、桔梗、朱砂、五味子、山药、地黄、山萸肉、枸杞子、怀牛膝、菟丝子、龟板胶、鹿茸等。

（8）心肾阳虚型

治法：温阳益气，养心安神。

方药：参附汤合右归丸加减。药物：人参、制附子、枸杞子、肉桂、山药、山萸肉、菟丝子、当归、杜仲、龟板胶、鹿角胶、炒酸枣仁等。

（9）心血瘀阻型

治法：活血化瘀，通络安神。

方药：血府逐瘀汤加减。药物：当归、生地黄、桃仁、红花、甘草、枳壳、赤芍、柴胡、川芎、桔梗、怀牛膝、首乌藤、琥珀、炒酸枣仁等。

2. 外治疗法

（1）贴敷疗法

1）炒酸枣仁 20g，生牡蛎 15g，远志 10g，石菖蒲 10g，半夏 15g，茯苓 15g，陈皮 10g，枳实 10g，竹茹 10g，黄连 6g。把这些药合并后碎成粉末，睡前再用老陈醋调成糊状敷在神阙穴处，外用胶布固定，次日早晨取下，7 次为 1 个疗程。

2）吴茱萸、黄连、酸枣仁、麝香、白芥子等，上述药物按照一定比例粉碎成细粉，取少许蜂蜜及适量加水调成糊状，搓成一元硬币大小的药饼待用，穴位选取心俞、厥阴俞、神门、百会、安眠、内关穴，将制好的药饼睡前贴于所选穴位上，外用橡皮膏固定，每次选取 2～3 个穴位，轮流取穴，每日 1 次，第 2 天起床后取下，共治疗 4 周。

3）生龙骨、生牡蛎各 20g，琥珀末 10g、朱砂 10g 混合研匀，用凡士林调成软膏状，每次用黄豆大，置于鸡眼膏中央，贴于患者双侧内关、双侧涌泉和膻中穴，每隔 1～2 日换药 1 次，同时按揉双侧神门穴 3 分钟，3 次为 1 个疗程。

4）生半夏 10g，黄连粉 5g，茯神 10g，生龙骨 20g，琥珀末 5g，珍珠粉 5g，共研细粉。每次取药粉 3～4g，加老陈醋调湿，分为两份，用双层纱布包好，于睡前分置于两手心，外用胶布固定，至次日早晨取下，7 次为 1 个疗程。

（2）药帽疗法：取牛黄 2g，朱砂 3g，磁石 6g，共研末，装入布袋，置于帽子内，戴在头上。

（3）耳穴埋豆疗法

1）以神门、枕、皮质下为主穴，心、肝、脾、肾、交感为配穴，采用 75%乙醇进行耳部消毒，擦净后将王不留行籽用胶布贴于上述穴位，每个穴位持续按压 2～3 分钟，每日按压 4 次，最后 1 次为睡前 30 分钟，3～5 日更换 1 次，若有胶布掉落或局部疼痛、瘙痒则及时就医处理。

2）取穴：睡眠深沉穴、垂前、肝、心及神门。采用 75%酒精对单侧耳廓进行消毒处理，在小方块胶布中央将王不留行籽贴附妥当，并在所选耳穴上贴敷。双侧交替进行，3 日 1 换，2 周为 1 个疗程。

（4）中药足浴疗法

1）红花、制南星、白芷、制半夏、山奈、丁香各 15g，吴茱萸 10g，将所有药物共同研成粉状后放于足浴盆中，加入 2000ml 约 100℃开水，对足部进行熏蒸（15 分钟），待水温降低到 40～50℃时浸泡双足，浸泡 20 分钟左右。

2）当归 15g，酸枣仁 15g，白芷 9g，制香附 9g，郁金 9g，肉桂 6g，黄连 6g，甘草 6g，加水 2000ml，煎煮至 1500ml，药液凉至 50～70℃，患者取坐位，双腿自然下垂置于足沐桶中，保持水位在脚踝之上，持续沐足 30 分钟，每日 1 次，睡前进行，持续治疗 10 次为 1 个疗程。

（5）艾灸疗法：患者取平卧位，艾灸双侧涌泉、神门等穴。

3. 成药应用

（1）枣仁安神胶囊

功效：养血安神。

适用证：心血不足型失眠。

用法：一次 5 粒，一日 1 次，临睡前服用。

出处：黄红叶等，《实用中药师手册》，广东科技出版社。

（2）百乐眠胶囊

功效：滋阴清热，养心安神。

适用证：肝郁阴虚型失眠。

用法：一次 4 粒，一日 2 次，口服。

出处：卢健等，《临床药物处方手册》，陕西科学技术出版社。

（3）乌灵胶囊

功效：补肾健脑，养血安神。

适用证：神经衰弱所致的心肾不交证。

用法：一次 3 粒，一日 3 次，口服。

出处：任娟清，《实用药物手册》，山东科学技术出版社。

（4）丹栀逍遥丸

功效：疏肝解郁，健脾养血，清热调经。

适用证：肝气郁结、郁久化火型失眠。

用法：一次 6～9g，一日 2 次，口服。

出处：徐红等，《临床常用药物》，山东科学技术出版社。

4. 单方验方

（1）酸枣二至龙龟地黄汤

组成：酸枣仁 30g，茯神 15g，女贞子 15g，墨旱莲 15g，制龟甲 15g，龙骨 15g，牡蛎 15g，生地黄 15g，熟地黄 15g，牡丹皮 10g，怀山药 15g，茯苓 15g，泽泻 10g，山茱萸 10g。阴虚火旺者加知母 10g，黄柏 10g；心火独亢者加天王补心丸；心脾血虚者加制何首乌 10g，大枣 10g。

用法：水煎，每日 1 剂，早晚分服。

功效：疏肝，健脾，安神。

出处：《江西中医药》，2005，36（274）：29-30。

（2）宁心汤

组成：知母、栀子各 9g，合欢皮、酸枣仁各 30g，茯苓 15g，莲子心、炙甘草各 6g，生龙骨、丹参各 25g。伴有情志烦躁者加百合 20g；通宵不眠者加珍珠母（先煎）20g；脘闷、纳呆者加橘皮、半夏各 9g。

用法：水煎，每日 1 剂，分早上及晚上临睡前半小时服。

功效：宁神定志。

出处：《实用中医药杂志》，2006，22（7）：400。

（四）名医诊疗特色

（1）双和散（蒲辅周）：人参 90g（或党参），茯神 30g，远志肉（甘草水浸一宿炒）15g，九节菖蒲（米泔水浸炒）60g，丹参（甜酒浸炒）30g，香附（童便浸炒）60g，没药（麸炒）15g，琥珀粉 15g，血竭（研）15g，鸡血藤 15g，共为细末和匀，每次服 1.5～3g，空腹温酒下，日 3 次（血竭也可用藏红花或红花代替）。

（2）施今墨经验：心绞痛总属血行不畅所致。施老治此以丹参、三七为主药，辅以石菖蒲、远志，至于瓜蒌、薤白、二陈及桂枝汤之类也常用。丹参活血，通心包络也可补心，生血祛瘀。三七则散瘀定痛强心，两药合用治心绞痛效果良好。

（3）疏肝解郁汤（陈可冀）：柴胡、郁金、香附、金铃子、延胡索、青皮、红花、丹参、川芎、泽兰。功用：疏肝解郁，活血化瘀。

（4）冠心病通用方（陈耀堂）：全瓜蒌 15g，枳实 9g，桂枝 9g，半夏 9g，桔梗 4.5g，附片 15～30g。方中附片为必用药，有肝阳上亢者也用少量助他药之力，并加熟地黄 15g，生石决明 30g，以监制之，但去桂枝；有阳虚者加量，大于 15g。肥胖者，加川贝母、胆南星以化痰；血瘀者加失笑散、桃仁、红花类。陈老认为降脂最有效者为明矾，每日清晨口服米粒大一粒，温水送服，连服 2～3 个月；扩血管常用毛冬青、川芎各 15g。缓解期，常服首乌片，并用何首乌、枸杞子、全瓜蒌、红花浸酒长服，每日 6～9g。发作频繁，用一般药物少效者，用珍珠粉 0.3g，参三七 1.5g，川贝母粉 3g。分 2 次服，共 1 个月。

（5）瓜蒌薤白汤治疗冠心病（姜春华）：瓜蒌 15g，薤白 9g，姜半夏 9g，桂枝 10g，丹参 20g，椒目 10g，吴茱萸 10g，细辛 3g。

（6）枳实薤白桂枝汤：枳实、厚朴、薤白各 9g，桂枝 6g，瓜蒌 15g。疼痛较剧者，加檀香 9g，降香 9g，乳香 9g，沉香 1.5g，郁金 9g。

（7）生脉养心汤（赵国岑）：当归补血汤合生脉散加白芍、桂枝、白术、茯苓、远志、酸枣仁、炙甘草。功用：益气养心，气足则行血之力宏，气足血通，通则不痛；益气又能补血，血足能养心，心得血养则痛止。

五、预 后 转 归

冠心病患者由于其本身的疾病、外部的居住环境等各种因素的影响，失眠率高达 64%，失眠严重影响冠心病患者的身心健康。老年人常伴有多种基础疾病，药物的联合应用及药物配伍不当引发药物毒性反应也可严重影响他们的睡眠质量。冠心病具有病情缠绵、难以治愈，易于复发的特点。失眠可以诱发和加重冠心病，由于长期的失眠，人体得不到很好的休息，人体阴阳之间得不到很好的交替循环、互补互用，气血得不到正常运行，致使心脏得不到气血阴阳的濡养与推动，就会加重冠心病，反过来冠心病又加重失眠，如此不断地恶性循环，最终导致病情加重，因此确保冠心病患者睡眠质量十分重要。

六、预 防 调 护

（一）预防

本病证属心神病变，重视精神调摄和讲究睡眠卫生对不寐患者来说具有实际的预防意义。积极进行心理情志调整，克服过度的紧张、兴奋、焦虑、抑郁、惊恐、愤怒等不良情绪，做到喜怒有节，保持精神舒畅，尽量以放松的、顺其自然的心态对待睡眠，反而能较好地入睡。帮助患者建立有规律的作息制度，从事适当的体力活动或体育健身活动。养成良好的睡眠习惯，晚餐要清淡，不宜过饱，更忌浓茶、咖啡及吸烟，睡前避免从事紧张和兴奋的活动，养成定时就寝的习惯。另外要注意睡眠环境的安宁，床铺要舒适，卧室光线要柔和，减少噪声，去除各种可能影响睡眠的外在因素。适当的心理干预可以提高冠心病患者的睡眠质量。冠心病患者睡眠质量的提高与正确睡眠认知的重建及促进睡眠行为的实施有关。

（二）调护

（1）养生指导：指导患者养成良好的睡眠习惯，睡前在室外空气新鲜的地方漫步30分钟或听轻松的音乐，不剧烈活动、过度兴奋。指导患者使用放松术，如缓慢地深呼吸，默念数字，听单调的滴水声、钟表滴答声等，让心境宁静平和，有助于睡眠。注意营造良好的睡眠环境，包括光亮度、声音、温度、湿度、震动、电场和磁场、空气、卧室摆设、睡衣、枕头、床垫、床单和被褥等方面。昼夜节律的维持。维持固定的作息时间，避免昼夜节奏紊乱。注意饮食调节。食用糙米等未经过精细处理的食品。一天的营养摄取量应主要分布在早、午餐。早餐食用富含蛋白质的食品及深海鱼油等，有助于体力和清醒度的维持，而下午则以糖类含量高的食物为主，避免晚餐过度丰盛。临睡前尽量不进食，如觉得饿则可喝杯麦片或米浆，以减少饥饿感。牛奶因含有色氨酸，有帮助睡眠的作用，但因其不易快速消化，睡前饮用也有可能干扰睡眠。避免睡前饮酒或咖啡与吸烟。

（2）睡觉姿势：头高脚低右侧卧位是最有利于冠心病患者的睡觉姿势。这种姿势能有效减轻心脏负荷，保障身体在睡觉时所需的氧气供给，从而减少心绞痛的发生。此外，病情较重已出现心力衰竭者，可以采用半卧位，有助于防止发生呼吸困难。

（3）晨醒保健：清晨刚醒来的瞬间是心绞痛、心肌梗死的多发时刻。因此，冠心病患者在早晨醒来时要加强防范意识，不要急着马上起床穿衣，可以适当做一些保健动作，先仰卧5～10分钟，慢慢按摩心前区和头部，然后深呼吸、打哈欠、伸懒腰、活动四肢，再慢慢坐起下床穿衣。起床后及时喝一杯温开水，能够稀释睡觉时变稠的血液，加速血液循环，可最大限度地防止冠心病猝发。

（4）适度午睡：临床发现，每天午睡半小时可使冠心病患者的心绞痛风险降低三成。而且有助于弥补前一天晚上失眠造成的危害。但是午睡时间不要超过 1 小时。较长时间的午睡往往使人进入深度睡眠，此时被叫醒，患者会出现血压升高、心跳加快的表现。

（5）生活调养：首先要注意睡前保健。冠心病患者晚餐应清淡，食量也不宜多，吃七八成饱，不要怕夜间多尿而不敢饮水，因为进水量不足会导致夜间血液黏稠；睡前避免饮茶、咖啡、烈性酒等。睡前娱乐活动要有节制，看电视也应控制好时间，不要看内容过于刺激的节目，如剧情比较紧张、刺激的节目，观看时会使人全身都处于一种紧张兴奋的状态，影响睡眠，睡眠中很容易诱发心绞痛与急性心肌梗死。按时就寝，养成上床前用温水泡脚的习惯，然后按摩双足心，促进血液循环，有利于消除一天的疲乏。睡前半小时喝一杯凉开水。其次要注意睡眠时的体位，冠心病患者宜采用头高脚低右侧卧位，使心脏不受压迫，同时全身肌肉松弛，呼吸通畅，能确保全身在睡眠状态下所需氧气的供给，有利于大脑得到充分休息。清晨是冠心病患者心绞痛、心肌梗死的多发时刻。因此，早晨醒来应仰卧 5～10 分钟，进行心前区和头部的按摩，做深呼吸，打哈欠，伸懒腰，活动四肢。起床后及时喝一杯凉开水，加速血液循环，可最大限度地预防心脏病猝发。一定要养成午睡的习惯，有研究发现，每天午睡 30 分钟可使冠心病患者的心绞痛发病率减少 30%。因此，冠心病患者必须午睡，同时要注意姿势。例如，有些患有冠心病的老年人习惯坐着打盹，这种姿势会压迫胸部，影响呼吸，使心脏负荷加重，且会引起脑部缺血，并不可取。冠心病患者饮食注意事项：低脂饮食；蔬菜水果：多吃，应作为食物的主要部分；乳制品：豆奶为宜，或选用低脂牛奶；鸡蛋：每日最多吃一个；肉类：淡水鱼最佳；鸡、鸭要去皮食用；猪肉、牛肉、羊肉要选精瘦肉；低盐饮食，每日食盐量应小于 6g，有心力衰竭的患者每日食盐量应小于 2g，糖尿病患者应控制食量，每餐不超过 2 两粮食。

七、专　方　选　要

1. 天王补心丹

功效：滋阴清热，养血安神。

组成：柏子仁、酸枣仁、天冬、麦冬、生地黄、当归、人参、丹参、玄参、桔梗、五味子、朱砂。

出处：薛己，《校注妇人良方》，山西科学技术出版社。

2. 还魂汤

功效：令表卫宣通而出入无阻，则里气亦通而升降和调。

组成：龙眼肉、酸枣仁、龙骨、牡蛎、半夏、茯苓、代赭石。

出处：张仲景，《金匮要略》，人民卫生出版社。

3. 酸枣仁汤

功效：养血安神，清热除烦。

组成：茯苓、川芎、甘草、酸枣仁、知母。

出处：张仲景，《金匮要略》，人民卫生出版社。

4. 安神定志丸

功效：安神定志，益气镇惊。

组成：远志、石菖蒲、茯神、茯苓、朱砂（冲服）、龙齿（先煎）、党参。

出处：程国彭，《医学心悟》，人民卫生出版社。

八、研 究 进 展

（一）病因病机

冠心病是中老年人最常见的慢性病，随着科普知识的普及，冠心病的危害性已为大多数人所认识，因此，一旦被确诊为冠心病，患者思想负担加重，常有烦躁、焦虑等不良情绪，导致睡眠质量下降。有报道显示，良好的睡眠有助于冠心病患者保持体力，修复损伤，缩短病程，促进健康。因此，保证冠心病患者的睡眠十分重要。睡眠是周期发生的知觉的特殊状态，是人体必需的基本生理过程，良好的睡眠有助于人体消除疲劳和恢复体力。冠心病患者是一类特殊的群体，需要充足的睡眠，否则患者夜间容易出现交感神经系统兴奋的情况，血压升高、心率加快、心排血量增加，增加并发症发生的风险。

所以，给冠心病患者创造良好的睡眠环境和提供舒适的心理护理，加强疾病知识的宣教，提高患者的自我保护意识，加强社会支持，养成良好的个人生活习惯，对患者改善睡眠质量，降低并发症发生率具有重要意义。

（二）辨证思路

目前研究证明中医药治疗冠心病相关失眠具有显著的疗效和广阔的前景，值得进一步深入研究和探讨。李海聪教授等完成的一项研究显示，中医药治疗冠心病患者的睡眠障碍有显著疗效。研究人员通过临床观察发现，不少冠心病患者伴有睡眠障碍，且两者相互影响。睡眠障碍常导致心绞痛发作次数增加，程度加重，甚至引发严重急性冠脉事件。有的患者甚至因睡眠障碍而精神极度紧张，出现抑郁或焦虑症状。李海聪等分别根据《中药新药临床研究指导原则》和中国精神障碍诊断分类与标准相关内容，筛选出 254 名伴有睡眠障碍的冠心病患者，排除相关影响因素，将入选患者随机分为中医治疗组（129 名）和对照组（125 名）。其中，中医治疗组分为气血亏虚型、肾阴不足型、气滞血瘀型、痰火上扰型并分别进行治疗，对照组口服艾司唑仑。结果发现，中医治疗组心绞痛症状改善的显效率和总有效率分别为 29.5% 和 81.5%，远高于对照组的 16% 和 55.2%，均有显著性差异。在睡眠障碍方面，中医治疗组的有效率为 79.1%，对照组为 67.2%，且中医治疗组反跳性失眠的发生率为 3.88%，低于对照组的 12.8%。与化学药物治疗相比，中医药治疗可明显减少嗜睡、口干、视物模糊、头晕等不良反应的发生。任金娥研究指出，给予睡眠障碍的冠心病患者针对性的护理措施，可以有效改善患者睡眠质量，促进其早日康复。有研究对 180 例睡眠障碍冠心病患者的临床资料进行调查，分析其睡眠障碍原因，并给予针对性的护理干预措施，干预前后采取匹兹堡睡眠质量指数量表（PSQI）对睡眠质量进行评估。本组 180 例冠心病患者中，入睡困难者 111 例，占 61.67%；入睡困难伴长时间觉醒者 89 例，占 49.44%；睡眠时间明显减少者 61 例，占 33.89%。睡眠障碍的主要原因是疾病本身导致的不适、病区环境不适、疾病原因造成的强迫体位不适。180 例患者在护理干预后的入睡时间、睡眠质量、睡眠时间、睡眠障碍、睡眠效率、日间功能、安眠药物应用及 PSQI 总分明显低于护理干预前，差异均有统计学意义（$P<0.05$）。

冠心病患者睡眠障碍分析及护理干预目的：分析冠心病患者出现睡眠障碍的原因，并探讨相关护理干预措施及其效果。方法：将 140 例出现睡眠障碍的冠心病患者随机分为实验组和对照组各 70 例，采取问卷调查的方式统计患者信息，分析患者出现睡眠障碍的原因，并采用 PSQI 评价患者睡眠质量。对照组给予常规护理，实验组在此基础上针对患者存在睡眠障碍的情况采取相应的护理干预措施。观察时间为 3 周，3 周末再次用该量表评价两组护理干预的效果。结果：冠心病患者睡眠障碍主要影响因素包括躯体不适、心理状态、周围环境、社会环境等。两组患者入睡潜伏期、实际睡眠时间、睡眠效率比较差异有统计学意义（$P<0.05$）。

（三）治法探讨

瞿庆庆研究发现，气滞血瘀所致心失所养是本病的主要病理基础，采取活血祛瘀、行气通络法治疗，加减血府逐瘀汤对患者胸痹与不寐症状有显著疗效，缓解心绞痛总有效率达 88.89%，治疗失眠总有效率达 88.33%。

周华教授认为冠心病相关失眠患者易形成"痰瘀-不寐-痰瘀"的恶性循环，治以化痰解郁、活血通络，主张用瓜蒌、薤白通阳散结，宽胸祛痰；柴胡、郁金、枳壳疏肝解郁；赤芍、白芍、当归养血活血柔肝；加桃仁、红花、丹参、川芎活血化瘀。佐以合欢皮、酸枣仁、远志、夜交藤养心安神。

胡有志认为胸痹日久可累及肝肾而并发不寐，以天王补心丹加减以滋阴清热，养心安神。方中重用甘寒之生地黄，滋阴养血，壮水以制虚火；天冬、麦冬、玄参滋阴清热降火；丹参清心活血；朱砂镇心安神；酸枣仁、柏子仁养心安神，当归补血润燥，茯苓、远志、五味子养心安神，共助生地黄滋阴补血、养心安神；桔梗载药上行至心经。本方既能补血清心安神，又能活血化瘀改善循环，缓解冠心病患者心绞痛症状。

（四）分型证治

（1）活血化瘀：对久病及顽固性失眠，临床报道多用活血化瘀法治疗，血府逐瘀汤治疗失眠，所选药物以川芎、当归、赤芍、丹参、红花、桃仁为主，疗效明显。

（2）化痰通络：对于痰浊阻窍型失眠，方选化痰通络汤：陈皮、半夏、云茯苓、白术、丹参、天麻、黄芩、川芎随症加减治疗失眠，效果明显。

（3）补虚泻实：对于实证如肝火扰心型失眠，采用清肝泄热疗法，用龙胆泻肝汤加减。所选中药以龙胆草、黄芩、泽泻、木通、车前子、当归、柴胡、生地黄、栀子、生甘草为主，效果明显。

（4）扶正祛邪：对于气血两虚型失眠，采用辨证补益治疗，用加味四物汤加减：当归、白芍、生地黄、川芎、黄芪、党参、白术、蔓荆子、菊花、甘草；肾精亏虚型用大补元煎加减：太子参、怀山药、熟地黄、当归、枸杞子、杜仲、山茱萸、川芎、菊花、甘草，取得较好的治疗效果。

（五）中药研究

1. 单药研究

（1）灵芝：为多孔菌科植物赤芝或紫芝的子实体。味淡微苦，性温，具有养心安神、益气补血、健脾养胃、止咳祛痰等功效，适用于高血压、冠心病、心律失常、神经衰弱、失眠、慢性支气管炎、慢性肝炎、肾炎、哮喘、白细胞减少症及风湿性关节炎等病症。现代研究表明，灵芝能调节神经系统功能，增加冠状动脉血流量，增强心肌收缩能力，降低血压、血脂，促进血红蛋白的合成，保护肝细胞，提高机体的免疫功能。灵芝所含的多糖、肽类、三萜及酶类等多种成分，对血压有双向调节作用；灵芝可防止引起血管障碍，可预防脑血栓、心肌梗死。灵芝浸提取液在肝脏中影响血管紧张素的生成，维持血压稳定且无副作用，是平常人可安全使用的降压剂。

（2）葛根：为豆科多年生藤本植物葛的块根。味甘、辛，性凉，具有祛风解表、发表透疹、生津止渴等功效，适用于高血压、冠心病、感冒、麻疹、消化不良等病症。现代研究发现，葛根煎剂、浸剂和所含的总黄酮等成分，均有降压作用。

（3）绞股蓝：为葫芦科绞股蓝属多年生攀缘草本植物绞股蓝的根茎或全草。味苦，性寒，具有降血脂、降血压、增加冠状动脉和脑血流量的功效，适用于高血压、冠心病、中风、糖尿病、肥胖等病症。现代研究表明，绞股蓝含皂苷多达80余种，还含氨基酸、微量元素18种之多。对麻醉猫静脉注射绞股蓝总皂苷50mg/kg，会呈现显著降压作用，维持时间在30分钟以上，且血压下降程度与剂量呈依赖关系。绞股蓝皂苷G、I、J、K和原绞股蓝皂苷等成分有肯定的降血脂作用。

（4）莲子心：为睡莲科植物莲的成熟种子中的干燥幼叶及胚根。味苦，性平，具有降压强心等功效。

（5）槐花：为豆科落叶乔木槐树的花朵或花蕾。味苦，性寒，具有清热泻火，凉血止血的功效，适用于冠心病、肠风便血、痔疮出血、尿血、血淋、崩漏、衄血、赤白下痢、风热目赤、痈疽疮毒等病症。现代研究表明，槐花中的有效成分能扩张冠状动脉，改善心肌循环并降低血压。槐花所含的芸香苷可增强毛细血管的抵抗力，改善血管壁脆性，对高血压患者有防止脑血管破裂的功效。槐花中维生素P、维生素A和维生素C的含量也较高，这些成分有明显的软化血管作用。

（6）菊花：为菊科菊属多年生宿根草本植物菊的头状花序。味甘、苦，性微寒，具有散风清热、平肝明目的功效，适用于高血压、风热感冒、头痛眩晕、目赤肿痛等症。现代研究表明，菊花的水煎醇提取物能扩张离体动物心脏冠状动脉，从而减轻心肌缺血状态，同时也能使心肌收缩力增强，可预防动脉血管硬化。

（7）何首乌：为蓼科植物何首乌的块根。味甘、苦、涩，性微温，具有补肝肾、益精血、涩精止遗、润肠通便等功效，适用于精血亏虚、遗精、头晕眼花、腰膝酸软、神经衰弱、高血压、高脂血症、动脉粥样硬化、冠心病、贫血、习惯性便秘、肠神经症、慢性肝炎、颈淋巴结核等病症。每日用量 10～30g。现代研究表明，何首乌根茎主要含大黄酚、大黄素，其次为大黄酸、大黄酚蒽酮、大黄素甲醚等。此外，还含有丰富的微量元素，具有抗衰老、降血脂、抗动脉粥样硬化、增强肾上腺皮质功能及保护肝脏的作用。脾虚大便稀溏者不宜使用。

（8）桑椹：味甘，性微寒，具有养血滋阴、补益肝肾、祛湿解痹、聪耳明目等功效，适用于治疗病后体虚、贫血、自汗、盗汗、闭经、便秘、风湿性关节痛、遗精、须发早白、肺虚干咳、阴虚潮热及醉酒等。

（9）茯苓：为多孔菌科寄生植物茯苓的干燥菌核。味甘、淡，性平，具有利水渗湿、健脾补中、宁心安神的功效，适用于心悸失眠、小便不利、水肿、脾虚泄泻、痰饮咳逆等症病。冠心病证属心气虚而症见心悸、失眠者可常用其做药膳服食。

（10）酸枣仁：为鼠李科植物酸枣的种子。味甘、酸，性平，具有养心安神、敛汗益阴等功效，适用于虚烦失眠、心悸健忘、易惊怔忡、口燥咽干、头晕眼花、双目干涩、潮热盗汗、体虚多汗、手足心热、尿涩黄少等症。

（11）桃仁：为蔷薇科植物桃的种子。味苦，性平，具有活血化瘀，润燥通便等功效，适用于冠心病证属血瘀者。每日用量6～9g。

（12）肉桂：为樟科植物肉桂的树皮。味甘、辛，性热，具有温中散寒、健脾暖胃、通利血脉的功效，适用于冠心病证属阳虚、寒凝、血瘀者。现代研究表明，肉桂有抗心肌缺血及抑制血小板聚集的作用，有助于防治冠心病。

（13）昆布：为海藻门海带科植物海带的干燥叶状体。味苦、咸，性寒，具有消痰、软坚、行水、降脂降压等功效，适用于缺碘性甲状腺肿大、高血压、冠心病等病证。现代研究表明，昆布中含有降血压成分，其含有的海藻聚糖可以降血脂。

（14）蜂蜜：为蜜蜂科昆虫中华蜜蜂等采集植物蜜腺和其他昆虫及植物的非蜜腺组织的分泌物，加入自身消化道的分泌液后，在蜂巢里酿造的蜜糖。味甘，性平，具有补中益气、润燥止痛、缓急解毒、安五脏、和百药、营养心肌、保护肝脏、润肺止咳、滑肠通便、降血压、防止血管硬化等功效。

（15）麦冬：为百合科草本植物沿阶草或麦门冬须根上的小块根。味甘，性微寒，具有养阴清热、润肺生津、清心除烦及润肠等功效，适用于治疗肠枯便秘、燥咳、咯血、心烦不安、冠心病、心绞痛等症。现代研究表明，麦冬具有降血糖作用。脾胃虚寒泄泻者忌服。

2. 复方研究

（1）养心氏片：张俊等将80例冠心病相关失眠患者分为治疗组（养心氏片联合针刺疗法）与对照组（口服思诺思）。两组治疗4周后，养心氏片联合针刺疗法治疗冠心病相关失眠疗效显著，临床疗效比较治疗组总有效率为95.0%，对照组总有效率为80.0%。

（2）参松养心胶囊：任雪英对参松养心胶囊治疗80例冠心病相关失眠患者的情况进行了4周的观察后，发现观察组总有效率为90.0%，对照组总有效率为72.5%，临床疗效及治疗前后匹兹堡睡眠质量指数量表（PSQI）评分总分下降观察组均优于对照组。另有多位医家临床发现口服参松养心胶囊治疗冠心病心绞痛失眠患者，治疗后各种症状均较治疗前明显减轻。通过本研究，可见治疗组较对照组除明显改善睡眠情况外，参松养心胶囊尚可明显改善由心气阴不足所致的多梦、易惊、脉弦细等症状，明显改善患者的生活质量，因此，推荐使用参松养心胶囊替代苯二氮䓬类药物来改善冠心病患者的失眠等症状。

（3）稳心颗粒：薛峥将100例门诊冠心病相关失眠患者随机分为对照组与治疗组，治疗组给予稳心颗粒，每次2包，每日3次。对照组予地西泮，每次1片，每晚1次，治疗

4 周后，治疗组在心绞痛疗效方面明显高于对照组，且治疗组改善睡眠总有效率为 90%，对照组总有效率为 68%。

（4）百乐眠胶囊：张淼等将 36 例冠心病支架植入术后失眠的患者采用口服百乐眠胶囊的方式治疗 14 日，并进行临床疗效评价。结果显示，总有效率为 94.4%，且未见不良反应及毒副作用。结论：对冠心病支架植入术后失眠患者，百乐眠胶囊是安全、有效的治疗药物。

（5）建瓴汤：任德旺等在积极治疗冠心病的基础上，加用建瓴汤进行治疗。方药：生山药 30g，怀牛膝 30g，生代赭石（轧细）24g，生龙骨（捣细）18g，生牡蛎（捣细）18g，生地黄 18g，白芍 12g，柏子仁 12g。用法：每日 1 剂，水煎 2 次，中午饭前及夜晚睡前各服 1 次。以 4 周为 1 个疗程，治疗 1 个疗程后观察、比较疗效。中药建瓴汤治疗失眠有较好的疗效，且无宿醉效应等副作用，更适合冠心病心绞痛伴失眠的患者。现代药理学研究表明，建瓴汤中的白芍有镇静作用；生代赭石有镇静作用；柏子仁、生龙骨、生牡蛎具有镇静催眠等作用，可治疗失眠、烦躁、心悸；怀牛膝引血下行可助睡眠；生地黄滋阴可降血压以助睡眠；生山药具有降糖、安胃健胃作用，"胃安则眠安"。诸药合用可起安心神、镇心痛、改善生活质量特别是睡眠质量等作用，因而疗效较好。本观察结果显示，建瓴汤治疗冠心病心绞痛伴失眠，治疗心绞痛的临床总有效率为 94.87%，治疗失眠的临床总有效率为 97.44%，治疗后的患者身体不适率大幅降低，从而提高了患者的生活质量。可见，建瓴汤是治疗冠心病心绞痛伴失眠较好的方剂。

（6）还魂汤：王坚在常规处理原发病的基础上，加用还魂汤进行治疗。方药：龙眼肉 12g，酸枣仁 12g，生龙骨、牡蛎各（先煎）20g，半夏 6g，茯苓 12g，生代赭石（打碎）15g。头昏疲乏、面色无华、气血两亏者，加黄芪 15g，当归 12g，阿胶 12g；心烦头昏、口干咽燥、舌红、虚火偏旺者，加熟地黄 12g，柏子仁 12g，玄参 12g；头痛、目赤、脉弦、肝火偏旺者，加栀子 12g，夏枯草 12g；心肾不交者，加黄连 5g，肉桂 3g；胸脘痞闷、喉间有痰、舌苔腻者，加陈皮 12g，枳实 12g；大便秘结者，加制大黄 6g。每日 1 剂，每剂煎煮 2 次，每次文火煎煮 60 分钟，将 2 次煎煮的药液混合，分早、中、晚 3 次服用。对照组：在积极治疗原发病的基础上加用艾司唑仑片，每次 2mg，每晚 1 次，睡前服。两组均以 14 日为 1 个疗程，治疗 1 个疗程后观察疗效。还魂汤出自《医学衷中参西录》，以龙眼肉养血安神，酸枣仁敛心气，龙骨、牡蛎安神潜阳收敛以安魂魄，半夏、茯苓清痰饮，代赭石导引心阳下潜使归藏于阴，以成瞑睡之功。从本研究可以观察到，王坚用还魂汤治疗冠心病心绞痛伴失眠，不仅对改善睡眠临床疗效较佳，而且也对冠心病心绞痛的改善起到了积极作用，收到了比西药更好的疗效，充分体现了中医中药的优势。

（7）三味檀香散：为藏药名，原方载于《四部医典》，系由白檀香、肉豆蔻、广枣 3 味药组成，具有清热、祛风、养心之功效，用于心悸心热，烦躁不安，是藏医治疗心热病的常用方。心热病在《秘诀医典》中又分为心热增盛与心热回旋 2 种，心热增盛主要是神志不清，心中有扭痛感、胸背疼痛等症状，此病证与现代医学的心绞痛有相似之处。檀香的药理学研究发现檀香中 A-檀香醇和 B-檀香醇具有与氯丙嗪类似的神经药理活性，对小鼠中枢具有镇静作用。广枣是漆树科南酸枣属植南酸枣的干燥成熟果实，性味甘、酸、平、脂、重、柔，有行气活血、养心、安神的功效，用于气滞血瘀、胸痹作痛、心悸气短、心神不宁，是藏医习用药材。肉豆蔻的药理学研究发现，肉豆蔻为肉豆蔻科植物肉豆蔻的种子，是一种传统的藏药，藏医用肉豆蔻主治心刺痛、谵语、晕厥、心慌等诸多心脏疾病且疗效很好。通过对藏药三味檀香散治疗冠心病相关失眠的临床观察，证明藏药三味檀香散不仅能有效改善睡眠，消除各种症状，同时又有效地避免了药物依赖性的产生，毒副作用少，依从性高，是临床疗效显著且安全的一种纯天然药，因此三味檀香散治疗冠心病相关失眠有着良好的临床应用价值，值得临床研究及推广。总有效率为 92.31%。

（六）外治疗法

（1）体针疗法：取穴百会、四神聪、内关、神门、安眠、三阴交、太溪。

（2）电针疗法：主穴取印堂、神庭，同时两穴加用电针，选连续波，频率 6～8Hz，电流强度以患者舒适为度；心脾两虚者配足三里、内关；痰热内扰者配丰隆、内庭；阴虚火旺者配太溪、三阴交；肝郁化火者配风池、太冲。

（3）耳穴疗法：采用耳穴贴压王不留行籽治疗失眠，穴取神门、心、皮质下、交感、神经衰弱区，并据辨证分型配穴，心脾两虚型加脾穴，阴虚火旺型加肾穴，兼有便秘者用肺穴代替肾穴。

（4）穴位贴敷疗法：白芥子、延胡索各 20g，甘遂、细辛各 10g，共研为末，加麝香 0.6g，和匀，在夏季三伏中，分三次用姜汁调敷肺俞、膏肓、百劳等穴，1～2 小时去之，每 10 日敷 1 次。

（5）中药足浴疗法：取生龙骨、生牡蛎各 30g，磁石 20g，丹参、菊花、远志、夜交藤、合欢花各 15g，水煎 2 次，去渣，加适量开水，每晚泡足 15 分钟后入睡。

（6）艾灸疗法：有研究显示，在常规治疗基础上加上艾灸神门穴治疗冠心病相关失眠总有效率达 94.50%，可以安神定志，宣痹通络。

（七）评价及瞻望

冠心病相关失眠的治疗，原则上应首先针对冠心病心绞痛进行治疗。冠心病患者在失眠状态下容易产生焦虑和恐惧情绪等，这些间接会造成冠心病患者病情加重，其次冠心病与失眠是互相影响的，因此注意科学睡眠、提高睡眠质量也至关重要。中医方面指出冠心病引起不寐的病位主要在心，主要病机是年老体衰、饮食不当、情志失调、寒邪内侵而致胸阳不振，心脉痹阻。辨病治疗根据心主神明、形神合一、七情理论和藏象理论、内病外治等，以调和为主要治疗原则，从而达到调整阴阳平衡以宁心安神的目的。运用中医辨证治疗的方法及在此基础上倡导睡眠卫生和认知行为指导等疗法，在治疗冠心病相关失眠取得了显著的疗效和广阔的前景，也值得我们进一步深入研究和探讨。

第十节　慢性阻塞性肺疾病相关失眠

慢性阻塞性肺疾病（chronic obstructive pulmonary diseases，COPD）相关失眠是指以慢性通气功能障碍为特征的肺部疾病所出现的睡眠紊乱。COPD 是呼吸系统慢性渐进性疾病，以气流通过呼吸道过程的慢性损害为特征。COPD 与失眠关系密切。COPD 患者在睡眠过程中心、肺发生复杂病理生理变化，往往伴有夜间低氧血症。COPD 患者常有睡眠障碍主诉，约 20% 的 COPD 死亡病例发生在睡眠期。了解 COPD 患者的睡眠障碍将有助于医师去询问患者的睡眠质量，有效防治 COPD 相关失眠和睡眠相关夜间低氧血症，对改善患者的生活质量和预后有重要意义。

中医肺病相关失眠是指肺脏功能紊乱，气血亏虚，阴阳失调，导致患者不能获得正常睡眠。轻者入寐困难或寐而易醒，醒后不寐，重者彻夜不眠。常伴有头痛、头昏、心悸、健忘、多梦等症。

一、病 因 病 机

（一）现代医学认识

COPD 的病因复杂，包括吸烟、全身或呼吸道局部防御及免疫功能降低、个体易感性、呼吸道感染、烟雾粉尘等环境理化因素，以及寒冷空气等气候因素的长期反复作用，导致支气管平滑肌收缩痉挛、黏膜血液循环障碍和分泌物增多且排出困难，继发感染，出现气管壁的炎症，分泌黏液，黏膜增厚，气道狭窄和肺实质性损害，产生咳嗽、咳痰、气喘等症状，发展成为 COPD。其主要特征是慢性气流阻塞、呼气受限。COPD 与睡眠关系密切。正常人 REM 睡眠期间存在间歇性低通气，血氧饱和度轻微下降。COPD 相关失眠涉及以下因素：①睡眠相关的低氧血症。COPD 患者在睡眠（尤其 REM 睡眠）期间由于肌肉松弛、对低氧反应迟钝、通气/血流失调、功能残气量下降、生理无效腔增加、中上呼吸道阻力增高、肺功能储备能力下降等原因，进一步加重 COPD 的通气受限，发生夜间低氧血症，持续 1～2 分钟至 1 小时以上。睡眠加重低氧血症常见于紫肿型患者和日间休息时血氧分压低于 55mmHg 的患者。这种睡眠相关的低氧血症不仅引起肺动脉压增高，促进肺源性心脏病的发展，导致心律失常，甚至睡眠期死亡，也是睡眠质量受损的重要原因。②COPD 与阻塞型睡眠呼吸暂停综合征并存（称为重叠综合征，overlap syndrome）。发生率为 10%～25%，加重 COPD 的夜间低氧血症和睡眠障碍。睡眠障碍通常与卧位呼吸急促共存，由于肥胖与基础肺野压缩加重呼吸急促，促发睡眠障碍和低氧血症。③COPD 治疗药物（如茶碱等黄嘌呤衍生物类药）可导致睡眠障碍。频繁咳嗽、咳痰引起睡眠障碍。随着肺功能减退，睡眠障碍、低氧血症和心脏并发症等将进一步恶化。

（二）祖国医学认识

1. 病名　哮病、喘证、肺痿、肺胀均能造成不同程度的失眠。《黄帝内经》中虽无哮病这一病名，但有"喘鸣""鼽鼻合"之类的记载。《金匮要略》称之为"上气"，书中记载："咳而上气，喉中水鸡声，射干麻黄汤主之。"并从病理上将其归属于痰饮病中的"伏饮"证。仲景所创许多方剂为后世治疗哮病所常用，如桂枝加厚朴杏子汤、麻杏石甘汤、射干麻黄汤、葶苈大枣泻肺汤。元代朱丹溪创"哮喘"病名，阐明病机："哮专主于痰。"《医学正传》将哮与喘作了明确区分："喘以气息言，哮以声响言。"后世医家鉴于"哮必兼喘"，故一般统称为"哮喘"，而简名"哮证""哮病"。

2. 病因病机　外感侵袭、饮食失节、五脏柔弱、劳欲失度等均为哮、喘病引起不寐的主要原因。诱因引动，以致痰阻气道，肺失肃降，肺气上逆，痰气搏击而发出痰鸣气喘声。内外因相合而致本病。

（1）外邪侵袭，津液凝痰：外邪侵袭，外感风寒或风热之邪，失于表散，邪蕴于肺，壅阻肺气，气不布津，聚液生痰。《临证指南医案·哮》说："宿哮……沉痼之病……寒入背腧，内合肺系，宿邪阻气阻痰。"《证治汇补·哮病》说："因内有壅塞之气，外有非时之感，膈有胶固之痰，三者相合，闭拒气道，搏击有声，发为哮病。"《医学实在易·哮证》也认为哮病为邪气与伏痰"狼狈相因，窒塞关隘，不容呼吸，而呼吸正气，转触其痰，鼾驹有声"。由此可知，哮病发作时的病理环节为痰阻气闭，以邪实为主。其他如吸入风媒花粉、烟尘、异味气体等，影响肺气的宣发，以致津液凝痰，亦为哮病的常见病因。

（2）饮食不当，脾失健运：具有特异体质的人，常因饮食不当，误食自己不能食的食物，如海膻鱼蟹虾等发物，而致脾失健运，饮食不归正化，痰浊内生而病哮，上阻肺气，肃降失常，发为喘促。故古有"食哮""鱼腥哮""卤哮""糖哮""醋哮"等名。

（3）禀赋不足，脏腑虚弱：体虚及病后体质不强，有因家族禀赋而病哮者，如《临证指南医案·哮》指出有"幼稚天哮"。部分哮病患者因幼年患麻疹、顿咳，或反复感冒，咳嗽日久等病，以致肺气亏虚，气不化津，痰饮内生；或病后阴虚火旺，热蒸液聚，痰热胶固而病哮。体质不强多以肾虚为主，而病后所致哮病者多以肺脾虚为主。

（4）劳欲失度，气失所主：劳欲久病，肺系久病，咳伤肺气，或久病脾气虚弱，肺失充养，肺之气阴不足，以致气失所主而喘促。若久病迁延，由肺及肾，或劳欲伤肾，精气内夺，肺之气阴亏耗，不能下荫于肾，肾之真元伤损，根本不固，则气失摄纳，上出于肺，出多入少，逆气上奔为喘。

综上，上述各种病因，既是引起本病的重要原因，亦为每次发作的诱因，如气候变化、饮食不当、情志失调、劳累过度等均可诱发，其中尤以气候因素为主。诚如《症因脉治·哮病》所说："哮病之因，痰饮留伏，结成窠臼，潜伏于内，偶有七情之犯，饮食之伤，或外有时令之风寒束其肌表，则哮喘之症作矣。"

二、临床诊断

（一）辨病诊断

（1）症状标准：至少应符合以下第1）～4）条。

1）有失眠主诉，包括难以入睡、睡眠不深、多梦、早醒、醒后不易再睡，或自觉睡眠明显不足（主观性失眠）、醒后不适感、疲乏，或白天困倦等。

2）存在COPD疾病症状、体征及理化检查证实。

3）极度关注失眠及其后果的优势观念。

4）多导睡眠图检查：证实睡眠相关肺系疾病的存在。

（2）严重标准：对睡眠数量、质量的不满引起内心痛苦或功能受损。

（3）病程标准：在肺系疾病的病程中发生符合上述症状标准和严重标准的失眠。

（4）排除标准：排除其他躯体疾病或精神障碍导致的继发性失眠。排除其他类型睡眠障碍（如睡眠调节性障碍、心理生理性失眠等）。

说明：如果失眠症状已经符合症状标准、严重标准和排除标准，但病程较短（如病程短于 1 个月），失眠频率较低（如每周 1～2 次），则应诊断为肺系疾病相关失眠亚临床状态。

（二）辨证诊断

1. 中医诊断标准（参照中华中医药学会《中医内科常见病诊疗指南》） 入睡困难，或睡而易醒，醒后不能再睡，重则彻夜难眠，连续 4 周以上，常伴有多梦、心烦、头昏头痛、心悸健忘、神疲乏力等症状。

2. 分型诊断

（1）痰浊壅肺型

临床证候：入寐困难或寐而易醒，醒后不寐，重者彻夜不眠，胸膺满闷，短气喘息，稍劳即著，咳嗽痰多，色白黏腻或呈泡沫，畏风易汗，脘痞纳少，倦怠乏力，舌暗，苔薄腻或浊腻，脉小滑。

辨证要点：胸闷，咳嗽气喘，吐白痰量多，苔腻，脉滑。

（2）痰热郁肺型

临床证候：入寐困难或寐而易醒，醒后不寐，重者彻夜不眠。咳逆，喘息气粗，胸满，目胀睛突，痰黄或白，黏稠难咯，或伴身热，微恶寒，有汗不多，口渴欲饮，尿黄，便干，舌边尖红，苔黄或黄腻，脉数或滑数。

辨证要点：痰浊于肺黏稠难咯，咳嗽，痰黄或白，舌边尖红，苔黄，脉数。

（3）痰蒙神窍型

临床证候：入寐困难或寐而易醒，醒后不寐，重者彻夜不眠，神志恍惚，表情淡漠，谵妄，烦躁不安，撮空理线，嗜睡，昏迷，肢体瞤动、抽搐，咳逆喘促，咯痰不爽，舌质暗红或淡紫，或紫绛，苔白腻或黄腻，脉细滑数。

辨证要点：意识模糊，烦躁不安，咳逆喘促，咯痰不爽，舌质红或紫，苔腻，脉滑。

（4）阳虚水泛型

临床证候：入寐困难或寐而易醒，醒后不寐，重者彻夜不眠，心悸，喘咳不能平卧，咯痰清稀，面浮，下肢浮肿，甚则一身尽肿，腹部胀满有水，脘痞，纳差，尿少，怕冷，面唇青紫，舌胖质暗，苔白滑，脉沉细。

辨证要点：心悸，喘咳不能平卧，咯痰清稀，面浮，下肢浮肿，甚则一身尽肿，舌暗，苔滑，脉细。

（5）肺肾气虚型

临床证候：入寐困难或寐而易醒，醒后不寐，重者彻夜不眠。呼吸浅短难续，声低气怯，甚则张口抬肩，不能平卧，咳嗽，痰白如沫，咯吐不利，胸闷心悸，形寒汗出，腰膝酸软，小便清长，或尿有余沥，舌淡或暗紫，脉沉细无力，或结、代。

辨证要点：呼吸浅短难续，声低气怯，痰白如沫，咯吐不利，形寒汗出，腰膝酸软，舌淡或暗紫，脉沉细无力，或结、代。

三、鉴 别 诊 断

COPD 相关失眠应与原发性失眠相鉴别，本病是以慢性通气功能障碍为特征的肺部疾病所出现的睡眠紊乱；而原发性失眠是身体无其他病痛引起的失眠，故不难鉴别。

四、临 床 治 疗

（一）提高临床疗效的要素

对于基础病 COPD 的治疗应根据病因、病期和反复发作等特点，采取综合性防治措施。急性发作和慢性迁延期以控制感染和祛痰、镇咳为主。选用支气管扩张剂解痉平喘、抗生素控制感染、酌情使用 β 受体激动剂、皮质类固醇和抗胆碱能药物等，气雾湿化有利于排痰。出现高碳酸血症合并酸中毒和意识障碍时，需要插管和机械辅助呼吸。缓解期包括理疗、运动培训增强体质、肺康复训练、心理行为疗法和营养支持及对家属与患者的教育、帮助患者戒烟等，避免各种诱发因素。可用益气补肾中药；在流感暴发期间可接种流感、肺炎球菌疫苗或试用金刚烷胺预防。肺减容外科治疗是晚期肺气肿患者的最新治疗手段，能显著改善呼吸困难，提高患者生活质量。终末期行肺移植是最后的选择方案。

失眠的治疗目标首先是建立良好的睡眠卫生习惯和正确地认知睡眠功能，教育患者学会控制与纠正各种影响睡眠的行为与认知因素，改变与消除导致睡眠紊乱慢性化的持续性因素。其次是帮助患者重建较"正常"的睡眠模式，恢复正常的睡眠结构，摆脱失眠的困扰。失眠治疗须面对患者，临床医师应当首先确定患者失眠的原因，对患者进行详细的体格检查和精神检查；要求患者完成 2 周的睡眠日记，以评估睡眠问题（包括就寝时间、起床时间、就餐时间及食量、饮酒、锻炼、用药情况，每日的睡眠持续时间和质量等）；指导患者填写睡眠量表，以评估失眠的程度；治疗引起失眠的躯体疾病或精神疾病，重视睡眠卫生和心理行为的改善。

（二）辨病治疗

（1）COPD 治疗常用药物有以下几类：①β_2 受体激动剂：短效吸入型 β_2 受体激动剂是治疗哮喘急性发作和预防运动诱发哮喘的首选药物。②黄嘌呤类药物：氨茶碱能有效解除支气管痉挛，直接舒张支气管平滑肌，与 β 受体激动剂有协同作用。夜间发作者，睡前可服用或肛塞长效氨茶碱。③抗胆碱类药物：如洋金花、阿托品等能抑制迷走神经的兴奋性，防止支气管平滑肌痉挛。④色甘酸钠：是非激素类吸入型抗炎药。⑤糖皮质激素：是目前治疗哮喘最有效的药物。⑥健脾补肾的中草药。另外，应避免过度疲劳、情绪激动等激发因素，脱离过敏原或采用免疫疗法，包括特异性抗原疗法（如花粉脱敏）和非特异性的脱敏疗法（如哮喘菌苗等）。加强锻炼，增强体质。睡眠障碍的治疗可使用小剂量非苯二氮䓬类药物或速效枣仁安神胶囊等中成药，以缩短睡眠潜伏期，减少觉醒次数或缩短觉醒时间，提高睡眠效率。但对于高碳酸血症患者尽量不使用催眠药，以免抑制通气功能或加重呼吸衰竭，尤其是避免使用苯二氮䓬类药物，当存在焦虑、紧张情绪时可适当选用阿普唑仑。

只有有效降低夜间哮喘发作频度和严重程度，才能从根本上改善睡眠障碍。加强日间支气管扩张剂和预防性常规用药等治疗，对于改善夜间哮喘发作有效。当理想的日间治疗不能改善夜间哮喘时，才需要直接针对夜间哮喘进行治疗。首选方法是睡眠前吸入支气管扩张剂，并在睡眠哮喘觉醒时重复使用。传统的 β_2 受体激动剂作用约 4 小时，短于睡眠时间。口服或吸入长效支气管扩张剂，如吸入 β_2 受体激动剂福美特罗（formoterol），其作用持续 12 小时以上，能改善夜间哮喘患者的通气功能和提高睡眠质量。沙美特罗（salmeterol）是另一种长效的吸入剂，能改善夜间肺功能。口服支气管扩张剂茶碱类（theophyllines）和 β_2 受体激动剂均可以显著减轻夜间症状。当上述措施无效时，可以口服类固醇激素治疗。

（2）少数患者可能还需要免疫抑制剂如甲氨蝶呤。当少数哮喘患者的夜间气道狭窄与打鼾或阻塞性呼吸暂停有关时，可以试用持续正压气道通气，能够显著改善与提高睡眠质量。

（3）常用镇静催眠药的临床特点与应用：以艾司唑仑、地西泮为代表的苯二氮䓬类药物是临床常用的镇静催眠药物，这些苯二氮䓬类药物可以缩短失眠者的睡眠潜伏期、增加总睡眠时间，不良反应包括日间困倦、头昏、肌张力减退、认知功能减退等。

（4）新型镇静催眠药

1）扎来普隆（zaleplon）：是非苯二氮䓬类药物，具有镇静催眠、肌肉松弛、抗焦虑和抗惊厥作用。剂量与用法：睡前或夜间难眠时服用。成人剂量为 10mg，年老或虚弱的患者可减至 5mg；正在使用西咪替丁治疗或轻中度肝损害的患者也应减至 5mg。治疗时间为 7～10 日。剂型与规格：胶囊剂 5mg、10mg。

2）盐酸依替福嗪（etifoxine hydrochloride）：具有抗焦虑作用，给药后不影响机体的主要功能，对自主神经系统具有调节作用。对焦虑引起的行为反常有拮抗作用，不引起依赖性。口服吸收良好，不与血液成分结合，主要从尿排泄。本品能穿过胎盘屏障。适用于焦虑症引起的各种身心症状，如自主神经功能障碍，特别是心血管系统方面的症状。不良反应为开始用药时有轻度思睡，继续使用时会消失。驾驶和机械操作人员慎用。禁用于休克状态，肝、肾功能严重不全，呼吸功能轻度不全的患者。怀孕期和哺乳期妇女不宜服用。对肌无力的患者，本品可加剧肌肉疲劳，应进行监护。与中枢抑制剂、乙醇并用时要谨慎。剂量与用法：0.15g/d，口服。剂型与规格：胶囊剂 0.05g。

3）琥珀酸丁辛酰胺：目前认为本品可诱导近似生理性睡眠。剂量与用法：每晚睡前服 200mg。剂型与规格：胶囊剂 200mg。

（5）非镇静催眠药物在失眠治疗中的应用

1）抗精神病药：尽管许多抗精神病药有镇静作用，但是典型的抗精神病药如氯丙嗪、甲氧异丁嗪、洛沙平存在不可接受的抗胆碱副作用和神经毒性作用，因此不用于睡眠障碍的治疗。而非典型的抗精神病药如利培酮、奥氮平、喹硫平因价格高，且具有代谢综合征副作用，亦不应该作为睡眠障碍的首选治疗。但精神分裂症患者伴有失眠时，应选择抗精神病药治疗，必要时可以加用镇静催眠药物。

2）抗抑郁药：抗抑郁药的种类比较多，能够帮助睡眠的抗抑郁药目前常用的有阿戈美拉汀、米氮平、曲唑酮等。这些药物不仅可以有效缓解抑郁症的问题，而且其疗效较好，可以改善睡眠状况，解决失眠的问题。不同抗抑郁药的作用机制不一样，发挥作用也不太相同，比如常用的阿戈美拉汀是一种褪黑素受体激动剂，可以有效缓解抑郁的症状，同时有改善睡眠状况、解决失眠问题、改善睡眠结构的作用，目前临床上已经作为失眠及抑郁症患者的常用药物。曲唑酮是一种 5-HT 拮抗剂和摄取抑制剂，能够阻断 H_1 受体，具有较强的催眠作用。

（6）理想的催眠药物应当具备以下特点：诱导睡眠时间要短，使患者能够迅速入睡；一次服药后能够维持足够的睡眠时间，以满足个体的睡眠需要量；不良反应少，次日不遗留镇静作用；对睡眠结构无影响；不影响记忆和呼吸功能；不与乙醇或其他药物相互起作用；不容易产生药物耐受性和依赖性；即使过量服用也不至于发生生命危险。

（三）辨证治疗

1. 辨证论治

（1）痰浊壅肺型

治法：化痰降气，安神助眠。

方药：苏子降气汤合三子养亲汤加远志、首乌藤等。两方均能降气化痰平喘。苏子降气汤偏温，以上盛兼有下虚，寒痰喘咳为宜；三子养亲汤偏降，以痰浊壅盛，肺实喘满，痰多黏腻为主。

（2）痰热郁肺型

治法：化痰平喘，清热安神。

方药：越婢加半夏汤或桑白皮汤加远志、茯神、炒酸枣仁等。前方清肺泄热，用于饮热郁肺，外有表邪，喘咳上气，目如脱状，身热，脉浮大者；后方清肺化痰，用于痰热壅肺，喘急胸满，咳吐黄痰，或黏白稠厚者。麻黄宣肺平喘，黄芩、石膏、桑白皮清泄肺热；鱼腥草、蒲公英、金荞麦、银翘清热解毒；杏仁、半夏、苏子化痰降逆平喘；瓜蒌皮、贝母、海蛤粉、风化硝清肺化痰；痰鸣喘息，不得平卧，加射干、葶苈子（泻肺平喘）；痰热伤津，口干舌燥，加天花粉、知母、芦根；痰热壅肺，腑气不通，胸满喘逆，大便秘结，加大黄、芒硝；阴伤而痰量已少，减苦味药物，加麦冬、沙参等。

（3）痰蒙神窍型

治法：涤痰开窍，健脾安神。

方药：涤痰汤合远志、茯神、琥珀等。本方涤痰开窍，息风止痉，用于痰迷心窍，风痰内盛，神识昏蒙或嗜睡，痰多，肢体瞤动。橘红、半夏、茯苓、甘草燥湿化痰；胆南星、枳实、石菖蒲、竹茹涤痰开窍息风；远志、郁金安神解郁；人参、生姜、大枣益气和中；另服安宫牛黄丸或至宝丹以清心开窍。

（4）阳虚水泛型

治法：温肾健脾，补阳安神。

方药：真武汤合五苓散加远志、茯神、煅磁石等。前方温阳利水，用于脾肾阳虚之水肿；后方通阳化气利水，配合真武汤可加强利尿消肿的作用。附子温肾通阳，化气行水；桂枝、茯苓、白术、生姜健脾渗湿；利水有白术、茯苓、猪苓、泽泻、赤芍；活血化瘀有红花、泽兰、益母草、北五加皮。水肿势剧，上凌心肺，心悸，喘满，倚息不得卧者加沉香、牵牛子、蜀椒目、葶苈子。

（5）肺肾气虚型

治法：补肺摄纳，益气安神。

方药：平喘固本汤合补肺汤加远志、茯神、琥珀、龙骨、牡蛎等。前方补肺摄纳，降气化痰，用于肺肾气虚，喘咳有痰者；后方补肺益气，用于肺气虚弱，喘咳短气不足以息者。党参、五味子、冬虫夏草补益肺肾之气；胡桃肉、沉香、磁石纳气归肾；紫苏子、款冬花、半夏、橘红燥湿化痰，降气平喘；人参、黄芪、五味子补气敛肺；熟地黄滋阴补肾；紫菀、桑白皮止咳化痰平喘。肺虚有寒，怕冷，舌质淡者加肉桂、干姜、钟乳石；兼阴伤低热，舌红，苔少者加麦冬、玉竹、生地黄；气虚瘀阻，颈脉动甚，面唇紫绀明显者，加当归、丹参、苏木。

2. 外治疗法

（1）敷贴疗法

1）白芥子、延胡索各 20g，甘遂、细辛各 10g，共为末，加麝香 0.6g，和匀，在夏季三伏中，分三次用姜汁调敷肺俞、膏肓、百劳等穴，1～2 小时去之，每 10 日敷 1 次。

2）炒酸枣仁 20g，生牡蛎 15g，远志 10g，石菖蒲 10g，半夏 15g，茯苓 15g，陈皮 10g，枳实 10g，竹茹 10g，黄连 6g。把这些药合并后碎成粉末，再用老陈醋调成糊状敷在神阙穴处。

3）吴茱萸、肉桂粉适量，外敷涌泉穴。

4）生龙骨、生牡蛎各 20g、琥珀末 10g、朱砂 10g 混合研匀，用凡士林调成软膏状，每次用黄豆大，置于鸡眼膏中央，贴于患者双侧内关、双侧涌泉和膻中穴，每隔 1～2 日换药 1 次，同时按揉双侧神门穴 3 分钟，3 次为 1 个疗程。

5）生半夏 10g，黄连粉 5g，茯神 10g，生龙骨 20g，琥珀末 5g，珍珠粉 5g，共研细粉。每次取药粉 3～4g，加老陈醋调湿，分为两份，用双层纱布包好，于睡前分置于两手心，外用胶布固定，到次日早晨取下，7 次为 1 个疗程。

（2）中药足浴疗法：取生龙骨、生牡蛎各 30g，磁石 20g，丹参、菊花、远志、夜交藤、合欢花各 15g，水煎 2 次，去渣，加适量开水，每晚泡足 15 分钟后入睡。

（3）耳穴压豆疗法：采用耳穴贴压王不留行籽治疗失眠，穴取神门、心、肺、皮质下、交感、神经衰弱区，并据辨证分型配穴，肝郁化火证取肝、内分泌，以疏肝泻火，清脑安神；脾胃不和证取脾、胃，以和胃健脾，化滞安神；心胆气虚证取肝、胆，以益气镇惊，安神定志；心脾两虚证取脾、耳背心穴，以补益心脾，养血安神；心肾不交证取肾、耳背心穴，以交通心肾，补脑安神。

（4）针灸疗法：针刺肺俞、心俞、肝俞、脾俞、肾俞等穴位治疗，每日 1 次。或采用电针四神聪、安眠穴配合灸涌泉为主治疗。

3. 成药应用

（1）甜梦口服液

功效：益气补肾，健脾和胃，养心安神。

适应证：头晕耳鸣，视减听衰，失眠健忘，食欲不振，腰膝酸软，心慌气短，中风后遗症。对脑功能减退，冠状血管疾病、脑血管栓塞、脱发也有一定疗效。

用法：一次 20ml，一日 2 次。

出处：董宿，《奇效良方》，中国中医药出版社。

（2）安神宝颗粒

功效：补肾益精，养心安神。

适应证：失眠健忘，眩晕耳鸣，腰膝酸软。

用法：一次1～2袋，一日3次。

出处：国家药典委员会，《中国药典》（2015年版），中国医药科技出版社。

（四）新疗法选粹

夜间氧疗（nocturnal oxygen therapy）：氧疗能改善睡眠期的低氧血症，提高睡眠质量、降低夜间病死率。长期家庭氧疗是指每日持续吸氧15小时以上，使血氧分压大于8.0kPa（60mmHg），为缓解期康复治疗的重要措施，是唯一证实能延长寿命的方法，能够消除REM睡眠期的肺动脉压增高现象、改善严重低氧血症者的睡眠质量、减少并发症。夜间氧疗浓度依靠日间的血氧张力调节。日间血氧大于8.0kPa（60mmHg），夜间仍有低氧血症者，夜间氧疗不能改善存活率。夜间氧疗可能导致二氧化碳潴留，一些患者次日出现晨间头痛。阿米三嗪能够升高动脉血氧，也能改善睡眠期血氧分压，但不能改善睡眠质量；普罗替林能改善夜间血氧和二氧化碳张力，可能与抑制REM睡眠有关，但有口干、排尿困难等不良反应。镇静催眠药物可使用小剂量非苯二氮䓬类药物或速效枣仁安神胶囊等中成药，但高碳酸血症者不能使用催眠药物，以免抑制通气或加重呼吸衰竭。具有镇静催眠作用的抗抑郁药，如盐酸曲唑酮、阿米替林或多塞平等，有助于改善睡眠和抑郁心境。

五、预 后 转 归

大多数COPD患者会出现一定程度的睡眠障碍，无论主观或客观评定睡眠质量均较正常人差，表现为睡眠潜伏期延长、入睡困难、浅睡增多、早醒、NREM睡眠和REM睡眠时间均减少。由于气急、呼吸困难、夜间频繁咳嗽、咳痰等症状，夜间频繁短暂激醒（arousals）、睡眠呈间歇性，睡眠效率下降。部分患者需要半卧位睡眠，晨起后有疲劳感，偶有晨间头痛。血氧饱和度下降时常常伴有觉醒反应，即使血氧饱和度正常的患者也常常存在睡眠紊乱。由于睡眠不足，白天常常有精神不佳、疲惫、思睡和焦虑等症状。COPD相关睡眠障碍也可表现为过度睡眠。COPD急性加重期可以出现适应性睡眠障碍，可有精神抑郁和焦虑，工作、闲暇、娱乐、行走移动、家务管理、情感行为、警觉行为、社会关系等功能有比较明显的障碍，影响患者生活质量。

六、预 防 调 护

（一）预防

1. 认识不良睡眠卫生 应着重帮助患者认识不良睡眠卫生在失眠的发生与发展中的影响和地位，分析与寻找不良睡眠卫生产生的原因，并依据科学知识进行纠正，建立良好的睡眠卫生习惯。科学的睡眠卫生包括定时休息，准时上床，准时起床。无论前晚何时入睡，次日都应准时起床；床铺应该舒适、干净、柔软度适中，卧室安静、光线与温度适当；床是用来睡眠及进行性生活的地方，不要在床上读书、看电视或收听收音机；每日规则的运动有助于睡眠，但不要在傍晚以后运动，尤其是在睡前 2 小时，否则会影响睡眠；不要在傍晚以后喝酒、咖啡、茶及吸烟。假如存在失眠，应避免在白天使用含有咖啡因的饮料来提神；不要在睡前大吃大喝，但可在睡前喝一杯热牛奶或一些复合糖类的饮料，能够帮助睡眠；如果上床 20 分钟后仍然睡不着，可起来做些单调无味的事情，等有睡意时再上床睡觉；睡不着时不要经常看时钟，也不要懊恼或有挫折感，应放松并确信自己最后一定能睡着；如果存在失眠，尽量不要午睡，如果实在想睡，可小睡 30 分钟；尽量不要长期使用安眠药，如有需要，应间断服用，原则上每周服用次数不要超过 4 次。

2. 增强晚间的睡眠欲望

（1）避免午睡或白天小睡：白天小睡时间过长或过晚皆可降低夜晚睡意而难以入睡。须注意的是，对儿童而言，午后小睡并不影响夜晚的入睡，反而有助于保证在下午的清醒度及情绪稳定。此外，由身体或心理问题引起的夜晚失眠也需由白天小睡获得补足。

（2）尽量减少卧床时间：当睡眠效率低至 80% 时，应考虑减少卧床时间，以提高睡眠效率。随着睡眠效率的提高，再逐步延长卧床时间。

（3）白天运动、夜晚按摩：白天运动除可强健身体、促进心情的调整外，运动时体温上升可促进夜晚的睡眠，特别是慢波睡眠。然而傍晚过后尤其临近入睡时，应避免做剧烈运动，否则临睡前仍处于兴奋状态的肢体及高体温将有碍入睡。一般而言，睡前 4 小时内应停止剧烈运动。晚上则应用按摩或柔软体操来帮助肌肉放松。

（4）睡前冲温水澡：有助于入睡，但应避免水温过热或过冷。由于入睡时体温会逐渐降低，洗热水澡会使体温太高不易入睡，而过冷的水温则有促醒作用。若想泡热水澡，则应提前至睡前 2～3 小时进行。

（5）先解决脑海中的问题再上床睡觉：如果脑海中存在问题，应将其处理完再上床睡觉，不让床铺成为解决问题的场所。如果有非要考虑的事情，可以安排一定的时间来考虑一些问题，如在吃饭前后进行思考，但不宜有太长的时间，一般以 1 小时为宜。在床上思考，使人兴奋，不能有效地放松，影响睡眠。睡不着就起身，做一些柔和的体操，放松自己，待放松后再上床睡觉。

（6）注意饮食调节：食用糙米等未经过精细处理的食品。一天的营养摄取量应主要分布在早、午餐。白天食用富含蛋白质的食品及深海鱼油等，有助于体力及清醒度的维持，而晚上则以糖类含量高的食物为主，避免晚餐过度丰盛。临睡前尽量不进食，如觉得饿则喝杯麦片或米浆，以减少饥饿感。牛奶因含有色氨酸，有帮助睡眠的作用，但因其不易快速消化，睡前饮用也有可能干扰入睡。

（7）避免咖啡因：咖啡因是一种刺激物，有醒脑作用，能够减少总的睡眠时间。咖啡因的作用时间持续 14 小时。这种物质见于咖啡、可可、可乐饮品和某些非处方药（如感冒药、抗过敏药）。咖啡因能够阻断腺苷受体，引起皮质唤醒。一次摄入 300mg 咖啡因就能够减少 REM 睡眠，摄入 500mg 就相当于苯丙胺 5mg 引起的唤醒程度。但存在个体差异，对于在静息状态下才能入睡的个体来说，使用咖啡因很容易失眠，而对于在嘈杂环境下能够入睡者来说，使用咖啡因不容易失眠，甚至有助于睡眠。一般认为，上床前使用咖啡因或白天饮太多咖啡，会增加精力和觉醒感，而难以入睡。在下午 4 点以后使用的咖啡因都会影响睡眠。各种烟草都含尼古丁。实验室及人群研究显示，尼古丁对睡眠的作用与咖啡因类似，但也有区别。小剂量尼古丁有轻度的镇静和放松作用，高浓度尼古丁的作用类似于咖啡因，具有兴奋作用，能增强警觉度。尼古丁可增加肾上腺素的释放，刺激中枢神经系统，唤醒身体和精神，导致觉醒。因此，上床前至少 1 小时内不要吸烟。

（8）避免饮酒：酒常被用于帮助入睡，特别是对于心情紧张和焦虑的患者。晚上饮用少量红酒可能对睡眠有帮助。但是酒严重影响后半夜的睡眠，从而导致第二天起床后头脑不清醒、睡眠不足。酒在入睡后仍在代谢，可激活交感神经，引起警觉增高、容易唤醒、深睡眠期的时间减少、心率加快、出汗、多梦及头痛。需要注意的是，乙醇像其他镇静剂一样，可抑制睡眠期的呼吸，加重阻塞性睡眠呼吸暂停和打鼾。睡眠打鼾的人应戒酒或尽量减少饮酒量。

（二）调护

COPD 相关失眠患者平常保养要注意以下几个方面：第一，要戒烟，因为吸烟对肺功能的损害很大，除了戒烟还要避免接触雾霾等有害的粉尘，所以雾霾天气尽量不要外出。第二，要避免受凉感冒，冬季的时候室温也不要过低，一般保持在 18～20℃为宜。第三，要注意进行适当的体育锻炼、耐寒锻炼，增强体质，可以做呼吸操、练习太极拳等以加强肺功能。第四，要吃一些容易消化、营养丰富的食物。要多吃蔬菜和水果，多摄入蛋白质类食物，如鸡蛋、牛奶、鱼肉等。第五，每天早上起床后要开窗通风，保持室内空气流通。第六，如果 COPD 患者已经出现了呼吸衰竭，就要进行长期的家庭氧疗，这有助于改善肺功能。

七、专方选要

COPD 相关失眠应重点治疗原发疾病。

（1）清热解毒汤：出自《医宗金鉴》。功效：清热解毒，凉血活血。药物组成：金银花、蒲公英、芦根、败酱草、紫花地丁、薏苡仁、鱼腥草、桔梗、知母、连翘、桃仁、甘草。

（2）沙参清肺汤：出自《家庭治病新书》。功效：养阴清肺。药物组成：北沙参、白及、生黄芪、太子参、桔梗、甘草、薏苡仁、冬瓜子、合欢皮。

（3）加味桔梗汤：出自《医学心悟》。功效：排脓解毒。药物组成：薏苡仁、贝母、橘红、金银花、甘草、鱼腥草、金荞麦根、败酱草、芦根、葶苈子、白及。

（4）银翘散：出自《温病条辨》。功效：辛凉透表，清热解毒。药物组成：金银花、连翘、竹叶、芦根、桔梗、贝母、牛蒡子、前胡、甘草。

（5）苏子降气汤：出自《太平惠民和剂局方》。功效：降气疏壅，引火归原，祛痰止咳。药物组成：紫苏子、半夏、当归、前胡、肉桂、厚朴、甘草、生姜。

（6）三子养亲汤：出自《韩氏医通》。功效：温肺化痰，降气消食。药物组成：紫苏子、白芥子、莱菔子。

（7）越婢加半夏汤：出自《金匮要略》。功效：宣肺清热，降逆平喘。药物组成：麻黄、石膏、生姜、甘草、大枣、半夏。

（8）涤痰汤：出自《奇效良方》。功效：豁痰清热，利气补虚。药物组成：半夏、橘皮、茯苓、甘草、生姜、胆南星、枳实、石菖蒲、人参、竹茹。

（9）真武汤：出自《伤寒论》。功效：温阳利水。药物组成：茯苓、白术、白芍、附子、生姜。

（10）五苓散：出自《伤寒论》。功效：利水渗湿，温阳化气。药物组成：泽泻、白术、茯苓、猪苓、桂枝。

（11）平喘固本汤：出自《中医内科学》，引南京中医学院附属医院（现南京中医药大学附属医院）验方。功效：补肺纳肾，降气化痰。药物组成：党参、五味子、冬虫夏草、胡桃肉、沉香、灵磁石、坎脐、苏子、款冬花、法半夏、橘红。

八、研 究 进 展

COPD 患者并发高碳酸血症、低氧血症及气促、咳嗽、憋闷等症状，均为失眠的诱因。在西医治疗中，以镇静催眠药物为主，但患者在使用时很容易出现急性抑或是慢性呼吸衰竭症状，缺氧程度也会加重，所以临床推广难度大。中医治疗本病有明显的优势，现将中医治疗的进展情况作如下综述。

（一）分型辨证

有学者根据患者的临床症状、体征、舌脉象进行综合分析，将其分为气虚血瘀、痰热郁肺证，气虚血瘀、痰浊郁肺证，气阴两虚、痰瘀互阻证，阴虚血瘀、热痰恋肺证，脾肾阳虚、水湿泛滥证，肝肾阴虚、痰蒙心窍证。一般来说，气虚血瘀、痰热郁肺证和气虚血瘀、痰浊郁肺证病程相对较短，正气亏虚不甚显著，临床上以咳嗽、咯痰、虚喘为主，病情多为轻中度。而后四种证型或病程日久，或由前两型逐渐演变而成，临床常伴有紫绀、心悸、水肿、神昏、发热难退等症状，病情多属重度。病理因素相互影响、相互转化，病机变化颇为复杂。

传统中医分型论治以咳、喘、痰为主症，分为急性加重前期、慢性迁延期、临床稳定期，病因为咳喘日久，久病肺虚，治疗时注重寒热虚实，扶正补虚治本，兼顾利水化瘀。咳嗽属风寒犯肺者，治从宣肺化痰，方药可用三拗汤加减；风热者治从疏风清肺，常以桑菊饮为基础；痰热蕴肺，顺传阳明者，则应通腑泄热，以下为清，取宣白承气汤为佳；肺阴亏虚者，拟用沙参麦冬汤；肺气亏虚者，则用补肺汤化裁。治痰亦分寒、热；痰是铁锈色多属热伤血络，配以黛蛤散、牡丹皮；属脾湿上干，内蕴于肺，治痰常以二陈汤为基础加味；痰浊偏重，用二陈汤合三子养亲汤；若素体阳虚，当"以温药和之"，用小青龙汤散寒蠲饮。徐志瑛教授重视"痰""瘀""虚"产生的机制，从肺、脾、肾三脏分期治疗，可明显缓解临床症状，提高患者生活质量。

（二）辨证思路

辨证多首辨虚实；实者多因痰蕴、瘀阻、火扰等，虚者多为血虚、阴虚等；病变脏腑多与心、肝、脾、肾、胆、胃相关；总因心神不安而病。临证时其病机变化多端，相兼复杂，但临床中亦有部分医家特别强调从某一方面论治而取得相当不错的疗效。

谭氏将失眠辨证分为 4 型：心脾两虚、心肾不交、痰热扰心、心肝火旺，并据此进行治疗；钱氏对失眠进行了辨证，分为 5 型：肝郁化火、痰热内扰、阴虚火旺、心脾两虚、心虚胆怯，并进行了中药论治；施氏将失眠分为 7 型：心脾两虚、阴虚火旺、心肾不交、肝郁血虚、心虚胆怯、痰热内扰、胃气不和；李氏等将失眠分为 6 型：肝郁化火、痰热扰心、瘀血阻心、营卫失和、阴虚火旺、气血亏虚。

（三）中药研究

1. 单药研究

（1）灵芝：为多孔菌科植物赤芝或紫芝的子实体。味淡、微苦，性温，具有养心安神、益气补血、健脾养胃、止咳祛痰等功效，适用于高血压、冠心病、心律失常、神经衰弱、失眠、慢性支气管炎、慢性肝炎、肾炎、哮喘、白细胞减少症及风湿性关节炎等病证。现代研究表明，灵芝能调节神经系统功能，增加冠状动脉血流量，加强心肌收缩能力，降低血压、血脂，促进血红蛋白的合成，保护肝细胞，提高机体的免疫功能。灵芝所含的多糖、肽类、三萜及酶类等多种成分，对血压有双向调节作用；灵芝可防止血管出现障碍，预防脑血栓、心肌梗死。灵芝浸提取液在肝脏中能影响血管紧张素的生成，维持血压稳定且无害，是普通人可安全使用的降压剂。

（2）酸枣仁：为鼠李科植物酸枣的种子。味甘、酸，性平，具有养心安神、敛汗益阴等功效，适用于虚烦失眠、心悸健忘、易惊怔忡、口燥咽干、头晕眼花、双目涩干、潮热盗汗、体虚多汗、手足心热、尿涩黄少等症。

（3）茯苓：为多孔菌科寄生植物茯苓的干燥菌核。味甘、淡，性平，具有利水渗湿、健脾补中、宁心安神的功效，适用于心悸失眠、小便不利、水肿、脾虚泄泻、痰饮咳逆等病症。冠心病证属心气虚而症见心悸、失眠者可常用其做药膳服食。

（4）茯神：为茯苓菌核中间（白茯苓）抱有松根或细松木心者的部分。味甘，性平，功能宁心安神。适用于心悸怔忡、失眠、健忘等症。

（5）人参：味甘、微苦，性微温。归心、肺、脾经。功效大补元气，补脾益肺，生津止渴，安神益智。用于气血亏虚所致的心悸，失眠，健忘等，本品能大补元气而有安神益智之效。可单用，亦可配伍当归、龙眼肉、酸枣仁等养血安神药同用，如归脾丸。

（6）党参：为桔梗科多年生草本党参、素花党参或川党参的干燥根。味甘，性平。归脾、肺经。功效益气，生津，养血。本品甘平，不燥不腻，善补中益气，为常用的补中益气药。治中气不足所致的食少便溏、四肢倦怠，多与白术、茯苓、甘草等补气健脾药同用。本品既能益气，又能生津。治热伤气津之气短口渴，常配伍麦冬、五味子同用。

（7）西洋参：味苦、微甘，性寒。归心、肺、胃经。功效补气养阴，清火生津。善益肺气，养肺阴，清肺火。可单用研末装胶囊服用，或与知母、川贝母、阿胶等药同用。适用于热病气阴两伤之烦倦、口渴等，有良好的补气养阴、清火生津之效。

（8）太子参：味甘、微苦，性平。能补气益脾，养阴生津。用于脾气虚弱，胃阴不足，食少体倦，口渴舌干；肺虚燥咳，咽干痰豁；气阴不足，心悸失眠。配麦冬，补肺并润肺养阴，用治肺阴亏虚所致的肺虚咳嗽最宜；配黄芪，补益之效大增，常用治劳倦乏力；配白术，共奏补脾肺之功，同治虚劳、劳倦乏力者。

（9）百合：为百合科植物百合、细叶百合、麝香百合及其同属多种植物鳞茎的鳞叶。味甘、微苦，性平。功能润肺止咳，清心安神。用于热性病后余热不清、虚烦不眠、神志恍惚，常配地黄。

2. 复方研究

（1）甜梦口服液：赵佳等将所在医院 2013 年 2 月至 2015 年 2 月收治的 COPD 合并失眠患者 86 例随机分为对照组和试验组，每组 43 例。对照组采用常规治疗，试验组在对照组常规治疗基础上加服甜梦口服液治疗。治疗 4 周后，对比两组的临床疗效、生活质量、匹兹堡睡眠质量指数量表（PSQI）得分、睡眠效率、睡眠潜伏期、睡眠总时间、觉醒次数、觉醒总时间、肺功能。结果：治疗后对照组和试验组的总有效率分别为 79.07% 和 93.02%，两组比较差异显著（$P<0.01$）。治疗后，两组患者 PSQI 总分、睡眠潜伏期、觉醒次数、觉醒总时间、呼吸症状、活动受限均显著降低，睡眠效率、睡眠总时间、第 1 秒用力呼气量（FEV_1）和 FEV_1/用力肺活量（FVC）均升高，同组治疗前后比较差异显著（$P<0.05$）；且试验组这些指标的改善程度优于对照组，差异显著（$P<0.05$）。研究表明，甜梦口服液对神经-内分泌-免疫系统具有调节作用，具有平衡兴奋-抑制过程，能增强免疫及改善大脑各区的脑功能。基于药物作用，本研究对 COPD 相关失眠患者采用常规治疗联合甜梦口服液治疗，取得了满意的临床疗效。治疗后两组临床疗效比较，试验组总有效率显著优于对照组。试验组的睡眠潜伏期、觉醒次数、觉醒总时间显著降低，且与对照组治疗后比较差异显著（$P<0.05$）。治疗后 PSQI 总分、睡眠效率、睡眠总时间均显著升高。综上所述，甜梦口服液能改善 COPD 相关失眠患者的失眠症状，提高睡眠质量，值得临床推荐。结论：甜梦口服液可改善 COPD 相关失眠患者的睡眠质量，降低 PSQI 评分，具有一定的临床应用价值。

（2）珍芝清元膏：是由王清任的血府逐瘀汤合黄元御的姜苓半夏汤加珍珠粉、灵芝化裁提炼而成，容兆宇副主任医师多年诊治 COPD，临床经验丰富，结合现代中医药研究，总结出用珍芝清元膏治疗 COPD 相关失眠，取得了一定的疗效。药物组成：灵芝 15g，珍珠粉 3g，茯苓 20g，泽泻 20g，姜半夏 15g，橘皮 10g，生姜 10g，当归 10g，生地黄 20g，桃仁 15g，红花 6g，枳壳 10g，赤芍 15g，柴胡 10g，桔梗 10g，牛膝 15g，厚朴 15g，党参 15g，酸枣仁 10g，龟板胶 10g，防己 15g，甘草 6g。按以上药量配比制成，每次服用 15ml，每日 3 次，每日 1 剂。方中灵芝安神补虚，止咳祛痰，珍珠粉镇心安神，共为君药。桃仁、当归、红花、赤芍、牛膝活血化瘀；茯苓、泽泻、姜半夏、生姜温中健脾化痰，诸药合用化痰瘀之邪，助君药祛邪以增安神之功，共为臣药。柴胡疏肝理气，升达清阳；桔梗开宣肺气，载药入胸中，合枳壳一升一降，开胸行气，使气行则血行；生地黄凉血清热以除瘀热，合当归又滋养阴血，使祛瘀而不伤正，用川朴、橘皮、枳壳等理气之品，又可防膏滋碍胃，共为佐药。甘草调和诸药，为使药多年的临床应用表明，珍芝清元膏消痰浊，通血脉，平咳喘，宁心神，对肺肾亏虚，痰瘀阻肺型肺胀伴失眠的患者作用确切，标本兼治，未发现明显不良反应，是理想的治疗 COPD 相关失眠的药物。

（3）甘麦大枣汤：谭赛等发现甘麦大枣汤可提高脑内单胺类递质水平、调节下丘脑-垂体-肾上腺轴（HPA 轴）、增加脑源性神经营养因子水平、改善信号通路，从而改善抑郁/焦虑。

（4）礞石滚痰丸：吴思亮将患者随机分成两组，每组 90 例，治疗组使用中药礞石滚痰丸加减，对照组使用治疗组药物稀释 10 倍作为安慰剂进行对照。两组均使用西医 COPD 标准治疗方案，包括抗感染、化痰、抗炎、改善通气等。观察疗程：服药 3 个月，随访 2 年。在入院时和随访 2 年时分别进行一次多导联睡眠监测，比较两组患者入睡潜伏期、觉醒时间、睡眠总时间等睡眠指标的变化，并比较 2 年内反复入院的次数。本研究发现礞石滚痰丸不仅能改善 COPD 相关失眠患者的失眠症状，而且能明显减少 COPD 患者的年住院次数，因此能改善患者的生活质量，减轻其医疗负担，具有重要的临床意义。

（四）外治疗法

1. 针刺疗法　取穴双侧肺俞、心俞、肝俞、脾俞、肾俞、三阴交、丰隆、神门、百会、膻中。背俞穴均向脊柱方向呈 60°斜刺，诸穴进针得气后均平补平泻，行针 30 秒，留针 30 分钟，每日 1 次。

2. 电针疗法　主穴取印堂、神庭，同时两穴加用电针，选连续波，频率 6～8Hz，电流强度以患者舒适为度。心脾两虚者配足三里、内关；痰热内扰者配丰隆、内庭；阴虚火旺者配太溪、三阴交；肝郁化火者配风池、太冲。

3. 耳穴疗法

（1）取穴肺、脾、神门、肾、交感、内分泌、脑点穴。将磁疗贴对准敏感点贴于耳穴，每日按压 2 次或 3 次，每次 3～5 分钟，双耳交替，2 日换贴 1 次，3 次为 1 个疗程，共治疗 3 个疗程。适用于 COPDⅢ级急性加重期失眠患者。

（2）患者取坐位，耳穴取神门、胃、脾、肾为主穴。配穴为小肠、大肠、食管、耳背后失眠穴。将患者压豆部位的皮肤用 75%酒精进行消毒，排除对医用胶布过敏的情况。将王不留行籽贴于小方块胶布中央位置，贴于耳穴上，给予适度揉、捏、按压，强度以患者感觉麻、胀、酸痛为度，每次每个穴位按压 2～3 分钟，每日 3 次，3 日取下，换贴另一侧耳穴。14 日为 1 个疗程，共治疗 2 个疗程。

（3）患者取坐位，用探针寻找患者皮质下、神门、心、肺、气管等耳区穴位的敏感点，用酒精消毒后将一次性王不留行籽贴按在敏感点处，按压时要主动询问患者的感受，以患者自觉按压的部位有酸麻感或者烧痛为度，每次按压 3～5 分钟，每日按压 3～5 次，3 日 1 换，两耳交替使用。如果治疗过程中出现脱落，要及时告知护士重新补贴。

4. 穴位贴敷疗法　白芥子、延胡索各 20g，甘遂、细辛各 10g，共为末，加麝香 0.6g，和匀，在夏季三伏中，分三次用姜汁调敷肺俞、膏肓、百劳等穴，1～2 小时去之，每 10 日敷 1 次。

5. 五行音乐疗法　治疗用的音乐从中华医学会音像出版社出版的《中国传统五行音乐·正调式》中选择。根据患者的病情辨证后，按照其分型从宫、商、角、徵、羽这 5 种曲调中选取 15 首音乐，复制到患者的 MP3、手机等随身的播放器上，每日 20:00～21:00 为最佳治疗时间，每日播放 1 次，每次持续 30 分钟，音量控制在 30～40 分贝，以患者感觉舒适、不嘈杂为度。播放过程中要保持病房环境的安静,没有其他的干扰噪声。

6. 中药足浴疗法 酸枣仁 20g,合欢皮 30g,鸡血藤 30g,夜交藤 30g,丹参 20g,白术 15g,当归 20g,太子参 15g 煎煮,于 20:00 进行中药足浴。方法:将患者双足置于木桶架上,桶口覆毛巾进行熏蒸,待药液冷却至 45℃左右,双足放入足浴液中进行泡洗 20 分钟,药液温度下降及时添加热水,结束后及时擦干双足。1 周为 1 个疗程,共 4 个疗程。

7. 中药熏洗疗法 熏洗方药选用泽兰、麻黄、川乌、葶苈子、细辛、桑白皮、川芎,一起熬制 30 分钟,每晚临睡前将熬制好的药液置于木桶中,加适量温水,温度控制在 70℃左右,木桶内安置 1 个高出药液 2~3cm 的木支架,患者将双脚置于架子上,将毛巾盖住木桶口进行熏蒸,直至水温下降到 40℃左右,患者再将双脚置于药液中浸泡,整个熏洗时间保持 30 分钟左右,中途可视水温添加热水,熏洗结束后晾干双脚入睡即可,每日睡前 1 次,连续治疗 1 个月。

8. 中药雾化吸入治疗 菖蒲雾化合剂(石菖蒲、郁金、丹参、黄芩、半夏、防己等),雾化吸入治疗 COPD,使其气道分泌物特别是微痰栓得以排除,缓解了气道的痉挛状况,1 秒量、最大呼气流速、动脉血氧分压增加,使肺通气改善。也可以中药湿化鼻导管吸氧治疗。雾化吸入疗法可以提高气管局部的药物浓度,改善局部炎症,减轻气管痉挛,稀释痰液,有利于祛痰和改善哮喘状态。常用中药:紫苏子、白芥子、莱菔子、葶苈子、麻黄、细辛、天竺黄、胆南星、陈皮、甘草、丹参;西药:庆大霉素、糜蛋白酶、地塞米松。

9. 推拿疗法 患者取卧位,采用推正顶、开天门、抹双柳等手法对患者的风池、上星、太阳、风府、百会、神庭及印堂等穴位进行按摩。然后采用叩法、梳法、扫散法及拿五经法等方法疏通患者头部的气血。每次按摩 20 分钟,每日 1 次。

10. 平衡罐疗法 根据子午流注理论,于申时(15:00~17:00)进行操作。方法:调节合适温度,患者取俯卧位,由经过培训的护士进行操作,选取 2 个大号玻璃火罐进行闪罐,一个自上至下,另一个自下至上,在两侧膀胱经交替进行 3 个来回,在背部涂少许生姜油,利用罐体温热刺激沿左右膀胱经、督脉直行走罐 6 次,于阳性反应点顺时针摩罐 10 次,最后于肺俞、心俞、督俞、膈俞、脾俞留罐 10 分钟。每周 2 次。

(五)评价及瞻望

COPD 相关失眠的治疗,原则上应首先针对 COPD 进行治疗。对于基础病 COPD 的治疗应根据病因、病期和反复发作等特点,采取综合性防治措施。急性发作期和慢性迁延期以控制感染和祛痰、镇咳为主。缓解期以理疗、运动训练、肺康复训练、心理行为疗法和营养支持及对家属与患者的教育、戒烟等为主要治疗手段。中医方面指出肺疾病引起相关不寐病位主要在肺,主要病机是痰饮阻肺,合并热、瘀,辨病治疗以扶正为主,辅以补虚泻实、调整阴阳。运用中医辨证治疗的方法及在此基础上建立良好的睡眠卫生习惯和正确地认识睡眠功能,教育患者学会纠正与控制各种影响睡眠的行为与认知因素,可使本病取得较为满意的疗效。

第十一节　围绝经期相关失眠

围绝经期（又称更年期）相关失眠是指在围绝经期出现的以失眠为主要临床表现，并伴有一系列。如烘热汗出、烦躁易怒、潮热面红、心悸失眠、腰背酸痛、情志不宁等症状的情况。围绝经期患者性腺功能逐渐衰退，并处于一种不稳定阶段，此时在精神因素或躯体因素的影响下容易出现内环境平衡失调，引起失眠等临床症状。临床上以长期不易入睡、睡后易醒、醒后不能再寐、时寐时醒或彻夜不眠为证候特点，并常伴有日间精神不振，反应迟钝，体倦乏力，甚则心烦懊恼，严重影响工作、学习、生活和身心健康。

一、病 因 病 机

（一）现代医学认识

1994 年 WHO 召开有关绝经研究进展工作会议，推荐采用围绝经期之称，围绝经期包括绝经前后的一段时期，又将其分为 3 个阶段：绝经前期、绝经期、绝经后期。由于此阶段卵巢功能逐渐衰退，卵巢激素缺乏，围绝经期妇女出现一些血管运动障碍和神经精神障碍的症状。血管运动障碍可表现为潮热和出汗，躯体不适进一步引起失眠；由于雌激素缺乏，对大脑的抑制作用减弱，兴奋性增高而导致失眠、情绪不稳定、烦躁不安和头痛等神经精神障碍表现。

（二）祖国医学认识

围绝经期相关失眠是临床常见病，属于中医学"绝经前后诸证""不寐"的范畴，《金匮要略·妇人杂病脉证并治》有"妇人之病，因虚、积冷、结气为诸经水断绝，至有历年，血寒积结胞门……三十六病，千变万端。"《类证治裁·不寐论治》言："阳气自动而之静，则寐；阴气自静而之动，则寤；不寐者，病在阳不交阴也。"其病理变化总属阳盛阴衰、阴阳失交、阳不入阴。具体病因病机如下。

（1）心肾不济：人之寤寐，由心神控制。《类证治裁·不寐论治》中说："阳气自动而之静，则寐；阴气自静而之动，则寤。"说明人的正常睡眠是阴阳之气自然而有规律地转化的结果。心为"君主之官，神明出焉"，肾为"五脏六腑之本""十二经脉之根"。肾精肾气影响着人体的生长、发育和衰老，如《素问·上古天真论》云："女子七岁，肾气盛，齿更发长。二七而天癸至，任脉通，太冲脉盛，月事以时下……七七，任脉虚，太冲脉衰少，天癸竭，地道不通，故形坏而无子也。"围绝经期妇女正值七七，肾气渐衰，天癸渐竭，冲任衰少，精血不足，肾之阴阳失调，脏腑功能紊乱。围绝经期妇女肾精亏虚，肾水不足，真阴不升而心阳独亢，故不得眠。

（2）肝肾阴虚：女子以阴血为本，以气为用，经孕产乳耗损肝血和肾阴，女子七七前后，冲任虚损，天癸耗竭，肾气不足。正如《灵枢》所说"今妇人之生，有余于气，不足于血，以其数脱血也"，"年四十而阴气自半"。肝主疏泄，肾主藏精，肝肾阴阳，息息相通，同盛同衰，互相制约。肝肾同源，肝血不足，疏泄失调，则肝阴虚损，肝阳上亢，阳不入阴，阴虚火旺，扰乱心神而失眠多梦。

（3）营卫失调：《灵枢》云"营卫之行，不失其常，故昼精而夜瞑……营气衰少而卫气内伐，故昼不精，夜不瞑"，说明正常睡眠是卫气夜行于阴，阳气尽，阴气盛则寐。阴虚是本病的病理基础，阴虚既久，必致阳亢而成阴阳失调，加之七情劳倦等诱因作用，终致脏腑失和，气机紊乱，变证丛生。

（4）情志所伤：由情志不遂，肝气郁结，肝郁化火，邪火扰动心神，神不安而不寐；或由五志过极，心火内炽，心神扰动而不寐；或由思虑太过，损伤心脾，心血暗耗，神不守舍，脾虚生化乏源，营血亏虚，不能奉养心神，导致失眠。

（5）病后、年迈：久病血虚，产后失血，年迈血少，导致心血不足，心失所养，心神不安而不寐。

（6）禀赋不足：素体阴虚，兼因房劳过度，肾阴耗伤，不能上奉于心，水火不济，心火独亢；或肝肾阴虚，肝阳偏亢，火盛神动，心肾失交而神志不宁。亦有因心虚胆怯，暴受惊恐，神魂不安，以致夜不能寐或寐而不酣。

二、临 床 诊 断

（一）辨病诊断

1. 诊断标准（参照《中国失眠防治指南（2012 版）》

围绝经期女性在具备充分的睡眠机会和环境的前提下，发生以失眠为主的睡眠质量不满意状况，包括难以入睡、睡眠不深、多梦、醒后不易再睡、早醒，或自觉睡眠明显不足等，并导致精神活动效率下降，妨碍躯体和社会功能。

（1）症状标准：至少应符合以下第 1）～3）条。

1）有失眠主诉，包括难以入睡、睡眠不深、多梦、早醒、醒后不易再睡，或自觉睡眠明显不足（主观性失眠）、醒后不适感、疲乏，或白天困倦等。

2）存在更年期疾病症状、体征。

3）极度关注失眠及其后果的优势观念。

4）多导睡眠图检查：证实睡眠相关更年期疾病的存在。

（2）严重标准：对睡眠数量、质量的不满引起内心痛苦或功能受损。

（3）病程标准：至少每周发生 3 次，并至少已持续 1 个月。

（4）排除标准：排除其他躯体疾病或精神障碍导致的继发性失眠。排除其他类型睡眠障碍（如睡眠调节性障碍、心理生理性失眠等）。

说明：如果失眠症状已经符合症状标准、严重标准和排除标准，但病程较短（如病程短于 1 个月），失眠频率较低（如每周 1～2 次），则应诊断为围绝经期相关失眠亚临床状态。

2. 相关检查

（1）多导睡眠图：围绝经期相关失眠患者，多导睡眠图提示经常自发性觉醒，并伴有主观症状如"一阵阵发热"或"夜间盗汗"。

（2）其他检查：免疫学检测显示激素水平与绝经期变化相一致。

（二）辨证诊断

1. 中医诊断标准（参照中华中医药学会《中医内科常见病诊疗指南》）

入睡困难，或睡而易醒，醒后不能再睡，重则彻夜难眠，连续4周以上，常伴有多梦、心烦、头昏头痛、心悸健忘、神疲乏力等症状。

2. 分型诊断

（1）肝火扰心型

临床证候：突发失眠，性情急躁易怒，不易入睡或入睡后多梦惊醒，胸胁胀闷，善太息，口苦咽干，头晕头胀，目赤耳鸣，便秘溲赤，舌质红苔黄，脉弦数。

辨证要点：失眠，性情急躁易怒，胸胁胀闷，口苦咽干，目赤耳鸣，便秘溲赤，舌质红苔黄，脉弦数。

（2）痰热扰心型

临床证候：失眠时作，噩梦纷纭，易惊易醒，头目昏沉，脘腹痞闷，口苦心烦，饮食少思，口黏痰多，舌质红苔黄腻或滑腻，脉滑数。

辨证要点：失眠时作，脘腹痞闷，饮食少思，口黏痰多，舌质红苔黄腻或滑腻，脉滑数。

（3）心脾两虚型

临床证候：不易入睡，睡而不实，失眠易醒，醒后难以复寐，心悸健忘，神疲乏力，四肢倦怠，纳谷不香，面色萎黄，口淡无味，腹胀便溏，舌质淡苔白，脉细弱。

辨证要点：失眠，心悸健忘，神疲乏力，纳谷不香，面色萎黄，口淡无味，腹胀便溏，舌质淡苔白，脉细弱。

（4）心肾不交型

临床证候：夜难入寐，甚则彻夜不眠，心中烦乱，头晕耳鸣，潮热盗汗，男子梦遗阳痿，女子月经不调，健忘，口舌生疮，大便干结，舌尖红少苔，脉细。

辨证要点：夜难入寐，头晕耳鸣，潮热盗汗，健忘，口舌生疮，大便干结，舌尖红少苔，脉细。

（5）心胆气虚型

临床证候：心悸胆怯，不易入睡，寐后易惊，遇事善惊，气短倦怠，自汗乏力，舌质淡苔白，脉弦细。

辨证要点：心悸胆怯，不易入睡，气短倦怠，自汗乏力，舌质淡苔白，脉弦细。

三、鉴 别 诊 断

本病应注意与心理生理性失眠相鉴别，围绝经期（又称更年期）相关失眠是指在围绝经期出现的以失眠为主要临床表现，并伴有一系列不适症状的情况；而心理生理性失眠患者由于过分全神贯注于自身的睡眠问题，对其他精神或情感性的关注降到最低程度，出现躯体紧张，并产生恶性循环，严重影响自身的生活、工作和心理健康，故不难鉴别。

四、临 床 治 疗

（一）提高临床疗效的要素

治疗围绝经期相关失眠应掌握三个要领：①注意调整脏腑气血阴阳的平衡，"补其不足，泻其有余，调其虚实"，使气血调和，阴平阳秘。②强调在辨证论治基础上配合安神镇静，包括养血安神、清心安神、育阴安神、益气安神、镇惊安神、安神定志等。③注意精神治疗，消除患者顾虑和紧张情绪，保持精神舒畅。

（二）辨病治疗

1. 原发病治疗 围绝经期相关失眠因与躯体疾病、精神疾病有关，所以应该针对病因进行治疗，才能取得较好疗效。

2. 心理治疗 患者应在医师指导下寻找失眠的原因，采用心理学方法消除心理障碍，改变对社会、家庭及自身的不良行为方式，并重建心理平衡。

3. 失眠的药物治疗

（1）药物是治疗失眠的主要手段之一。凡是能够快速诱导入睡、延长总睡眠时间或加深深度睡眠的药物，均有助于治疗失眠。目前常用于治疗失眠的药物有镇静催眠药（包括巴比妥类药物、苯二氮䓬类药物和非苯二氮䓬类药物）、抗抑郁药、抗组胺药。任何催眠药物如果不能正确合理使用，都可能带来不良的，甚至是严重的后果。因此应根据患者具体情况，结合药物特点，选择用药，以达到最佳治疗效果。

（2）合理用药原则：合理用药应以人为本，从临床、药理、效价比的角度出发，谨慎使用。一般认为，合理用药的指导原则有以下几点。

1）尽量明确失眠的原因。

2）了解过去用药史。

3）严格掌握药品的适应证和禁忌证。

4）用药剂量个体化，尽量使用最低有效剂量。

5）及时评估疗效，调整药物剂量。药物治疗一般是从小剂量开始，逐渐达到有效治疗剂量。在治疗过程中，应及时对治疗效果、不良反应进行评定。

6）短期用药、逐渐减量与停药：一般连续用药不超过 3～4 周，否则，容易出现疗效下降或产生依赖性。如果无法停药，可以另选择一种作用机制不同的催眠药物交替使用。

7）注意药物不良反应。

（三）辨证治疗

1. 辨证论治

（1）肝火扰心型

治法：疏肝泻火，镇心安神。

方药：龙胆泻肝汤加减。本方泻肝胆实火，清肝胆湿热，适用于肝郁化火上炎所致的不寐多梦，头晕头胀，目赤耳鸣，口干便秘之症。常用药龙胆草、黄芩、栀子清肝泻火；木通、泽泻、车前子清利湿热；柴胡疏肝解郁，条达肝气；生地黄、当归滋阴养血；甘草和中；加生龙骨、生牡蛎、磁石、朱茯神镇心安神。胸闷胁胀，善太息者加香附、郁金、佛手、绿萼梅；头晕目眩，头痛如裂，不寐躁怒，大便秘结者合用当归龙荟丸。

（2）痰热内扰型

治法：清化痰热，和中安神。

方药：黄连温胆汤加减。本方清心降火，化痰安中，适用于痰热扰心，见虚烦不宁，不寐多梦等症。常用药半夏、陈皮、茯苓、枳实健脾化痰，理气和胃；黄连、竹茹清心降火化痰；龙齿、珍珠母、磁石镇惊安神。加减：伴胸闷嗳气，脘腹胀满，大便不爽，苔腻，脉滑者加用半夏秫米汤，药用半夏、陈皮、茯苓、神曲、麦芽、胆南星、小米；饮食停滞，胃中不和，嗳腐吞酸，脘腹胀痛者加神曲、山楂、莱菔子。

本证痰热内扰，应以清心化痰为主，治标之药以重镇安神为宜，一般不选用五味子、酸枣仁、夜交藤之类养心安神药物，因其酸收敛邪，不利于化痰清热。

（3）心脾两虚型

治法：补益心脾，养血安神。

方药：归脾汤加减。本方益气补血，健脾养心，适用于不寐健忘，心悸怔忡，面黄食少等心脾两虚证。常用药人参、白术、甘草益气健脾；当归、黄芪补气生血；远志、酸枣仁、茯神、龙眼肉养心安神；木香补而不滞。加减：心血不足较甚者加熟地黄、白芍、阿胶；失眠较著者加五味子、合欢花、夜交藤、柏子仁、生龙骨、生牡蛎、磁石；脘闷、纳呆、苔腻者加法半夏、陈皮、茯苓、厚朴。

（4）心肾不交型

治法：滋阴降火，交通心肾。

方药：六味地黄丸合交泰丸。前方以滋补肾阴为主，用于头晕耳鸣，腰膝酸软，潮热盗汗等肾阴不足证；后方清心泻火，引火归原，用于心烦不寐，梦遗失精等心火偏亢证。常用药熟地黄、山药、山萸肉滋补肝肾，填精益髓；茯苓、泽泻、牡丹皮健脾渗湿，清泻相火；黄连清心降火；肉桂引火归原。加朱砂、磁石、龙齿以重镇安神；阴虚火旺，遗精频作者加黄柏、金樱子、石莲子；盗汗者加麻黄根、浮小麦、煅龙骨、煅牡蛎。

（5）心胆气虚型

治法：益气镇惊，安神定志。

方药：安神定志丸合酸枣仁汤。前方重于镇惊安神，用于心烦不宁，气短自汗，倦怠乏力之证；后方偏于养血清热除烦，用于虚烦不寐，终日惕惕，触事易惊之证。常用药安神定志丸中人参益心胆之气；甘草安神；茯神、远志化痰宁心；茯苓、酸枣仁定志；龙齿、石菖蒲镇惊开窍；酸枣仁汤养肝、安神、宁心；知母泻热除烦；川芎调血安神。加减：心肝血虚，惊悸汗出者重用人参，加白芍、当归、黄芪；肝不疏土（胸闷，善太息，纳呆腹胀）者加柴胡、陈皮、山药、白术；心悸甚，惊悸不安者，加生龙骨、生牡蛎、朱砂、珍珠母。

2. 外治疗法

（1）体针疗法：主穴取神门、内关、百会、四神聪。肝火扰心者，加太冲、行间、风池；痰热扰心者，加太冲、丰隆；胃气失和者，加足三里、中脘、天枢；瘀血内阻者，加肝俞、膈俞、血海；心脾两虚者，加心俞、脾俞、三阴交；心胆气虚者，加心俞、胆俞；心肾不交者，加太溪、心俞、肾俞。操作：用平补平泻法。

（2）耳穴疗法：取穴神门、心、脾、肾、皮质下，配穴取枕、交感、内分泌、神经衰弱点。主穴配穴合用，随症加减。操作：治疗前先用耳穴探测棒在耳穴上寻找阳性点，用75%酒精消毒耳廓后用耳针针刺或将粘有王不留行籽的胶布对准选定的耳穴贴紧并加压，使患者有酸麻胀痛或发热感。失眠伴头晕头痛，急躁易怒者用重手法，年老体弱、倦怠纳差者用轻手法，嘱患者每日自行按压 2～3 次，每次每穴 30 秒。上述治疗隔日进行 1 次，5 次为 1 个疗程。

（3）穴位贴敷疗法：用夜交藤 15g，白芷 12g，败酱草 10g。将上药粉碎，加入辅料，制成丸状。睡前用医用胶布贴敷于太阳、神门、涌泉穴。

（4）其他疗法：可选用滚针疗法、热敏灸疗法、穴位埋线疗法、浅针疗法等进行治疗。

1）滚针疗法操作方法：滚针刺激背部足太阳膀胱经循行的第一、二侧线及督脉。背部足太阳膀胱经第一侧线从肺俞至肾俞，由上而下；第二侧线从大杼至志室，由上而下；督脉从命门至大椎，由下而上。偏实证型，治疗开始时即可用力稍重；偏虚证型，开始时可用力稍轻，滚动 15～20 分钟。注意事项：伴有恶性、消耗性疾病，背部治疗部位皮肤有溃疡或疮疡患者不适用。

2）热敏灸疗法：热敏灸穴位以头面部、腰背部及小腿内侧为高发区，多出现在百会、至阳、心俞、脾俞、胆俞、三阴交等区域。每次选取上述 2～3 个穴位。每次治疗以灸至感传消失为度，每日 1～2 次，10 次为 1 个疗程。疗程间休息 2～5 日，共 2～3 个疗程。

3）穴位埋线疗法：取心俞、内关、神门、足三里、三阴交、肝俞、脾俞、肾俞、安眠穴。每次取 3～5 个穴位。将 0 号羊肠线 1.5cm 装入 9 号一次性埋线针中，按基本操作方法埋入选定穴位中。半个月埋线 1 次，1 个月为 1 个疗程。

4）浅针疗法：取印堂、太渊（双侧）、太溪（双侧）、大陵（双侧），用补法。若兼有外感或胃肠紊乱者，加合谷（双侧）、足三里（双侧），用泻法；兼喘咳者，加期门（双侧）、足三里（双侧）、列缺（双侧），用补法；兼虚烦、惊悸者，加气海、三阴交（双侧），用补法；兼胁痛、易怒者，加章门（双侧）、气冲（双侧），用泻法。每日 1 次，10 次为 1 个疗程，疗程间隔 1 周。

（5）中药足浴疗法：取中草药威灵仙 30g，鸡血藤 30g，加水 5L 煎煮约 1 小时，滤出中药渣，待温度适中（40～45℃），即可将双足放入药液中浸泡 15 分钟。每日 1 次，10 次为 1 个疗程。

3. 成药应用

（1）安神养心丸

组成：熟地黄、琥珀、当归、白术（炒）、川芎、黄芪（制）、甘草、党参、酸枣仁（炒）、石菖蒲、白芍（酒炒）、远志（制）、茯苓。

功效：补气养血，安神定志。

适应证：气血两亏，机体衰弱，精神恍惚，惊悸失眠。

用法：一次 1 丸，一日 2 次，口服。

出处：中华人民共和国卫生部药典委员会，《卫生部药品标准·中药成方制剂》第10册。

（2）安神宁

组成：刺五加浸膏、灵芝、五味子。

功效：扶正固本，益气健脾，补肾安神。

适应证：神经衰弱，食欲缺乏，全身无力等。

用法：一次15～20ml，一日3次，口服。

出处：余传隆等，《中国临床药物大辞典》，中国医药科技出版社。

（3）柏子滋心丸

组成：柏子仁、玄参、熟地黄、枸杞子、炙甘草、当归、石菖蒲、麦冬、茯苓。

功效：滋阴养心，安神益智。

适应证：心血亏损，神志不宁，精神恍惚，夜多怪梦，怔忡惊悸，健忘遗泄。

用法：一次8丸，一日3次，口服。

出处：左言富等，《简明中成药辞典》，上海科学技术出版社。

（4）琥珀安神丸

组成：地黄、当归、柏子仁（霜）、酸枣仁（炒）、天冬、麦冬、五味子、大枣（去核）、人参、茯苓、丹参、远志、玄参、甘草（蜜炙）、南蛇藤果、桔梗、琥珀、龙骨。

功效：育阴养血，补心安神。

适应证：心血不足，怔忡健忘，心悸失眠，虚烦不安。

用法：一次1丸，一日2次，口服。

出处：左言富等，《简明中成药辞典》，上海科学技术出版社。

（四）新疗法选粹

1. 认知疗法 用认知理论改变患者对失眠认识的偏差，指出这种不正确的、不良的认知方式，分析其不现实和不合逻辑的方面，用较现实的或适应性较强的认知方式取而代之，以消除或纠正其适应不良的情绪和行为。如对睡眠的认识和期望、对做梦的认识、对症状与失眠关系的认识等。

2. 行为疗法

（1）刺激控制法：仅在有睡意时上床，上床后15～20分钟仍然睡不着，应下床做些轻松的活动，直到有睡意时再上床。除了睡觉不要把床作为他用，无论夜间睡了多长时间，每日早晨要按时起床。

（2）睡眠限制法：减少或限制无效睡眠。按照患者每晚的实际睡眠时间规定卧床时间，如果每日晚上睡眠时间是4小时，那规定卧床时间为4.5～5小时，以提高睡眠效率，如果连续5日的睡眠效率均达到90%，可将卧床时间增加15分钟。

（3）反意向控制法：适合入睡困难的患者。目的是消除可能影响入睡的操纵性焦虑。上床后，努力保持觉醒而不睡去。可以关掉卧室的灯，并尽可能地睁开眼睛，过程中不做任何影响睡眠的事情，如听音乐、看电视或看报纸。

（五）名医诊疗特色

（1）张仲景提出邪入少阴、热化伤阴所致阴虚火旺证用黄连阿胶汤；虚劳所致虚烦不得眠用酸枣仁汤。唐代孙思邈《千金翼方·卷一》中提出用丹砂、琥珀等重镇安神和温胆汤治疗"大病后虚烦不眠"。《景岳全书》曰"无邪而不寐者……宜以养营，养气为主治""有邪而不寐者，去其邪而神自安也"。明代李中梓曰：气虚者用六君子汤加酸枣仁、黄芪；阴虚血少者用酸枣仁一两，生地黄五钱，米二合，煮粥食之；痰滞者用温胆汤加南星、酸枣仁、雄黄末；水停轻者用六君子汤加石菖蒲、远志、苍术，重者用控涎丹；胃不和者用橘红、甘草、石斛、茯苓、半夏、神曲、山楂等。

（2）董梦久教授主张运用行气活血药和养血活血药，如川芎、丹参等。慎用温燥类药物，认为温燥类药物易伤阴动气，不适用于以肾阴虚为本，痰瘀为标的更年期失眠患者。目前中医界比较统一的看法是更年期由肾虚所致，与痰气郁结、瘀血阻滞血脉关系密切。

（3）倪华主张运用血府逐瘀汤治疗顽固性失眠，认为该方有扩张血管、增加脑血流量、改善局部循环和营养状况、增加脑部能量代谢、提高神经元细胞活力的作用，从而达到改善睡眠的效果。

（4）潘宋斌采用活血化瘀法治疗失眠取得了很好的疗效。更年期失眠患者的治疗，早期活血化瘀、祛痰解郁，后期补益心脾肾。其关键在于调和阴阳，使气血阴阳运作正常，阴阳平衡、阴阳相交则寤寐正常。临床用药也是引导阴阳气血按照正常规律运行，以达到四两拨千斤的效果。同时更年期患者容易情绪忧郁、紧张，可配合心理保健，适当参加体育锻炼，加强疏导，以达到天人相应的效果，预防失眠。许良认为从"天人相应"理论来认识人体"入夜则寐，入昼则寤"的睡眠与觉醒现象，是人体适应自然界阴阳消长规律（即昼夜节律）的一种自我调节的生理功能表现。

（5）根据更年期相关失眠的病机，以滋水清肝饮加减治疗。滋水清肝饮出自《医宗己任编·卷六·西塘感症》，用治火燥生风之证。后世将其治疗范围逐步扩展，主治肝肾阴虚，肝郁化火之证。《景岳全书·不寐》亦云："真阴精血之不足，阴阳不交，而神不安其室耳。"更年期睡眠障碍患者总以阴阳失衡，肾阴亏虚，不能制约肝阳，肝阳上扰心神为病。滋水清肝饮中六味地黄丸滋阴补肾，壮水之主，以制肝阳；柴胡、焦栀子、牡丹皮疏肝清肝；当归、白芍养血柔肝，酸枣仁养肝宁心安神。诸药配伍，有补肾清肝，宁心安神，镇静催眠的功效。临证以患者病情为依据确定药物剂量，一般使用常规剂量，若患者睡眠障碍严重，则酸枣仁加量，或加夜交藤等具有安神作用的药物；若患者盗汗、自汗明显，则加浮小麦、糯稻根等止汗；若患者阴虚火旺明显，则加地骨皮、知母、黄柏滋阴降火；其他如胃不和等表现者则对症进行药物加减治疗。一旦患者出现失眠反复，入睡困难，梦多易醒，睡眠时间3～4小时，潮热汗出，腰酸，头痛，月经前乳房胀痛，纳可，二便尚调，舌红苔薄，脉弦细，月经紊乱约半年等症状。可诊断为更年期综合征，以睡眠障碍、潮热为主症。患者年近半百，肾阴亏虚，虚火上扰心神，神不守舍，故睡眠不安，梦多易醒；阴虚火旺逼津外泄，故潮热汗出；肾阴亏虚，外府失养，故腰酸；肾阴亏虚，不能滋养肝木，肝阳上亢，扰乱清窍，故头痛；肾阴亏虚，不能滋养肝木，肝之阴血亏虚，肝气易郁化火，故月经前乳房胀痛；阴虚火旺，虚火上炎，故舌红苔薄；阴虚阳亢，故脉弦细。故治以滋阴养血、清热疏肝，方用滋水清肝饮加减：生地黄 12g，山药 15g，山茱萸 15g，牡丹皮 10g，茯苓 12g，泽泻 10g，焦栀子 6g，柴胡 10g，白芍 15g，当归 12g，炒酸枣仁 30g，女贞子 12g，旱莲草 12g，浮小麦 30g，糯稻根 30g，黑大豆 30g，牡蛎 30g，地骨皮 12g，葛根 15g，天麻 9g。嘱患者每日 1 剂，水煎分 2 次服，下午 1 次，睡前 1 次。服用 7 剂后患者睡眠、潮热汗出等诸症均有好转，嘱患者继续服药。服药近 1 个月，患者睡眠明显改善，诸症明显好转。中医学认为，失眠的病因复杂，但总与心脾肝肾及阴血不足有关。其病理变化，总属阳盛阴衰，阴阳不交。很多更年期综合征患者睡眠障碍的病机为肝肾阴虚，虚火扰心。在睡前服药，可调整恢复人体正常的睡眠周期，较之常规服药效果好。

五、预 后 转 归

据报道女性失眠的发病率是男性的 2 倍，这是由于女性一生中存在月经周期、怀孕期、哺乳期与停经期等显著的生理变化，这些变化对于睡眠常常产生明显的干扰。妇女应该正视这些问题，并采取正确的措施，才能减少由于生理变化所导致的睡眠困扰。围绝经期相关失眠的主要症状是反复出现夜间觉醒，无法一觉睡到天亮，入睡困难现象并不明显，同时具有停经综合征的其他临床症状，如常常存在阵发性颜面潮红或夜间盗汗现象等，经积极治疗数月或数年后，这些症状一般会逐渐缓解，但睡眠因受各种因素（体质、疾病、治疗、生活习惯、饮食习惯、作息时间等）影响较大，预后转归也有明显差异。

六、预 防 调 护

（一）预防

科学的睡眠卫生包括定时休息，准时上床，准时起床。维持较好的睡眠还需要舒适、安静的睡眠环境。

（二）调护

1. 重视精神调摄　积极进行心理情志调整，克服过度的紧张、兴奋、焦虑、抑郁、惊恐、愤怒等不良情绪，做到喜怒有节，保持精神舒畅，尽量以放松、顺其自然的心态对待失眠。

2. 注意睡眠卫生

（1）建立有规律的作息制度，从事适当的体力活动或体育锻炼，增强体质，持之以恒，促进身心健康。

（2）养成良好的睡眠习惯。晚餐要清淡，不宜过饱，更忌浓茶、咖啡及吸烟。睡前避免从事紧张和兴奋的活动，养成定时就寝的习惯。

（3）注意睡眠环境的安宁，床铺要舒适，卧室光线要柔和，并减少噪声，消除各种影响睡眠的外在因素。现代医学认为，引起失眠的原因可有躯体因素：疼痛、瘙痒、咳嗽、喘息、夜尿、吐泻等；环境因素：生活习惯的改变、更换住所、声音嘈杂和光线刺激等；生物药剂因素：咖啡、浓茶、中枢兴奋药物如哌甲酯、戒断反应等。失眠也可由其他神经精神疾病所引起。但最常见的原因是精神紧张、焦虑恐惧、担心失眠等。此外，如白天生活的影响、个性特征、自幼不良睡眠习惯及遗传因素等都可成为引起持续失眠的原因。

3. 食疗方法

（1）百合治疗失眠

配方：干百合 12g。

制用法：将百合磨成粉，早晚分 2 次冲服。

功效：清心安神，养阴润肺。

适应证：伴有心悸、健忘、心神不宁的失眠。普通人久服，可起到保健延年的作用。

（2）糯稻根治疗失眠

配方：糯稻根 60g。

制用法：水煎，每晚服 1 大碗。

功效：养阴安神。

适应证：失眠。

（3）芹菜根治疗失眠

配方：芹菜根 60g。

制用法：水煎，睡前服。

功效：清心安神。

适应证：失眠。

（4）酸枣仁治疗失眠

配方：酸枣仁 15g。

制用法：焙焦为末，顿服，每日 1 次睡前服。

功效：补肝益胆，宁心安神。

适应证：失眠、心悸。

（5）莲子心治疗失眠

配方：莲子心 30 个。

制用法：水煎入盐少许，每晚临睡时服。

功效：清热泻火，宁心安神。

适应证：失眠、心悸、烦躁。

（6）大枣小米茯神粥治疗失眠

配方：大枣 5 个，小米 50g，茯神 10g。

制用法：先将茯神用水煮透，滤取汁液。用茯神汁液再煮小米和大枣为粥。每日分 2 次服用。

功效：健脾养心，安神益智。

适应证：心脾两虚所致的惊悸怔忡、失眠健忘、精神不集中。

（7）龙眼酒治疗失眠

配方：龙眼肉 100g，60°白酒 400ml。

制用法：将龙眼肉放在细口瓶内，加入白酒，密封瓶口，每日振摇 1 次，半个月后可饮用。每日 2 次，每次 10～20ml。

功效：补益心脾，养血安神。

适应证：虚劳衰弱、失眠、健忘、惊悸等症。

（8）白糖炖梨治疗失眠

配方：鸭梨 3 枚，砂糖 25g。

制用法：将梨洗净，去皮，切片，加水煎煮 20 分钟，以砂糖调味，分 2 次服用，饮汤食梨。

功效：清热化痰，和中安神。

适应证：痰热扰心或热病津伤，心失所养所致的失眠、烦闷之症。

（9）浮小麦红枣甘草汤治疗失眠

配方：浮小麦 100g，红枣 30g，甘草 10g。

制用法：水煎服。

功效：养心安神。

适应证：皮肤瘙痒、烦躁失眠、神经衰弱、癫痫。

（10）大枣葱白汤治疗失眠

配方：大枣 20 枚，葱白 10g。

制用法：将大枣洗净，劈开，与葱白一起入锅，加水煎煮，煮开 15～20 分钟后取下，滤取汤液。每晚 1 次，温热饮服。

功效：补中益气，养血安神。

适应证：心脾两虚、心慌无力、食少倦怠、烦闷不得眠。

（11）小红枣治血虚型失眠

配方：小红枣 10g，牛舌草 3g，薰衣草 1g。

制用法：共研粗粉，用开水浸泡服，每日数次，亦可当茶饮用。

功效：养血安神。

适应证：血虚及各种神经衰弱症引起的失眠。

（12）黑芝麻治头痛失眠

配方：黑芝麻 30g，明天麻、焦黄柏各 12g，补骨脂 15g，焦酸枣仁、大枸杞子各 24g，血茸片 1.5g。如头痛甚者加羌活、藁本；失眠甚者重用焦酸枣仁；记忆力减退者，重用血茸片。

制用法：共研细末，炼蜜为丸，早晚各服 4.5g，开水送下。

功效：养阴安神。

适应证：头痛，失眠。

（13）柿叶山楂核治失眠

配方：柿叶、山楂核各 30g。

制用法：先将柿叶切成条状，晒干，再将山楂核炒焦，捣裂，水煎服，每晚 1 次，7

日为1个疗程。

功效：促进睡眠。

适应证：各种原因引起的失眠。

七、专方选要

（一）温胆汤

组成：半夏10g，竹茹10g，枳实10g，陈皮10g，白茯苓12g，甘草6g，生姜5片，大枣4枚。

随症加减：痰热并重者可酌加黄连6g，天竺黄6g。

用法：水煎，每日1剂，早晚分服。

功效：理气化痰，清胆和胃。

出处：陈言，《三因极一病证方论》，人民卫生出版社。

（二）血府逐瘀汤加减

组成：柴胡12g，枳实8g，白芍15g，当归12g，川芎12g，生地黄12g，怀牛膝10g，桔梗6g，酸枣仁18g，柏子仁18g，红花8g，紫丹参8g，桃仁6g，炙甘草10g。

随症加减：肝郁化火者，加龙胆草、黄芩、栀子、夏枯草；痰热内扰者枳实改枳壳，加法半夏、竹茹、石菖蒲、远志、黄连；阴虚火旺者去川芎，加黄连、龟甲、生牡蛎、生龙骨；心脾两虚者重用生地黄，加太子参、炒白术；心胆气虚者加龙齿、茯神、石菖蒲；气虚者加党参、白术、黄芪；心神不宁者加首乌藤。

用法：水煎，每日1剂，早、中服用，服药期间停用其他镇静药物。同时注意调畅情志，避免忧愁思虑，睡前禁饮浓茶、咖啡、酒。按时起卧，进行适当体育锻炼，养成良好的生活习惯。

功效：疏肝和血，养心安神。

出处：王清任，《医林改错》，人民卫生出版社。

（三）黄连阿胶汤

组成：黄连12g，黄芩6g，阿胶（烊化）15g，白芍12g，鸡子黄（另加）10g，陈皮15g，茯神12g，丹参20g，郁金15g，合欢皮15g，石菖蒲12g，远志12g，炒酸枣仁15g，首乌藤30g。

随症加减：烦躁易怒、多梦、目赤口干者去首乌藤、茯神改为茯苓15g，加龙胆草15g，栀子15g，柴胡10g。若心烦不宁、惊悸怔忡者黄芩加至10g，加栀子15g，麦冬15g，莲子15g。若胸闷心烦、泛恶嗳气者石菖蒲加至15g，加姜半夏12g，竹茹12g。若神疲食少、面色少华、四肢倦怠者去黄连、黄芩，加人参（先煎）12g，黄芪30g，当归15g，龙眼肉12g。若胆怯心悸、遇事易惊者加龙齿30g，牡蛎30g，人参（先煎）12g。

用法：上方中药（除阿胶、鸡子黄外）加水600ml，武火烧开改文火煎药30分钟，取汁250ml，去渣，放入阿胶烊化，稍冷后放入鸡子黄搅拌均匀温服，连服10日为1个疗程。

功效：滋阴清热，健脾和胃，镇静安神，交通心肾。

出处：张仲景，《伤寒论》，人民卫生出版社。

（四）加味四物汤

组成：当归 12g，生地黄 12g，川芎 12g，白芍 12g，黄芩 10g，菊花 10g，蔓荆子 10g，甘草 6g。

随症加减：若火热旺盛者，加龙胆草 10g，栀子 10g，柴胡 10g；痰湿偏盛者，去生地黄、黄芩，加半夏 12g，白术 10g，天麻 12g，石菖蒲 12g；痰热偏盛者，去生地黄，加半夏 12g，竹茹 12g，天麻 12g，胆南星 10g；阴虚明显者，加龟甲 10g，茵陈 15g；气虚明显者，加人参 20g，茯神 15g，酸枣仁 15g。

用法：水煎，每日 1 剂，早晚分服。

功效：养血滋阴，潜阳安神。

出处：尤怡等，《金匮翼》，中国古籍出版社。

（五）天王补心汤

组成：生地黄、酸枣仁、天冬、丹参、五味子、当归、党参、茯苓、远志、玄参、桔梗、青龙齿。

随症加减：血虚者加何首乌、龙眼肉、杭白芍以补血充脑；眩晕耳鸣者加龟甲、牡蛎、山茱萸；心悸气短者加黄芪、太子参；胸闷纳呆、苔厚腻者加法半夏、厚朴；胸闷胁胀者加郁金、香附；痰热重、大便不通者加礞石滚痰丸降火泻热，逐痰安神；小便短赤者加竹叶、通草以清利下焦。

用法：水煎，每日 1 剂，早晚分服。10 日为 1 个疗程，服药期间禁服辛辣食品，生活起居要有规律，早晚各散步 20 分钟。

功效：滋阴养血，补心安神。

出处：徐文姬，天王补心汤治疗顽固性失眠 156 例.《中国中医基础医学杂志》，2005，11（3）：228。

（六）补中益气汤加减

组成：黄芪 30g，白术 15g，陈皮 10g，党参 15g，当归 10g，柴胡 6g，升麻 6g，甘草 6g。

随症加减：失眠较重者酌加酸枣仁 20g，柏子仁 20g 养心安神；如多梦易醒者加生龙骨 30g，生牡蛎 30g，琥珀（研末分冲）5g 镇静安神；如有阴虚者加麦冬 15g，五味子 15g 养阴清心安神。

用法：每日 1 剂，冷水煎药，分 2 次口服，1 个月为 1 个疗程。待病情缓解后用补中益气丸巩固疗效。

功效：益气镇惊，安神定志。

出处：李东垣，《脾胃论》，人民卫生出版社。

（七）黄连温胆汤加减

组成：黄连 12g，陈皮 15g，半夏 15g，茯苓 15g，枳实 12g，竹茹 10g，炒酸枣仁 20g，柏子仁 15g，甘草 6g。

随症加减：心神不宁，夜寐易惊者加龙骨、牡蛎各 30g，珍珠母 30g；梦多者加合欢皮 15g，首乌藤 5g，远志 12g；烦热不眠，急躁易怒者加栀子 12g，柴胡 12g，牡丹皮 12g；心悸胸闷者加瓜蒌 15g，薤白 10g，郁金 15g。

用法：每日 1 剂，水煎，分 2 次（15:00～16:00 及 20:00～21:00）服。10 日为 1 个疗程。

功效：清热化痰。

出处：陆廷珍，《六因条辨》，人民卫生出版社。

八、研 究 进 展

（一）病因病机

众所周知，失眠在中医属于"不寐"范畴，早在《诗经》的《邶风·柏舟》中就有记载，其曰："耿耿不寐，如有隐忧。"《诗·小雅·小宛》也有"明发不寐，有怀二人。"在医学文献中，"不寐"之名最早见于《难经》，《难经·四十六难》曰："老人卧而不寐，少壮寐而不寤者，何也……老人血气衰……故昼日不能精，夜不得寐也。"《景岳全书·不寐》说："神安则寐，神不安则不寐；其所以不安者，一有邪气之扰，一有营气之不足耳。有邪者多是实，无邪者皆虚。"说明无论何种原因引起心神不安，均可导致失眠。围绝经期相关失眠发生于特定的阶段，既有与内科疾病失眠共性的一面，又有其独特的一面。《证治要诀》说："有痰在胆经，神不归舍，亦令不寐。"武权生教授认为"肾气衰、天癸竭"是围绝经期的生理基础，然而痰瘀内生却是导致失眠及发病临床表现多样性的关键，故围绝经期相关失眠的成因，痰瘀内生是标，肾精气亏损为本。朱蕊等认为妇女由于体质、疾病、精神及社会、家庭环境等因素的影响，体内阴阳在低水平位上失调，阴虚不能纳阳，阳盛不能入阴，阳盛阴衰，阴阳失交而致失眠。于斌认为妇女更年期，易致肾阴亏虚、心肝火旺，与《金匮要略》百合病病机相似，都是由于阴血不足而影响神明，出现神志恍惚不定、语言行动改变和感觉失调等现象。李晓等认为本病其本为肝肾阴亏，其标为肝阳、心阳亢奋，阴虚阳亢、心肾不交为其主要病机。石学敏、沈晓明等在总结前人经验的基础上，结合现代中医理论与实践的发展，从中医脑学说入手，认为脑、肾之间存在相辅相成的关系，即脑神下降以激发、调控肾之功能，肾精上奉以滋养脑神，进而提出更年期综合征的发病基础为肾精亏虚、发病关键为脑肾失济的新观点。

目前对围绝经期妇女失眠的病因病机尚未形成共识，尚需逐步完善和深入研究，然大多数学者认为本病主要病因为素体虚弱、七情、劳倦、饮食所伤、久病及外伤等，本病多由七情、劳倦引起，同时与围绝经期女性生理情况相关，其病位以肝、肾为主，《灵枢·五音五味》曰："今妇人之生，有余于气，不足于血，以其数脱血也。"阴血亏虚所在之脏，主要在肾。《素问·上古天真论》曰："七七，任脉虚，太冲脉衰少，天癸竭，地道不通，故形坏而无子也。"这是将围绝经期相关疾病病位定在肾的主要文献依据。其病机乃阴阳失调，以阳盛阴衰，阳盛不入阴，或阴亏不敛阳，阴阳失交，致使心神不安，脏腑功能失和为主。

（二）辨证思路

围绝经期相关失眠早期宜行气祛痰解郁，活血化瘀。《丹溪心法》曰："气血冲和，万病不生，一有怫郁，诸病生焉。"围绝经期相关失眠患者前来就诊常常已经失眠日久，心烦失眠，头昏目眩，情绪低落，重者彻夜难眠，胸胁胀痛，哭笑无常，甚者伴有喉中异物感，咯吐不出，吞之不下，舌质暗红，边有瘀斑，苔黄厚腻，脉弦。忧郁过度致气结伤脾，气机不畅，脾运失常，水湿停聚，酿生痰饮，痰饮阻滞经络，导致气血运行不畅，而出现痰瘀交阻，以致加重病情。此阶段"急则治标"，重在祛瘀化痰通络，行气解郁，方用半夏白术天麻汤合桃红四物汤加减。方中半夏燥湿化痰，天麻平肝息风，茯苓、白术健脾祛痰，陈皮理气化痰，桃仁、红花活血化瘀通络，又配以川芎行气活血化瘀，地龙清热息风通络，当归养血宁心；"血为气之母，气为血之帅"，同时配伍柴胡、郁金疏肝解郁，调畅气机，以助行血，补益心、脾、肾。《灵枢·本脏》云："人之血气精神者，所以奉生而周于性命者也。"经过第一阶段治疗后，患者血脉通顺，气血运行重归其道，虽痰瘀得消，但肝肾亏虚、心脾不足之恢复则非一时可达，须假以时日，逐渐调理。

围绝经期相关失眠患者以肾虚血瘀为其病理基础，肾阴亏虚，水不涵木，肝阴亦不足，肝肾阴虚于下，心阴匮乏，心阳亢盛，而见心烦失眠。临床多见精神不振，心悸健忘，心烦意乱，失眠多梦，头晕，呵欠频作，便秘，尿少色黄，舌红苔薄，脉弦细。后期当以补肾健脾，养心宁神为法。选用六味地黄丸合天王补心丹加减。其中六味地黄丸平补肝肾，使下水不亏；天王补心丹直补心阴，以制约亢盛之心阳，又可补脾之不足，使后天得充。方中生地黄、玄参、天冬、麦冬甘寒滋润以清虚火；柏子仁、远志、朱砂养心安神，共奏补心宁神之功；丹参、当归用作补血、养血之助，实为滋阴补血而设；酸枣仁、五味子酸以敛心气而安心神。另外腰膝酸痛甚者，多加用杜仲、川牛膝以补肝肾，强筋骨；心烦不得寐者，多加用合欢皮、夜交藤以交通心肾。选用此两方在于补肾阴之不足以治本，天王补心丹既能养心安神，又可补益心阴助肾水上交，以制心火，以求补肾养心安神之效。遵古循今，妙用芳香醒神药物，如石菖蒲、郁金、旋覆花等。石菖蒲开窍除痰醒神，郁金辛散苦降，行气解郁，清心热而开心窍，治瘀血而化痰浊，两药合用以芳香化浊、开窍醒脑解郁；同时善用活血化瘀药物，现代研究表明此类药物具有扩张血管，增加脑血流量，改善局部循环和营养状况，增加脑部能量代谢，提高神经元细胞活力的作用，从而达到改善睡眠的效果，适当应用此类药物能够起到事半功倍的效果。

（三）治法探讨

杨小清认为，更年期综合征以阴阳虚损、气血不足为本，肝郁、气滞或火旺为标，临床表现则以偏肾阴虚者多见，治疗当以滋补肝肾、调理阴阳气血为主，随症加减，故自拟百地益肾汤[百合、太子参、煅牡蛎（先煎）各 30g，熟地黄、麦冬、生黄芪各 20g，山茱萸、白芍各 15g，乌梅、郁金各 10g]，以此方内服治疗 80 例，结果总有效率为 93.75%。

黄英认为，围绝经期妇女以肝气郁结、肝肾两虚为主，以肾虚为本，治疗宜抑肝补肾，故以丹栀逍遥散合六味地黄汤（银柴胡、熟地黄、山茱萸各10g，枳壳、白芍、当归、茯苓、淫羊藿各15g，白术、牡丹皮、五味子各12g，甘草6g）加减治疗48例患者，疗效满意。

黄淑琼等以自拟滋肾宁心汤[百合30g，熟地黄20g，生地黄20g，山茱萸12g，黄精15g，丹参15g，龙骨（先煎）30g，珍珠母（先煎）30g，浮小麦30g，大枣（去核）15g，炙甘草5g]为基本方加减治疗围绝经期综合征，以达滋肾养阴、宁心安神之效，结果满意。

胡蔚洁引用平更汤（生地黄、白芍、女贞子、旱莲草、钩藤、酸枣仁、茯苓、紫草、浮小麦、百合、柴胡、郁金）治疗54例失眠患者，总有效率达92.59%。

李艺川用柴胡甘麦汤（柴胡、党参、白芍各15g，炒黄芩、半夏、炙甘草各10g，龙骨、牡蛎、浮小麦各30g，大枣5枚）治疗23例失眠患者。结果治愈17例，有效5例，无效1例，总有效率为95.65%。

闫冬梅用滋清安神饮治疗275例失眠患者，总有效率达97.09%。

王纪云以五子衍宗丸为主治疗42例失眠患者，偏肾阴虚者加熟地黄、山茱萸、茯苓，偏肾阳虚者加肉桂、附片，偏心脾两虚者加黄芪、当归、党参，偏肝郁者加香附、栀子，结果治愈15例，好转2例，无效1例。

金真等应用松龄血脉康胶囊治疗以月经周期改变、自主神经功能失调及精神情志改变为主症的更年期综合征患者66例，总有效率为93.94%。

梁文珍等观察了紫参颗粒治疗肾阴阳两虚型围绝经期综合征的疗效。将60例患者随机均分为治疗组（紫参颗粒）和对照组（尼尔雌醇），比较临床总体疗效及主要症状积分变化，并检测治疗前后性激素水平，结果显示，紫参颗粒疗效显著，对头晕目眩、尿频、少寐、虚烦症状的疗效明显优于尼尔雌醇。

郝玉芳应用妇复春胶囊口服治疗118例失眠患者，结果显效97例，有效19例，无效2例，总有效率为98.31%。

曹晓菊等自拟更年舒心汤（生地黄、柴胡、黄芩各9g，女贞子、何首乌、当归、赤芍、地骨皮、白薇各12g，酸枣仁15g）治疗更年期综合征患者86例，并设对照组（口服更年安片）34例，治疗组总有效率为88.37%，明显高于对照组，表明更年舒心汤是一种治疗女性更年期综合征的理想药物。

王静将99例患者随机分为治疗组（48例）和对照组（51例），对照组用谷维素、更年康、多塞平、雌二醇治疗，治疗组除此之外，加用疏肝解郁汤（柴胡、黄芪各20g，木香、远志、枳壳、白术、佛手、当归、川芎各12g，酸枣仁、香附各10g，山药、熟地黄各18g，茯苓、丹参各15g，炙甘草3g）治疗，治疗组总有效率为85.42%，明显高于对照组，表明该方对更年期抑郁症有显著效果。

李素华等将452例围绝经期综合征患者随机分为治疗组（222例）和对照组（230例），分别给予患者口服逍遥丸、尼尔雌醇，结果两组总有效率分别为90.99%和77.83%，说明逍遥丸能有效缓解围绝经期综合征系列症状，尤其是对有雌激素治疗禁忌证的患者疗效好，且无明显不良反应。

马云枝等用镇肝熄风汤（出自张锡纯《医学衷中参西录》）治疗50例失眠患者，结果总有效率为 92%，表明镇肝熄风汤可显著改善更年期综合征的症状。

高来亮将 109 例更年期女性失眠患者随机分为两组，治疗组 56 例采用中药安神养心汤（丹参 10g，川芎 6g，怀牛膝 9g，半夏 15g，夏枯草 12g，五味子 12g，天竺黄 15g，生龙骨、生牡蛎各 30g）配合心理行为疗法，对照组 53 例口服艾司唑仑，结果治疗组疗效明显优于对照组。

彭勤建等用仙菟归芍汤（淫羊藿 15g，菟丝子 15g，当归 12g，白芍 15g，旱莲草 12g，女贞子 12g，炒谷芽 15g，桑寄生 12g，怀牛膝 15g。心烦者加栀子 10g、淡豆豉 12g，肝阳上亢者加生龙骨 25g、牡蛎 25g，汗多者加浮小麦 15g，失眠者加酸枣仁 15g）治疗更年期综合征患者 30 例，结果总有效率为 93.3%。

常明华将 90 例失眠患者随机分为治疗组（60 例）与对照组（30 例），分别用二仙汤（仙茅 15g，淫羊藿 30g，当归 12g，巴戟天 15g，黄柏 15g，知母 15g，山茱萸 15g，焦栀子 15g，熟地黄 5g，白芍 15g）和谷维素治疗，结果治疗组有效率明显高于对照组。

李立凯自拟补肾益精汤：熟地黄 20g，枸杞子 15g，黄精 15g，山茱萸 15g，女贞子 15g，龟板（先煎）20g，淫羊藿 15g，紫河车 15g，知母 9g，黄柏 9g，山药 18g，炙甘草 9g，伴有肝火偏旺者酌加龙骨、磁石、夏枯草，心火偏旺者加黄连、灯心草、栀子，心脾两虚者加酸枣仁、龙眼肉、五味子。治疗 66 例失眠患者，总有效率为 96.96%。

张屏将 104 例失眠患者随机分为两组，治疗组（52 例）给予步长稳心颗粒合并尼尔雌醇治疗，对照组（52 例）单用尼尔雌醇治疗，结果治疗组总有效率为 84.62%，高于对照组。

章玲用血府逐瘀口服液治疗 60 例失眠患者，总有效率为 91.67%。

蔡文颖等用滋水清肝饮（熟地黄 12g，山药 12g，柴胡 10g，白芍 10g，当归 10g，山茱萸 12g，牡丹皮 10g，茯苓 10g，酸枣仁 15g，泽泻 10g，山栀子 10g）治疗 48 例失眠患者，同时设维生素类对照组 30 例。结果治疗组总有效率为 90%，表明本方有滋阴益肾、疏肝清热的功效，治疗更年期综合征疗效肯定。

詹光宗采用体针辨证取穴治疗 83 例失眠患者，结果治愈 69 例，有效 14 例，总有效率为 100%。张永刚对 65 例肝肾阴虚型围绝经期综合征患者采用针刺疗法，取穴为三阴交、关元、肝俞、肾俞、神门、血海、四神聪、太冲，结果治愈 36 例，好转 10 例，无效 4 例，总有效率为 92.2%。

肖菊层认为，运用按摩手法中的推、揉、压、拨、擦等手法，能达平衡阴阳、滋阴补肾、健脾和胃、调理气血之功效，通过对 38 例患者行按摩疗法的观察，总有效率达 97.4%。此疗法为围绝经期综合征的有效防治开辟了一条新的途径。

董梦久教授采用分阶段辨证治疗更年期相关失眠患者，大多取得较好效果。临床辨证选择中成药逍遥丸、逍遥颗粒、解郁丸、舒肝解郁胶囊、乌灵胶囊等。

（四）中药研究

1. 单药研究

（1）酸枣仁：味甘、酸，性平。归心、肝、胆经，功用主要是养心益肝，安神，本品能养心阴，益肝血而有安神之效，为养心安神之要药，临床用于心肝阴血亏虚、心失所养而出现的心悸、失眠、头痛、头晕，可配伍当归、白芍、龙眼肉等养阴血，安心神，可治疗心肝阴血亏虚型围绝经期相关失眠。现代药理研究表明，酸枣仁含皂苷、三萜类化合物和黄酮类化合物，其皂苷、黄酮苷、水及醇提取物分别具有镇静催眠和抗心律失常的作用，并有协同巴比妥类药物的中枢抑制作用，其水煎液及醇提取液有镇痛和抗惊厥的作用。

（2）茯苓：味甘、淡，性平。归心、脾、肾经。功效利水消肿，渗湿健脾，宁心。在治疗失眠的应用中，取其益心脾而宁心安神的作用。常用治心脾两虚，气血不足之心悸、失眠、健忘，多与黄芪、当归、远志同用，如归脾汤；若心气虚，不能藏神，惊恐而不安卧者，常与人参、龙齿、远志同用，如安神定志丸。

（3）茯神：味甘、淡，性平。归心、脾经。茯神为茯苓菌核中间天然抱有松根（即"茯神木"）的白色部分。因本品抱木心而生，故入心者居多，功专导心经之痰湿，以开心益智、安魂养神，可用于治疗围绝经期相关失眠所致的心虚惊悸、失眠、健忘、惊痫、小便不利。茯神与茯苓配伍使用，则安神之力增强。

（4）龙骨：味甘、涩，性平。归心、肝、肾经。功效重镇安神，平降肝阳，收敛固涩。临床常用于治疗神志不安，失眠，惊痫，癫狂等，常与酸枣仁、茯苓、远志等同用。龙骨还可治疗阴虚阳亢之虚阳上越、头晕目眩，适用于肝阴不足、虚阳上越所引起的头目昏花等症，可配牡蛎、白芍等同用，有平肝益阴、潜敛浮阳的功效，如镇肝熄风汤；龙骨又有收涩之功，失眠伴有遗精、崩漏、虚汗、泄泻、带下、小便频数（证属心肾两虚）等症者，皆可应用。

（5）龙齿：味涩，性凉。功能镇惊安神。适用于惊恐、心悸等症。用量用法与龙骨相同。

（6）百合：生用或蜜炙用。味甘，性微寒。归肺、心经。功效养阴润肺止咳，清心安神。常用于肺阴虚所致的燥热咳嗽及劳嗽久咳，痰中带血等症。此外，本品能清心安神。常配知母、生地黄同用，如百合知母汤、百合地黄汤，用于热病余热未清之虚烦惊悸，失眠多梦等症。

2. 复方研究　各种中药复方制剂具有现成可用、适应急需、存储方便、能随身携带、省去了煎剂煎煮过程、消除了中药煎剂服用时特有的异味和不良刺激等优点，辨证用于治疗围绝经期妇女失眠具有可靠效果。詹群等自拟益坤饮治疗更年期相关失眠患者30例，同时设立对照组进行疗效对比观察，治疗组给予益坤饮（药物组成：生地黄、枸杞子、白芍、生牡蛎、钩藤、合欢皮、黄芪、茯苓、淫羊藿）、对照组给予利维爱（替勃龙片）口服治疗。结果：治疗组30例，痊愈5例，显效10例，有效11例，无效4例，总有效率为86.67%；对照组30例，痊愈4例，显效9例，有效14例，无效3例，总有效率为90.00%。2组总有效率比较，无显著性差异（$P > 0.05$）。研究表明中药益坤饮治疗更年期失眠安全有效，可以长期服用。叶玉妹采用宁神合剂（药物组成：三七、丹参、女贞子、桑椹、夜交藤、制香附、香橼）以滋肾柔肝，养心宁神，治疗围绝经期相关失眠患者疗效确切，使用方便，未见毒副作用，总有效率为88.9%。黄各宁等采用养血清脑颗粒（药物组成：熟地黄、当归、白芍、川芎、珍珠母、决明子、夏枯草、细辛）以养血滋阴、活血通络、平肝潜阳，使脑窍得养，则眩晕、头痛得以消除，失眠得以改善，并能有效改善女性月经不调，不同程度地改善患者心烦、心悸和神疲健忘症状，未见明显不良作用，总有效率达86.8%。

（五）外治疗法

见本节四、临床治疗，2. 外治疗法。

（六）评价及瞻望

虽然中医药在治疗围绝经期相关失眠方面有明显特色，但在中医临床治疗方面仍存在一些问题，如辨证论治规律探讨尚嫌不足，缺乏统一的分型，临床研究仍处于初级阶段，还缺乏多层面、多角度的研究，如能跟上现代医学对失眠的研究步伐，结合先进的、科学的检测手段，在分子生物学水平上探讨中医治疗围绝经期相关失眠的作用机制，为中医治疗围绝经期相关失眠找到更加科学的理论依据，则能使中医更好地为广大失眠患者服务，不断在运用中西医结合治疗失眠方法的创新方面进行有益的尝试。

第十二节　肝胆疾病相关失眠

肝胆疾病相关睡眠障碍是指由于肝胆疾病而产生的睡眠紊乱。肝胆疾病包括肝炎、肝癌、肝硬化、肝脓肿、胆结石、胆囊炎、胆道蛔虫病等，由以上各种疾病引起的一组临床综合征，继而引发的失眠，称为肝胆疾病相关失眠。

一、病　因　病　机

（一）现代医学认识

肝胆疾病患者出现腹胀、纳差、乏力、口苦、黄疸、腹水、恶心、呕吐、低热、腹泻、腹痛、焦虑、恐惧等症状后，导致身体不适，影响睡眠，继而引发明显的入睡困难，睡眠潜伏期延长，睡眠维持困难，觉醒次数增多和觉醒持续时间延长，总睡眠时间缩短和日间瞌睡增多。

另外，在疾病的慢性过程中，患者往往存在悲观失望、焦虑抑郁等心理反应，也可引起或加重睡眠障碍。本病起病多隐匿，早期仅有厌食、腹胀、口苦症状，部分患者可没有症状，发现时出现黄疸、腹水等，临床表现出多系统损害的症状，其中胃肠道症状最早，也最突出，由于毒性物质刺激消化道黏膜和代谢紊乱，出现厌食、恶心、呕吐、腹痛，刺激神经系统时，甚至出现肝性脑病，严重影响了患者的休息及身体健康。

（二）祖国医学认识

中医学认为肝胆疾病相关失眠主要由情志所伤、饮食失节、病后年迈劳倦及禀赋不足等所致。失眠的病位在心，涉及肝、胆、脾、胃、肾等脏腑。

1. 情志所伤　或由情志不遂，肝气郁结，肝郁化火，火热上扰心神，神不安而失眠；或由五志过极，心火内炽，心神被扰而失眠；或由思虑过度，所欲不遂，劳伤心脾，心血暗耗，脾虚血无化源，心神失养而失眠。

2. 饮食失节　或宿食停滞，脾胃不和，酿生痰热，痰热上扰而发失眠；或停食停饮，胃失和降，阳气浮越于外不得入于阴而致失眠；或食饮不节，脾胃受损，气血无以生化，致心神失养而失眠。

3. 病后、年迈、劳倦 久病血虚，产后失血，劳伤气血，或年老血气日衰，均可引起心血不足，心失所养而致失眠。

4. 禀赋不足 平素心胆气虚，遇事易惊，多虑善恐，处事不决，神魂不安而致失眠；或素体阴虚，兼因房劳过度，肾阴耗伤，肾水不能上济于心，心火独亢，心肾不交而失眠。

二、临床诊断

（一）辨病诊断

1. 诊断标准

肝胆疾病相关失眠的诊断依据（试行），参照赵忠新编著的《临床睡眠障碍学》（第二军医大学出版社，2003）中癌症相关睡眠障碍的内容。

（1）患者有睡眠障碍的主诉。

（2）存在肝胆疾病的证据，且睡眠障碍出现于肝胆疾病被发现之前或肝胆疾病被发现之后。

（3）上述睡眠障碍每周至少发生 3 次，并持续 1 个月以上。

（4）失眠引起显著的苦恼，或活动效率下降，或妨碍社会功能。

2. 相关检查

对失眠的诊断和睡眠质量的评估，可借助多导睡眠图等检查技术和睡眠问卷来进行。多导睡眠图（polysomnography，PSG）包括脑电图（EEG）、心电图（EKG）、眼电图（EOG）、肌电图（EMG）和呼吸描记器、心率描记器及相应的电脑分析软件等。可采用多导生理仪和多导睡眠图机，记录睡眠时的睡眠进程、睡眠结构参数及生命指征变异参数（心电图、血压、心率变异性等），对睡眠质量进行评价。凡睡眠潜伏期延长（长于 30 分钟）；或实际睡眠时间减少；或觉醒时间增多（每夜超过 30 分钟），均有助于诊断为失眠。

其他较常用于评定和研究睡眠的检查手段还有活动记录仪和多次睡眠潜伏期测定。睡眠问卷主要用于全面评估睡眠质量、某些睡眠特征和行为，以及与睡眠相关的症状和态度。

（二）辨证诊断

1. 中医诊断标准（参照中华中医药学会《中医内科常见病诊疗指南》）

有肝胆疾病史，入睡困难，或睡而易醒，醒后不能再睡，重则彻夜难眠，连续 4 周以上，常伴有多梦、心烦、头昏头痛、心悸健忘、神疲乏力等症状。

2. 分型诊断

（1）肝郁化火型

临床证候：急躁易怒，入睡困难，甚或彻夜不眠，伴有头晕头胀，目赤耳鸣，目干口苦，不思饮食，便秘溲赤，舌红苔黄，脉弦数。

辨证要点：急躁易怒，夜不能眠，目赤耳鸣，便秘溲赤，舌红苔黄，脉弦数。

（2）心火炽盛型

临床证候：心烦不眠，躁扰不宁，入睡困难，口干舌燥，小便短赤，口舌生疮，舌尖红，苔薄黄，脉数或细数有力。

辨证要点：心烦不眠，口干舌燥，小便短赤，口舌生疮，舌尖红，苔薄黄，脉数或细数。

（3）痰热内扰型

临床证候：失眠心烦，多梦易醒，胸闷痰多，头晕目眩，口苦恶心，不思饮食，舌质偏红，苔黄腻，脉滑数。

辨证要点：失眠心烦，胸闷痰多，头晕目眩，舌质红，苔黄腻，脉滑数。

（4）胃气不和型

临床证候：睡卧不安，胃脘不适，纳呆嗳气，或恶心欲呕，腹胀肠鸣，大便不爽或便秘，舌苔黄腻，脉沉滑。

辨证要点：不得眠卧，胃脘不适，纳呆嗳气，腹胀肠鸣，苔黄腻，脉沉滑。

（5）心脾两虚型

临床证候：失眠，或多梦易醒，醒后难以再睡，面色少华或萎黄，心悸健忘，头晕目眩，倦怠神疲，食少腹胀或便溏，舌淡苔白，脉细弱。

辨证要点：失眠，面色少华或萎黄，心悸健忘，倦怠神疲，食少腹胀或便溏，舌淡苔白，脉细弱。

（6）心肾不交型

临床证候：心烦不眠，入睡困难，多梦，头晕耳鸣，腰膝酸软，潮热盗汗，五心烦热，口舌生疮，咽干口渴，舌红少苔，脉细数。

辨证要点：不眠，头晕耳鸣，腰膝酸软，潮热盗汗，五心烦热，舌红少苔，脉细数。

（7）心胆气虚型

临床证候：虚烦不眠，多梦易醒，胆怯易惊，终日惕惕不安，心悸善太息，或面色不华，胸胁不适，舌淡，脉弦细。

辨证要点：虚烦不眠，胆怯易惊，舌淡，脉弦细。

三、鉴 别 诊 断

鉴别诊断首先需要考虑个体之间睡眠的差异性，睡眠长短本身并不是首要因素；其次需要排除躯体疾病（如头痛、癌症及皮肤病等）、精神疾病，以及酒精、咖啡或药物等引起的继发性失眠；需要排除夜惊、梦魇等其他睡眠障碍。此外还需要正确认识一过性失眠。

肝胆疾病相关失眠需要与其他躯体疾病相关睡眠障碍相鉴别，特别是与原发性睡眠障碍相鉴别，尤其是肝胆疾病早期局部症状不明显时，容易与其他并存的躯体疾病相关睡眠障碍相混淆。在临床诊断考虑为其他疾病时，需要排除肝胆疾病的可能，必要时进行相关的检查。

四、临床治疗

（一）辨病治疗

1. 原发病的治疗　肝胆疾病相关睡眠障碍的治疗首先是针对原发病的治疗，癌症的治疗原则是早期发现、早期治疗并定期随访，可以根据具体情况采用手术、放疗和化疗等综合治疗方法。治疗原发癌肿的同时，治疗继发转移病灶，营养支持、对症治疗等。胆结石的治疗首选腹腔镜胆囊切除治疗，比经典的开腹胆囊切除损伤小，疗效确切。无腹腔镜条件可作小切口胆囊切除。

2. 睡眠障碍的治疗　在治疗原发病的同时，应对睡眠障碍给予必要的处理，以提高患者生活质量。

（1）药物治疗：药物治疗的原则是使用最低有效剂量；间断给药，每周2~4次；短期用药，连续用药不超过4周；逐渐停药，减药要缓，注意避免停药后失眠反弹。

由于大部分催眠药物均经过肝脏代谢，肾脏排泄，因此，肝肾功能不全者在使用催眠药物时常常难以选择。一般认为，肝脏疾病可选择奥沙西泮、阿普唑仑、唑吡坦、扎来普隆，禁用氯硝西泮和巴比妥类药物。不同失眠形式镇静催眠药物的选择如下。

1）入睡困难者选用诱导入睡作用快速的药物，其中绝大多数为短半衰期的镇静催眠药，如三唑仑、咪达唑仑、扎来普隆、佐匹克隆、唑吡坦和水合氯醛等。如入睡困难者临床存在明显焦虑症状，可选用三唑仑、阿普唑仑。

2）夜间易醒者应选择能够延长睡眠时间的中或长半衰期的镇静催眠药，如羟基西泮、硝西泮、氟西泮、艾司唑仑等。

3）早醒多见于抑郁症患者。在治疗原发病的同时，可选用长半衰期或中半衰期的镇静催眠药，如地西泮、硝西泮、氟西泮等。对于白天伴有焦虑症状者，使用长半衰期或中半衰期的镇静催眠药更合适。

（2）非药物治疗

1）睡眠卫生教育：指导失眠者养成良好的睡眠习惯，睡眠量适度，睡眠时间要有规律，卧室温度和光线适宜，避免睡前兴奋性活动及饮用干扰睡眠的饮料如咖啡、茶等。

2）认知治疗：大部分失眠患者对睡眠存在不正确的认知方式，包括对睡眠的期望值过高，对睡眠中梦的出现认识不足和对失眠治疗方法的信心不足，以及由此所带来的失眠恐惧、焦虑心理。许多失眠者因担心自己是否能够入睡而夸大了失眠问题，认知治疗就是要针对失眠者的误解，给予正确指导，使他们消除疑虑，减少因很想入睡而产生的期待性焦虑，在难以入睡时尝试不睡，焦虑减轻，入睡也会变得容易。

3）刺激控制训练：包括只在有睡意时才上床；床和卧室只用于睡眠，不在床上从事与睡眠无关的活动如看电视、阅读、工作等；若15~20分钟不能入睡，则应起床，直到有睡意时再回到床上；无论夜间睡多长时间，清晨应准时起床；白天不睡。

4）睡眠约束：即限制睡眠，旨在指导失眠者减少卧床的非睡眠时间，提高睡眠效率。当睡眠效率超过90%时，允许增加15~20分钟的卧床时间；当睡眠效率低于80%时，则应减少 15～20 分钟的卧床时间。使失眠者逐步形成一个适当的睡眠时间概念，形成规律的睡眠时间。

5）时相疗法：适用于睡眠时相延迟综合征和睡眠时相提前综合征，方法是让失眠者分别将睡眠时间提前或推迟数小时，直到睡眠-觉醒节律恢复正常。

6）强光照射治疗：定时进行强光照射，可以通过光照刺激改善睡眠-觉醒节律，对于治疗睡眠-觉醒节律障碍如睡眠时相延迟或提前综合征特别有效。

7）放松训练：放松方法有肌肉放松训练、生物反馈、沉思、瑜伽、催眠音乐、气功和太极拳等。

（二）辨证治疗

1. 辨证论治

（1）肝郁化火型

治法：清肝泻火，宁心安神。

方药：龙胆泻肝汤加减。药用龙胆草、黄芩、栀子、泽泻、木通、车前子、当归、生地黄、柴胡、茯神、龙骨、牡蛎、甘草等。如胸闷胁胀，善太息者，加郁金、香附、合欢皮以疏肝解郁；如心烦较甚者，可加服朱砂安神丸。

（2）心火炽盛型

治法：泻火清心安神。

方药：朱砂安神丸加减。药用朱砂、黄连、黄芩、栀子、连翘、当归、生地黄、甘草等。如胸中懊恼，胸闷泛恶者，可加淡豆豉、竹茹，以宣散郁火除烦；若便秘溲赤者，可加大黄、淡竹叶、琥珀，以引火下行安心神。

（3）痰热内扰型

治法：化痰清热，除烦安神。

方药：黄连温胆汤加减。药用黄连、半夏、陈皮、茯神、甘草、枳实、竹茹、大枣、远志、丹参、栀子、琥珀粉等。若心悸惊惕不安者，可加珍珠母、朱砂之类重镇安神；如失眠经久不愈，痰热较甚者，可加礞石、黄芩、大黄以降火泻热，逐痰安神，或用礞石滚痰丸。

（4）胃气不和型

治法：和胃安神，消食导滞。

方药：保和丸合越鞠丸加减。药用神曲、莱菔子、焦山楂、香附、苍术、陈皮、半夏、栀子、连翘、茯神、远志、合欢花、炙甘草等。若积滞化热，舌苔黄燥者，可加黄连以清心火；食滞较甚者，可加麦芽、谷芽以消食化滞；脘腹胀满较甚者，可加厚朴、枳壳、槟榔以理气消积。

（5）心脾两虚型

治法：补益心脾，养血安神。

方药：归脾汤加减。药用炙黄芪、人参、白术、当归、茯神、远志、酸枣仁、龙眼肉、炙甘草等。偏于血虚者，宜加熟地黄、白芍、阿胶以养血安神；若脾虚便溏而见虚寒之象，可加干姜、山药以温运脾阳。

（6）心肾不交型

治法：滋阴降火，交通心肾。

方药：黄连阿胶汤合天王补心丹加减。药用生地黄、黄连、阿胶、白芍、鸡子黄、玄参、丹参、当归、茯神、五味子、酸枣仁、朱砂、琥珀等。若心火甚者，可加连翘、竹叶、莲子心以清心火；若阴血不足，肝阳偏亢者，可加珍珠母、生龙齿以重镇安神。

（7）心胆气虚型

治法：益气镇惊，安神定志。

方药：安神定志丸加减。药用人参、茯苓、茯神、远志、石菖蒲、酸枣仁、五味子、夜交藤、生龙齿、牡蛎等。如心肝血虚，惊悸汗出者，可重用人参，并加白芍、当归以补血敛阴安神；若胆虚不疏土，胸闷善太息，纳呆腹胀者，可加柴胡、陈皮、吴茱萸、山药、白术以疏肝健脾。

2. 外治疗法

（1）穴位贴敷疗法

1）硫黄、丹参、远志、石菖蒲各 20g。将上药共研为极细末，装入干净瓶内备用。用时取药末适量，用白酒调成糊状，每晚睡前贴敷神阙穴，每日 1 次。

2）用肉桂 15 份，吴茱萸 3 份，朱砂、琥珀各 1 份，共研为细末，加凡士林调成软膏，用黄豆大小，置创可贴上，贴脐部，每日换药 1 次。

3）朱砂 5g，磁石 15g，冰片 3g。将上药研细末混匀，用 75%酒精调成糊状，外敷涌泉穴，用纱布覆盖，胶布固定。每 2 日 1 次，连用 14 日。

4）黄连 15g，肉桂 10g，龙胆草 5g，栀子 6g。将上药研磨混匀，蜜调为丸，每丸 6g，每次取 1 丸，填脐中，用纱布覆盖，胶布固定。每日 1 次。

（2）推拿疗法：治以健脾安神。虚证辅以养血疏肝；实证则佐以清热化痰。①用一指禅推法或揉法，从印堂开始向上至神庭，往返 5～6 次，再从印堂向两侧沿眉弓至太阳穴往返 5～6 次。再用一指禅推法沿眼眶周围治疗，往返 3～4 次。再从印堂沿鼻两侧向下经迎香沿颧骨，至两耳前，往返 2～3 次，治疗过程中以印堂、神庭、睛明、攒竹、太阳为重点。②沿上述部位用双手抹法治疗，往返 5～6 次，抹时配合按睛明、鱼腰穴。③用扫散法在头两侧胆经循行部位治疗，配合按揉角孙穴。④从头顶开始用五指拿法，到枕骨下部改用三指拿法，配合按、拿风池穴，再拿两侧肩井。⑤顺时针方向摩腹，同时配合按揉中脘、气海、关元，时间约 6 分钟。

辨证加减：心脾两虚证按揉心俞、肝俞、肾俞、小肠俞、足三里、内关、神门、血海、三阴交穴，每穴约半分钟。再直擦背部两侧膀胱经，以透热为度。阴虚火旺证推桥弓穴（耳后翳风到缺盆成一线），先左后右，两侧各推 20 次，再横擦肾俞、命门部。以透热为度，再擦两侧涌泉穴以引火归原。痰热内扰证用一指禅推法在背部足太阳膀胱经治疗，往返 4～5 次，着重于肺俞、脾俞、心俞、胃俞，并配合按揉上述穴位。摩腹时配合按揉中脘、气海、天枢、神阙、足三里、丰隆穴，最后加平推胸部。

（3）针灸疗法

1）主穴：神门、三阴交。再根据证候的不同进行加减变化：心脾亏损证加心俞、脾俞、厥阴俞穴；肾亏证加心俞、肾俞、太溪穴；心胆气虚证加心俞、胆俞、大陵、丘墟穴；肝阳上扰证，加肝俞、间使、太冲穴；脾胃不和证，加胃俞、脾俞、中脘、足三里穴。也可在头部选安眠、风池穴等防治失眠及助眠。

2）主穴：神门、太溪、安眠。心脾两虚型配心俞、脾俞、内关、三阴交；阴虚火旺型配肾俞、大陵；心胆气虚型配肝俞、胆俞、太冲。快速旋转进针，虚、实证分别用补、泻法；得气后接电针仪，连续波留针 25 分钟，每日 1 次。6 日为 1 个疗程，疗程间隔 3 日。

（4）耳针疗法

1）按照常用耳穴图，找到所选取的耳穴神门、心、交感的位置。常规消毒后，左手固定耳廓，取图钉形揿针对准穴位刺入，用胶布固定，每次埋针宜留针 2～3 日，两耳穴位轮换埋针，5～7 次为 1 个疗程。适用于心烦、失眠，辨证属心脾两虚型尤为适宜。

2）取内分泌、皮质下、肾上腺、神门、肾、脑。常规消毒后，左手固定耳廓，取图钉形揿针对准穴位刺入，用胶布固定，每次埋针宜留针 2～3 日，两耳穴位轮换埋针，5～7 次为 1 个疗程。适用于失眠，辨证属肾虚型尤为适宜。

（5）耳穴贴压疗法：取穴双侧神门、心、脾、肾、肝、内分泌、交感、皮质下。每次选 2～3 穴，用王不留行籽穴位贴压；按压以痛胀温热感为度，每日 3 次；2 日换贴 1 次，两耳穴交替使用。

（6）拔罐疗法

1）取穴：心俞、厥阴俞、脾俞、足三里、三阴交、神门。患者取适当体位，充分暴露需拔罐处皮肤，常规消毒后，用闪火法将罐具吸拔于上述穴位上，每次留罐 5～10 分钟，每周拔罐 3 次，7 次为 1 个疗程。适用于心脾两虚型失眠。

2）取穴：内关、足三里、三阴交、神门。患者取适当体位，充分暴露需拔罐处皮肤，常规消毒后，用闪火法将罐具吸拔于上述穴位上，每次留罐 10～15 分钟，每周拔罐 2～3 次，7 次为 1 个疗程。适用于痰热内扰型失眠。

3）取穴：风池、肝俞、心俞。患者取适当体位，充分暴露需拔罐处皮肤，常规消毒后，先用三棱针在同一侧风池、肝俞、心俞穴上点刺 3 下，再用闪火法将罐具吸拔于上述穴位上，留罐 5 分钟左右，第二天再拔另一侧穴位，两侧交替进行，10 日为 1 个疗程。适用于肝郁化火型失眠。

4）取穴：内关、三阴交、神门、心俞、肾俞。患者取适当体位，充分暴露需拔罐处皮肤，常规消毒后，用抽气法将罐具吸拔于上述穴位上，每次留罐 10 分钟，每周拔罐 2～3 次，7 次为 1 个疗程。适用于心肾不交型失眠。

（7）药枕疗法

1）石菖蒲、合欢皮各 500g，侧柏叶 400g。将上药一起烘干，研为细末，装入枕芯，制成药枕，夜间睡眠时枕用。功效清热化痰，解郁安神。适用于痰热内扰型失眠。

2）枸杞子 750g，芝麻 500g。将上药分别晒干，混匀后装入布袋，再装入枕芯，制成药枕，睡眠时枕用。功效滋补肝肾，养血安神。适用于各种失眠，肝肾阴虚型、心脾两虚型、心肾不交型失眠尤为适宜。

3）将菊花 500g 反复筛选，置入布袋中，再装入枕芯，制成药枕，睡眠时枕用。功效清热平肝，安神助眠。适用于肝阳上亢型失眠，对高血压所致的失眠有较好的疗效，并可辅助治疗头晕、耳鸣。

4）白菊花、合欢皮、首乌藤、生龙骨、生牡蛎各 100g，生磁石、灯心草、公丁香各 30g，石菖蒲、远志、茯神各 30g，檀香 20g，冰片粉 10g。将上药共研末，纳入长方形布袋中，每晚当睡枕用。

（8）中药足浴疗法

1）将黄连、肉桂各 15g 一同放入砂锅中，水煎，去渣取汁，趁热先熏后洗双足，使药液浸过足面。每晚 1 次（睡前），每次 15～30 分钟。功效清热降火。适用于阴虚火旺型失眠。

2）磁石 30g，菊花、黄芩、夜交藤各 15g。将磁石先水煎 30 分钟，再加入余药继续煎煮 30 分钟，去渣取汁，趁热浸泡双足。功效清热镇惊，和胃安神。适用于肝郁化火型、痰热内扰型失眠。

3）熟地黄、山茱萸、山药、泽泻、茯苓、牡丹皮各 15g。将上方煎取药液，水温控制在 40℃左右，每日 1 次，临睡前浸泡双足，每次 20～30 分钟，10 日为 1 个疗程。功效滋阴补肾，宁心安神。适用于肝肾阴虚型失眠。

4）首乌藤 30g，威灵仙 20g，鸡血藤 30g，柏子仁 10g，合欢皮 15g。水煎煮，待温度适宜时将双足浸于药液中，使药液浸过足面，每晚睡前浸泡 15～30 分钟，而后行足底按摩，每次按摩的时间约 30 分钟，每日 1 次，10 次为 1 个疗程。

（9）中药热熨疗法

1）制半夏 15g，朱茯苓、陈皮、胆南星、石菖蒲、远志、淡竹叶各 10g，柏子仁 6g，炙甘草 5g。水煎取汁，以纱布浸取药液，略拧干后热熨双目。每晚 1 次，每次 15～30 分钟。

2）磁石 30g，茯神 20g，五味子 10g，刺五加 20g。先煎煮磁石 30 分钟，然后加入其余药物再煎 30 分钟，去渣取汁。将一干净纱布浸泡于药汁中，趁热熨（敷）于患者前额及太阳穴。每晚 1 次，每次 20 分钟。

3. 成药应用

（1）复方枣仁胶囊

功效：养心安神。

适应证：心神不安，失眠，多梦，惊悸。

用法：口服，一次 1 粒，睡前服。

出处：刘萍，《实用西医师中成药手册·内科分册》，中国中医药出版社。

（2）利尔眠胶囊

功效：清心降火，交通心肾。

适应证：心肾不交所致的失眠多梦，心悸不宁。

用法：口服，一次 2 粒，临睡前半小时用温开水送服。

出处：郭鹏举等，《中国非处方药完全手册》，陕西科学技术出版社。

（3）强身健脑片

功效：镇静，安神。

适应证：神经衰弱，失眠健忘，头昏目眩，易感疲劳，营养不良，身体虚弱。

用法：口服，一次 3～4 片，一日 2 次。

出处：左言富等，《简明中成药辞典》，上海科学技术出版社。

4. 单方验方

（1）栀子仁粥：栀子 4g，粳米 50g。将栀子研细末，待用。粳米淘洗干净，入砂锅中，加水适量，如常法煮粥，待粥将成时，调入栀子末搅匀，稍煮即可。每日 2 次，早、晚温热服食，3 日为 1 个疗程。

功效：泻火除烦，清热利湿。

适应证：心火上炎所致的失眠、心烦、郁闷、躁扰不宁等。注意：脾胃虚寒、大便溏泻者忌服。

出处：春湖养生研究所，《中国药膳大辞典》，大连出版社。

（2）夜交藤粥：首乌藤（夜交藤）60g，大枣 2 枚，粳米 50g，白糖适量。首乌藤用温水浸泡片刻后，加 500ml 清水，置文火上煎熬至 300ml，去渣取汁。大枣洗净，粳米淘净后加入药汁，加水 200ml，一起煮熬成稠粥，加入白糖，搅匀，加盖焖 5 分钟。每晚睡前 1 小时趁热食。

功效：养血安神，祛风通络。

适应证：虚烦不寐、顽固性失眠、多梦、风湿痹痛等。

出处：华英杰等，《中华膳海·下》，哈尔滨出版社。

（3）合欢花粥：干合欢花 30g，粳米 50g，红糖适量。上述 3 味同入砂锅，加水 500ml，用文火熬成稠粥。每晚睡前 1 小时空腹温热顿服。

功效：安神解郁。

适应证：心气不足所致的虚烦不安、健忘失眠等。

出处：春湖养生研究所，《中国药膳大辞典》，大连出版社。

（4）远志莲粉粥：远志 30g，莲子 15g，粳米 30g。先将远志泡去心皮，与莲子均研为粉，再煮粳米为粥，候熟，入远志、莲子粉，再煮 1 沸或 2 沸即可。

功效：补心益志，聪耳明目。

适应证：心神不宁所致的健忘、失眠、怔忡等。

出处：春湖养生研究所，《中国药膳大辞典》，大连出版社。

（5）小米枣仁粥：小米 100g，酸枣仁末 20g，蜂蜜 20g。将小米煮粥，候熟，入酸枣仁末，搅匀稍煮 1 沸或 2 沸即可。食用时加入蜂蜜。每日 2 次，温热食。

功效：补脾润燥，宁心安神。

适应证：心神浮躁所致的失眠、多梦、纳食不香、大便干燥等。注意，内有实热及外感表证者不宜用。

出处：春湖养生研究所，《中国药膳大辞典》，大连出版社。

（6）百合地黄粥：百合 30g，生地黄 15g，枸杞子 12g，酸枣仁 20g，粳米 60g。将百合、生地黄、枸杞子、酸枣仁水煎取汁，加入粳米煮粥。

功效：滋补肝肾，养心安神。

适应证：心肝阴虚所致的失眠心烦、头晕耳鸣、烦躁易怒、心悸不安，甚则意识朦胧、手足心热、腰膝酸软等。

出处：春湖养生研究所，《中国药膳大辞典》，大连出版社。

（7）酸枣仁粥：将炒酸枣仁 300g 加水 1500ml 煎至 1000ml，去渣，粳米洗净后放入药液中煮粥，加少量食盐调味即可服用。

功效：养心安神，益肝止汗。有镇痛、降血压、调节神经等作用，一般 7～10 日为 1 个疗程，须服用 3～5 个疗程。

适应证：失眠多梦，心悸怔忡，自汗等。

出处：春湖养生研究所，《中国药膳大辞典》，大连出版社。

（8）龙眼冰糖茶：龙眼肉 25g，冰糖 10g。把龙眼肉洗净，同冰糖放入茶杯中，加沸水，加盖闷一会儿，即可饮用。每日 1 剂，随冲随饮，随饮随添开水，最后吃龙眼肉。

功效：补益心脾、安神益智。

适应证：思虑过度、精神不振、失眠多梦、心悸健忘。

出处：王士雄，《随息居饮食谱》，天津科学技术出版社。

（三）新疗法选粹

经颅磁治疗对失眠患者有一定的疗效。

五、预 后 转 归

对于肝炎、肝硬化等不能彻底治愈的疾病，应根据患者的临床症状及精神状态判断预后情况。早期肝癌体积小，包膜完整，瘤栓少或无，肿瘤分化好，远处转移少，机体免疫状态较好，这些均是进行手术根治的有利条件。中晚期肝癌即使经多种治疗，根治机会仍少，易有远处转移。由于患者临床症状较严重、精神压力过大，导致失眠程度较重，一般预后较差。其他肝胆疾病如肝脓肿、胆结石、胆囊炎等，去除原发病因后临床症状如不明显，一般失眠预后较好。

六、预 防 调 护

（一）预防

不寐属于心神病变，重视精神调节及讲究睡眠卫生对疾病恢复有很大帮助，积极进行情志调整，克服心理困难，避免不良情绪刺激，做到喜怒有节，保持精神舒畅，放松心情，顺其自然，泰然处之，反而有助于睡眠。

预防失眠需注意以下事项。

（1）失眠常见于神经衰弱，但某些器质性病变也可引发失眠，须注意鉴别，如为器质性病变引起的失眠，应重视病因治疗。

（2）患者在接受推拿治疗前如长期服用镇静剂，推拿治疗期间应逐渐减量，直至停服。

（3）对神经衰弱的患者，应热情解除其思想顾虑，并指出日常生活中应注意的事项，指导和鼓励患者坚持体育锻炼。

（4）定时睡眠，待有睡意才上床，按时起床，白天避免打盹，减少午睡时间。

（5）避免饥饿、过饱、过热、过冷、光线、声音、疼痛等因素影响睡眠。

（6）睡前半小时不进行易引起兴奋的活动，如看电视剧、小说，听流行音乐，上网等，消除担心、紧张、焦虑的心理状态，保持平静放松的良好心情。

（7）平时坚持散步、游泳、瑜伽、太极拳等体育运动，对促进睡眠有帮助。

（8）定时用餐，不暴饮暴食，特别是不要吃夜宵。忌辛辣温燥的食物及香烟、浓茶、咖啡等，睡前不吃巧克力、可可饮料、辣椒、大葱、胡椒、桂皮、芥末等。

（二）调护

保持卧室安静，光线与温度适当。床铺应当舒适、干净、柔软度适中。枕头高度适中。限制床的功能，床只用于睡觉和进行性生活，避免在床上读书、看电视、听收音机或聊天。每日规则的、适度的运动有助于睡眠。不在傍晚以后大量饮用酒、咖啡、可乐、茶，也不要吸烟，可适当增加龙眼肉、莲子、百合、大枣等安神食物的摄入。不熬夜。养成良好的饮食习惯。睡前1~2小时，最好丢开一切计划。不要怕做梦。做梦不是睡眠不好的标志，做梦是睡眠时脑的一种正常的活动方式。睡不着的时候不要经常看时钟，也不要懊恼或有挫折感，应该放松身体，可自由冥想（如海洋、沙滩、天空、草原）。追求质量，而非数量。尽量不随意打乱自己的生物钟。如果存在失眠，午睡时间则不宜太长，只可小睡30分钟。

七、专 方 选 要

（一）宁心静脑汤

组成：炒酸枣仁15g，川芎6g，云茯苓15g，生龙骨、生牡蛎各30g，甘草6g。肝气郁滞者加柴胡、川楝子、郁金、栀子、枳壳、白芍；心脾两虚者加党参、黄芪、甘草、远志、白术、五味子、柏子仁；阴虚火旺者加天冬、麦冬、柏子仁、当归、远志、泽泻、龟甲；心虚胆怯者加石菖蒲、党参、龙眼肉。

用法：水煎，每日1剂，早晚分服。忌咖啡、浓茶、烟酒等。连服15日为1个疗程，睡眠恢复正常后，逐渐减量。

功效：酸甘养阴，宁心安神，滋阴制火。

出处：《山西中医学院学报》，2005，6（3）：62。

（二）舒肝安寐汤

组成：柴胡10g，郁金20g，枳实15g，夏枯草、生龙骨、生牡蛎、酸枣仁、丹参、金银花、法半夏各30g，甘松12g，附子3g，珍珠母、首乌藤各40g。头晕头痛者加葛根、菊花、石决明；纳少者加白术、茯苓、焦山楂、焦神曲、焦麦芽；心悸怔忡者加远志、五味子、茯神；口干者加麦冬、天花粉、石斛；多梦易惊者加百合、生地黄、磁石；烦躁欲哭者合甘麦大枣汤；胁肋不适者加川楝子、香附。

用法：水煎，每日1剂，早晚分服。

功效：疏肝养血，安神定志。

出处：《四川中医》，2005，23（10）：54-55。

八、研 究 进 展

（一）病因病机

"阴阳"是中医理论的根本纲纪。中医的另一个重要原则是"天人相应"，比类取象的方法论便与此密切相关。阴阳演化，导致世界的运动变化，包括四季演变、昼夜交替。而人之一身，无论精神还是肉体，莫不循此道理，与天地相应。睡与醒，同样不离阴阳之演化。中医学主要从阴阳盛衰和营卫运行两个方面来阐述睡眠发生的机制。阳盛于外则醒，阴盛于内则眠。《灵枢·寒热病》曰："阴跷阳跷，阴阳相交。阳入阴，阴出阳，交于目锐眦。阳气盛则瞋目，阴气盛则瞑目。"白天阳气盛于外，则目开清醒，夜晚阴气盛于内，则目闭睡眠。阴阳消长，气行于诸窍，故有目开（醒）、目合（睡）。"黄帝曰：人之欠（呵欠）者，何气使然？岐伯答曰：卫气昼日行于阳，夜半则行于阴……阳气尽，阴气盛，则目瞑；阴气尽而阳气盛，则寤矣……人之卫气，日行于阳，夜行于阴……夜半一阳初升，至天明卫行于阳而寤。然在下之阳气，未尽行于上。阳欲引而上，阴欲引而下，阴阳相引，故数欠。"

（二）辨证思路

中医学将本病归为"不寐""不得眠"等范畴。现代医学对其治疗以镇静催眠药为主，但有一定的副作用，而中医对于本病有多种分型，并因证立法、随法选方、据方施治，取得良好疗效。现对近几年中医药治疗失眠的研究情况综述如下。

1. 病因病机　通过总结中医治疗病案，笔者发现中医学对于不寐的病机，主要归结于阳盛阴衰，阴阳不交。《类证治裁·不寐》曰："阳气自动而之静，则寐；阴气自静而之动，则寤；不寐者，病在阳不交阴也。"刘彦廷等经过长期的临床观察和总结，认为失眠在临床上主要由痰热内阻所致，多侵犯阳明和少阳两经，为多火多痰之病，且失眠的兼夹症较多。张其慧认为，失眠的原因与肝脾失调有关，肝主疏泄，主藏血、藏魂；脾主统血，藏意、主思；心主血、藏神。若肝血不足或肝失条达，即可导致心神失养或心神被扰而失眠。脾运失常，一方面不能运化气血，导致气血生化乏源，营血亏虚；另一方面水湿运化失常，酿生痰饮，积而生热，痰热扰心而导致失眠的发生。徐云生认为，本病病因有七情内伤、劳倦过度、饮食不节等，但以情志内伤最为多见，病位则以心、肝、胆、脾、胃为主，总的病机是阳盛阴衰，阴阳失交。贾斌认为，失眠的病因主要有内伤、外邪两端。内伤主要是七情太过或不及，进而导致脏腑气机逆乱、升降失常、气血不调、阴阳失交而致失眠；外邪主要是风、寒、火、热等邪气作用于人体，导致气血壅塞，进而干扰卫气的正常运行，致营卫不和而致失眠。吕慰秋认为，失眠的发病主脏在心，心为君主之官，主血脉、神明。心受外邪侵袭，脏腑、经络功能紊乱，气血阴阳相对失衡，是失眠产生的重要原因。高虹等将失眠分为脾胃失调、筋肉疲劳、肾阴虚3型；裘昌林按邪正虚实辨证将本病分为9型，其中实证分为心火亢盛型、肝郁气滞型、痰热扰心型、食积胃气不和型、肝胆湿热型，虚证分为心胆气虚型、心脾两虚型，虚实夹杂者为心肾不交型、阴虚火旺型。孙巧云等将失眠分为肝郁化火、痰火扰心、血脉瘀阻、心胆气虚、阴虚火旺、心脾两虚6型。徐厚平将亚健康失眠分为肝郁化火型、痰热内扰型、心脾两虚型、阴虚火旺型、心胆气虚 5 型。虽然对本病的辨证分型各不相同，但概括起来不外虚、实、虚实夹杂 3 种，以虚实夹杂者多见。虚者多以气虚、血虚、阴虚等正亏表现为主，实者多为兼见肝郁、痰热、火热、痰饮、瘀血等邪实表现。前人总结的补虚泻实、调整脏腑可视为失眠的治疗法则。具体来说即实证泻其有余，虚证补其不足，健脾补肝益肾。然需根据临床观察不可生搬硬套，具体情况具体对待。

2. 基础方加减治疗 王建将失眠分为阴虚火旺、痰热内扰、肝郁化火、心脾气血不足 4 个证型，分别给予天王补心丹加味、黄连温胆汤、龙胆泻肝汤加味、归脾汤，取得较好疗效。张兰霞等治心胆气虚型，方用安神定志丸合酸枣仁汤加减，心脾两虚型方用归脾汤加减，阴虚火旺型方用知柏地黄丸合黄连阿胶汤加减，痰火郁结型方用柴芩温胆汤加减。周仲瑛等将失眠分为心脾两虚证、心肾不交证、心胆气虚证、肝火扰心证、痰热扰心证 5 型，分别以归脾汤、六味地黄丸合交泰丸、安神定志丸合酸枣仁汤加减、龙胆泻肝汤、黄连温胆汤治疗。

（三）治法探讨

1. 赵玉庸从痰论治顽固性失眠 失眠的病因复杂，病机在于脏腑阴阳失调，气血不和。而脏腑阴阳失调可体现在多个方面。赵氏认为顽固性失眠常常由顽痰作祟、肝经郁热、痰火内扰、心神不安所致。因而治疗上当以清热化痰、平肝安神为法。其所拟清痰安神汤一方，用之临床，每获佳效。药用钩藤、胆南星、白附子、黄连、陈皮、清半夏、炒酸枣仁、夜交藤、合欢皮。若痰热困扰、脾虚失运而见心悸乏力，食后腹胀、纳呆，则加茯苓、莲子肉、砂仁、厚朴醒脾健运；若郁热伤阴而见手足心热、口渴咽干、盗汗，则加生地黄、白芍、阿胶滋阴清热；若肝热化火扰心而见心烦、急躁易怒，则加栀子、淡豆豉、生龙骨、生牡蛎以增强清心平肝之力；若病久及肾而见头晕、耳鸣、健忘、腰膝酸软，则加熟地黄、枸杞子、山茱萸以滋肾补精。

2. 裘昌林整体辨证与调治心肝 失眠病因病机论述颇多，有因脏腑功能失调，有因气血阴阳失和，裘氏强调从整体出发，找病因，定病性，分虚实邪正关系辨证论治，以"补其不足，泻其有余，调其虚实"为辨证用药总则。临床从整体出发辨证共分为 9 型，其中虚证分为心脾两虚型和心胆气虚型；实证分为肝郁气滞型、心火亢盛型、痰热扰心型、肝胆湿热型和食积胃气不和型，而虚中夹实型或虚实夹杂型分为阴虚火旺型和心肾不交型。虚证以补气养血，养心安神为法；实证以疏肝理气、清热泻火、涤痰化湿、消食和胃、活血化瘀等为治；虚实夹杂证则补虚泻实，调其虚实，揆度阴阳以安心神。

失眠虽然涉及心、肝、脾、肾等脏腑功能失调，但重点在心。裘氏十分强调以清心、养心、宁心之法来调节心的功能，心神得安，则夜寐得宁。清心之法：心经实热者，善用黄连，配以淡竹叶、辰灯心以清泻实热，热清则神交，神交则寐；虚热扰心者，多以生地黄、麦冬、玄参、酸枣仁养阴清热安神。养心之法：常用酸枣仁、柏子仁、淮小麦、丹参，尤其重用酸枣仁。宁心之法：多用生龙骨、生牡蛎、青龙齿重镇之品，以宁心安神。肝主疏泄，是说肝具有疏通气机、调畅情志的功能，虽然情志的活动由心主神明的功能所主导，但与肝的疏泄功能密切相关。因此裘氏治疗失眠重在治心的同时，也十分注重从肝论治。

以疏肝、清肝、养肝为要义。常用逍遥散、丹栀逍遥散、六郁丸、柴胡疏肝散、龙胆泻肝汤,用药常以柴胡、郁金、合欢皮、玫瑰花、绿萼梅等疏肝解郁;以牡丹皮、焦山栀、黄芩、龙胆草等清肝泻火;以丹参、当归、白芍、酸枣仁养肝柔肝,肝与心为母子相生关系,故治肝不忘调养心神,酸枣仁味酸入肝既养心阴又益肝血,临床常常重用。除此之外,裘氏还非常重视针对病因,开展精神治疗。

3. 陈伯涛重在调整脏腑气血阴阳　陈伯涛认为,失眠属阴虚者多,阳虚者少,但阴、阳、虚、实,每多传变。治疗失眠不能单靠滋补和安神药取效,应从总体调整脏腑气血阴阳紊乱,使其归于平衡。在临床上归纳出 6 种辨治方法:①阴阳已通,其卧立至:药用半夏、夏枯草,陈伯涛认为半夏得阴而生,夏枯草得至阳而长,两药擅治阴阳违和、二气不交引起的失眠,大有阴阳配合之妙,较之半夏秫米汤略胜一筹。②交通阴阳,补益心脾:治当益心脾,调阴阳,方宗归脾汤加减。③滋肾柔肝,引阳入阴:阴虚阳亢,心君不宁,往往引起失眠。治当滋肾柔肝、滋阴降火,从而育阴潜阳,引阳入阴,宗黄连阿胶汤法,师其意而不泥其方。药用生牡蛎、女贞子、肥玉竹、龟板、鳖甲、法半夏、夏枯草、生地黄、炒白芍、夜交藤、紫丹参、黄连、肉桂。④涤痰息热,清肝利胆:痰热内扰,而致失眠,用温胆汤等涤痰息热,清肝利胆。⑤润泽脏躁,养心缓急:心肾不足,血虚脏躁,阴阳违和,二气不交。治以半夏、夏枯草,配合甘麦大枣汤、百合地黄汤等。⑥降胃和中,交通心肾:寒热虚实,均可引起肠胃不和,导致失眠。治当和胃调中而交通心肾。

(四)中药研究

1. 单药研究

(1)半夏

1)性味功效:切片生用,即生半夏;经白矾制后者,称清半夏;经生姜、白矾制后者,称姜半夏;经白矾、石灰、甘草、生姜制后者,称法半夏;用姜半夏研粉,加面粉、赤小豆、杏仁等发酵制成曲者,称半夏曲。味辛,性温。有毒。归脾、胃、肺经。功效燥湿化痰,降逆止呕,消痞散结。失眠病证,不少为痰湿所致,或兼有痰湿,又有中焦不利之病机。《黄帝内经》云"胃不和则卧不安",不少医家认为此语不单指胃胀胃痛难以入睡,更指中焦不利是失眠病证的重要病机。故而,半夏虽为燥湿化痰、降逆和胃、辛开散结之用,但于失眠治疗中屡获良效,盖病机药理相得也。譬如和胃止呕,往往同收安眠之效。

本品辛温而燥,为燥湿化痰、温化寒痰之要药,尤善治脏腑湿痰。湿痰上扰,头痛眩晕者,与天麻、白术等同用,如半夏白术天麻汤。

2)用法用量:半夏常用量为 3~10g;一般宜制过用,各种制半夏根据需要选用,剂量无甚差别;个别作者使用法半夏时,用量为5g 和 30g;清半夏使用较少。使用时注意,反乌头;阴虚燥咳、血证、热痰、燥痰应慎用。

姜半夏长于降逆止呕;法半夏长于燥湿且温性较弱;半夏曲则有化痰消食之功;竹沥半夏,能清化热痰,主治热痰、风痰证。

3)名医经验

A. 林文谋经验:半夏、夏枯草配伍。

《本草纲目》记载,夏枯草为"夏至后即枯,盖禀纯阳之气,得阴气则枯",而半夏"为五月半夏生"。夏至多在农历五月间，这时正是自然界阴阳二气的盛衰开始发生变更之时。夏枯草禀受大自然阳气能使浮散的卫气收归阳分；半夏得阴而生，能使卫气从阳分引入阴分。半夏、夏枯草配伍使用，一收一引，使浮散的卫气从阳分引入阴分，阴阳之气自然趋于协调。

再则肝藏神，肝血不足，则神失藏，眠不安。张梦侬认为"夏枯草有治疗肝血之作用"，肝血充则神安，神安则眠。《黄帝内经》说："胃不和则卧不安"。半夏有和胃的作用，胃和则卧安。半夏、夏枯草配合应用治疗失眠自能起协调之作用。两者配伍应用可改善中枢神经系统功能，消除失眠症状。临床常用半夏、夏枯草各15g，水煎服，每日1剂。

B. 祝谌予经验：半夏、秫米配伍。

用于失眠（神经衰弱），证属脾胃虚弱，或胃失和降引起的夜寐不安者；痰饮客于胆腑，自汗不得眠；温病愈后，嗽稀痰而不咳，彻夜不眠。半夏、秫米伍用，出自《黄帝内经》半夏秫米汤。治胃不和，夜不得眠之症。张景岳谓："治久病不寐者神效。"祝氏体会，凡胃脘不适，以致不能入睡的失眠者，使用该方配伍屡有疗效。两者伍用之理，近代医学家张锡纯云："观此方之义，其用半夏，并非为其利痰，诚以半夏生当夏半，乃阴阳交换之时，实为由阳入阴之候，故能通阴阳和表里，使心中之阳渐渐潜藏于阴，而入睡乡也。秫米即芦稷之米（俗名高粱），取其汁浆稠润甘缓，以调和半夏之辛烈也。"

何谓秫米，其说不一。《现代汉语词典》说"秫"多指黏高粱。《简明中医辞典》说："秫米出《名医别录》。别名小米，糯米。"张锡纯谓："秫米即芦稷之米（俗名高粱）。"祝谌予遵张锡纯之说，习用高粱米。

（2）黄连

1）性味功效：生用或清炒、姜炙、酒炙、吴茱萸水炒用。味苦，性寒。归心、肝、胃、大肠经。功效清热燥湿，泻火解毒。本品泻火解毒，尤善清心经实火。与黄芩、黄柏、栀子等配伍可治热病高热烦躁，如黄连解毒汤；与白芍、阿胶等药同用，可治热盛伤阴，心烦失眠，如黄连阿胶汤。本品味苦，性寒，清热燥湿之力胜于黄芩，善于清中焦湿火郁结。失眠证属湿热互结，气机失常，症状兼见脘腹痞满，恶心呕吐者，可将黄连与半夏、干姜配伍。

2）用法用量：黄连入煎剂常用量为2~10g；个别作者的方剂中用到15g；研末吞服1~1.5g。炒用能降低寒性；姜汁炙用清胃止呕；酒炙清上焦火；猪胆汁炒泻肝胆实火。使用时注意，本品大苦大寒，过服久服易伤脾胃，脾胃虚寒者忌用；苦燥伤津，阴虚津伤者慎用。

3）名医经验

王绵之经验：黄连、肉桂配伍。

黄连，肉桂配伍，寒热配对，黄连伍肉桂，泻心火，制阳亢，降心中之阳下归于肾，而不独盛于上。黄连、肉桂相伍同用，首出于《韩氏医通》，后冠名为交泰丸。王老对该两药的配伍关系独具见解，认为"黄连味苦性寒，寒可清火，苦能降泄，故能泻心火、降心中之阳下归于肾而不独盛于上；肉桂辛甘大热，能温肾阳，引火归原，致肾中之阴得以气化而上济于心。如是，一寒一热，一阴一阳，相反相成，可使肾水与心火升降协调，彼此交通。"将此两药配伍同用于因肾水不能上升涵心、心阳不能下降温肾，症见心悸怔忡、失眠多梦、心烦不安等心肾不交证。

王绵之曾治一持续 2 年久治不愈的遗精、不寐患者。根据患者常年存在头晕耳鸣、腰酸梦遗、心悸怔忡、五心烦热、舌红、脉数的主症特点，拟方：黄连 1.5g，生白芍 15g，肉桂 3g，阿胶（烊冲）10g，生龙骨、生牡蛎各 15g（先煎），炙甘草 10g。每日 1 剂，水煎服。5 剂后诸症明显减轻，后随病情变化而略作加减，共服药 20 剂病愈。

（3）百合

1）性味功效：生用或蜜炙用。味甘，性微寒。归肺、心经。功效养阴润肺止咳，清心安神。常用于肺阴虚所致的燥热咳嗽及劳嗽久咳，痰中带血。此外，本品能清心安神。常配知母、生地黄同用，如百合知母汤、百合地黄汤。用于热病余热未清之虚烦惊悸，失眠多梦。

2）用法用量：清心宜生用；润肺蜜炙用。治疗失眠所用多为生百合，常用量为 15～30g，常见用量有 15g、20g、30g，用量出现的比例相当；10～12g 相对较少；40～50g 相对较少。

3）名医经验

魏长春经验：百合、夏枯草配伍。

魏老习用百合夏枯草汤治失眠。百合性味甘平，具有润肺止咳、清热宁心作用。《金匮要略》以百合为主药，以治心神不宁的"百合病"，说明百合对神经精神疾病有良好疗效。夏枯草味苦、辛，性寒，具有清肝火、散郁结的作用。清代张志聪认为百合、夏枯草两味合用能治不寐，常用百合 30g，夏枯草 15g。主治长时间失眠，神情不安，心悸，烦躁，舌苔薄而舌质红，脉弦。如症见肝肾不足，可加枸杞子、制何首乌以补益肝肾；虚烦、心悸不安，加柏子仁、酸枣仁，以养心宁神；食欲不佳，加广木香、大枣，以苏脾和胃。加药随症出入，但总以百合、夏枯草两药为主。但若肝阳炽盛，湿火内蕴，烦躁头痛失眠，舌质深红，苔黄，大便闭，则宜泻肝降火，非此方所能治。

2. 复方研究

（1）天王补心丹加减：生地黄 25g，柏子仁、酸枣仁、当归、天冬、麦冬各 15g，太子参、丹参各 20g，玄参、茯苓、五味子、远志、桔梗各 10g，朱砂（分 2 次冲服）2g。加减：心火偏亢者加栀子、淡竹叶、黄连，阴虚兼有瘀热者加牡丹皮、赤芍，兼痰热者加枳实、竹茹、陈皮，失眠重者加生龙骨、磁石、珍珠母。水煎，每日 1 剂，早晚分服。功效：滋阴安神。

应用：治愈 34 例，好转 9 例，无效 2 例，总有效率为 95.56%。停药 1 年后，对 40 例患者进行随访，结果无反复者 32 例，略有症状者 8 例。

（2）养血安神汤：酸枣仁 20g，夜交藤 30g，远志 10g，川芎 6g，茯苓、丹参各 15g，龙骨（先煎）20g，黄连 3g，生地黄 10g，牡蛎 20g，炙甘草 3g。加减：失眠伴有性情急躁、易怒等肝郁化火症状，加黄芩、柴胡、香附以清肝泻火，疏肝化郁；伴有头重、痰多胸闷，苔腻而黄，减酸枣仁、夜交藤，加半夏、陈皮、枳实、竹茹等理气化痰药物；伴五心烦热、口干津少等阴虚火旺症状加玄参、麦冬滋阴养血；多梦易醒，肢倦神疲者属心脾两虚，加人参、白术、黄芪等补气健脾之剂；不寐多梦，易惊善悸者属心胆气虚，加人参等益心胆之剂，使心胆气旺。水煎，每日 1 剂，于晚饭前后 2 小时分别顿服，30 日为 1 个疗程。功效：养心安神，镇静安神。

应用：经治疗 1～2 个疗程，治愈 33 例，显效 13 例，无效 2 例，总有效率 95.83%，对 26 例患者随访 3 个月，2 例年老体弱的女性患者偶有复发，其余均未见反复。

（五）外治疗法

现代医学研究证明，刮痧疗法采用一定的器具在皮肤相关部位进行刮拭，用补泻手法（轻刮为补，重刮为泻）刺激皮肤，造成皮下充血、毛细血管扩张，加速汗腺分泌而使病邪从汗而解，促进人体新陈代谢，达到正本清源之目的；调整经气，从而平衡阴阳，恢复人体自身的愈病能力，对失眠的治疗亦可取得较好的疗效。失眠刮痧疗法的刮拭部位以全头、督脉、足太阳膀胱经为主，穴位取百会、四神聪、风池、大椎、肩井、心俞、肾俞，配穴选内关、神门、合谷、足三里等。根据患者体质、年龄、病证等差异辨证采用补法、泻法、补泻结合的刮拭手法进行治疗。若痰热内扰者加刮丰隆、足三里；心肾不交、阴虚火旺者加刮三阴交、涌泉，重者加刮命门；心脾两虚者加刮神门、内关，重者加刮脾俞；气血两虚者加刮神门、内关、阳陵泉，重者加刮胆俞、肝俞。3～5 日治疗 1 次，6 次为 1 个疗程。

（六）评价及瞻望

随着现代生活节奏的加快、生活压力的增大、不良饮食习惯的养成以及年轻人透支生命般丰富多彩的夜生活，导致现在肝胆系统疾病的发病率越来越高，并且患者越来越年轻化，相关的失眠的发生也越来越普遍。尽管大多数催眠药物在短期内使用有效，但目前尚没有研究数据表明这些药物的长期效果如何。对服用催眠药物的错误认识导致了很多失眠患者不能正规地接受治疗，由短期失眠转为长期失眠、顽固性失眠。

中医对于肝胆疾病相关失眠的研究自古至今有很多流派及相对成熟的理论体系，认为在治疗原发病的同时，应对睡眠障碍给予必要的处理，中医治疗方法多种多样，但辨证论治中药治疗效果比较令人满意。

主要参考文献

钞虹，张俊黎，赵长峰，等，2008. 阿尔茨海默病的营养及精神相关因素的非条件 Logistic 回归分析[J]. 预防医学论坛，14（12）：1066-1068.

陈贵海，2009. 失眠的分类和临床特征[J]. 中国社区医师，25（8）：4.

陈丽英，许德盛，卢锦花，2002. 复方枣仁胶囊治疗失眠的疗效观察[J]. 辽宁中医杂志，29（11）：669-670.

陈衍智，李萍萍，杨华，2007. 酸枣仁汤加味治疗肿瘤患者失眠症 54 例体会[J]. 中医药临床杂志，19（1）：3.

崔慧娟，2012. 张代钊教授运用中医药治疗肺癌经验的整理和挖掘[D]. 北京：中国中医科学院.

董梦久，2005. 应用《黄帝内经》"阴阳相交"理论治疗失眠症[J]. 湖北中医杂志，27（11）：21-22.

方芳，蒋安杰，晏勇，等，2010. 炎症因子及脂质代谢在阿尔茨海默病和血管性痴呆中的临床意义[J]. 中国老年学杂志，30（24）：3632-3633.

傅健，2022. 傅灿冰验方首珍汤加味治疗肝郁型失眠经验[J]. 四川中医，40（7）：10.

巩伟玲，孙玉燕，2021. 治疗失眠验方[J]. 中国民间疗法，29（22）：76.

郭改惠，董鸿瑞，1990. 近年来运用活血化瘀法治疗脑出血急性期的研究概况[J]. 北京中医学院学报，（5）：37-39.

郭锦华，2022. 郭锦华效方治验：解郁宁神汤[J]. 江苏中医药，54（9）：7-8.

郭力平，1997. 治疗失眠的几种仪器介绍[J]. 中国中医基础医学杂志，3（S3）：132-134.

郭梅，孟祥凤，李英婷，2004. 老年失眠病人的健康教育[J]. 护理研究，18（16）：1476-1477.

何婷，赖新生，陈玉骐，2010. 针刺治疗失眠焦虑抑郁状态30例[J]. 安徽中医学院学报，29（1）：39-41.

和岚，韩巍，刘君，2012. 清肝安神法与镇脑安神法电针治疗原发性失眠症临床疗效对比观察[J]. 中医杂志，53（17）：1482-1484.

贺艳娥，2012 灸涌泉以引火归原治疗心肾不交型失眠临床疗效研究[D]. 成都：成都中医药大学.

胡维铭，王维治，2004. 神经内科主治医师700问[M]. 2版. 北京：北京医科大学、中国协和医科大学联合出版社.

黄各宁，陈积优，2007. 养血清脑颗粒治疗妇女更年期失眠及其对内分泌激素影响的观察[J]. 中医药临床杂志，19（1）：42-43.

黄海英，2011. 中药汤剂治疗失眠研究进展[J]. 实用中医药杂志，27（3）：211-212.

黄洁，张巧利，2005. 酸枣二至龙龟地黄汤治疗失眠30例[J]. 江西中医药，36（10）：29-30.

黄鹏，杨志敏，老膺荣，等，2010. 亚健康失眠状态人群中医特征及相关因素分析[J]. 陕西中医，31（5）：566-568.

黄莹，2014. 试论慢性阻塞性肺疾病合并不寐的中医病机 [J]. 内蒙古中医药：93-94.

纪栓菊，2013. 耳穴压豆治疗失眠体会[J]. 中医药临床杂志，25（3）：225.

贾建平，2009. 神经病学[M]. 北京：人民卫生出版社.

姜红华，2017. 失眠验方[J]. 中国民间疗法，25（4）：31.

蒋林生，吴金秀，沈耀明，等，1998. 中西医结合早期使用活血化瘀中药治疗急性脑出血40例[J]. 中西医结合实用临床急救，（7）：289-291.

晋玉梅，2010. 酸枣仁汤治疗失眠[J]. 医学信息：下旬刊，23（11）：174.

雷洪涛，代金刚，宋军，2020. 宋军运用小柴胡汤治疗失眠经验撷要[J]. 中国中医基础医学杂志，26（9）：1381-1383.

雷励飞，韩冠先，关东升，等，2021. 基于网络药理学探讨黄连温胆汤治疗失眠的机制[J]. 中国疗养医学，30（10）：1013-1018.

李成芹，2010. 热浸酸枣仁治疗冠心病失眠患者60例护理体会[J]. 泰山医学院学报，31（6）：473-474.

李桂林，1991. 治疗顽固性失眠验方[J]. 河北中医，13（1）：25.

李桂琴，2003. 归脾汤加减治疗失眠症30例[J]. 河南中医，23（4）：53-54.

李黄彤，黄泳，2009. 薄氏腹针治疗慢性失眠62例临床观察[J]. 中国现代医药杂志，11（5）：73-74.

李荣亨，胡光志，孙立仁，等，1995. 复方酸枣仁安神胶囊治疗失眠症的临床研究：附：134 例病例报告[J]. 成都中医学院学报，（1）：28-30.

李胜，许晶，雷征霖，2000. 复发性脑出血的研究进展[J]. 国外医学（脑血管疾病分册），8（1）：21-23.

李显华，薄雪梅，张宏，等，2006. 强身健脑片主要药效学试验研究[J]. 辽宁中医杂志，33（2）：224-225.

李晓，晏凤莲，2010. 潜阳宁神汤合刺五加注射液治疗围绝经期失眠症32例[J]. 中医药导报，16（11）：66.

李秀芹，2008. 老年心血管病患者失眠原因分析及护理对策[J]. 中国民康医学，20（18）：2162，2216.

李雁鹏，赵忠新，2009. 认知-行为疗法治疗慢性失眠的研究进展[J]. 重庆医学，38（10）：1148-1150.

李子恒，刘鑫，王平，等，2021. 酸枣仁汤通过影响脑、心、肝脏腑功能治疗失眠的研究进展[J]. 中国实验方剂学杂志，27（16）：59-66.

梁莉，2010. 武权生教授用温胆汤加减治疗围绝经期失眠举偶[J]. 中国民族民间医药杂志，19（6）：32.

梁炜，李世华，1998. 出血性脑血管病早期应用活血化瘀药及脑缺血治疗探讨[J]. 中西医结合实用临床急救，10（5）：93.

林朝亮，陈宏宽，陈福来，2014. 陈福来从痰热论治失眠经验[J]. 中医药临床杂志，26（12）：1222.

刘嘉，杨亚娟，席淑华，2002. 脑卒中患者睡眠障碍的护理[J]. 解放军护理杂志，19（4）：73-75.

刘建桥，2010. 失眠奇效良方[M]. 2 版. 北京：人民军医出版社.

刘建园，2015. 治疗失眠验方[J]. 中国民间疗法，23（12）：24.

刘开，刘璐，肖万泽，2016. 丹栀逍遥散加减治疗糖尿病合并失眠的临床观察[J]. 光明中医，31（24）：3572-3574.

刘明，叶险峰，2011. 刘茂林教授治疗失眠经验方：桑圆饮[J]. 中国民间疗法，19（4）：7.

刘萍，古今，冯建涌，2004. 天王补心丸全方及方中缺桔梗对小鼠镇静催眠作用的影响[J]. 中国药物应用与监测，1（2）：51-53.

刘晓燕，2010. 失眠防治一本通[M]. 北京：人民军医出版社.

陆峥，陈发展，2011. 焦虑性失眠的药物治疗[J]. 医药专论，32（4）：205-208.

罗廷威，陈淑婉，伍巧玲，2010. 足浴睡眠方治疗轻度失眠 62 例[J]. 中医外治杂志，（4）：30.

罗宇，刘运珠，刘启亮，2014. 针灸治疗失眠的研究近况[J]. 湖南中医杂志，30（12）：178-179.

明亮，李卫平，张艳，等，1997. 脑乐静口服液的药理研究[J]. 安徽医科大学学报，32（5）：532-533.

莫绍强，2009. 中医药治疗更年期妇女失眠症研究进展[J]. 光明中医，24（12）：2403-2404.

倪华，2002. 顽固性失眠从痰论治[J]. 中医与中西医结合杂志，5（12）：1225.

潘宋斌，2005. 失眠与瘀血的关系[J]. 湖北中医杂志，7（4）：43-44.

盘晓芳，白贺霞，娄红岩，等，2018. 中医药治疗抑郁症的研究进展[J]. 新疆中医药，36（4）：89-92.

彭雪峰，刘毅，赵飞，等，2022. 血府逐瘀汤治疗失眠障碍作用机制的网络药理学研究[J]. 云南中医中药杂志，43（1）：41-50.

钱惠峰，2007. 中西医结合治疗失眠症疗效观察[J]. 中医中药，45（18）：72，88.

全起和，2010. 中西医结合治疗失眠 119 例[J]. 中国实用医药，5（30）：132-133.

饶凯华，肖俊锋，赵丽群，等，2021. 加味四逆散对急性脑梗死后抑郁症患者血浆 IL-1β、IL-18、Hcy 及神经因子水平的影响[J]. 时珍国医国药，32（5）：1097-1100.

任德旺，杨澈，任仲玉，等，2011. 建瓴汤治疗冠心病伴失眠症临床观察[J]. 内科，6（6）：563-564.

阮经文，易玉珍，严英硕，等，2010. 针灸对失眠症患者睡眠质量的影响及其机制研究[J]. 中国病理生理杂志，26（8）：1616-1620.

沈丹，牟重临，2012. 平肝祛痰汤治疗失眠 54 例[J]. 中国中医药科技，19（3）：273-274.

沈晓明，杜元灏，石学敏，2002. 从中医脑的学说谈更年期综合征病机及针刺立法处方[J]. 中医杂志，43（9）：668-670.

沈晓明，马云枝，2004. 温胆汤加味治疗顽固性失眠 90 例[J]. 江苏中医药，36（12）：25-26.

失眠定义、诊断及药物治疗共识专家组，2006. 失眠定义、诊断及药物治疗专家共识（草案）[J]. 中华神经科杂志，39（2）：141-143.

苏辰，2013. 头面及腹部推拿治疗失眠浅析[J]. 河南中医，33（2）：267-268.

孙洪生，2008. 失眠[M]. 北京：人民军医出版社.

孙淑英，2007. 酸枣仁汤加味治疗失眠 80 例疗效观察[J]. 青海医药杂志，37（5）：84.

孙旭，郭佼，马云飞，等，2016. 肿瘤相关性失眠概况及中医治疗研究进展[J]. 环球中医药，9（12）：1565-1571.

谭杰华，2007. 湖北民族地区老年期痴呆患病率调查分析[J]. 基层医学论坛，11（15）：703-705.

唐启善，2005. 舒肝安寐汤治疗失眠症 42 例[J]. 四川中医，23（10）：54-55.

仝小林，穆兰澄，姬航宇，等，2009.《伤寒论》药物剂量考[J]. 中医杂志，50（4）：368-372.

万慎曜，2010. 中药助眠榜[J]. 家庭医药，（8）：14-15.

王定奇，2011. 酸枣仁汤治疗冠心病失眠[J]. 中国中医药杂志，9（3）：169-170.

王坚，2010. 还魂汤治疗冠心病心绞痛失眠症临床观察[J]. 中国当代医药，17（7）：100-101.

王琦，2009. 中医体质学[M]. 北京：人民卫生出版社.

王清津，刘可，蔡晓玲，2009. 激素治疗对更年期综合征妇女生活质量的影响[J]. 中国现代医生，47（2）：82-83.

王素芳，2009. 妇科恶性肿瘤术后失眠的因素分析[J]. 国际护理学杂志，28（7）：968-969.

王新华，郝景兰，李荣，1990. 安神宁糖浆临床应用体会[J]. 中医药学报，18（2）：31.

王志丹，陈少玫，2013. 失眠症中西医治疗的研究进展[J]. 中西医结合心脑血管病杂志，11（3）：355-356.

王卓，2011. 参松养心胶囊治疗失眠症观察[J]. 中医学报，28（11）：1363-1364.

尉志军，2005. 宁心静脑汤治疗失眠症 30 例[J]. 山西中医学院学报，6（3）：62.

魏春，齐方洲，武亿红，等，2013. 连建伟教授运用半夏秫米汤治疗失眠证经验[J]. 中华中医药杂志，28（11）：3281-3283.

魏玉霞，严季澜，2011. 严季澜教授运用十味温胆汤加减治疗失眠 199 例[J]. 吉林中医药，31（11）：1078-1079.

吴建丽，王薇，梅荣军，2013. 针灸治疗原发性失眠的临床研究进展[J]. 针灸临床杂志，29（11）：67-68.

吴明华，杨廷光，王顺贤，1999. 活血化瘀法治疗急性脑出血 102 例疗效观察[J]. 中西医结合实用临床急救，（1）：13-14.

吴婷婷，2018. 慢性阻塞性肺病合并 II 型呼吸衰竭患者镇静催眠药物给药方案的药学监护分析（附病例报告）[J]. 上海医药，39（10）：33-34，59.

伍轶群，2012. 认知行为疗法（CBT）对失眠症患者睡眠质量和心理健康水平疗效的影响[J]. 医学理论与实践，25（7）：758-759.

谢亮球，2008. 高血压患者睡眠障碍的原因分析及护理干预[J]. 护理实践与研究，5（17）：7-8.

辛荣柏，董志，2010. 养血安神汤治疗顽固性失眠症疗效观察[J]. 中国医药指南，8（1）：82-83.

许荷丽，2006. 肿瘤化疗患者失眠相关因素分析[J]. 现代护理，（11）：1052-1053.

许丽绵，欧阳惠卿，卢如玲，2003. 更年期综合征病因病机及其证治述要[J]. 中医药学刊，21（9）：1550-1552.

许良，2007. 浅论中医天人相应理论对失眠症康复预防的指导意义[J]. 中国中医基础医学杂志，13（10）：776-777.

闫文秀，2009. 失眠验方[J]. 中国民间疗法，17（11）：71.

杨甫德，陈彦方，2012. 中国失眠防治指南[M]. 北京：人民卫生出版社.

杨宏伟，2011. 血府逐瘀汤治疗顽固性失眠 40 例[J]. 中国中医基础医学杂志，17（9）：1034.

杨加青，买孝莲，韩凯，2010. 中国道家认知疗法治疗失眠症的临床观察[J]. 中国民康医学，22（14）：1803，1851.

杨小清，2004. 百地益肾汤治疗更年期综合征 80 例临床观察[J]. 内蒙古中医药，23（3）：6-7.

杨玉玲，王雪婷，田玉双，等，2012. 酸枣仁治疗老年失眠症疗效观察[J]. 现代中西医结合杂志，21（3）：258-259.

叶国英，陈健尔，陈芙蓉，等，2011. 老年痴呆患病率状况调查及相关因素分析研究[J]. 中国农村卫生事业管理，31（2）：152-155.

叶玉妹，2009. 宁神合剂治疗更年期妇女失眠症 36 例[J]. 中医药临床杂志，21（3）：232-233.

游国雄，张可经，竺士秀，2002. 失眠与睡眠障碍疾病[M]. 北京：人民军医出版社.

于斌，2004. 百合清心调志汤治疗妇女更年期虚烦失眠证 32 例[J]. 江苏中医药，36（7）：31.

袁栋材，刘莹，伊春花，等，2015. 补阳还五汤加减治疗糖尿病失眠症 50 例疗效观察[J]. 新中医，47（4）：109-111.